AF363379

LES ASPHYXIES

PAR LES GAZ

LES VAPEURS ET LES ANESTHÉSIQUES

DU MÊME AUTEUR

COURS DE MÉDECINE LÉGALE DE LA FACULTÉ DE MÉDECINE DE PARIS

La mort et la mort subite. Paris, 1895. 1 vol. in-8, 455 p....... 9 fr.

Les asphyxies par les gaz et les vapeurs. Paris, 1896. 1 vol. in-8,
420 p. avec 8 pl. et 5 figures............................... 9 fr.

Traité de Médecine et de Thérapeutique. publié sous la direction de
P. Brouardel, doyen de la Faculté de médecine de Paris, médecin de
la Charité, membre de l'Institut; A. Gilbert, professeur agrégé à la
Faculté de médecine de Paris, médecin de l'hôpital Tenon, et J. Girode,
médecin des hôpitaux de Paris. 1895-1895. 10 vol. in-8 de 750 p., avec
fig. Prix de chaque volume................................ 12 fr.

Le Secret médical. Honoraires, mariage, assurances sur la vie, déclaration de naissance, expertise, témoignage, etc., 2e édition, 1893,
1 vol. in-16 de 280 p. (*Bibliothèque scientifique contemporaine.*) 3 fr. 50

La fièvre typhoïde, par P. Brouardel et L. Thoinot, médecin des
hôpitaux de Paris, 1895, 1 vol. in-8 de 350 pages avec figures. 9 fr.

Le Laboratoire de Toxicologie, méthodes d'expertises toxicologiques,
travaux du laboratoire, par P. Brouardel et J. Ogier. 1891, 1 vol. gr.
in-8 de 224 p., avec 30 fig................... .... 8 fr.

Déclaration des causes de décès, moyen de la rendre compatible avec
le secret professionnel, déclaration obligatoire des maladies épidé-
miques. 1889, in-8, 23 p.............................. 1 fr. 25

Organisation du service des autopsies à la Morgue. 1879, in-8, 32 p. 1 fr.

Des causes d'erreur dans les expertises d'attentats à la pudeur. 1884,
in-8, 60 p................................... 1 fr. 50

Etude médico-légale sur la mort du baron de Reinach. 1893, in-8,
38 p..................................... 1 fr. 50

Relation médicale de l'affaire Pastré-Baussier, 1889, in-8, 96 p. 2 fr. 50

Affaire Pranzini. Triple assassinat. Relation médico-légale. 1887, in-8,
44 p................................. . 1 fr. 50

Affaire Goulfé. 1891, in-8, 28 p.......................... 1 fr.

Etude sur la submersion. 1880, in-8, 18 p.................... 1 fr.

De la consommation de l'alcool dans Paris. 1888, in-8, 24 pages.. 1 fr.

Du diabète traumatique, au point de vue des expertises médico-légales.
1888, in-8.................. .... 1 fr. 25

De la responsabilité des patrons dans certains cas de maladies épidé-
miques. 1893, in-8, 44 p......... .... 1 fr. 50

Intoxication par le chlorate de potasse, par P. Brouardel et Lhote,
1881, in-8................................... 1 fr. 50

Affaire Valrof, double tentative de meurtre, somnambulisme allégué,
par P. Brouardel, Motet et Garnier. 1883, in-8, 32 p........ 1 fr.

459-95. — Corbeil. Imprimerie Éd. Crété.

LES ASPHYXIES

PAR LES GAZ, LES VAPEURS

ET LES ANESTHÉSIQUES

PAR

P. BROUARDEL

PROFESSEUR DE MÉDECINE LÉGALE
ET DOYEN DE LA FACULTÉ DE MÉDECINE DE PARIS
PRÉSIDENT DU COMITÉ CONSULTATIF D'HYGIÈNE
MEMBRE DE L'INSTITUT (Académie des Sciences) ET DE L'ACADÉMIE DE MÉDECINE

Avec 8 planches dont une en couleurs et 5 figures

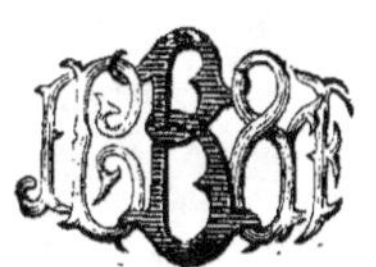

PARIS

LIBRAIRIE J.-B. BAILLIÈRE ET FILS

19, RUE HAUTEFEUILLE, 19

1896

PRÉFACE

Ces Leçons pourraient avoir pour titre les « *Intoxica-tions par les gaz et les vapeurs* ». Ce serait celui que je leur aurais donné, si j'avais cru devoir me tenir sur le terrain exclusivement scientifique. Je leur ai gardé la dé-nomination sous laquelle sont classés, par la magistra-ture, les accidents dus à l'inspiration d'une atmosphère viciée par un agent quelconque. Je ne pouvais oublier, en effet, que les médecins légistes liront parfois ces pages, au moment où ils auront à répondre à la justice. J'ai craint de créer de fâcheux malentendus, si, dans les réponses, je ne conservais pas aux mots le sens et la va-leur qui leur sont attribués dans les questions posées par les juges d'instruction.

Les intoxications par les gaz et les vapeurs sont de tous les jours. Elles sont rapides ou lentes, parfois con-tinues ; elles sont l'occasion d'enquêtes judiciaires et d'enquêtes sanitaires. Le médecin praticien a seul com-pétence pour les soupçonner, les signaler à ses malades et aux autorités chargées d'en faire cesser les causes. A ce triple point de vue, leur étude intéresse tous les médecins.

Dans cette étude, j'ai donc cherché à répondre aux préoccupations des experts, des hygiénistes et des médecins. J'ai surtout mis en relief le côté médico-légal des questions, mais j'ai dû indiquer les dangers que fait courir à la santé publique le déversement incessant des gaz et des vapeurs toxiques dans l'atmosphère des grandes villes et dans certains milieux spéciaux.

Il en est notamment ainsi pour l'*oxyde de carbone*. Ce gaz, éminemment dangereux, est produit en quantité considérable par différents procédés de chauffage, d'éclairage, dans certaines industries. Les foyers sont si multiples et si abondants, que d'après les enquêtes suivies depuis dix ans, on doit le considérer comme un des facteurs les plus importants de l'anémie des habitants des villes. Les symptômes, les caractères anatomiques de l'intoxication par cet agent sont nets. Un médecin ne peut plus les ignorer.

Les intoxications par l'*hydrogène sulfuré*, l'*acide carbonique* surviennent dans des conditions plus spéciales, elles n'intéressent le plus souvent qu'un certain nombre de professions. Mais l'absence, après la mort, des caractères anatomiques révélateurs de l'intervention d'un gaz toxique crée aux experts de graves difficultés. Elle les oblige à chercher dans l'enquête elle même et dans des expériences de contrôle, les arguments capables de mettre la vérité en évidence.

La mort par les *anesthésiques* engage surtout la responsabilité médicale, et rend souvent bien délicate la mission de l'expert.

Pour chacune des asphyxies dues à ces agents, les procédés de recherche, le mode d'enquête, les méthodes, en un mot, sont essentiellement différents. Les questions posées par le juge ne varient pas moins. J'ai donc étudié ces intoxications dans des chapitres particuliers, faisant leur histoire médico-légale propre, sans me contraindre à suivre dans l'exposition un plan uniforme. Le procédé classique ne se prêterait pas aux éventualités et aux réalités en présence desquelles se trouvera l'expert dans chaque cas particulier.

Après avoir résumé les considérations propres à chacune de ces asphyxies, j'ai, à la fin du volume, réservé une large part à l'exposé des faits à propos desquels notre intervention ou celle de nos collaborateurs avait été demandée. C'est dans ces enquêtes, dans ces *cas d'espèce*, que l'on trouvera discutés les arguments qui ont formé notre conviction.

L'an dernier, je remerciais M. le Dr Reuss du concours qu'il m'avait prêté et qui m'avait permis de publier mes leçons sur *la Mort et la mort subite*. Cette année son zèle ne s'est pas démenti, et si cet ouvrage rend service à quelque lecteur, il sera juste que dans sa reconnaissance il fasse une large part à M. le Dr Reuss.

P. BROUARDEL.

22 juillet 1895.

LES ASPHYXIES

DE L'ASPHYXIE

Messieurs,

Mon intention est d'étudier avec vous, cette année, un ensemble de phénomènes réunis sous le nom générique d'*Asphyxie*. En médecine légale, leur importance est capitale. Il existe peu de questions plus délicates, plus ardues au point de vue de la physiologie générale, il n'en est pas qui offre, au point de vue judiciaire, de problèmes plus compliqués et plus redoutables.

Je ne saurais vous donner une définition nette des asphyxies; nous ne pouvons pas, en effet, au point de vue médico-légal, étudier l'asphyxie en général, mais bien les différents modes d'asphyxie.

Il serait impossible, Messieurs, à l'un de nous, s'il était mis en présence du cadavre d'un individu que l'on suppose avoir succombé à une asphyxie non spécifiée, de soupçonner les lésions qu'il pourra trouver en pratiquant l'autopsie.

Voyons ce qui se passe dans un cas de mort suspecte. Lorsqu'un individu sain succombe en un temps relativement court, au milieu de circonstances plus ou moins extraordinaires, il y a mort subite et suspecte. La justice demandera au médecin légiste : « Est-ce une mort spontanée, naturelle? Est-ce un suicide? Y a-t-il crime ou intoxication? »

Le mot de *mort spontanée* est emprunté au style judiciaire; il n'a rien de médical; j'en dirai autant du mot de *mort naturelle :* mais nous savons parfaitement ce que le parquet entend par ces expressions : il nous demande s'il y a eu ou non mort criminelle.

Messieurs, dans les maladies auxquelles on succombe, c'est presque toujours l'agonie qui termine la scène; or il n'y a pas d'agonie sans asphyxie. Un professeur de cette Faculté, auquel on n'a peut-être pas encore rendu la justice à laquelle il a droit, Piorry, a décrit l'asphyxie par écume bronchique comme le phénomène naturel, la terminaison de la vie.

C'est vrai. Mais il y a des maladies qui évoluent si rapidement et qui se terminent si brusquement, même quand elles ont une phase agonique, que des soupçons peuvent s'éveiller. Tel est le catarrhe suffocant de Laënnec, dans lequel vieillards et enfants meurent noyés par la spume bronchique. Un enfant âgé de quelques semaines, ou même de quelques mois, peut succomber à la première congestion pulmonaire qui accompagne les crises de la bronchite capillaire.

Les lésions anatomo-pathologiques ne nous seront pas d'un grand secours dans nos recherches, en ce cas.

En effet, dans la suffocation, la strangulation, nous trouvons les mêmes lésions que dans le catarrhe suffocant : si la suffocation a été obtenue, non pas avec les mains, mais en maintenant un oreiller, un édredon sur la figure de l'enfant, nous trouverons dans les bronches l'écume du catarrhe suffocant.

Dans la pendaison, dans l'asphyxie par les vapeurs de charbon, nous constatons des lésions analogues.

Enfin, Messieurs, dans un grand nombre de maladies nerveuses, le dénouement a lieu par asphyxie : telle est l'épilepsie, tel est le tétanos; telles sont aussi certaines intoxications par la strychnine, par l'aconitine, par le cyanure de potassium : ici encore nous trouvons une hypersécrétion bronchique comme dans le catarrhe suffocant.

Chez les enfants, par conséquent, vous ne pouvez faire d'autopsie sans vous demander si les lésions que vous constatez sont naturelles ou si elles sont la conséquence d'un crime, si elles sont dues à l'agonie ou à une asphyxie provoquée.

Vous donnerai-je maintenant, Messieurs, une définition de l'asphyxie? J'avoue que je n'en connais pas de bonne.

Le mot *asphyxie* a changé de sens depuis qu'il a été créé. Galien appelait *asphyxie* la *suppression du pouls*. Cette définition était conforme à l'étymologie (α privatif et σφύξις, pouls) : mais alors *asphyxie* est synonyme de *syncope*, et c'est la syncope posthémorrhagique qui devient le type : nous sommes loin et très loin de l'asphyxie qui fait l'objet de ce cours.

Plus tard, à l'époque où Charles-Quint institua les premiers médecins légistes, on appela *asphyxie*, d'accord en cela avec le droit canonique, la cessation de la respiration.

Les choses étaient ainsi, lorsque les physiologistes, intervenant dans le débat, reprirent la définition de Galien. Claude Bernard (1), surtout, a insisté sur l'arrêt du cœur; les physiologistes sont restés fidèles à sa théorie et pour eux l'asphyxie est toujours déterminée par l'arrêt du cœur : *Cor ultimum moriens.*

Cette théorie du *cor ultimum moriens*, nous pouvons difficilement l'admettre en médecine légale, Messieurs. Je vous ai appris, en effet, l'an dernier (2), que la persistance des battements du cœur n'avait pas la signification que l'on serait, à première vue, tenté de lui donner. Les expériences de Paul Loye et Regnard ont démontré que le cœur d'un individu décapité pouvait continuer à battre et, cependant, sommes-nous autorisés à dire qu'un homme décapité n'est pas mort?

(1) Claude Bernard, *Leçons sur les anesthésiques et sur l'asphyxie*, Paris, 1876.
(2) Brouardel, *La mort et la mort subite*. Paris, 1895.

Les pathologistes, eux, ont continué à considérer l'agonie comme le type de l'asphyxie.

Si j'avais à faire devant vous une leçon de pathologie générale ou de physiologie, je vous dirais la raison de ces divergences, je vous expliquerais pourquoi, en médecine, l'asphyxie est tantôt l'arrêt du cœur et tantôt l'arrêt de la respiration. Il s'agit surtout de nous entendre sur le sens du mot en médecine légale.

Pour nous, médecins légistes, peu nous importe le sens scientifiquement exact du mot asphyxie : nous devons nous en référer à la valeur que les magistrats lui attribuent et je vais vous en faire saisir la raison au moyen de l'exemple suivant :

Supposez une asphyxie en commun : tous les membres d'une famille sont trouvés morts, sauf un seul qui survit. On vous demandera si celui-là n'est pas un criminel simulateur. Prenons qu'il s'agisse d'une asphyxie *par les vapeurs de charbon*, pour employer une expression consacrée au palais : pensez-vous qu'il sera possible d'expliquer aux douze jurés qu'il y a dans les vapeurs de charbon deux gaz, l'acide carbonique et l'oxyde de carbone, dont l'un, l'oxyde de carbone, intoxique, tandis que l'autre, l'acide carbonique, asphyxie, et que les individus qui sont morts ont succombé à l'action isolée ou combinée de ces gaz. Si je prononçais le mot *intoxication*, les magistrats verraient immédiatement dans ce mot le synonyme d'*empoisonnement* : ils seraient d'accord en cela avec le Dictionnaire de M. Mathias Duval, dont un exemplaire se trouve sur la table du procureur de la République, et dans lequel, à l'article *Intoxication*, je lis : voyez *Empoisonnement*. Je ne puis donc employer un mot qui n'exprime pas mon opinion et auquel on donnerait une interprétation qui est loin de ma pensée.

Une bonne définition, en médecine, doit s'appuyer sur les caractères anatomiques, ou sur les conditions pathogéniques. Ici, les lésions anatomiques et les phénomènes pathogéniques sont fort différents suivant les cas. En médecine légale l'asphyxie est constituée, au sens le plus général, par la cessation de la fonction respiratoire, je vous propose donc la définition suivante :

Pour que la respiration fonctionne de façon à entretenir la vie, il faut que les globules du sang sains puissent se mettre, dans les alvéoles pulmonaires, en rapport avec l'air normal pénétrant librement jusqu'à ces alvéoles. Trois conditions sont nécessaires : Il faut que l'air contienne en quantité suffisante les gaz nécessaires à la respiration, que les globules soient sains et arrivent aux alvéoles, que l'air circule librement dans les voies respiratoires et pénètre jusqu'aux alvéoles pulmonaires. Un trouble de l'un de ces facteurs peut suffire à déterminer l'asphyxie.

Je ne vous donne pas cette définition comme un chef-d'œuvre, mais elle a l'avantage de répondre aux conditions requises en médecine légale.

Comment, d'ailleurs, pourrait-on réunir dans une formule anatomique unique et précise les types suivants :

Un animal que l'on pend, meurt asphyxié.

Un animal que l'on plonge dans une atmosphère chargée d'oxyde de carbone, meurt asphyxié.

Un animal que l'on place sous la cloche d'une machine pneumatique, meurt asphyxié.

Un animal auquel on enlève tout son sang, meurt asphyxié.

Messieurs, étant données les trois conditions nécessaires à l'intégrité de la fonction respiratoire, il nous sera facile, en éliminant de suite un certain nombre d'erreurs, d'énumérer, en les classant par groupes, les différents cas dans lesquels l'une ou l'autre de ces conditions ne peut être réalisée.

Nous avons d'abord la respiration dans un milieu anormal, constitué soit par un gaz toxique, soit par un gaz indifférent. Parmi les gaz toxiques, l'oxyde de carbone tient le premier rang, viennent ensuite le gaz d'éclairage, l'hydrogène sulfuré (plomb des vidangeurs), l'acide cyanhydrique. Dans les faits appartenant à cette série, les phénomènes sont toujours plus complexes qu'on ne le croit. Le sang chargé d'oxyde de carbone n'est plus susceptible de prendre l'oxygène du milieu où il se trouve ; le globule sanguin ne peut plus s'oxygéner. C'est une intoxication, l'asphyxie n'est qu'un phénomène secondaire.

Le milieu respiratoire anomal peut être constitué par l'acide carbonique, gaz indifférent. L'acide carbonique n'intoxique pas : débarrassé de l'acide carbonique dont était chargé le plasma, le globule sanguin reprend l'oxygène très facilement. La mort est-elle le résultat d'une asphyxie simple ? Non pas. Les expériences de Paul Bert ont établi que la mort arrive au moment où le plasma du sang chargé de ramener ce gaz acide carbonique aux poumons ne peut plus déverser le gaz au dehors, parce que, à ce moment, il y a équilibre entre la tension du gaz acide carbonique contenu dans le sang et celle de l'acide carbonique contenu dans le milieu extérieur. Même dans une atmosphère artificielle dans laquelle la proportion normale d'oxygène a été triplée, la mort survient aussi rapidement dès que la tension du gaz acide carbonique contenu dans le sang égale la tension du gaz contenu dans l'air.

Le mécanisme de la mort n'est donc pas la privation simple de l'oxygène. Chaque mode d'asphyxie a son mécanisme propre.

Dans un deuxième groupe, je placerai les cas où un obstacle mécanique s'oppose à l'entrée de l'air dans les voies respiratoires.

Le type de ces obstacles est un masque ou un emplâtre de poix de Bourgogne appliqué sur le nez et la bouche. Il y a un certain nombre d'années, Messieurs, les faits de ce genre étaient assez fréquents en Amérique. Les cadavres y étaient rares ; professeurs et étudiants en médecine n'avaient à leur disposition, pour l'étude de l'anatomie, que les corps des suppliciés. Des associations se formèrent, associations criminelles, dont les membres guettaient la nuit les passants attardés, leur appliquaient un emplâtre de poix sur le visage et apportaient ensuite leurs cadavres aux salles de dissection. Ils ne purent longtemps échapper aux recherches de la justice : condamnés et exécutés, ils eurent la triste consolation de servir eux-mêmes aux études des professeurs et des étudiants dont ils s'étaient fait les pourvoyeurs.

A côté de la suffocation par application d'un masque de poix il convient de placer la suffocation par enfouissement dans le sable. On a cru que le mécanisme de la submersion était identique : il n'en est rien ; lorsqu'un individu est plongé dans un milieu liquide les phénomènes sont bien plus complexes ; il pénètre, en effet, dans l'arbre trachéo-bronchique et dans les alvéoles pulmonaires une certaine quantité de liquide dont il faut tenir compte lorsqu'on veut expliquer les conditions dans lesquelles le noyé succombe.

Viennent ensuite la strangulation, la pendaison dans lesquelles la mort n'est que rarement due à une véritable occlusion des voies respiratoires. Hofman, de Vienne, a démontré en effet que chez un pendu la mort peut survenir alors que l'air passe encore facilement dans la trachée et dans les bronches ; ses expériences et les miennes ont prouvé, qu'avec un lien, il suffit d'une pression de 5 à 30 kilog. pour intercepter complètement la lumière des carotides et même des vertébrales et provoquer la mort par anémie cérébrale.

Des corps étrangers peuvent être introduits dans les voies respiratoires, souvent par imprudence ou par accident, dans un but criminel quelquefois. Ce sont des billes, des tampons de linge, parfois un bol alimentaire qui ont occasionné la mort. Que trouve-t-on à l'autopsie dans ces cas ? souvent de l'écume bronchique comme dans le catarrhe suffocant.

Enfin, nous arrivons au troisième groupe : les organes pulmonaires peuvent être pris eux-mêmes ; il existe une pneumonie double, une pleurésie, un hydropneumothorax qui diminue ou abolit le champ respiratoire.

Je ne vous parlerai pas beaucoup de l'asphyxie par le cœur : il faut vous citer pourtant les cas où le cœur peut s'arrêter et la mort s'ensuivre : 1° à la suite d'une vive émotion ; 2° à la suite d'un coup sur le larynx ou sur la région épigastrique ; Brown-Séquard lui a donné le nom d'inhibition, ce phénomène joue en médecine légale un rôle important.

Vous savez que les noyés qu'on retire de l'eau peuvent être ou cyanosés ou très pâles : ce sont les noyés bleus et les noyés blancs. Les noyés blancs ont pu être pris d'une inhibition au moment où ils sont tombés à l'eau, ils ont eu une syncope, ils sont allés au fond tout de suite et s'ils n'ont pas séjourné trop longtemps dans l'eau, ils peuvent être rappelés à la vie parce que leur syncope même a empêché l'entrée du liquide dans les voies respiratoires.

Je rapprocherai encore de ce groupe les hémorrhagies et les embolies qui opposent un obstacle mécanique à l'arrivée du sang dans les alvéoles pulmonaires.

L'asphyxie peut être due à une altération des globules sanguins. Lorsqu'une maladie a évolué naturellement il semble que l'agonie arrive par l'accumulation de l'écume bronchique dans les bronches. Est-ce là le seul fait ? Non, Messieurs. Lorsque la température du corps est très élevée, comme dans les scarlatines où le thermomètre monte à 40° le premier ou le second jour, dans les varioles graves et hémorrhagiques, l'érysipèle, la pneumonie alcoolique, le globule sanguin ne peut plus absorber que le tiers ou le quart de la quantité d'oxygène qu'il peut prendre quand il est sain. La capacité respiratoire du sang tombe au-dessous de la normale : chose étrange, les oxydations sont diminuées dans une proportion considérable et cependant la température s'élève.

Il faut rapprocher ce fait de l'intoxication par l'oxyde de carbone : il n'est venu à l'idée de personne de dire que l'on meurt en agonie par asphyxie, parce que le globule sanguin est altéré et ne peut plus retenir l'oxygène ; et, pourtant dans l'intoxication par l'oxyde de carbone, le phénomène est identique. Je me borne à constater le fait.

Je passe rapidement, Messieurs, sur l'asphyxie due à des lésions du système nerveux. A côté de l'émotion, de l'inhibition, il faut ranger la mort par la foudre, la mort par le chloroforme, l'épilepsie, l'empoisonnement par l'aconitine ou la strychnine, le tétanos. C'est à une contracture des muscles de la respiration que nous avons affaire dans ces cas.

Enfin, je dois rapprocher la compression des parois thoraciques, lorsqu'un individu est pris dans une foule, par exemple, et la paralysie des muscles qui président aux fonctions respiratoires telle qu'on l'observe, fibre à fibre, dans l'atrophie musculaire progressive.

Tous ces chapitres sont reliés entre eux par des liens très fragiles ; ils ne sont retenus que par le mot et le titre d'asphyxie. Leur pathogénie est absolument différente et nous aurons à l'étudier pour chacun d'eux.

D'autres difficultés nous attendent du reste : « L'asphyxie, disait Devergie, est l'écueil de la médecine légale. » Ce qui était vrai du temps de Devergie l'est encore aujourd'hui. Le médecin légiste n'a pas les ressources du clinicien qui étudie son malade, ou du physiologiste qui expérimente dans son laboratoire. Mis en face d'un cadavre, il est obligé de reconstituer l'histoire du crime ou de l'accident auquel a succombé l'individu, au moyen des seules lésions anatomiques qu'il peut constater. Or, dans le cas particulier qui nous occupe, la reconstitution des phénomènes morbides qui ont déterminé la mort est d'autant plus difficile que l'asphyxie est le dernier épisode des maladies qui se terminent par une agonie et que par conséquent tout cadavre est d'ordinaire plus ou moins entaché de lésions asphyxiques, lésions banales, fréquentes, dont le rôle agonique, qui manque rarement dans le tableau clinique de la mort, n'est que l'expression symptomatique.

Il nous faut tenir compte aussi de l'individualité particulière, de l'homme lui-même, si divers dans ses aptitudes et ses susceptibilités. Orfila a dit que les femmes résistaient mieux que les hommes à l'action de l'oxyde de carbone: il peut en effet y avoir des différences considérables. Quelques exemples tirés de l'expérimentation physiologique suffiront à vous faire comprendre l'importance que j'attache à cet élément du problème.

Remplissez une cloche d'un mélange gazeux composé de beaucoup d'azote et de peu d'oxygène; introduisez-y une grenouille et un pigeon. L'oiseau succombera très rapidement; vous trouverez au bout de 15 jours la grenouille vivante sous la cloche. On peut objecter à cette expérience que le pigeon et la grenouille appartiennent à deux espèces différentes et qu'il n'est pas étonnant qu'ils aient chacun leur individualité bien tranchée.

Prenons, si vous le voulez, deux animaux appartenant à la même espèce : une marmotte éveillée et une marmotte endormie. Vous savez que pendant son sommeil hivernal, la marmotte ne respire que peu. Eh bien, placées sous la cloche dont je vous parlais tout à l'heure, la marmotte éveillée succombe très vite, la marmotte endormie manifestera une tolérance presque indéfinie pour un air vicié. Il y a donc là des conditions tout à fait spéciales.

Il en est de même au point de vue des hémorrhagies. Enlevez à un pigeon quelques grammes de sang, il meurt rapidement; une grenouille exsangue, à côté de lui, vivra; bien plus, injectez-lui à la place du sang que vous lui avez retiré de l'eau sucrée ou du mercure, elle n'en paraîtra pas autrement incommodée.

Pouvons-nous appliquer ces considérations à l'homme? L'homme peut-il se trouver dans certaines conditions pathologiques rappelant l'état de l'animal à sang froid? Oui, dans certains cas, dans certains états morbides, tels que le choléra et l'hystérie.

Vous connaissez tous, Messieurs, la fameuse expérience de Magendie. Ne trouvant plus de pouls chez un cholérique en algidité, il en conclut que le malade mourait asphyxié, selon la théorie des physiologistes : il ouvrit successivement la radiale, l'humérale et même l'axillaire, sans qu'il s'écoulât une goutte de sang, et pourtant le cœur battait encore. L'expérience n'a pas été renouvelée depuis, j'espère qu'elle ne le sera pas.

Doyère démontra que chez ces mêmes cholériques l'air expiré ne présentait presque aucune différence avec l'air inspiré et ne contenait pas plus de vapeur d'eau et d'acide carbonique.

Plus près de nous, Lorain a montré qu'en injectant dans les veines d'un cholérique en algidité de l'eau additionnée d'un peu de carbonate de soude, on pouvait le rappeler à la vie. Il fit cette expérience en 1866 : Il y a deux ans, cet homme vivait encore et venait me voir. Cette expérience de Lorain a été le point de départ des beaux travaux de M. Hayem, que vous connaissez.

Claude Bernard, en interprétant les faits, n'avait pas hésité à faire du cholérique algide le type de l'asphyxique. Nous, nous dirons simplement que les échanges chimiques sont réduits à leur minimum chez lui. Claude Bernard avait conclu en rapprochant le cholérique algide de la grenouille. Cette conclusion est inexacte. Le cholérique est en algidité périphérique, mais la température centrale est élevée dans le choléra comme dans les fièvres graves. Bien plus, le malade augmente de poids; il ne diminue de poids qu'au moment où les vomissements et la diarrhée s'arrêtent, où les urines reparaissent.

A côté du cholérique, nous placerons l'hystérique. Messieurs, les hystériques se trouvent, au point de vue des échanges chimiques qui dominent l'histoire de l'asphyxie,

dans des conditions tout à fait spéciales, quelques-unes
ne mangent pas, dit-on, n'urinent pas, ne vont pas à la
garde-robe : bref, on va jusqu'à parler de miracle. Il n'y a
pas anurie, Messieurs, mais oligurie ; il y a une alimentation
tellement diminuée qu'elle peut être dissimulée. En effet,
ces femmes se nourrissent d'une ou de deux figues, par
exemple, et il n'est pas étonnant qu'elles parviennent à dissi-
muler non seulement le peu de nourriture qu'elles absor-
bent, mais encore les rares excréments qu'elles rendent.

Un de mes élèves, Empereur, a fait de l'étude de ces faits
l'objet de sa thèse inaugurale. Il a constaté, dans une série
d'analyses chimiques, que la quantité d'acide carbonique
rendue par ces hystériques était la 11ᵉ ou la 12ᵉ partie de
la quantité normale ; il en était de même pour la vapeur
d'eau.

Les phénomènes chimiques vitaux sont donc réduits à
leur minimum chez ces femmes, qui se trouvent absolument
dans les mêmes conditions que les marmottes endormies.

Ne peut-on trouver, dans ces faits, l'explication de la
remarque d'Orfila?

MM. Gilles de la Tourette et Cathelineau ont critiqué et
mis en doute les expériences d'Empereur. Cela tient uniquement à ce qu'ils ont étudié des hystériques placées dans des
conditions différentes.

Dans certains états maladifs, les hommes et les femmes
ne se trouvent donc pas toujours dans les mêmes conditions de réaction vis-à-vis des agents extérieurs.

Une autre difficulté médico-légale surgit encore devant
nous, Messieurs : C'est l'accoutumance ; le mot n'est pas très
heureux, mais il désigne un ensemble de faits bien réels.

Plaçons dans une cloche contenant un air vicié, peu res-
pirable, un premier oiseau ; nous allons le voir bientôt
battre de l'aile et tomber sur le côté ; introduisons un second oiseau dans la cloche, il tombe foudroyé. Si nous ten-
tons le sauvetage des oiseaux, nous serons étonnés de pou-

voir rappeler à la vie le premier oiseau, tandis que tous nos efforts échoueront pour le second.

Voulez-vous une application médico-légale ?

Des vidangeurs nettoyent une fosse ; les ouvriers, penchés sur le bord de la fosse, voient le camarade qui travaille au fond, trébucher et tomber ; l'un d'eux descend pour le secourir, il tombe foudroyé. Il a été frappé par le *plomb des vidangeurs*, puisque telle est l'expression courante. On ramène au dehors les deux ouvriers. Le second sera bien plus difficile à rappeler à la vie que son camarade qui a été le premier frappé.

Voici un autre exemple :

Il y a quelques jours, le médecin major du régiment des sapeurs-pompiers de Paris vint me voir : il me parla d'un feu de cave qu'une première équipe de pompiers avait travaillé à éteindre ; comme ces pompiers étaient fatigués, on les remplaça par une deuxième équipe. A peine arrivés dans la cave, ces hommes tombent foudroyés et c'est à grand'peine qu'on les rappelle à la vie.

Ils ont subi quelque chose d'analogue au plomb des vidangeurs.

Je ne vous donnerai pas l'explication de ces faits, je n'en sais pas de bonne, mais il faut que vous les connaissiez. Les premiers ouvriers ou pompiers arrivent dans une atmosphère qui se charge progressivement, c'est l'accoutumance ; les seconds arrivent dans un air déjà irrespirable, ils tombent sur le coup.

Messieurs, l'âge joue également un rôle dans l'asphyxie, au point de vue médico-légal. Vous vous rappelez le paradoxe de Harvey. Il plonge dans l'eau une chienne qui met bas. La mère succombe rapidement, les petits chiens survivent. William Edwards a refait les mêmes expériences, sans en tirer de conclusions plus probantes que Harvey. Paul Bert les reprit, à son tour, en les variant beaucoup. Il a montré qu'un chien nouveau-né peut vivre environ

vingt minutes dans de l'eau à 14°, mais il meurt au bout
de six minutes lorsqu'il est plongé dans une eau à 26°; la
résistance à la noyade diminue avec l'âge, et quand il est
arrivé à son vingtième jour, le jeune chien a perdu cette
aptitude et meurt comme sa mère.

Paul Bert pensait, et il avait fait de nombreuses expériences à ce sujet, que les tissus des jeunes animaux con-
sommaient moins d'oxygène que les tissus d'animaux plus
âgés. Avait-il raison? Je ne sais. Qu'il s'agisse de submersion, d'empoisonnement, de suffocation, de strangulation,
les mêmes phénomènes se reproduisent.

Il faut, pour tuer un jeune chien d'un poids donné, une
dose de strychnine dix fois supérieure à celle qu'il faudrait
employer pour tuer un chien adulte du même poids. Et cela
est vrai également pour les enfants.

Les applications médico-légales de ces faits sont nombreuses.

Cependant, Messieurs, je ne veux pas vous engager à
faire trop de physiologie dans vos rapports judiciaires. La
pente serait dangereuse ; mais vous trouverez dans vos observations des faits très analogues à ceux que révèle l'expérimentation physiologique et celle-ci vous permettra de les
interpréter.

Il y a un certain nombre d'années, un mari accusa sa
femme d'avoir voulu tuer son enfant en accouchant sur un
seau plein d'eau. L'enfant avait été retiré de l'eau, après y
être resté immergé, au dire du mari et des voisins, un quart
d'heure, au moins; il était vivant.

Messieurs, si vous vous approchez d'un rassemblement
formé sur les bords de la Seine, et si vous vous rensei-
gnez, on vous répondra que quelqu'un s'est jeté à l'eau.
Mais l'un soutiendra qu'il a vu l'homme se jeter à la
Seine, il y a cinq minutes, tandis que l'autre soutiendra
qu'il y a au moins un quart d'heure. Je ne crois pas à ces
évaluations horaires fantaisistes, et je vous engage à vous

en méfier, car rien n'est plus difficile à apprécier, pour des gens préoccupés.

Admettons que le nouveau-né ait vécu dix minutes dans l'eau ; il a été sauvé, la mère a été acquittée. Vous voyez, par ce simple exemple, combien le crime d'infanticide exige de persistance dans l'emploi de certains procédés.

Messieurs, la conclusion à tirer de tous ces faits relatifs à l'âge et à l'individualité, c'est qu'il faut les avoir présents à la mémoire, lorsqu'on vous soumet une affaire médico-légale ; mais il ne faut pas en faire une application trop rigoureuse à la médecine humaine.

Nous ne sommes pas autorisés à tirer des conclusions médico-légales de phénomènes qui n'ont été observés que sur les animaux ; nous pouvons croire possibles ou probables certaines affirmations, nous n'avons pas le droit de le proclamer et de nous appuyer sur elles seules, nous ne pouvons conclure qu'en invoquant les faits observés sur l'homme lui-même.

PREMIÈRE PARTIE

ASPHYXIE PAR LES GAZ ET LES VAPEURS

I. — ASPHYXIE PAR L'OXYDE DE CARBONE.

Messieurs,

Avant de commencer l'étude de l'asphyxie par l'oxyde de carbone, permettez-moi d'expliquer en quelques mots les raisons qui me font ranger parmi les asphyxies un certain nombre de phénomènes, qui, en bonne logique, devraient être classés parmi les intoxications. Dans les asphyxies par l'oxyde de carbone il s'agit en effet d'une véritable intoxication, qui a été démontrée par Claude Bernard (1) et que l'on peut placer à côté des empoisonnements par le phosphore, l'arsenic, la strychnine, etc. Nous serons donc souvent obligés de faire le diagnostic différentiel entre l'intoxication oxycarbonée et d'autres modes d'intoxication.

Si je conserve à l'intoxication oxycarbonée son nom d'*asphyxie*, c'est parce que, comme médecin légiste, je suis obligé de me conformer au langage du Palais, et que, ainsi que je vous l'ai déjà dit, les magistrats

---

(1) Claude Bernard, *Substances toxiques et médicamenteuses*, p. 157. — *Anesthésiques et Asphyxie*, p. 362, 375, 380, 405.

et les jurés attachent au mot *intoxication* un sens autre
que celui que les médecins et les physiologistes lui attribuent.

La justice demandera votre avis dans trois cas : Il peut y
avoir suicide, accident ou crime.

1° *Suicide*. — Dans l'immense majorité des faits, vous vous
trouverez en face d'un suicide : un individu veut *se détruire*
(puisque telle est l'expression consacrée dans le peuple) :
il allume un petit réchaud, il calfeutre les portes et les
fenêtres et il meurt, si l'on n'arrive à temps pour le sauver.

Les suicides augmentent, Messieurs, d'une façon continue
et effrayante ; la proportion des suicides par la vapeur de
charbon suit la même courbe ascendante.

De 1836 à 1840, on comptait en France, par an, 180 suicides par les vapeurs de charbon ; de 1856 à 1860, il y en
avait 322 ; de 1878 à 1880, 463, et en 1891, année sur laquelle porte la dernière statistique publiée, il y en a 848,
c'est-à-dire à peu près le quinzième du nombre total des
suicides.

Parmi les 848 suicides de 1891, on compte 483 hommes et
365 femmes. En général sur cinq suicidés, il y a 4 hommes
et une femme. S'agit-il au contraire de suicides par les
vapeurs de charbon, la proportion, sur cinq suicides, est de
3 hommes et 2 femmes. L'asphyxie par le charbon comprend, en effet, avec la submersion, la presque totalité des
suicides féminins.

Il n'est pas moins curieux de suivre sur la carte de France
la répartition de ces suicides. Le département de la Seine
revendique à lui seul les quatre cinquièmes. Il laisse ainsi
bien derrière lui les autres départements, il est suivi de très
loin par le département du Rhône, qui en a compté jusqu'à 20.

Enfin, Messieurs, le suicide par les vapeurs de charbon
est presque exclusivement français. Assez rare à Berlin, où
l'on n'a que peu l'occasion de s'en occuper, il est presque
inconnu en Angleterre. Cette fréquence tient à nos habitudes et à la croyance populaire que ce genre de mort n'est

pas douloureux. On se sert dans les ménages, et dans les ménages parisiens surtout, de petits fourneaux pour faire la cuisine. L'usage de ces fourneaux, de ces réchauds était beaucoup plus répandu autrefois, avant que l'installation du gaz fut généralisée dans les cuisines. Ces fourneaux, chargés de charbon de bois, de braise de boulanger, servent à préparer les aliments. Lorsqu'un désespéré veut en finir avec la vie, il lui est facile de transporter ce petit fourneau dans une chambre, dont il bouche et calfeutre les portes et les fenêtres. Nous nous trouvons ici, Messieurs, en face d'un préjugé populaire, contre lequel la science s'inscrit en faux et que Devergie malgré ses efforts n'a pas fait disparaître. On s'intoxique avec l'oxyde de carbone même en plein air, et vous en verrez de nombreux exemples.

Le nombre des suicides par les vapeurs de charbon augmente donc en même temps que progresse le nombre des suicides en général : en France la courbe des suicides suit exactement la courbe de l'alcoolisme. Les départements où l'on consomme le plus d'alcool sont aussi ceux où l'on constate le plus grand nombre de suicides. Je ne voudrais pas contrarier ou détruire une légende qui attribue surtout aux amoureux malheureux le suicide par le petit réchaud. Ceux-là ne sont qu'infime minorité dans le nombre total des suicidés : la grande majorité sont des alcooliques ; et s'il est vrai que la progression des suicides féminins augmente, il est non moins vrai que l'alcoolisme fait de plus en plus de ravages parmi les femmes. Autrefois, dans nos services d'hôpital, le cas d'une femme alcoolique, atteinte de cirrhose par exemple, était une exception ; aujourd'hui vous en trouverez dans toutes les salles.

2° *Imprudence.* — Les accidents peuvent être aigus ou chroniques. Les intoxications accidentelles aiguës sont dues, d'ordinaire, à des négligences, à des imprudences : il s'agit de fourneaux mal éteints, de poêles dont on a tourné la clef quand ils étaient incandescents ; le tirage est supprimé, le poêle s'éteint et l'oxyde de carbone reflue dans la chambre ; je reviendrai d'ailleurs longuement sur cette question des poêles à combustion lente, des poêles mobiles dont l'usage tend à se répandre de plus en plus. D'autres fois, c'est le gaz d'éclairage qui s'échappe d'un robinet mal fermé et qui est la cause de l'intoxication.

Enfin l'intoxication par l'oxyde de carbone se produit dans les incendies. Certains criminels, à la campagne, mettent, après avoir commis un assassinat, le feu à la maison, ils espèrent donner ainsi le change à la justice et faire croire que leur victime a succombé dans les flammes. Les faits seront facilement rétablis par le médecin expert.

Les intoxications accidentelles chroniques sont dues au séjour prolongé pendant des mois ou des années dans certains milieux confinés tels que les cuisines, les galeries de mine, les blanchisseries, etc., dans lesquelles il y a un foyer quelconque et presque permanent de production d'oxyde de carbone.

3° *Crime*. — Il me reste à vous parler de l'intoxication criminelle par l'oxyde de carbone. Cette intoxication criminelle est rare, vous n'aurez guère à vous en occuper. En général voici ce qui arrive : plusieurs individus, une famille entière se suicident en commun. L'un ou l'autre des suicidés survit. Le parquet se demande, dans ce cas, s'il ne se trouve pas en face d'un simulateur, car il ne comprend pas comment il peut se faire que, au milieu de tant de victimes, un seul individu, placé dans des conditions identiques, ait survécu.

Legrand du Saulle a cité le fait particulier suivant : Un individu, en état d'ivresse, va chez un camarade avec lequel il allait dormir quelquefois ; il se couche : au milieu de la nuit, les fumées du vin s'étant un peu dissipées, il se réveille, ouvre une fenêtre et s'aperçoit qu'il y a un réchaud allumé dans la chambre. Il veut réveiller son camarade, il est mort. Legrand du Saulle s'est demandé s'il n'y avait pas eu crime ; l'affaire s'est terminée par un non-lieu.

Il en a été de même dans une autre affaire. Un homme avait été accusé, à tort, d'avoir voulu de cette façon se débarrasser de sa femme qui avait la mauvaise habitude de s'enivrer.

Ces cas là sont très restreints. Toutefois, Messieurs, j'ai eu l'occasion il y a trois ou quatre mois, de donner mon avis sur la possibilité de commettre un crime au moyen de l'oxyde de carbone. J'ai reçu, à cette date, une lettre dont la teneur ne me laissait aucun doute sur l'état des facultés mentales de son auteur. Un aliéné m'écrivait qu'il avait tué sa sœur en se servant d'un procédé, bien connu en chimie, pour produire l'oxyde de carbone. Il avait traité de l'acide oxalique par de l'acide sulfurique. Vous savez que l'acide sulfurique s'empare de l'eau de l'acide oxalique et que l'oxyde de carbone et l'acide carbonique sont mis en liberté. Mon correspondant m'écrivait qu'il avait mis en communication le ballon dans lequel s'opérait la réaction chimique avec la chambre de sa sœur et celle-ci serait morte intoxiquée. Je répondis, en lui donnant le conseil de se présenter devant le procureur de la République et de lui avouer son crime, afin de mettre sa conscience en repos. Et, ce qui prouve bien que mon correspondant était aliéné, il alla raconter son prétendu crime au procureur de la République, qui l'a fait placer dans une maison de santé. Sa sœur était morte, mais dans des circonstances tout autres que celles qu'il relatait. Ce qu'il y a d'intéressant dans ce fait, c'est qu'une intoxication oxycarbonée est possible dans les conditions énoncées ci-dessus : il faut que vous le sachiez et que vous le reteniez.

4° *Toxicité de l'oxyde de carbone.* — Je vais maintenant étudier avec vous la toxicité de l'oxyde de carbone : je vous montrerai successivement dans quelles conditions se produit le plus souvent l'oxyde de carbone, j'établirai que ce gaz est un des poisons les plus subtils et les plus puissants, comment enfin le médecin expert est appelé à intervenir.

Que se passe-t-il, Messieurs, dans la combustion du charbon ? Lorsqu'on allume un fourneau chargé de coke ou de charbon de bois, il se produit à la fois de l'acide carbonique, de l'oxyde de carbone et des traces d'hydrocarbures, en proportions très variables selon les phases de la combustion.

A la première phase, celle de l'allumage, une couche de charbons non allumés se trouve en contact avec ceux qui ont déjà pris feu : il se fait alors une combustion incomplète, pendant laquelle la production de l'oxyde de carbone dépasse de beaucoup celle de l'acide carbonique : l'oxyde de carbone passe à travers les couches de charbon non encore enflammées et vient brûler à la surface avec une flamme bleue ; à la seconde phase le foyer brûle et rayonne, la combustion est complète ; il ne se forme que peu d'oxyde de carbone, la cheminée d'ailleurs s'échauffe et tous les produits de la combustion sont entraînés.

Dans la troisième phase, tout est à peu près brûlé, le foyer s'éteint, les cendres s'interposent entre les derniers morceaux de charbon en combustion, les recouvrent et ralentissent leur combustion. La production d'oxyde de carbone est de nouveau supérieure à celle d'acide carbonique et pour peu que le courant d'air ascendant soit diminué ou contrarié, l'oxyde de carbone redescend dans l'appartement.

D'après les calculs de Dumas, il se produit, à la première et à la troisième phase, trois fois plus d'oxyde de carbone que d'acide carbonique ; à la seconde phase au contraire, celle de la combustion vraie, la proportion d'oxyde de carbone n'est plus que de un cinquième contre quatre cinquièmes d'acide carbonique.

J'arrive, Messieurs, à la question la plus grave pour nous.

De tous les gaz répandus dans l'atmosphère, l'oxyde de carbone est le plus dangereux : il n'a ni odeur, ni saveur, ni couleur ; sa puissance toxique est très grande.

Les premières expériences destinées à mesurer cette toxicité ont été faites par Leblanc, préparateur de Dumas.

Elles ont été reprises et confirmées par J.-B. Dumas lui-même.

Leblanc a mis dans une chambre un chien, une bougie et un fourneau allumés. Je n'insiste pas, Messieurs, sur la capacité de la chambre, la quantité de charbon, et le poids du chien. Le chien est tombé malade au bout de 5 minutes, il est mort au bout de 25 minutes. La bougie s'est éteinte au bout de 35 minutes. L'analyse des gaz contenus dans la chambre a donné, à ce moment, en volume :

Oxygène	19
Azote	75
Acide carbonique	4
Oxyde de carbone	0,54
Hydrogène carburé	traces

Dans une deuxième expérience, Leblanc a remplacé le fourneau par un simple appareil à dégagement d'acide carbonique : Le chien n'est mort qu'au bout de 45 minutes, mais la bougie s'est éteinte au bout de 25 minutes. L'analyse quantitative de l'atmosphère de la chambre donna les résultats suivants :

Oxygène	16
Azote	54
Acide carbonique	30
Oxyde de carbone	0
Hydrogène carburé	0

Que conclure de ces expériences? C'est que s'il faut pour tuer un chien 30 0/0 d'acide carbonique, il suffit d'un demi-centième d'oxyde de carbone pour arriver au même résultat. L'oxyde de carbone a donc une puissance toxique soixante fois plus puissante que celle de l'acide carbonique. Cette expérience de Leblanc est absolument classique. Elle a été reprise par tous les auteurs, dans tous les pays : les résultats ont toujours été les mêmes.

Messieurs, malgré ces expériences avant l'intervention de Claude Bernard, on admettait, que l'oxyde de carbone agissait comme un gaz asphyxiant, comme un gaz impropre à la respiration. Claude Bernard, par une série d'expériences, qui sont restées célèbres et sur lesquelles je suis malheureusement obligé de passer un peu rapidement, pour ne pas entrer dans des détails rétrospectifs, qui ont perdu aujourd'hui une grande part de leur intérêt, Claude Bernard, dis-je, a démontré que l'oxyde de carbone forme, avec l'hémoglobine, une combinaison beaucoup plus stable que celle que cette même hémoglobine forme avec l'oxygène. En exagérant un peu les termes, on peut dire qu'un globule sanguin chargé d'oxyde de carbone est un globule mort : le sang chargé d'oxyde de carbone refuse d'absorber l'oxygène qui vient à son contact dans les poumons : l'hématose devient impossible. On sait cependant aujourd'hui qu'en faisant barboter un puissant courant d'oxygène dans du sang chargé d'oxyde de carbone, on arrive à chasser un peu de cet oxyde de carbone. Cette épreuve expérimentale prouve seulement que la combinaison de l'oxyde de carbone avec l'hémoglobine n'est pas aussi absolue qu'on l'avait d'abord admis, mais elle n'enlève rien aux déductions pratiques tirées des expériences de Claude Bernard.

Un animal peut mourir dans une atmosphère contenant encore moins d'oxyde de carbone que celle notée dans l'expérience de Leblanc : 1/2000, par exemple, et même, si l'on prolonge l'expérience, 1/7000.

Lorsqu'un animal pénètre brusquement dans une atmosphère fortement oxycarbonée, il charge de suite son sang d'une telle quantité de gaz toxique que l'hématose ne peut plus se faire : il est pour ainsi dire foudroyé. Mais que l'on fasse respirer un chien dans une atmosphère qui ne contient pas plus de 2/1000 d'oxyde de carbone, il aura, grâce à l'avidité de ses globules sanguins pour se combiner avec l'oxyde de carbone, *nettoyé* l'atmosphère de tout l'oxyde de carbone qu'elle contient.

C'est à M. Gréhant que nous devons cette expérience, qui prouve qu'il est possible de s'asphyxier dans une atmosphère contenant infiniment peu d'oxyde de carbone.

Par conséquent, toutes les fois que l'on respire dans une atmosphère chargée d'oxyde de carbone, on tue, à chaque inspiration, un certain nombre de globules sanguins. C'est là un fait qu'il ne faut pas perdre de vue en étudiant les intoxications lentes, celles des mineurs ou des cuisinières, par exemple.

M. Gréhant a trouvé aussi que lorsqu'un animal meurt intoxiqué par l'oxyde de carbone, son sang n'absorbe plus la quantité d'oxygène qu'il devrait retenir normalement. Il a prouvé que tandis que 100 centimètres cubes de sang normal peuvent absorber 23 centimètres cubes d'oxygène, 100 centimètres cubes du même sang mis en contact prolongé avec l'oxyde de carbone ne sont plus susceptibles que d'absorber 10 centimètres cubes d'oxygène (1).

Ce que je viens de vous dire vous démontre comment, même en plein air, un individu peut s'intoxiquer en respirant de l'oxyde de carbone; chaque ondée d'air arrivant aux poumons tue un certain nombre de globules. — Tous les hivers, à la Morgue, nous avons l'occasion de faire l'autopsie de malheureux qui, pour se réchauffer, sont allés se coucher sur les fours à plâtre qui abondent dans les environs de Paris. Ils sont misérables, fatigués, souvent alcoolisés; ils s'endorment rapidement; si le four à plâtre présente une fissure par laquelle l'oxyde de carbone s'échappe, même en quantité minime, le sommeil se change pour eux en coma, et ils succombent.

Est-il possible de déterminer la quantité d'oxyde de carbone nécessaire pour tuer un homme? On a autrefois, pour répondre à cette question posée par le juge d'instruction, analysé les gaz de la chambre où l'on avait trouvé le corps d'un individu intoxiqué par les vapeurs de charbon; on a voulu connaître la quantité de charbon employée; on a poursuivi l'enquête chez le charbonnier pour savoir la quantité de braise de boulanger utilisée; toutes ces don-

(1) Gréhant, *Comptes rendus de la Société de Biologie*, année 1879 et *les Poisons de l'air*, Paris, 1890.

nées n'ont aucune importance, si on ignore pendant combien de temps l'individu a respiré dans le milieu oxycarboné ; quelle que soit la dose d'oxyde de carbone contenue dans cette atmosphère, le résultat sera le même.

Messieurs, je vous ai dit tout à l'heure que, dans ses conclusions, Claude Bernard avait peut-être été un peu absolu ; je vous ai dit qu'il pensait que la combinaison du globule sanguin et de l'oxyde de carbone était fixe et absolument irréductible : *in vitro*, on peut arriver à faire rendre au globule sanguin un peu de cet oxyde de carbone qu'il a fixé.

Quinquaud et M. Gréhant (1) ont communiqué en 1883, à l'Académie des sciences, une intéressante expérience. Ils ont pris des chiennes pleines et les ont tuées, en les maintenant dans une atmosphère oxycarbonée. Ils ont trouvé dans le sang des fœtus de l'oxyde de carbone, mais en quantité six fois moindre que dans le sang de la mère. Ce gaz passe donc du sang maternel au sang fœtal. Mais l'oxyde de carbone est-il contenu exclusivement dans les globules sanguins? N'existe-t-il pas de l'oxyde de carbone libre, en petite quantité, dans le plasma sanguin? Les fœtus n'ont-ils pu être intoxiqués par le plasma?

Après ces expériences de Quinquaud et de M. Gréhant, on doit se croire autorisé à pratiquer l'opération césarienne chez une femme enceinte qui aurait succombé à une intoxication aiguë par la vapeur de charbon. Elle pourrait réussir, car le sang de l'enfant est encore assez riche en hémoglobine pour absorber l'oxygène de l'air.

SYMPTÔMES. — Abordons maintenant, Messieurs, l'étude des symptômes de l'intoxication oxycarbonée. Ils sont assez nets ; nous devons les envisager dans trois hypothèses : dans la première, l'intoxication est brutale, l'atmosphère est surchargée d'oxyde de carbone ; dans la seconde, elle est relativement peu chargée d'oxyde de carbone ; enfin, dans la

(1) Gréhant et Quinquaud, *Courrier médical*, année 1883, n° 32, et Gréhant, *les Poisons de l'air*. Paris, 1890.

troisième hypothèse, l'atmosphère est légèrement imprégnée d'oxyde de carbone.

Intoxication massive. — Messieurs, quand on lit, dans les auteurs, la description d'intoxications par l'oxyde de carbone, on trouve, comme premier symptôme, les convulsions. Je doute fort que ces convulsions existent dans les conditions ordinaires de cette asphyxie. En effet, dans nos expertises, nous nous trouvons en face d'individus qui sont morts dans leur lit, sans que rien soit dérangé autour d'eux : il est probable que, s'ils avaient eu des convulsions, l'état de leurs draps ou de leurs couvertures en révélerait l'existence.

Pour démontrer la réalité de ces convulsions au début de l'intoxication oxycarbonée, les auteurs s'appuient sur un fait expérimental : Un chien introduit dans une chambre dont l'air est surchargé d'oxyde de carbone a des convulsions; c'est vrai; il est possible qu'un individu pénétrant brusquement dans une atmosphère surchargée d'oxyde de carbone, soit pris de convulsions; mais, dans les conditions ordinaires, ces convulsions ne s'observent pas.

Je ne puis cependant passer sous silence les faits cités par Seidel (1) : Un étudiant, voulant se rendre compte du goût de l'oxyde de carbone qui, comme vous le savez, ne possède aucun caractère organoleptique, se place au-dessus d'un ballon d'où se dégage ce gaz. Après trois ou quatre inspirations, il est pris de convulsions, se trouve mal et on a grand'peine à le rappeler à la vie.

Un chimiste français, Chenot, intoxiqué accidentellement, tomba comme foudroyé sur le dos, les yeux convulsés, les extrémités contractées; il revint à lui au bout d'un quart d'heure. Cette observation que Seidel dit avoir été relatée dans l'*Union médicale* (2), ne s'y trouve pas.

Enfin, dans un troisième fait, il s'agit d'un ouvrier gazier qui, après avoir pénétré dans l'intérieur d'une conduite

(1) Seidel, *Die Vergiftungen in gerichtsaerzlicher Beziehung*, 1862.
(2) *Union médicale*, année 1854, n° 50.

de gaz, y fut pris de convulsions. Je note, en passant, que cette conduite devait être fort vaste, puisqu'il était possible à un homme d'y entrer.

Ces faits de Seidel sont douteux, nous n'avons qu'à les enregistrer.

Intoxication graduelle. — Nous avons surtout, en médecine légale, à nous préoccuper des intoxications progressives; notre cas type, c'est l'intoxication par le petit réchaud, c'est-à-dire le cas où il existe, dans un espace plus ou moins clos, une quantité d'oxyde de carbone progressivement croissante. On observe alors trois phases successives :

La première se traduit surtout par une *céphalalgie* violente : l'individu intoxiqué se sent pris d'une constriction pénible des tempes, il a du *vertige*, des troubles oculaires et quelquefois auditifs; il peut avoir des hallucinations, des frissons; la tendance au *sommeil* s'accentue de plus en plus. Si l'individu sait ou comprend ce dont il s'agit, s'il a conscience du danger, il peut exécuter les actes nécessaires à son salut.

Dans la seconde phase, l'individu est dans l'impossibilité de faire un mouvement, il est en proie à une *impotence absolue*. Couché sur son lit, il peut, il est vrai, encore se remuer, mais s'il se lève, ses jambes fléchissent, il tombe à terre. Les membres inférieurs sont frappés d'une impotence plus grande que les membres supérieurs; quoique l'individu ait conservé son intelligence et la notion exacte et réelle du danger, il est dans l'impossibilité de fuir.

Il y a de curieux exemples de cette impotence.

Il y a quelques années, un ancien professeur de cette Faculté, fort distingué, mort il y a quinze ans, travaillait le soir dans son cabinet, chauffé par un poêle mobile. Trouvant la température trop élevée, il roula son poêle dans la pièce voisine et ferma la porte. Bientôt, les gaz, appelés par le tirage de la cheminée du cabinet surchauffé, rentrent par les fissures des portes dans ce cabinet, et notre collègue, se sentant pris de vertiges et de céphalalgie, pensant qu'il pouvait être intoxiqué par des émanations oxycarbonées, se lève de son fauteuil, mais ne peut se traîner jusqu'à la fenêtre qu'au prix des plus grands efforts ; il tombe devant cette fenêtre qu'il ne peut ouvrir, mais dont il casse un carreau avec un livre qu'il tenait à la main. Son domestique accourt au bruit, trouve son maître étendu sur le tapis et parvient à le rappeler à la vie.

Boutmy a rapporté deux cas absolument semblables : l'un relatif à une vieille dame qui survécut ; l'autre à un ingénieur qui, secouru trop tard, succomba au bout de quarante-huit heures.

Cette impotence, Messieurs, est absolue. Je vais vous en citer encore un exemple qui vous frappera d'autant plus qu'il s'agit d'un grand nombre d'individus pris en même temps et de la même manière.

Lors de l'incendie de l'Opéra-Comique, on trouva, dès qu'on put pénétrer dans l'édifice, dans une petite pièce qui servait de buvette, à côté du grand escalier, vingt-sept personnes qui toutes étaient mortes sur place ; leur corps et leurs vêtements ne présentaient pas une brûlure ; les étoffes les plus légères, les dentelles les plus fines étaient intactes ; les gants seuls étaient craquelés, la température n'avait pas, dans cette petite salle, dépassé 110 à 120 degrés. Toutes ces personnes s'étaient affaissées, sans que l'une d'elles ait pu tenter un effort pour s'enfuir. L'enquête médico-légale démontra que toutes avaient succombé à l'intoxication oxycarbonée.

Dans la deuxième phase, je vous signale encore les *vomissements*, notés par tous les observateurs. Devergie insistait beaucoup sur le relâchement des sphincters. Ce signe, auquel il accordait une très grande valeur, a été le sujet de longues discussions entre Orfila et Devergie et entre Tardieu et Devergie. Le relâchement des sphincters est d'après mes observations tout à fait exceptionnel.

La seconde période, période d'impotence musculaire, dure un temps variable ; puis l'intoxiqué perd connaissance et tombe dans le *coma;* ce coma, qui constitue la troisième période, peut durer plus ou moins longtemps ; il se prolonge quelquefois pendant deux ou trois jours. Même après ce laps de temps très considérable, l'individu intoxiqué peut être rappelé à la vie.

On a beaucoup discuté, Messieurs, pour savoir si l'intoxication oxycarbonée était douloureuse.

Vous connaissez tous l'histoire d'un nommé Deal sur laquelle a reposé pendant longtemps, au point de vue symptomatique, toute l'histoire de l'empoisonnement par les vapeurs de charbon. Deal, jeune ouvrier tourmenté par l'ambition de faire fortune, voyant ses illusions déçues s'asphyxia à l'aide d'un petit réchaud; il écrivit de dix en dix minutes les sensations qu'il éprouvait. Il semble avoir surtout voulu impressionner le lecteur ; il parle de ses souffrances, sur lesquelles il appuie beaucoup ; il note que sa bougie s'éteint, et il continue à écrire, tout en souffrant, dit-il, énormément (1).

J'ai beaucoup plus confiance, Messieurs, dans le témoignage de mon ami le Dr Motet (2).

Le Dr Motet, membre de l'Académie de médecine, était allé voir, le 31 décembre 1893, un malade cité Trévise ; il avait un fiacre chauffé au moyen d'une de ces briquettes de charbon que vous connaissez ; les glaces de la voiture étaient fermées. M. Motet, après avoir quitté son client, remonte en voiture tout préoccupé des graves questions qu'il venait d'agiter, il oublie d'ouvrir une des glaces du fiacre ; il se sent tout à coup pris de maux de tête, de vertiges, et remarquez, Messieurs, qu'il allait place de la Bourse, c'est-à-dire que le trajet effectué en voiture était excessivement court ; j'insiste à dessein sur ce point. M. Motet comprend ce qui lui arrive, il peut encore ouvrir la glace de la portière, mais quelques minutes ont suffi pour parfaire l'intoxication

(1) Obs. 1.
(2) Obs. 2.

et la seconde période a de suite empiété sur la première :
L'impotence musculaire a été exceptionnellement rapide ;
vous verrez dans un instant qu'elle a aussi été très tenace.
M. Motet ne peut se faire ramener chez lui que lorsque le
cocher, inquiet de l'aspect de son client, descendit de son
siège et constata qu'il était malade. Les vertiges ont persisté
pendant quinze jours, la mobilité a été compromise bien
plus longtemps. Le malade pouvait exécuter dans son lit
tous les mouvements ; dès qu'il se levait, ses membres lui
refusaient leur service, il s'affaissait ; les réflexes étaient
conservés. Les tableaux, le lustre qui ornent la chambre
de M. Motet lui paraissaient animés de mouvements d'ascension et de rotation.

La persistance des vertiges est un fait dont il faut que
vous gardiez le souvenir : dans certaines affaires criminelles,
ces vertiges ont été mis sur le compte de l'ivresse et l'intoxication oxycarbonée a été méconnue.

Rappel à la vie. — Nous arrivons maintenant, Messieurs,
à une autre période : celle où l'individu intoxiqué par les
vapeurs de charbon est rappelé à la vie. Quelles sont, pour
lui, les conséquences de son intoxication ?

Les expériences faites sur des chiens nous apprennent que
chez les animaux incomplètement intoxiqués par l'oxyde
de carbone et sauvés, on constate une énorme décharge
d'urée, suivie le lendemain, d'une abondante *glycosurie*.

J'ai souvent recherché cette glycosurie chez les individus
intoxiqués par l'oxyde de carbone, rappelés à la vie et
soumis à mon examen médico-légal. Je n'ai jamais pu la
déceler. Les médecins allemands ont été plus heureux,
Friedberg et Seidel la considèrent comme la règle et Frerichs affirme l'avoir constatée 11 fois sur 16 (1).

Vous pouvez faire cette recherche le cas échéant, surtout
s'il s'agit d'un suicide en commun, et que l'un des suicidés

____

(1) Frerichs, *Schmidt's Jahrbuecher*, 1889, n° 9, p. 252.

ait survécu. Si vous trouvez de la glycosurie passagère vous pourrez invoquer ce signe dont l'existence semble devoir écarter l'hypothèse de la simulation.

D'autres complications peuvent encore se présenter chez les personnes qui ont survécu à une intoxication oxycarbonée.

En Allemagne, on a fréquemment observé des pneumonies consécutives; elles paraissent dues à l'introduction de produits alimentaires dans les voies respiratoires à la suite des vomissements. En France, ces pneumonies ont été plus rarement signalées.

Assez souvent on constate sur la peau des taches rouges, de l'herpès zoster, du pemphigus ; quelquefois même il se produit des gangrènes périphériques (1). Il est probable que nous nous trouvons ici en présence de troubles trophiques dus aux altérations du système nerveux.

Troubles nerveux. — Messieurs, nous devons diviser les troubles nerveux consécutifs à une intoxication par l'oxyde de carbone en deux groupes, selon que ces troubles suivent immédiatement l'intoxication ou qu'ils ne se présentent que plus tard, sans avoir été précédés par les premiers.

Prenons le premier groupe : Un individu tente de se suicider, il est rappelé à la vie. Quels sont les phénomènes morbides nerveux que nous allons trouver chez lui? Avant d'aller plus loin, je veux, par un exemple saisissant, vous faire toucher du doigt l'importance qu'il faut attacher à l'étude de ces symptômes, en médecine légale, et vous montrer quelles graves responsabilités assument quelquefois, par incompétence, les médecins désignés comme experts, parfois malgré eux, en tout cas sans qu'ils se soient préparés par des études spéciales suffisantes.

Le fait s'est passé il y a quelques années. Dans un village dont le nom importe peu, une femme avait mauvaise réputation. Elle est surprise le Jeudi-Saint par son mari en flagrant

(1) Obs. 7 et 8.

délit d'adultère ; son mari la menace de la reconduire chez ses parents. Le dimanche de Pâques, des passants aperçoivent cette femme faisant des gestes incohérents à sa fenêtre. Ils entrent dans la maison et trouvent le mari et le frère de cette femme morts tous deux, le premier dans sa chambre au premier, le second dans une salle au rez-de-chaussée. Les deux hommes, je le dis de suite, car le fait a été reconnu plus tard, avaient succombé à une intoxication par l'oxyde de carbone, provenant d'émanations issues d'un four à chaux attenant à la maison. La femme était incapable de donner le moindre renseignement : elle paraissait être en état d'ivresse. Le lendemain cet état persiste : le procureur de la République en fait la remarque ; à la fin de son interrogatoire il ajoute la note suivante :

« Nous constatons qu'au cours de cet interrogatoire la femme D... est dans un état très accusé, feint ou réel, d'hébétement. Ses réponses ne sont obtenues que difficilement en répétant les questions, parce que, tantôt elle garde le silence, tantôt répond à autre chose que ce qui lui est demandé. »

Le garde champêtre, qui a, lui aussi, constaté cette hébétude de la femme D..., s'est écrié dans un langage trivial mais expressif : « Faut-il que vous ayez été grise dimanche pour ne pas être encore dessaoulée trois jours après ! »

On ne put découvrir dans toute la maison des époux D... qu'une seule bouteille de rhum, et elle n'était pas décachetée.

Personne, dans ce procès, n'accorda grande attention à ces faits, leur valeur fut méconnue. Cette femme était sous l'influence de l'intoxication oxycarbonée à laquelle son frère et son mari avaient succombé. Elle fut par suite de cette erreur condamnée aux travaux forcés à perpétuité.

Dans un autre fait, rapporté par Lesser, nous retrouvons cette torpeur spéciale des individus partiellement intoxiqués par l'oxyde de carbone (1) :

« Le 20 janvier 1881, le sieur S..., sa femme et sa belle-

(1) Lesser, *Les Empoisonnements. Atlas de médecine légale*, 1890, p. 137.

fille âgée de sept ans, s'étaient couchés vers sept heures du
soir. La femme avait tourné la clef alors que le poêle renfermait encore des charbons ardents. Le lendemain, vers
cinq heures du matin, le mari se réveilla, et put malgré
son état de torpeur allumer une lumière. Sa belle-fille était
morte ; il essaya mais en vain de ranimer sa femme qui
avait une respiration profonde et stertoreuse. Là-dessus, il
éteignit la lumière et dormit couché dans le lit à côté de
sa femme jusqu'à huit heures du matin. L'idée lui vint alors
d'un empoisonnement par le charbon ; il réussit à ouvrir la
clef du poêle sans pouvoir faire davantage. Il passe plusieurs heures, assis sur le bord du lit ; il sort pour aller
dans un restaurant, où il boit sans causer avec personne.
Il rentre chez lui, où rien n'est changé, sort encore dans la
matinée du 22 ; de ce moment jusqu'au matin du 25, il prétend n'avoir pas quitté le bord du lit ; il suppose que sa
femme est morte le 24 ; cependant il attend encore dix-huit
heures pour faire la déclaration de décès, sa première démarche... Le 25 janvier il fut arrêté ; d'après les actes de
police il était très troublé, de sorte qu'on put le croire
ivre... »

La suite de l'enquête démontra que cet homme n'était
aucunement en état d'ivresse.

Les individus qui ont subi un commencement d'intoxication oxycarbonée sont donc dans un état d'hébétude tel
qu'ils répondent comme des gens qui ont été ivres-morts la
veille et qui recouvrent difficilement la compréhension ;
cet état d'hébétude peut égarer la justice. C'est à vous,
médecins légistes, qu'incombe la tâche de l'éclairer.
Habituellement, quand vous serez consultés, il s'agira d'un
suicide en commun, dont l'un des acteurs a survécu, et
celui-là justement ne peut donner aucun renseignement
sur la façon dont les faits se sont accomplis : ainsi que je
vous l'ai dit, le magistrat instructeur le prend pour un
simulateur et vous seul pouvez le détromper.

Retenez donc cet effet particulier, consécutif à un coma

plus ou moins prolongé, que l'intoxication par l'oxyde de carbone exerce sur l'intelligence ; rappelez-vous aussi que l'impotence musculaire peut être durable. M. Motet n'avait pas recouvré l'intégrité de la motilité six mois après son accident. Nous devons donc nous rappeler, au point de vue médico-légal, qu'une personne qui relève d'une intoxication par l'oxyde de carbone peut ne se souvenir de rien de ce qui lui est arrivé, et présenter pendant un certain temps, au point de vue de l'intégrité de son intelligence et de sa motilité, des troubles qui rappellent singulièrement ceux de l'ivresse.

Paralysies. — A côté de ces accidents qui sont une conséquence immédiate de l'intoxication partielle par l'oxyde de carbone, il en est d'autres qui surviennent même sans que les premiers aient paru. Ce sont en première ligne les *paralysies* (1). On peut les ranger sous deux types différents.

Le premier type a été décrit par M. Brissaud (2). Un individu, à la suite de sa tentative de suicide, est paralysé. Les jambes et les avant-bras sont pris d'abord, puis les cuisses et les bras. La paralysie marche donc de la périphérie au centre. M. Rendu (3) a fait observer que, comme dans l'empoisonnement saturnin, ce sont surtout les extenseurs qui sont paralysés. On ne peut s'empêcher d'ailleurs de faire entre l'intoxication oxycarbonée et les empoisonnements saturnin ou arsenical, certains rapprochements. Cependant, tandis que dans les paralysies toxiques, saturnine, arsenicale, etc., les réflexes sont plutôt diminués, dans la paralysie oxycarbonée on les a toujours trouvés exagérés : et cette exagération même, j'appelle votre attention sur ce point, a été quelquefois interprétée comme décelant la simulation.

Le deuxième type, qui comprend les paralysies hémiplé-

(1) Obs. 3, 4, 5. — Voy. des Vialettes, Thèse de Paris, 1895.
(2) Brissaud, *Les paralysies toxiques*, thèse d'agrégation. 1886.
(3) Rendu, *Société médicale des hôpitaux*. 1882.— Voy. plus loin, Obs. 5.

giques, a surtout été étudié en Allemagne. Chose curieuse, les paralysies périphériques y semblent presque inconnues. Pœlcher (1) a décrit 13 cas de paralysie hémiplégique avec ramollissement (2).

Quelquefois les individus sont pris d'un *tremblement* analogue à celui que l'on constate dans la sclérose en plaques.

Becker (3) cite le cas d'un ouvrier de quarante-sept ans qui fut exposé à un jet puissant de gaz d'éclairage; il tomba dans le coma et put être rappelé à la vie. Dans les quarante-huit heures qui suivirent, le moindre contact provoquait des convulsions; six mois après, il fut pris d'accidents simulant la sclérose en plaques, de tremblements surtout, qui persistaient encore huit mois après l'accident, à tel point qu'il ne pouvait se tenir debout.

Borsari (4), médecin italien, a signalé la paralysie du trijumeau sans perte de connaissance, chez un ouvrier qui avait travaillé dans une chambre fermée dans laquelle brûlait un brasier de charbon.

Nous pouvons donc nous trouver en présence de paralysies périphériques, de paralysies hémiplégiques, de tremblements, de paralysies des nerfs sensitifs, de troubles de la sensibilité générale et de la motilité.

Je n'étudierai pas devant vous la pathogénie de ces accidents. On peut, et c'est ce qu'a fait M. Brissaud, rapprocher les paralysies périphériques des névrites; on a pensé en Allemagne, pour expliquer l'origine des paralysies hémiplégiques, que l'oxyde de carbone exerçait une influence sur les épithéliums vasculaires et qu'il amenait ainsi l'oblitération des vaisseaux, et le ramollissement consécutif.

Tout cela est possible, mais je ne saurais l'affirmer. Voici

____

(1) Pœlcher, *Virchow's Archiv*, vol. CXII, p. 26 à 35 et *Fortschritte der Medicin*, 1888, n° 17, p. 664.
(2) Obs. 3, 4.
(3) Becker, *Deutsche Med. Wochenschrift*, 1889, n° 28, p. 513.
(4) Borsari, *La Riforma medica*, 8 mars 1889.

un cas qui ne rentre dans aucune des théories pathogéniques qui ont été mises en avant : Il s'agit d'une jeune fille
que j'ai observée avec M. Landouzy, à la Charité. Cette jeune
fille avait été prise, le lendemain d'une tentative d'asphyxie,
d'une paralysie du facial et du médian; en l'examinant,
nous constatons l'existence de deux bosses sanguines, l'une
sur le trajet du facial, l'autre, plus volumineuse, dans l'ais-
selle. Notre avis a été que nous avions affaire à une paralysie
par compression exercée par un thrombus. Les accidents
durèrent deux mois; il survint alors une série de phénomènes hystériques qui se terminèrent par une paralysie du
côté gauche. Il devenait dès lors impossible de discerner,
au milieu des accidents hystériques, la part qui revenait à
l'intoxication oxycarbonée primitive.

Vous voyez donc, Messieurs, que l'on ne saurait formuler
une théorie pathogénique précise et nette : névrite, épanchements sanguins, thrombus, ramollissement, la pathogénie semble relever de ces divers processus.

Troubles de l'intelligence. — L'intelligence peut être très
profondément affectée, au point de constituer un véritable
état de démence : Bourdon, Ollivier, en ont cité des exemples. Plus récemment Barthélemy et Magnan en 1881 (1),
Gaucher, Briand en 1889 (2), en ont présenté des observations à la Société de médecine légale.

M. Fallot, en 1892, a également rapporté un fait fort
intéressant sous ce rapport.

Ici nous nous trouvons toujours en présence de la même
forme : les descriptions sont identiques. Autant elles va-
riaient tout à l'heure, autant elles semblent, ici, calquées
les unes sur les autres.

Voici le fait cité par M. Barthélemy : Un alcoolique invé-

(1) Barthélemy et Magnan, *Intoxication par les vapeurs de charbon*
(*Ann. d'hygiène publique et de médecine légale*, 1881, tome VI, p. 407).
(2) Briand, *Note pour servir à l'histoire des amnésies toxiques produites par l'oxyde de carbone* (*Annales d'hygiène publique et de médecine légale*, 1889, tome XXI, p. 356).

téré est apporté à l'hôpital Saint-Louis, dans le service de
M. le professeur Fournier, dont M. Barthélemy était alors
le chef de clinique; cet homme avait voulu se suicider; il
était plongé dans le coma, dont il ne sortit qu'au bout de
trois jours; il fut pris alors d'hébétude et de perte totale
de la mémoire; on songea nécessairement à l'hébétude
habituelle aux ivrognes de profession. Cet homme est resté
deux mois à Saint-Louis, ayant tantôt des périodes d'amnésie, et tantôt n'en ayant pas. Au bout de ce temps, il fut
envoyé à Sainte-Anne, où il entra dans le service de M. Magnan; il avait des amnésies temporaires ou plutôt complètes
à certains moments, incomplètes à d'autres : on dut se
poser la question de simulation. Mais peu après arriva, dans
le même service, une femme dont l'histoire était la même et
qui se trouvait, comme l'alcoolique en question, dans un
état d'amnésie complète par moments.

Cette inertie intellectuelle avec amnésie a été retrouvée
par M. Briand chez un graveur, victime d'un accident de
poêle mobile.

Les choses se sont encore passées ainsi chez la femme
de soixante-trois ans, qui avait tenté de se suicider et dont
M. Fallot a rapporté l'histoire (1).

J'ai vu moi-même un médecin de Paris, qui avait été
intoxiqué la nuit par les émanations d'un poêle placé dans
un appartement au-dessous du sien; après un coma dont
la durée n'a pas excédé six à sept heures, ce médecin est
rappelé à la vie. Quand il voulut reprendre ses occupations,
il ne se rappelait plus le nom de ses clients, leur demeure,
les maladies dont ils souffraient, ni même le nom et les
doses des médicaments qu'il ordonnait habituellement.
Naturellement sa clientèle diminuait tous les jours et
il se décida à intenter à son propriétaire une action en
dommages-intérêts : je fus commis comme expert, et c'est

(1) Fallot, *Note sur un cas d'amnésie rétrograde consécutif à l'intoxication par l'oxyde de carbone* (*Ann. d'hygiène publique et de méd. lég.*,
année 1892, t. XXVII, p. 244). — Voy. Obs. 6.

ainsi que je connus l'affaire. Les tribunaux procèdent en général avec une sage lenteur; notre confrère avait recouvré son intelligence et ses clients avant que l'affaire ne fût inscrite au rôle : il abandonna sa plainte.

M. de Beauvais a cité le cas suivant : Un jour il reçut la visite d'un de ses confrères qui lui demanda de voir ses malades, parce qu'il avait été victime d'un accident analogue : il lui remit en même temps leurs noms, leurs adresses, et son diagnostic. M. de Beauvais soigna les clients de son confrère; au bout de quelque temps, celui-ci revint et demanda à M. de Beauvais s'il était vrai qu'il l'eut chargé de le remplacer : il ne se souvenait plus de rien.

La perte de mémoire due à l'intoxication oxycarbonée ressemble à celle qui suit les grands traumatismes, dus aux accidents de voitures ou de chemins de fer : vous trouverez dans le fait suivant une analogie frappante avec ce que vous savez maintenant de l'amnésie due à l'oxyde de carbone : un individu court après un omnibus, il monte sur le marchepied, l'essieu de la voiture casse au même moment; l'individu est précipité en arrière, sur la chaussée, il perd connaissance et on le transporte dans une pharmacie. Quand il revient à lui, il s'étonne : « Où suis-je, dit-il? — Dans une pharmacie. — Pourquoi? — Parce que vous êtes tombé d'un omnibus? — Pourquoi ai-je pris l'omnibus? » Cet homme ne se souvenait plus de ce qui s'était passé non pas seulement immédiatement, mais même quelques heures avant son accident.

N'y a-t-il pas là une similitude saisissante avec l'amnésie oxycarbonée? N'y a-t-il pas là un élément d'appréciation qu'il est indispensable de connaître et de se rappeler?

On a également cité, Messieurs, des cas de *pseudo-paralysie générale*. Ces faits sont insuffisamment étudiés. Ces pseudo-paralysies générales se rencontrent aussi chez les alcooliques, et je n'en connais pas de type assez dégagé d'autres influences, et de celle de l'alcool surtout, pour l'attribuer uniquement à l'oxyde de carbone. Ici encore les

troubles ressemblent à ceux qui sont consécutifs aux traumatismes des accidents de chemins de fer; ils peuvent
durer des mois, des années même, et vous penserez comme
moi que cette persistance est d'une gravité extrême au
point de vue de l'exercice ultérieur et complet de la profession.

Intoxication chronique. — Jusqu'ici, Messieurs, nous nous
sommes trouvés en présence ou de l'intoxication brutale et
massive, ou de l'intoxication progressive, subaiguë, caractérisée par la tentative de suicide. Nous arrivons à l'*intoxication chronique.* Cette intoxication peut être professionnelle ou accidentelle. Parmi les intoxications professionnelles, celle *des cuisiniers* est la plus importante. Sainte-
Claire Deville a démontré que les poêles en fonte, chauffés
au rouge sombre, se laissent traverser par l'oxyde de carbone. Ainsi donc, par les gaz qui sortent des fourneaux
en fonte, les cuisiniers sont exposés à l'intoxication.
L'oxyde de carbone qu'ils respirent se fixe sur leurs globules sanguins qui deviennent ainsi impropres à l'hématose : l'anémie globulaire s'établit.

Malheureusement, dans la pratique, les choses ne se
passent pas avec cette simplicité. Vous savez combien les
cuisines, même celles des grands restaurants parisiens, sont
insalubres; combien elles sont petites, mal aérées, sombres;
la température y est presque toujours de 30 à 40°, les
odeurs y sont insupportables. Quelquefois les cuisiniers
couchent dans des locaux absolument insuffisants, je dirais
volontiers des trous, à côté de leur cuisine. Je me souviens
que lors de la dernière épidémie cholérique, je visitai un
restaurant où, me disait le restaurateur, l'officier avait le
choléra. Je trouvai cet officier, puisque c'est le terme consacré je l'emploie, couché dans un cabinet qui n'était pas
plus large qu'une table ordinaire et si peu long que le malheureux ne pouvait y tenir qu'en adoptant la position que
l'on appelle « en chien de fusil ».

Messieurs, quand on vit dans des conditions aussi anti-hygiéniques, il est bien difficile de mettre tous les accidents sur le compte de l'oxyde de carbone. Les cuisiniers sont, de plus, sujets à un autre mode d'intoxication. Ils se trouvent souvent en présence de la sauce madère et, en bons cuisiniers, ils se croient obligés de goûter aux ingrédients qu'ils emploient. Ils ont souvent soif et ils boivent beaucoup. L'alcool joue donc dans les accidents dont ils sont victimes un rôle considérable, sans que pour cela il faille cependant méconnaître l'influence de l'oxyde de carbone.

On a rattaché aux émanations de l'oxyde de carbone la genèse de *l'anémie des mineurs*. Dans les mines, les conditions d'insalubrité ne sont pas tout à fait pareilles à celles des cuisines ; il y faut ajouter encore l'absence de lumière solaire et la production de nombreuses poussières ; ces faits ont été bien étudiés par Hallé et Fabre, de Commentry, mais je ne dois pas oublier que l'on a constaté pendant plusieurs épidémies, dans les matières fécales des mineurs, l'existence de certains organismes parasitaires dont la présence dans le tube digestif suffit à elle seule, dans certains cas, pour expliquer l'anémie. Il y a donc un diagnostic à faire.

Bourru, de Rochefort, a décrit une anémie spéciale, celle *des fondeurs de canons*, qu'il attribue à une intoxication oxycarbonée : je n'en ai jamais rencontré d'exemple et ne puis me prononcer.

Enfin, Messieurs, on a parlé de *l'anémie des repasseuses*... Ne fouillons pas dans la vie intime des repasseuses, au moins de celles de Paris... Vous savez, aussi bien que moi, qu'elles ont, en dehors de l'oxyde de carbone que dégage leur fourneau, toutes les raisons du monde pour souffrir d'anémie.

Le caractère commun de ces diverses intoxications professionnelles, c'est donc l'anémie. Dans chacune de ces professions, les individus sont exposés à des émanations oxycarbonées ; nous savons que l'oxyde de carbone se fixe sur les globules sanguins, chaque fois qu'il en ren-

contre un : il détermine par conséquent une anémie globulaire.

Les intoxications chroniques *accidentelles* sont le fait des
poêles mobiles, des chaufferettes des voitures, des calori-
fères à air chaud, des fuites de gaz sous le sol. J'aurai à
revenir sur ces intoxications, si bien étudiées par MM. Lancereaux et Gautier, et je vous en parlerai longuement. Je
dois seulement vous signaler en ce moment une remarque
faite par MM. Lancereaux et Moissan, lors de la discussion
à laquelle les poêles mobiles et leurs dangers donnèrent
lieu à l'Académie. MM. Lancereaux et Moissan ont dit qu'il
faut faire entrer pour une part l'influence de l'oxyde de
carbone contenu dans l'atmosphère des grandes villes lorsqu'on s'occupe des conditions sanitaires de leurs habitants.

Traitement. — J'arrive au *traitement* de l'intoxication oxycarbonée. Cette question ne semble toucher que de loin à la
médecine légale. Elle s'y rattache cependant par un lien assez
direct. Vous pouvez être appelé à vous prononcer sur cette
question : « Le médecin qui a donné les premiers soins a-t-il
fait ce qui est nécessaire pour rappeler l'asphyxié à la vie? »

Je vous rappelle la théorie de Claude Bernard : Tout
globule chargé d'oxyde de carbone est un globule mort.
Quinquaud et M. Gréhant ont montré, par leurs expériences, que cette théorie était trop absolue. M. de Saint-
Martin (1) a prouvé qu'il peut se produire, en faisant arriver
un puissant courant d'oxygène sur du sang chargé d'oxyde
de carbone, une oxydation supérieure et l'oxyde de carbone peut être transformé en acide carbonique.

Lorsque vous vous trouverez en présence d'un individu
qui a été victime d'une intoxication par l'oxyde de carbone,
ne vous demandez pas si l'hématose est encore possible :
agissez comme si vous en étiez persuadé, donnez l'oxygène
largement, aussi largement que vous le pourrez. M. Laborde

(1) De Saint-Martin, *Recherches expérimentales sur la respiration*, 1893,
p. 293.

a, avec raison, beaucoup insisté sur les tractions rythmées de la langue ; il en a obtenu des résultats fort beaux dans certains cas. Je vous conseille, si vous usez de son procédé, de ne pas négliger de pratiquer en même temps la respiration artificielle. Les cas qui ont donné à M. Laborde le plus de succès, sont ceux où il s'agit d'inhibition : en excitant le centre bulbaire, vous réveillerez les centres des mouvements respiratoires.

Dans un certain nombre de cas, et en particulier dans celui qu'a rapporté M. Barthélemy, les injections sous-cutanées d'éther ont semblé donner les meilleurs résultats.

Enfin, en Allemagne, Siegfried Stoker (1) a insisté sur la transfusion du sang. Il semble, en effet, qu'il y ait là une méthode à étudier. Les globules sanguins de l'individu intoxiqué, ne pouvant plus prendre et fixer de l'oxygène, il paraît tout naturel de lui en fournir d'autres, qui eux ne sont pas chargés d'oxyde de carbone. Le procédé est donc logique et les faits publiés sont encourageants.

LÉSIONS. — Je vais aborder maintenant, Messieurs, un autre côté de la question : Nous nous trouvons en face d'un cadavre ; comment saurons-nous reconnaître que nous sommes en présence d'une intoxication par l'oxyde de carbone ? Nous pourrons constater certaines lésions : je tiens à vous dire tout de suite que, sauf celles tirées de l'examen du sang, ces lésions sont peu caractéristiques.

Le sang du cadavre oxycarboné est *rutilant*, comme le sang artériel et il conserve longtemps cette apparence. J'insiste à dessein sur ce point, car lorsqu'on constate, dans une autopsie, cet état rutilant du sang, on doit toujours se demander s'il n'y a pas eu une intoxication par l'oxyde de carbone.

Avant l'ouverture du corps, cette coloration du sang se montre à travers la peau, à laquelle elle communique une

(1) Siegfried Stoker, *Corresp. blatt für Schw. Aerzte*, XVIII, 1888. *Schmidts Jahrbücher*, 1888, n° 12, p. 240.

teinte rosée ; elle paraît sur les cuisses, sur le ventre, sur
les parties déclives formant de vastes plaques rosées, qui
rappellent les plaques de la scarlatine. Ces taches existent
même en dehors du siège ordinaire des lividités cadavériques, et leur production s'explique assez naturellement
par le reflux à la périphérie du sang rutilant, reflux dû à
la pression graduelle et progressive des gaz développés
dans l'abdomen.

Bien plus, les lèvres restent rouges, les joues conservent
leur teinte rosée. C'est ainsi que lors de l'incendie de l'Opéra-
Comique, deux jeunes filles mortes asphyxiées conservèrent pendant sept ou huit jours une apparence de vie telle
qu'on eut quelque peine à convaincre leurs parents qu'il
s'agissait de toute autre chose que d'un état cataleptique.

J'insiste sur ce fait : il a une importance capitale. Tout à
l'heure je vous ai raconté l'histoire de cette femme D....
accusée d'avoir empoisonné son mari et son frère. Eh bien,
dans cette affaire, l'intoxication par l'oxyde de carbone
a été méconnue ; les experts déclarèrent que les victimes
avaient été empoisonnées, ils ne purent dire par quel poison.
La femme D... a été condamnée aux travaux forcés à perpétuité ; sept ans après, le procès fut revisé, à la suite de
circonstances que je vous exposerai plus tard ; je fus commis
avec MM. Descoust et Ogier ; en parcourant les pièces du
procès nous pûmes constater que les premiers experts
n'avaient pas su interpréter les faits qu'ils avaient été à
même de découvrir. Les cadavres de D... et de son beau-
frère étaient couverts de taches rosées, leur sang était
rutilant. Ces caractères, qui sont ceux de l'intoxication
oxycarbonée, avaient été méconnus, et cependant les
experts étaient l'un, le chimiste, professeur d'une Faculté
des sciences, et l'autre, professeur de clinique chirurgicale
dans une de nos premières écoles secondaires de médecine.

Non seulement le sang reste rutilant, lorsqu'un individu
a succombé à l'intoxication par l'oxyde de carbone, mais il

ne se putréfie pas, ou du moins il ne se putréfie que très
lentement.

En 1876, pendant que j'étais médecin de l'hôpital Saint-
Antoine, les baraquements dans lesquels était installé mon
service prirent feu, ils flambèrent comme des paquets d'allumettes ; deux femmes paraplégiques ne purent être
évacuées à temps et furent brûlées. A l'autopsie, leur
sang était rutilant, et comme à ce moment je n'avais pas
de spectroscope à ma disposition, MM. Descoust, Grancher
et moi, nous en enfermâmes dans de petits tubes, afin de
pouvoir l'examiner plus tard. L'examen n'eut lieu que six
semaines après. Le sang n'était nullement putréfié et il
donna lieu à une réaction spectroscopique très nette.

Voulez-vous un autre exemple encore, bien caractéristique également : Il y a quelques années un individu logé
dans un hôtel meublé, à la Villette, disparaît. Le propriétaire met son logement, composé d'une chambre et d'un
cabinet étroit et sombre, en location. Six semaines après
un locataire se présente et s'installe. En ouvrant la porte
du cabinet pour y accrocher ses vêtements, il heurte un
objet placé sur le plancher. Il appelle, le logeur arrive et
découvre le cadavre de son précédent locataire : cet individu s'était suicidé, ainsi que le prouvait le petit fourneau
placé à côté de lui. L'examen spectroscopique décela la présence de l'oxyde de carbone dans le sang. La mort remontait à six semaines. Le cadavre était en macération du côté
où il reposait sur le plancher, il était momifié sur les parties
élevées et couvert de moisissures, il n'était pas putréfié (1).

Pendant un certain temps, les cadavres des personnes qui ont succombé à une intoxication oxycarbonée
résistent à la putréfaction : il est probable que le sang
ainsi modifié est devenu un mauvais bouillon de culture
pour les agents de la putréfaction. Je n'ose pas dire cependant qu'il en est toujours ainsi et voici pourquoi :

(1) Obs. 14.

Messieurs, quand on fait l'autopsie d'un individu qui a été intoxiqué par l'oxyde de carbone, on peut trouver du sang noir dans certaines parties du corps. On a dit, pour expliquer ces faits, que cet individu n'avait pas respiré d'oxyde de carbone pur, mais un mélange d'acide carbonique et d'oxyde de carbone, que l'acide carbonique était en excès ou que la mort a été le résultat d'une asphyxie brusque.

Ces hypothèses sont discutables, mais je dois ajouter que ce sang noir donnera, au spectroscope, les caractères du sang chargé d'oxyde de carbone. Je ne puis fournir une explication indiscutable de ce phénomène, je vous le signale.

Les *poumons* sont peu congestionnés en général, sauf dans les cas où il est intervenu une température très élevée comme dans les incendies; mais ils sont le siège d'une lésion que l'on observe sur les parties superficielles et surtout dans les lobes supérieurs des poumons et que M. Lacassagne (de Lyon), a décrite sous le nom d'*œdème carminé*. Les poumons, qui sont moins crépitants, offrent entre leurs sommets qui ont la teinte carminée et leurs bases qui ont une couleur beaucoup plus sombre, des zones claires et des zones obscures.

On trouve quelquefois de petits noyaux apoplectiques, fréquemment les ecchymoses sous-pleurales qu'a décrites Tardieu. Les bronches contiennent une spume rosée.

Au point de vue histologique, on ne signale aucune lésion particulière dans le tissu pulmonaire des animaux intoxiqués; dans la pratique médico-légale, je dois vous signaler une lésion particulière qui se produit lorsque la mort est due au séjour prolongé dans une atmosphère surchauffée. J'ai pu la constater avec M. Grancher chez les deux vieilles femmes brûlées dans les baraques de Saint-Antoine. M. Chantemesse l'a retrouvée sur plusieurs des victimes du sinistre de l'Opéra-Comique; les artérioles et les veinules du poumon sont gorgées de petits boudins formés par l'agglomération des globules sanguins déformés; par pression, les coupes du tissu pulmonaire laissent

échapper ces boudins, qui présentent un aspect vermi-
culaire caractéristique.

Les lésions observées *dans le tube digestif* peuvent être,
pour le médecin expert, une cause capitale d'erreur.
L'oxyde de carbone qui arrête la putréfaction arrête aussi
la digestion. Il paraît déterminer un milieu absolument
défavorable aux ferments digestifs.

Les hémorrhagies ne sont pas rares et portent surtout
sur la muqueuse gastro-intestinale. Taylor a signalé un cas
dans lequel il existait une hémorrhagie sous-muqueuse qui
avait soulevé une grande partie de la muqueuse de l'estomac. Le sang que l'on trouve dans le tube digestif est
habituellement noir. Ces plaques hémorrhagiques ont induit
en erreur les deux experts chargés de l'enquête médico-
légale sur le cas de la femme D.... Ils ont trouvé des suffusions sanguines dans le tube digestif, ils ont conclu à un
empoisonnement par un poison irritant, et ils l'ont spéci-
fié : comme dans les vomissements de l'une des victimes
on avait découvert une aile de mouche cantharide, ils ont
affirmé que la femme D... avait empoisonné son mari et
son frère et que probablement l'intoxication avait eu pour
cause l'ingestion de cantharides.

Parmi les victimes de l'incendie de l'Opéra-Comique qui
ont survécu, on a observé un certain nombre d'hémorrhagies menstruelles et intestinales, ces dernières caractérisées
par des selles sanglantes.

Messieurs, on a beaucoup insisté sur l'état du *cœur*.
Est-il en diastole ou en systole ? Renferme-t-il des caillots ou
n'en contient-il pas ? Habituellement il n'y a pas de caillots,
mais il en existe quelquefois. Que le cœur s'arrête en diastole ou en systole, peu importe, Messieurs : Vous ne prati-
quez l'autopsie que vingt-quatre heures après la mort. Or,
immédiatement après la mort, le cœur entre en rigidité :
le cœur et les vésicules séminales sont les premiers organes

qu'affecte la rigidité cadavérique. Lorsqu'un décapité est apporté à l'École pratique, le cœur est dur comme une pierre; les vésicules séminales sont contractées, et le sperme, expulsé, est dans l'urèthre. Après quinze ou dix-huit heures le cœur se relâche et entre en diastole. Si donc, dans une autopsie nous trouvons le cœur en diastole. cela prouve simplement que la rigidité a disparu. Il ne faut pas conclure d'après l'état du cœur que l'individu a été tué par un poison qui, dans les expériences physiologiques, arrête le muscle cardiaque en diastole ou en systole.

On a signalé aussi la persistance de la température sur le cadavre : nous n'avons jamais pu vérifier à la Morgue, et je n'ai pas besoin de vous dire pourquoi, si le fait est exact.

Toutes ces lésions, Messieurs, sauf celles du sang, je le répète, sont peu caractéristiques. La recherche de l'oxyde de carbone dans le sang s'impose donc. pour le médecin expert ; elle seule peut lui donner la certitude.

Lorsqu'un médecin fait l'autopsie d'un individu qu'il soupçonne avoir été intoxiqué par l'oxyde de carbone, il doit enfermer, avec toutes les précautions nécessaires, dans un tube très propre, quelques grammes de sang pris dans une veine et le soumettre à l'examen spectroscopique.

Vous savez qu'en plaçant devant la fente du spectroscope une solution diluée de sang normal, on observe le spectre caractéristique du sang oxygéné. On voit en effet apparaitre entre les raies D et E deux bandes d'absorption séparées par un espace vert. Je n'insiste pas sur les caractères particuliers de ces bandes : je vous rappelle simplement que la bande α située à gauche près de la raie D est à la fois plus étroite et plus sombre que la bande β. (Pl. I, p. 48.)

Si l'on ajoute à la solution sanguine une goutte de sulfhydrate d'ammoniaque ou d'hyposulfite de soude, ou un peu de limaille de fer, en un mot, si l'on ajoute un corps réducteur quelconque, les deux bandes s'estompent immédiatement sur leurs bords, s'étalent et finissent par se réunir en une bande unique, située un peu plus à gauche. Cette bande unique ou *raie de Stokes* est caractéristique de l'hémoglobine réduite, c'est-à-dire de l'hémoglobine privée d'oxygène.

En agitant la solution à l'air, c'est-à-dire en oxygénant le sang à nouveau, on fera reparaître le premier caractère spectroscopique et le cycle peut être reproduit ainsi indéfiniment.

Mais si, au lieu de sang normal, on examine au spectroscope du sang chargé d'oxyde de carbone, on est étonné, au premier abord, de se trouver en face d'un spectre ressemblant à celui du sang oxygéné. Les deux bandes sont cependant un peu plus pâles, un peu plus déviées à droite, un peu plus larges. Mais l'addition de sulfhydrate d'ammoniaque qui, avec le sang normal, provoquait la formation de la raie de Stokes, n'amènera aucun changement : les deux bandes persistent.

En pratique, Messieurs, ce procédé est excellent; il en existe peu, en médecine légale, qui aient cette valeur. Nous ne connaissons aucune altération du sang qui donne, au spectroscope, les mêmes résultats. Aussi lorsque vous vous trouverez en face des deux raies irréductibles, vous pourrez affirmer au juge d'instruction que l'individu dont vous avez examiné le sang est mort d'une intoxication oxycarbonée.

Malgré cela, dans ces dernières années, on a beaucoup discuté en Allemagne la valeur de ce signe spectroscopique. Les auteurs allemands ont soulevé une grosse question : Aucun d'eux n'a prétendu qu'il y ait, dans les résultats de l'analyse spectroscopique, chance d'erreur, mais ils ont affirmé que les deux raies ne persistaient pas toujours, alors même que le sang contenait de l'oxyde de carbone. Lorsque, par exemple, le sang est très peu chargé d'oxyde de carbone, la réduction peut s'effectuer en partie et la bande de Stockes empiéter sur les deux raies et les masquer.

Je vous ai dit que, quelquefois, le sang ne présentait pas partout cette apparence rutilante que je vous ai donnée comme un des signes de l'intoxication oxycarbonée : il peut

y avoir, dans certaines parties du corps du sang noir.
Qu'arrive-t-il si l'on soumet ce sang à l'examen spectroscopique? Comme on opère à la fois sur des globules sanguins
chargés d'oxyde de carbone et sur des globules sains, il peut
se former une raie de réduction qui ne sera peut-être pas
aussi nette qu'avec du sang absolument normal, mais qui
peut induire le médecin expert en erreur.

C'est surtout dans les cas d'intoxication suraiguë que les
médecins allemands ont constaté ces différences, dans les
cas où l'individu a pénétré tout d'un coup dans une atmosphère chargée d'oxyde de carbone; il a été foudroyé et une
grande partie des globules sanguins n'a pas eu le temps de
fixer l'oxyde de carbone.

Les critiques opposées à la recherche de l'oxyde de carbone
dans le sang par l'analyse spectroscopique auraient une certaine valeur si nous n'avions d'autres procédés à notre disposition; je veux parler des analyses chimiques, qui permettent
de dévoiler dans le sang la présence de l'oxyde de carbone,
qui ne sont pas plus difficiles à exécuter que d'autres analyses
semblables et sur lesquelles je n'ai pas besoin de m'étendre.

Comment ferez-vous, Messieurs, lorsque vous serez, en
province, à la campagne surtout, mis en présence du cadavre d'un individu que vous soupçonnerez avoir été intoxiqué par l'oxyde de carbone? Vous n'aurez pas tous un spectroscope à votre disposition, et surtout vous n'aurez pas un
spectroscope de comparaison: je ne me fais, là-dessus, aucune illusion! Eh bien! rappelez-vous ce que je vous ai dit
en vous parlant des deux femmes brûlées vives dans
les baraquements de Saint-Antoine : Comme je n'avais pas,
à ce moment, de laboratoire et par suite pas de spectroscope, j'ai enfermé dans des tubes bien bouchés le sang
que je voulais examiner : Au bout de six semaines, quand
l'analyse spectroscopique fut faite, les deux raies se montrèrent et persistèrent, malgré l'addition d'agents réducteurs.

Prenez donc des petits tubes bien propres, analogues à ceux
qui vous servent pour les analyses d'urine, versez-y du sang,

bouchez-les avec soin et envoyez-les dans un laboratoire :
Tous, qu'ils relèvent d'une Faculté des sciences ou d'une Faculté de médecine, possèdent maintenant un spectroscope. Je ne vous engage pas du tout à faire la grosse dépense d'un spectroscope car, presque toujours, votre appareil fonctionnera mal, vous n'aurez pas l'habitude de le manier ou il sera dérangé.

L'analyse spectroscopique suffira dans l'immense majorité des cas; comme cependant il peut y avoir quelquefois un peu d'hésitation, que la réaction peut n'être pas suffisamment nette, recueillez environ 150 à 200 grammes de sang dans un bocal et faites-le analyser par un chimiste : L'analyse chimique démontrera directement la présence de l'oxyde de carbone dans le sang, et corroborera ou rectifiera les résultats donnés par le spectroscope.

Cet examen du sang peut se faire également chez un individu qui a échappé à une tentative de suicide. Lorsque les individus sortent d'une intoxication par l'oxyde de carbone, ils sont hébétés; leurs réponses vagues, incohérentes, ajoutent à l'incertitude du juge qui se demande s'il a devant lui un simulateur ou une victime. Vous pouvez le sortir d'embarras. Appliquez sur la poitrine ou sur le dos de cet homme une ventouse scarifiée et analysez le sang au spectroscope. Il n'est pas nécessaire que ce sang soit recueilli au moment même où l'individu a reçu les premiers soins. MM. Ogier et Socquet ont retrouvé les raies caractéristiques de l'oxyde de carbone quarante-huit heures, M. Gab. Pouchet quatre-vingt-seize heures après l'intoxication. Il peut y avoir un intérêt capital à retrouver l'oxyde de carbone dans le sang d'un individu soupçonné d'avoir organisé un suicide en commun et de s'y être volontairement soustrait.

Si l'analyse spectroscopique a rencontré des critiques, elle a aussi ses enthousiastes. Falk (1) prétend que lors même

(1) Falk, *Vierteljahrschrift fuer gerichtliche Medizin*, 3ᵉ série, t. I⟂, p. 260, octobre 1891.

qu'il n'est plus possible de déceler la présence de l'oxyde
de carbone dans le sang putréfié, on peut encore le retrouver dans les muscles. Je n'ai pas vérifié le fait.

En tous cas, rappelez-vous que l'aspect rutilant du sang
doit toujours faire naître l'idée d'une intoxication par
l'oxyde de carbone, que l'analyse spectroscopique nous en
donne la certitude et que vous pouvez la confirmer par l'a-
nalyse chimique.

CONDITIONS DE L'ASPHYXIE OXYCARBONÉE

I. En plein air. — Messieurs, on peut s'intoxiquer par
l'oxyde de carbone, même *en plein air;* je vous ai cité ces
pauvres diables qui s'étendent sur les fours à chaux pour
se réchauffer, en hiver, s'y endorment et ne se réveillent
plus. Tous les ans, à la Morgue, nous nous trouvons en
présence d'un certain nombre de cas de ce genre (1).

Dans les *hauts fourneaux*, au moment de la coulée de la
fonte, des torrents d'oxyde de carbone se dégagent de la
masse en fusion. Les ouvriers qui se trouvent sur le passage de ce torrent d'oxyde de carbone, même en plein
air, peuvent être intoxiqués.

Des accidents très graves et souvent mortels ont été provoqués, de même, par des *fuites intenses de gaz d'éclairage*.

II. Espaces clos. Procédés de chauffage. — Mais
le grand danger de l'intoxication oxycarbonée tient surtout
aux procédés de chauffage employés dans des espaces plus ou
moins clos. Là, ce péril est immédiat, il existe partout où
il y a un appareil de chauffage quelconque, et c'est dans
l'étude du fonctionnement de ces appareils qu'il nous faut
chercher la cause des accidents.

Un premier procédé de chauffage, très primitif, c'est le
brasero; il est exclusivement usité dans les pays du sud
de l'Europe. Le brasero est un récipient dans lequel on

____
(1) Obs. 18.

allume du charbon dont la combustion dégage une grande quantité d'oxyde de carbone. Il est donc malsain au premier chef et il est étonnant qu'en Italie et en Espagne, où son emploi est courant, il n'y ait pas plus d'accidents mortels. En France, la proportion est renversée ; l'usage des braseros y est moins répandu, mais les accidents sont plus nombreux. En Espagne, en Italie, le brasero fonctionne presque en plein air : les portes et les fenêtres ne joignent pas, les gens vivent dans un perpétuel courant d'air : il n'en est pas de même en France.

Chevallier (1) a rapporté, en 1864, l'histoire de deux jeunes gens de Fives (Nord) qui avaient transporté le soir, dans leur chambre, pour se chauffer, un vase dans lequel on avait versé des cendres brûlantes et des charbons ; on les trouva morts le lendemain ; il a également cité le cas d'un domestique, à Bassens (Savoie), qui mourut victime d'une imprudence identique.

Les *poêles* font bien plus de victimes en France que le brasero ; remarquez que je ne parle pas en ce moment des poêles mobiles, mais bien des anciens poêles, si usités dans les pays du Nord. C'est vers 1830 environ qu'on a commencé à mettre en lumière les accidents dus aux poêles ordinaires, et c'est à d'Arcet qu'on en doit les premières observations.

Quand un individu désire se chauffer, il désire aussi dépenser le moins de charbon possible ; au moment où il se couche, il tourne la clef de son poêle pour en diminuer le tirage ; l'oxyde de carbone, dont la production augmente dès lors forcément, et de beaucoup, reflue dans la chambre et intoxique les personnes qui s'y trouvent.

Même sans l'intervention de la clef, des accidents sont possibles, et voici comment : Vous savez que les tuyaux des cheminées débouchent à l'extérieur des habitations, et

---

(1) Chevallier, *Accidents déterminés par les gaz résultant de la combustion du bois et du charbon* (*Ann. d'hygiène publique et de médecine légale*, 2ᵉ série, 1864, t. XXII, p. 62).

que d'ordinaire ils dépassent d'une certaine hauteur le sommet du toit. Que pendant la nuit il survienne de la neige, de la pluie ou un vent froid, le tuyau se refroidit d'autant plus vite qu'il est en métal, et dès lors le tirage ne se fait plus; au contraire, ce qui doit monter redescend : en un mot il s'établit un courant de gaz *per descensum* et l'oxyde de carbone est ramené dans la chambre.

Un ingénieur, lors des discussions que ne manqua pas de soulever la question, prétendit que l'oxyde de carbone ne pouvait d'aucune façon redescendre, parce que sa densité (0,96) est moindre que celle de l'air (1).

La réponse à cette objection est facile à faire : L'oxyde de carbone ne sort pas du foyer à l'état de pureté, il est mélangé à de l'acide carbonique, à d'autres gaz encore, et la densité de ce mélange est supérieure à celle de l'air. Si d'habitude ces gaz montent avec rapidité dans le corps de cheminée, c'est parce que la chaleur les dilate et que leur densité est diminuée. Dès que la cheminée se refroidit, ils redescendent.

Les accidents causés par la fermeture intempestive des clefs étaient devenus si fréquents, il y a quelques années, que Coulier, professeur de chimie au Val-de-Grâce, avait proposé au préfet de police l'interdiction absolue des clefs à valve pleine; il demandait qu'elles fussent remplacées par des valves munies d'une encoche, de telle sorte que la sixième partie au moins de la valve demeurât libre. Le conseil était bon, le Conseil d'hygiène émit un avis favorable, mais le préfet de police ne prit pas d'arrêté. L'invention du poêle américain ou poêle mobile enlevait d'ailleurs à cette intervention une grande partie de son intérêt.

Au point de vue économique, les constructeurs ont donné, grâce au *poêle mobile*, une solution très heureuse de la question du chauffage ; étant donnée une certaine

(1) Obs. 12.

quantité de charbon, faire que la chaleur dégagée par la combustion de ce charbon vienne presqu'en totalité échauffer la chambre, au lieu de se perdre en grande partie dans la cheminée, tel est le but poursuivi et réalisé par le poêle mobile.

Au point de vue hygiénique, l'invention des poêles américains est détestable.

D'Arcet avait fait remarquer qu'une cheminée ne tirait bien, c'est-à-dire qu'elle ne fonctionnait sans danger, que si les 60 p. 100 de la chaleur produite servaient à chauffer le coffre de cette cheminée. Or, le poêle mobile est précisément conçu en vue de réaliser le maximum de chaleur pratique, le minimum servant seul au tirage, qui se fait dès lors dans les conditions les plus défectueuses : En effet, 15 ou 20 p. 100 de la chaleur produite servent à échauffer la cheminée ; tout le reste, c'est-à-dire 80 ou 85 p. 100, reste dans l'appartement.

Vous connaissez tous, Messieurs, le poêle mobile. Vous savez qu'il consiste essentiellement en un cylindre clos, fermé par un couvercle à matelas de sable et dans lequel se trouve un second cylindre à grille inférieure et rempli de charbon. Une ouverture pratiquée dans le bas du cylindre enveloppant reçoit un tuyau d'échappement plus ou moins long qu'on dirige dans une cheminée munie d'un tablier spécial ; un opercule placé en avant sert à l'entrée de l'air.

Lorsque ce poêle fonctionne, que se passe-t-il ? La couche inférieure seule des charbons est en combustion ; les gaz traversent toutes les couches supérieures composées de charbons froids, ils redescendent ensuite pour gagner la cheminée par le tuyau d'échappement. Si la cheminée n'est pas échauffée suffisamment, ils refluent dans l'appartement.

Notez qu'au point de vue qui nous occupe, tout semble avoir été combiné pour assurer une production maxima d'oxyde de carbone. J'appelle votre attention plus spécialement sur le point suivant : le tuyau du poêle mobile

n'arrive pas jusqu'au toit ; il ne monte pas très haut en
général dans la cheminée et celle-ci, qui n'a pas été construite en vue de ce nouvel appareil, est beaucoup trop
vaste. Le tirage cesse donc à l'endroit précis où finit le
tuyau, car la colonne d'air contenue dans la cheminée ne
peut plus être échauffée suffisamment pour assurer un tirage
sérieux. Les constructeurs ont cru remédier à cet inconvénient en pratiquant des ventelles dans les tabliers des cheminées. Ces ventelles ne font qu'augmenter le danger, car
elles ne fonctionnent bien que si le tirage est bon : dans le
cas contraire, c'est une issue de plus offerte à l'oxyde de
carbone accumulé dans la cheminée et qui ne demande qu'à
redescendre.

Le succès obtenu auprès du public par les poêles mobiles
a encouragé un certain nombre de constructeurs à les
doter de perfectionnements hygiéniques. Malheureusement
toute amélioration augmente le prix du poêle ou la quantité de charbon brûlée, il ne se vend plus.

Le danger tient à l'organisation même du poêle : en
effet, la fermeture du chapeau assurée par un matelas de
sable n'est pas hermétique : quelquefois les personnes ou-
blient même de remettre le chapeau en place, lorsqu'elles
l'ont enlevé, et des torrents d'oxyde de carbone se répandent dans la chambre ; le tirage de ces poêles est trop
faible et les gaz de la combustion, au lieu de monter dans
la cheminée, redescendent ; enfin ces poêles sont mobiles.
La mobilité du poêle expose à des accidents aussi graves
qu'imprévus, accidents qui se sont reproduits un grand
nombre de fois dans le cours des dernières années et
dans des conditions presque toujours identiques.

En général, quand un poêle a suffisamment échauffé la
chambre où l'on se tient, on le roule dans la pièce voisine
et on introduit le tuyau dans la cheminée de cette pièce,
qui est froide. Comme la chaleur dégagée par l'appareil pour
le tirage n'est pas suffisante pour assurer immédiatement
l'échauffement de la colonne d'air de la seconde cheminée,

il se fait un appel du côté de la cheminée chaude, le tirage s'effectue toujours par elle, et cela dans des conditions désastreuses, puisque le poêle fonctionne à rebours et que toutes les pièces situées entre les deux cheminées peuvent se trouver inondées par les gaz de la combustion et notamment par l'oxyde de carbone. Celui-ci est en effet contenu en très grande proportion dans les gaz de la combustion de ces poêles. Les houilles maigres produisent moins d'oxyde de carbone que le coke et celui-ci en donne moins que l'anthracite (1). Or, on se sert d'anthracite pour alimenter les poêles américains. Les expériences de MM. Boutmy, Pouchet, Saint-Martin, ont montré que les gaz de combustion des poêles mobiles contenaient de 8 à 16 p. 100 d'oxyde de carbone, et vous vous rappelez que 1 demi p. 100 d'oxyde de carbone est toxique.

L'oxyde de carbone est inodore, insipide ; rien n'indique le danger ; heureusement le charbon contient d'ordinaire un peu de soufre et l'odeur sulfureuse caractéristique donne l'éveil ; mais elle disparaît lorsque les charbons ont été soumis à une température élevée, lorsque le combustible est à peu près épuisé, et alors que le poêle va s'éteindre (2).

Les dangers du poêle sont, comme vous le voyez, considérables pour ceux qui en font usage : ils sont, hélas, bien plus redoutables encore pour *les voisins*, et j'entends parler en ce moment aussi bien des poêles anciens que des poêles mobiles.

Dans l'immense majorité des maisons de nos grandes villes, et à Paris en particulier, les cheminées communiquent entre elles. Examinez, au moment des grands travaux de démolition, les murs mitoyens : vous pouvez y constater l'existence d'un réseau de cheminées anastomosées, je ne trouve pas d'expression plus juste, sur leur trajet. Le

(1) Mondon (Em.), *Études sur quelques faits relatifs à l'empoisonnement par l'oxyde de carbone.* Thèse de Paris, 1889.
(2) Obs. 11, 15.

préfet de police a pris un arrêté en vertu duquel il est interdit aux architectes de faire communiquer entre elles les cheminées : entre un arrêté et son exécution, il y a loin. Dans bon nombre de maisons neuves, qui n'ont guère plus de huit ans d'existence, il n'a été tenu nul compte de l'arrêté préfectoral.

Dans un coffre de cheminée qui n'est pas échauffé, les gaz ont une tendance à redescendre ; supposez deux appartements contigus ou superposés ; les cheminées communiquent. Si le tirage de la cheminée de l'appartement A se fait mal, si elle communique avec la cheminée de l'appartement B, celle-ci peut faire appel, les gaz de la cheminée A se répandent dans l'appartement B.

Bien avant l'invention des poêles mobiles, ces faits étaient connus.

En 1832, deux vieilles dames furent trouvées mortes, un matin, dans leur lit. D'Arcet (1) fut chargé de l'enquête ; il avait pensé que les deux femmes avaient succombé à une intoxication par les vapeurs du charbon ; il n'y avait cependant eu de feu nulle part dans leur appartement. Il eut alors l'idée de prendre une bougie, de l'allumer et de la promener dans tous les coins et recoins de l'appartement. Arrivé près du poêle de la salle à manger, séparée de la chambre à coucher par une antichambre, il vit la flamme vaciller, se renverser, puis s'éteindre. Il crut pouvoir conclure de ce fait que la cheminée du poêle communiquait avec une autre cheminée. L'enquête démontra, en effet, qu'il y avait au-dessous de la salle à manger de cet appartement un atelier de dentiste, avec un four à cuisson dont la cheminée communiquait largement avec celle du poêle de l'appartement. Le dentiste avait fait cuire des pièces mécaniques pendant toute la nuit dans son four. D'Arcet y trouva encore de la braise. Une quantité énorme d'oxyde

____

(1) D'Arcet, *Observations d'asphyxie lente due à l'insalubrité des habitations* (Ann. d'hygiène publique et de médecine légale, 1836, 1ʳᵉ série, t. XVI, p. 32).

de carbone s'était produite quand le feu du four avait perdu de son intensité, et les gaz accumulés dans la cheminée s'étaient répandus dans l'appartement des deux vieilles dames.

Rien n'est plus difficile à déterminer, Messieurs, que la provenance d'un gaz dans l'atmosphère d'une chambre. Lorsqu'on veut ventiler une salle d'hôpital, l'architecte commence par y placer une ventouse ; il se fait entre la ventouse et la cheminée un courant d'air puissant ; il y a là une colonne d'air aspirée au milieu de l'atmosphère ambiante ; il n'y a pas de mélange avec cette atmosphère, ainsi qu'on s'en assure en projetant de la poudre de lycopode auprès de la ventouse ; la poudre est entraînée par le courant d'air et ne se répand pas dans l'atmosphère. Il ne faut donc pas s'étonner que l'analyse chimique, souvent tentée, de l'air d'une chambre dans laquelle un individu a succombé à une intoxication oxycarbonée fortuite n'ait pas toujours donné de résultats bien positifs.

Quelques années après l'accident que je viens de vous raconter, deux étudiants succombèrent dans des conditions presque identiques : ils habitaient rue Racine, au-dessus d'un établissement de bains ; ils n'avaient pas de poêle allumé chez eux ; ils furent intoxiqués par le foyer du chauffoir des bains qui, en s'éteignant, déversa son oxyde de carbone dans leur chambre.

L'enquête est relativement facile, lorsqu'il existe dans la pièce où l'intoxication s'est produite, une cheminée, un poêle, ou seulement un tuyau. D'autres fois l'enquête est très difficile, surtout à cause des responsabilités qu'il s'agit de fixer.

Dans un hôtel garni de la rue de la Grande-Truanderie, on trouva un matin deux hommes, Lossé et Choulet, dans leurs chambres : l'un était mort, l'autre râlait. Les deux pièces occupées par Lossé et Choulet étaient superposées. Je fus commis avec M. Descoust. L'enquête nous apprit que ces individus étaient rentrés à minuit, et que le logeur, ne les voyant pas redescendre, le lendemain, pénétra dans leurs chambres et trouva l'un mort, l'autre râlant dans son lit. Celui qui était

mort avait essayé de se lever, il était tombé près de la fenêtre, sur un escabeau, de telle façon que son ventre appuyait
sur cet escabeau et que la tête, plus basse, touchait le sol ; un
carreau de la fenêtre était brisé. Son camarade, qui avait été
transporté à l'Hôtel-Dieu, était dans un état d'hébétude tel
qu'il ne put nous donner aucun renseignement. Il n'y avait
pas de cheminée dans ces chambres, mais un coffre de cheminée y passait, montant depuis le rez-de-chaussée, où était
installée la cuisine d'un restaurant. Ce coffre était absolument fissuré et les gaz de la combustion avaient filtré à travers ces fissures. Le doute n'était pas permis d'ailleurs, car
le sang de ces individus, examiné au spectroscope, donna
les raies caractéristiques de l'oxyde de carbone. Il nous fut
difficile cependant de convaincre le juge d'instruction que
ce gaz pouvait passer à travers les fissures d'une cheminée
en assez grande quantité pour donner la mort.

Dans un autre fait tiré de la pratique médico-légale de
M. Descoust et qui s'est passé en 1881 (1), un individu loue
une chambre et ne veut pas du poêle installé par le précédent locataire ; il colle sur le trou qui avait donné passage au tuyau du poêle un almanach et du papier. Un matin on trouve cet homme mort dans son lit ; le sang présentait
la réaction caractéristique de l'intoxication oxycarbonée.
M. Descoust démontra que le gaz toxique, l'oxyde de carbone,
provenait du foyer d'une cheminée située dans la pièce de
l'étage inférieur et non pas, comme l'avaient cru les magistrats, d'une fabrique d'eau de Seltz installée au rez-de-
chaussée qui n'aurait pu déverser que de l'acide carbonique.

Voulez-vous enfin un exemple plus démonstratif encore ?
En 1889, MM. Ogier et Socquet furent chargés de l'expertise
médico-légale dans l'affaire du quai de la Tournelle (2).

---

(1) Descoust, *Note sur un accident mortel dû à une disposition vicieuse
d'un tuyau de cheminée* (*Ann. d'hygiène publique et de médecine légale*,
3e série, 1881, t. V, p. 161). — Voy. plus loin, Obs. 10.

(2) Ogier et Socquet, *Cas d'intoxication par l'oxyde de carbone* (*Ann.
d'hygiène publique et de médecine légale*, 3e série, 1889, t. XXII, p. 277).
— Voy. plus loin, Obs. 11.

Quatre ouvriers couchant dans la même pièce furent intoxiqués par des émanations d'oxyde de carbone. Il y avait dans leur chambre une cheminée sans feu ; à l'étage au-dessus, il y avait un poêle mobile dont le tuyau donnait dans une cheminée qui n'avait aucune communication avec celle de la chambre. Deux de ces hommes étaient morts, le troisième succomba dans la journée ; le quatrième survécut et ne dut son salut qu'à une circonstance fortuite : Son lit était placé contre une cloison vitrée dont un carreau était cassé ; cette ouverture a suffi pour le préserver d'une mort certaine, à laquelle un de ses camarades, couché dans le même lit, mais tourné du côté opposé, n'a pas échappé.

L'expertise a été poussée très loin, à cause des responsabilités engagées. La veille du jour où l'accident s'est produit, on avait fait venir le fumiste pour qu'il assurât le tirage convenable du poêle. Aussi locataire, fumiste, architecte, propriétaire, furent-ils tous mis en cause. On démolit les cloisons afin de mettre les cheminées à nu ; on constata qu'entre les deux coffres il existait une fissure, due au déplacement d'un morceau de plâtre de 4 à 5 centimètres de diamètre, suffisante pour permettre à l'oxyde de carbone de refluer dans la chambre. A qui incombait la responsabilité en ce cas ? Celle du locataire fut tout de suite écartée. Le fumiste démontra qu'il avait fallu démolir la cheminée pour trouver la fissure, et qu'en conscience il ne pouvait être accusé de négligence pour ne pas s'être livré à cette opération ; il fut mis hors de cause ; il en fut de même de l'architecte, qui prouva facilement qu'il n'avait pas construit la maison, et du propriétaire qui l'avait achetée et ne pouvait être rendu responsable d'un vice de construction.

Les familles des victimes non seulement ne reçurent pas l'indemnité qu'elles avaient demandée, mais durent encore payer les frais du procès.

Il est évident que lorsque la responsabilité est ainsi partagée, elle est presqu'illusoire. Je dois ajouter cependant que les procès et les condamnations en dommages-intérêts prononcées dans le cours de ces dernières années ont fixé la jurisprudence, que les intéressés ont fait de salutaires réflexions et que quelques précautions ont été prises.

Mais les dispositions les plus parfaites en apparence sont quelquefois déjouées par des accidents presque invraisemblables et dont la cause ne peut être déterminée qu'au prix des recherches les plus minutieuses. Il suffira de vous exposer une affaire où je fus commis avec M. Pouchet, en 1888 (1).

Un individu est trouvé, un matin, mort dans son lit. Dans sa chambre il y a une cheminée, mais sans feu; à l'étage inférieur, dans la chambre correspondante, un poêle avait été allumé. La mort était due à une intoxication oxycarbonée; l'analyse spectroscopique en révélait les caractères soixante heures après le décès. On démolit les cheminées, il n'y avait aucune fissure. Messieurs, dans la nuit de l'accident, le vent avait fraîchi, il avait soufflé de telle façon que les gaz sortant de l'une des cheminées avaient été déversés dans la cheminée voisine.

Nous avons eu grand'peine à faire admettre par les magistrats, les ingénieurs, les architectes, la possibilité de ce fait, qui est pourtant réel, car au cours de l'expertise M. Pouchet arriva à reproduire expérimentalement les conditions de l'accident.

Voilà ce que je tenais à vous dire, Messieurs, au sujet de l'intoxication par les foyers. Je ne vous ai parlé que des cas donnant lieu aux expertises les plus compliquées; vous-mêmes, lorsque vous vous trouverez en face d'une enquête, vous verrez de combien de façons différentes les faits peuvent se présenter (2).

III. Combustion des briquettes. — J'arrive maintenant à une seconde catégorie d'accidents qui a donné depuis

(1) Brouardel et Gab. Pouchet, *Affaire Gœttlinger et Riat, Intoxication accidentelle par l'oxyde de carbone* (*Annales d'hygiène publique et de médecine légale*, 1888, 3ᵉ série, t. XX, p. 361). — Obs. 12.

(2) Obs. 15, 16, 17.

quelque temps lieu à des enquêtes : je veux parler de la combustion des *briquettes* dont les loueurs se servent pour chauffer leurs voitures. Ces briquettes, contenues dans un récipient en métal, se transforment en brûlant en cendres et en oxyde de carbone.

Je vous ai cité le cas de M. le Dr Motet (1).

Le même jour, un cocher de la Compagnie de l'Urbaine qui attendait un client à la gare d'Orléans, et qui pour se chauffer s'était installé dans sa voiture dont il avait levé les glaces, succomba à l'intoxication oxycarbonée.

Enfin, un cocher de maître qui avait réussi à dérober une certaine quantité de briquettes, s'en servit pour chauffer sa petite chambre et succomba à l'intoxication oxycarbonée.

Généralement les accidents n'ont pas cette gravité; ils consistent d'habitude en maux de tête, en vertiges, et vont parfois jusqu'aux vomissements.

Les accidents dus aux briquettes ont fait quelque bruit. M. Armand Gautier en fit l'objet d'un rapport au Conseil d'hygiène; le préfet de police prit un arrêté qui interdit l'emploi des briquettes. Aussitôt les loueurs, les cochers et le public protestèrent. L'arrêté est tombé en désuétude; à l'Académie de médecine on a repris la question, on a demandé que l'usage des briquettes fût à nouveau défendu. Je crains bien, Messieurs, à moins qu'un personnage connu ne soit un jour trouvé mort dans un fiacre, que cette campagne n'aboutisse pas plus que la première. Il serait cependant bien facile de placer l'appareil qui contient la briquette sous la voiture, de façon que le plancher de la voiture fût constitué par la partie supérieure de cet appareil même. L'oxyde de carbone, au lieu de s'échapper dans l'intérieur de la voiture, se dégagerait au dehors. Mais cette modification entraînerait une certaine dépense devant laquelle reculent les loueurs et les compagnies.

(1) Obs. 2.

IV. Combustion des vieilles poutres. — Je dois enfin, Messieurs, vous signaler une cause de danger qui va vous paraître un peu bizarre au premier abord, mais qui compte à son actif des accidents assez fréquents : c'est la *combustion des vieilles poutres*. Vous savez tous que dans les anciennes constructions on employait beaucoup de grosses poutres de bois, aujourd'hui remplacées par des poutrelles en fer. Ces poutres, vieillies et vermoulues, couvertes d'une couche de plâtre qui se dessèche, s'écaille et se fendille, peuvent s'embraser lorsqu'elles sont placées près d'une cheminée fissurée. Elles s'embrasent d'une façon toute particulière, en brûlant comme de l'amadou. Leur combustion peut se prolonger pendant des semaines sans éveiller l'attention ; mais, au contact de l'air, la flamme jaillit tout à coup ; il y a, selon une expression qui rend bien la physionomie du phénomène qui se produit alors, une *explosion muette*.

La première expertise faite à ce sujet, par Devergie, est très curieuse ; elle date de 1840. A cette époque, Messieurs, on ne connaissait pas encore les expériences remarquables de Claude Bernard, pas même celles de Leblanc ; aussi ne raisonnait-on que sur l'asphyxie par les vapeurs de charbon, sans se préoccuper de l'oxyde de carbone qu'elles pouvaient contenir : il y avait eu d'ailleurs plusieurs cas de mort.

Dans une deuxième affaire, où Devergie fut commis également, les divers membres d'une famille étaient en proie à des malaises difficiles à expliquer, ils se sentaient indisposés, se trouvaient mal ; un médecin que l'on fit appeler, éprouva bientôt les mêmes malaises ; un second médecin, appelé à son tour, subit le même sort ; tout à coup un domestique qui venait de s'appuyer contre le mur de la chambre, en sentant qu'il était pris de vertiges, s'écrie : « Mais il y a le feu ici ! » Et c'était vrai ; ce mur était chaud, on donna quelques coups de pioche : la poutre principale qui soutenait le plafond était en feu, ainsi que les poutres secondaires qui constituaient les cloi-

sons (1). C'est là un exemple frappant de combustion latente,
avec production d'oxyde de carbone; il faut que vous soyez
prévenus, sinon vous pourriez faire quelquefois fausse route.

Vers 1845, Bayard et Tardieu furent commis dans une
affaire du même genre qui eut un grand retentissement.

Un épicier, nommé Driotton (2), habitant dans les environs de la Courtille, fabriqua, à la saison des fruits, des
confitures. Il alluma à cet effet du feu dans une cheminée
dont on ne se servait pas habituellement. La fabrication
des confitures dura deux jours. Le lendemain, le mari
et la femme furent trouvés morts dans leur lit ; on conclut
à l'asphyxie. Les héritiers intentèrent une action en dommages et intérêts au propriétaire, en alléguant qu'il devait
y avoir dans l'immeuble un vice de construction. Bayard
et Tardieu avaient immédiatement pensé à une intoxication
par l'oxyde de carbone. Ils firent desceller la cheminée ;
on trouva sous la plaque de la cheminée des poutrelles en
feu; on put, de lambourde en lambourde, suivre à travers
les planchers le chemin que les gaz avaient dû parcourir
pour arriver jusqu'à la chambre où dormaient les époux
Driotton. Les architectes traitèrent à ce moment la théorie
émise par Tardieu et Bayard avec une désinvolture extraordinaire : Toutes ces histoires d'oxyde de carbone leur paraissaient fantastiques... Tardieu et Bayard firent un contre-
rapport qui, malgré les nombreuses années qui se sont écoulées, malgré les découvertes qui se sont succédé, peut être
considéré, aujourd'hui encore, comme un modèle.

Enfin, Messieurs, je vous rappellerai le fait de Broca.

Broca habitait, au moment où l'accident dont je vais
parler est arrivé, au coin du quai Malaquais et de la rue
des Saints-Pères. Un jour, en marchant dans son salon, il
s'aperçut que le plancher s'était échauffé en une place bien

____

(1) Devergie, *Annales d'hygiène publique et de médecine légale,*
t. XIII, p. 442.

(2) Bayard et Tardieu, *Annales d'hygiène publique et de médecine
légale.* t. XXXIV, p. 369. — Obs. 9.

limitée. Pris d'inquiétude, il fit venir les pompiers, qui
haussèrent les épaules et déclarèrent qu'il n'y avait aucune
raison de les déranger. Ils allaient se retirer, quand Broca,
impatienté, demanda un vilebrequin et fora un trou dans
le plancher à l'endroit précis où il semblait être le plus
chaud ; il plongea un thermomètre dans le trou et put manifestement constater une notable augmentation de chaleur. Les pompiers n'étaient pas convaincus cependant,
l'expérience ne leur semblant aucunement probante, quand
tout à coup, par le trou foré, jaillit de la fumée, puis du
feu. Cette fois ils durent se rendre à l'évidence ; ils arra-
chèrent le plancher et trouvèrent une vieille poutre qui
brûlait comme de l'amadou, depuis un certain temps.

Des faits de ce genre sont fréquents en province : je dé-
crirai les symptômes provoqués par les accidents de cette
nature en vous parlant de ceux qui sont dus aux fuites de
gaz d'éclairage. Rappelez-vous seulement que dans les cas
d'intoxication par la combustion lente des poutres, vous vous
trouverez en présence d'un certain nombre de symptômes
nouveaux, qui appartiennent en propre à ce genre d'intoxication : ce sont des maux de tête, de l'abattement, des saignements de nez, des bourdonnements d'oreille, en un mot
tous les signes d'une fièvre typhoïde au début, moins la fièvre.
Il peut y avoir là, il y a eu dans la plupart des cas, une
erreur de diagnostic, dont je vous signale l'importance.

V. Emanations des fours à chaux. — Nous arrivons
maintenant, Messieurs, à une autre forme d'intoxication
oxycarbonée, c'est-à-dire à l'intoxication par les *émanations
des fours à chaux*.

Je vous ai cité le cas de cette pauvre femme, qui jouis-
sait d'une assez mauvaise réputation dans son village, et
qui en 1887, le dimanche de Pâques, fut aperçue à sa fenêtre,
faisant des gestes incohérents ; je vous ai dit que son mari
et son frère furent trouvés morts dans la maison et que la
femme, accusée de les avoir empoisonnés, fut condamnée

aux travaux forcés à perpéluité; il a élé prouvé plus tard
que les deux victimes avaient succombé à une intoxication
par l'oxyde de carbone. Je ne veux pas revenir sur cette
histoire, mais je tiens à vous parler de l'enquête (1) qui
a été faite au bout de sept ans, alors que l'exhumation et
l'examen des cadavres ne pouvaient, au point de vue de la
recherche de l'oxyde de carbone, plus donner aucun résultat, et qui a permis néanmoins, en fournissant la preuve de
l'innocence de la condamnée, de lui faire accorder sa grâce.

Après la condamnation de la femme D..., la maison qu'elle
habitait fut louée à d'autres locataires. L'année suivante,
en 1888, aux environs de Pâques, presque jour pour jour un
an après la mort de D... et de son beau-frère, la femme E... se
trouve mal et tombe à terre ; on la relève, on la transporte
devant la maison, sur une chaise : elle est morte et un médecin, appelé, déclare qu'elle a succombé à la rupture d'un
anévrysme. (Lorsqu'un médecin se trouve en présence d'une
mort subite dont il ne peut expliquer la cause, il l'attribue
toujours à la rupture d'un anévrysme.) Le mari, peu après,
se sent incommodé à son tour et il déménage.

D'autres locataires lui succèdent : ils tiennent un commerce d'épicerie. En 1889, un client pénètre dans la boutique, il trouve la femme F... couchée par terre, le mari en
proie à des vomissements : tous les deux étaient dans un
état grave. Cet homme appelle, les voisins accourent, et en
cherchant, on trouve une troisième victime, le chat, qui
était étendu mort sur les marches de la cave.

Ces divers accidents, se succédant avec une similitude et
une périodicité tragiques émurent l'opinion publique. On
commençait à faire du bruit dans le village, où l'on se rappelait la récente condamnation de la femme D... Le propriétaire de la maison déplaça son four à chaux sans rien
dire, en le reportant plus loin, et dès lors, depuis 1889

---

(1) Brouardel, Descoust et Ogier, *Un cas d'empoisonnement par l'oxyde
de carbone* (*Ann. d'hygiène publique et de médecine légale*, 1894, t. XXXI,
p. 376). — Obs. 13.

jusqu'à 1894, époque où a eu lieu la contre-enquête, il n'y eut plus d'accidents.

On fut amené à se demander si la femme D... n'avait pas été victime d'une erreur judiciaire, et je fus chargé avec MM. Ogier et Descoust, de faire une nouvelle enquête.

Voici, Messieurs, le plan des locaux : « Le four et la maison sont adossés à une colline, l'ouverture inférieure du four est au fond de la cour qui sépare la maison de la maison voisine, sur le côté droit de cette cour, à 4 mètres environ de la porte du cellier ; la cour est de petites dimensions (10 mèt. sur 7ᵐ,60) ; une porte à claire-voie la ferme sur le côté de la route ; en somme cette cour constitue un espace clos de trois côtés, dans lequel les mouvements de l'air doivent être assez peu prononcés, surtout dans certaines conditions atmosphériques ; la porte du cellier ne ferme pas hermétiquement, dans le haut d'un des battants se voit une ouverture destinée à laisser pénétrer un peu de jour dans le cellier. La hauteur du four est de 6ᵐ,50 ; telle est aussi, à très peu de chose près, la hauteur des murs de la maison, dont le toit couvert en tuiles commence par conséquent au niveau de l'ouverture du four. La maison se compose au rez-de-chaussée de deux salles et d'un cellier, au premier étage de quatre chambres. »

La colline contre laquelle la maison est adossée dépasse la hauteur du four à chaux ; quand on allume ce four, il se dégage une grande quantité d'oxyde de carbone ; il s'en dégage au moins autant quand le four s'éteint.

Le procureur de la République, dans son enquête, avait relevé que trois jeunes gens avaient été boire un jour de l'hiver 1889, chez les époux F... L'un d'eux, ayant froid, était allé se chauffer contre le mur du cellier, attenant au four à chaux, il s'était senti indisposé et ses camarades eurent beaucoup de peine à le ramener dans la salle du débit. On avait remarqué, en outre, que les accidents qui se sont succédé dans cette maison se sont toujours produits au moment où l'on allumait le four.

Les gaz du four pouvaient-ils pénétrer dans la maison? Cela n'est pas douteux et il y avait plusieurs voies de pénétration pour ces gaz toxiques. Selon la direction du vent, ils pouvaient être rabattus dans la cour et s'introduire par les joints de la porte du cellier ou par l'ouverture pratiquée dans l'un des battants de cette porte; ils pouvaient pénétrer par le toit, dont les tuiles étaient disjointes en maintes places; ils pouvaient enfin filtrer à travers les fissures du mur du cellier.

Il fut reconnu que la femme D... était innocente et que l'oxyde de carbone était seul coupable.

Cette enquête peut vous servir de type pour toutes celles que vous serez appelés à faire dans des cas semblables; elles pourront être nombreuses, car dans beaucoup d'industries, il se produit un dégagement d'oxyde de carbone.

VI. Incendies. — Examinons maintenant, Messieurs, un autre groupe important où l'oxyde de carbone joue, à côté d'autres facteurs et en même temps qu'eux, un rôle considérable. Je veux parler de la mort dans les incendies. Nous nous trouvons immédiatement en face d'une première question à résoudre.

Quand, à la suite d'un incendie, on trouve un cadavre, la justice vous demandera si l'individu est mort par le feu ou s'il était mort au moment où le feu a pris. Cette question ne préoccupe que rarement les médecins experts de Paris; à la campagne, c'est autre chose. Là, il arrive souvent, en effet, que des criminels, après avoir commis un assassinat, cherchent à dérouter les soupçons en incendiant la chaumière.

Eh bien, j'affirme que dans la plupart des cas vous pouvez répondre d'une façon certaine à la question du magistrat instructeur. Nous possédons, en effet, un moyen absolu pour savoir si l'individu était mort avant l'incendie ou s'il est mort par le fait même de cet incendie : ce moyen, c'est la recherche de l'oxyde de carbone dans le sang. Il suffit

de faire, dans un foyer d'incendie, un certain nombre d'inspirations pour faire pénétrer, à coup sûr, dans le sang une
certaine quantité d'oxyde de carbone ; la rutilance du sang,
l'analyse spectroscopique en fournissent la preuve irréfu-
table. Rappelez-vous l'histoire de l'incendie des baraques
de l'hôpital Saint-Antoine. Je vous ai dit avec quelle rapidité
inouïe ces constructions de sapin avaient flambé, et cela en
plein air, je dirai presque en plein vent. Malgré cela, il s'é-
tait produit pendant la flambée une quantité d'oxyde de
carbone telle que le sang des deux vieilles paralytiques dont
je vous ai raconté la fin lamentable présenta des réactions
caractéristiques.

Au contraire, placez dans un foyer d'incendie le corps d'un
animal qui ne respire plus ; multipliez dans ce foyer les
sources d'oxyde de carbone : vous ne pourrez déceler dans le
sang veineux la présence de ce gaz.

Nous avons donc entre les mains un moyen presque infaillible. Je dis presque, car il ne faut pas négliger deux causes
d'erreur sur lesquelles j'attire votre attention : supposez
qu'un individu soit assommé par un autre. Celui-ci met le
feu à la chaumière où le crime a été commis ; l'individu
assommé respire encore pendant un certain temps, en ce
cas on pourra, l'on devra trouver l'oxyde de carbone dans
le sang.

Supposez maintenant qu'un incendie succède immédiatement à une explosion ; l'individu tué par l'explosion était
vivant au moment où l'incendie s'est déclaré : il n'a pas
respiré, on ne trouvera pas d'oxyde de carbone dans son
sang. Ce fait a été mis en lumière lors de l'explosion de la
rue Béranger. M. et Mme Mathieu tenaient, dans cette rue,
une boutique, où, entre autres objets, ils vendaient des
amorces au fulminate de mercure : une explosion eut
lieu, on n'a pas pu en déterminer les causes. Elle fut
foudroyante. M. Mathieu était sur le boulevard St-Martin
quand la détonation retentit. Il courut chez lui ; son magasin
était en feu, la maison tout entière s'était effondrée et un

énorme bloc de pierre des Pyrénées, arraché du seuil de la porte, avait été transporté à une distance de 70 mètres, à travers la porte cochère ouverte de la maison d'en face, au fond d'un jardin. Quand on pénétra dans la boutique, Mme Mathieu gisait, par terre, à côté de son comptoir absolument pulvérisé. Elle-même avait le corps couvert de petites brûlures, de petites phlyctènes. On n'a pu déceler la présence de l'oxyde de carbone dans son sang. Elle a donc été tuée instantanément au moment de l'explosion (1).

Vous devez prévoir un autre danger des grands incendies? C'est l'encombrement, la bousculade qui se produit aux portes de l'immeuble embrasé.

Vous serez souvent, comme membres d'un conseil d'hygiène ou comme médecins d'hôpital, appelés à donner votre avis sur des questions du genre de celle-ci : Un jour, je fus chargé de visiter, à Belleville, un grand atelier, situé au premier étage, dans lequel on découpait ces ornements en bois très léger qui servent à décorer les chalets. C'était un hangar, bâti sur pilotis, et destiné à abriter 180 ouvriers. Un seul escalier, situé à l'une des extrémités et assez étroit, y donnait accès. Afin de me rendre compte des accidents qui pouvaient se produire, je demandai que les 180 ouvriers évacuassent devant moi leur atelier. Il s'est écoulé 6 minutes jusqu'à ce que le dernier homme ait pu s'en aller, sans bousculade. Supposez un incendie commençant à l'une des extrémités de l'atelier. Avant que celui-ci ait pu être évacué, le quart des ouvriers aurait péri.

J'ai vu un autre fait, plus grave encore. Dans un hôpital que je ne nommerai pas, on avait été obligé de construire une annexe. C'était une baraque en bois, montée sur des dés de pierre. Il n'y avait qu'une porte, à l'une des extrémités de la construction. Qu'un incendie ait éclaté, les trois quarts des malades, couchés dans leurs lits,

(1) P. Brouardel, *Combustion du corps humain* (*Annales d'hyg. publique et de méd. légale*, 2e série, t. L, p. 509, année 1878).

auraient succombé. Quand on construit des baraques en bois
et qu'on y installe des appareils de chauffage, il faut que
les ouvertures soient à tel point multipliées que l'on puisse
se sauver, en cas de sinistre, par tous les côtés à la fois. Je
sais bien que l'air froid du dehors arrive assez facilement
par ces ouvertures, même quand on prend les précautions
nécessaires; ce n'est pas une raison suffisante pour les supprimer.

Lorsque le feu se communique aux boiseries, il se dé-
veloppe très vite; en un clin d'œil, tout est embrasé : il y
a un début lent, suivi d'une *explosion muette* dès que l'ouverture d'une porte ou d'une fenêtre permet à l'air d'arriver
à flots sur le foyer latent.

Vous n'avez qu'à vous souvenir, pour bien comprendre ce
fait, de ce qui s'est passé ici même, dans cet amphithéâtre,
il y a cinq ans, lors de la réunion du Congrès de chirurgie.

A la place où je vous parle, on avait élevé une estrade
en planches de sapin, recouverte d'un tapis vert; à la table
d'honneur étaient assis MM. Verneuil, Larrey, etc. M. Le
Dentu faisait une communication. La séance allait finir, car
il était midi vingt, et fort heureusement il n'y avait plus
beaucoup de congressistes dans la salle. M. Le Dentu sentit
tout d'un coup une chaleur insolite sous ses pieds; il relève
le tapis pour se rendre compte de la sensation qu'il éprouve,
une gerbe de flamme jaillit; tout le monde s'enfuit, mais
dès que les portes furent ouvertes, il se produisit une expan-
sion instantanée de l'incendie. Les flammes s'élancèrent de
l'estrade vers le haut de l'amphithéâtre, comme de véritables
colonnes de feu, et vinrent se réfléchir sur le plafond vitré
qui éclata aussitôt. Alors s'établit un violent tirage vertical
qui, en localisant pendant quelques instants la région des
flammes, permit à tout le monde de sortir ; il n'y eut d'autre
victime que le chapeau de M. Verneuil, aujourd'hui conservé au musée médico-légal. Ce chapeau, que M. Verneuil
avait placé près de la cuve à mercure, a été recroquevillé,
tout en gardant sa forme, au point de pouvoir à peine

recouvrir aujourd'hui la tête d'un fœtus. De plus, il s'était écoulé dans ce chapeau une certaine quantité de mercure qui s'est incorporé à son tissu.

VII. Incendies de théâtres. — Nous étudierons aujourd'hui, Messieurs, les incendies de théâtres. Je vous en parlerai avec quelques développements, parce qu'ils sont fréquents, et souvent fort graves.

Les statisticiens ont noté les incendies de théâtres qui se sont succédé depuis plus d'un siècle. D'après leurs calculs, la vie moyenne d'un théâtre, en Europe, est de vingt-deux ans et demi, de dix ans seulement aux États-Unis.

D'après une autre statistique, due au Dr Choquet (1) et que je transcris ici, il y a eu :

De 1751 à 1760...	4 incendies de théâtres et	10 victimes.
1761 à 1770...	8 —	—	4 —
1771 à 1780...	11 —	—	154 —
1781 à 1790...	13 —	—	21 —
1791 à 1800...	15 —	—	1010 (2) —
1801 à 1810...	17 —	—	37 —
1811 à 1820...	18 —	—	85 —
1821 à 1830...	38 —	—	105 (3) —
1831 à 1840...	30 —	—	813 (4) —
1841 à 1850...	54 —	—	2144 (5) —
1851 à 1860...	76 —	—	241 —
1861 à 1870..	103 —	—	104 —
1871 à 1880...	169 —	—	1217 —
1881 à 1885...	174 —	—	628 (6) —

soit un total de 730 sinistres et de 6573 victimes en 135 années.

L'augmentation du nombre des sinistres et des victimes s'explique tout naturellement par la multiplication des salles de spectacle.

(1) Dr Choquet, *Les incendies dans les théâtres*, Paris, 1886.
(2) Dont 1000 à Capo d'Istria.
(3) Dont 97 à Philadelphie.
(4) Dont 800 à Saint-Pétersbourg.
(5) Dont 1670 à Canton et 200 à Québec.
(6) Dont 450 à Vienne.

On estime à environ 8 millions le chiffre des spectateurs qui assistent annuellement aux représentations théâtrales. La statistique des cinq dernières années donne donc une mort sur 63,726 spectateurs. Les optimistes diront : « Il n'y a rien d'extraordinaire à ce que sur 63,726 individus réunis, il y en ait un qui meure. C'est là un fait naturel! » Ils ne pensent pas que c'est au contraire un taux de mortalité supplémentaire.

Les incendies de théâtres ne présentent pas tous la même importance ; la gravité dépend de l'endroit et de l'heure auxquels le feu éclate. Lorsqu'il se déclare dans un couloir, sur un plancher, sur le plancher de la scène ou dans une loge d'artiste, le théâtre peut brûler tout entier, s'il est vide : mais s'il y a une répétition, s'il y a quelques personnes dans l'une ou l'autre partie du théâtre, s'il y a une équipe de pompiers, le commencement d'incendie est rapidement éteint.

Le danger permanent, au point de vue du feu, c'est la frise ; c'est par là que débutent, en effet, tous les vrais incendies de théâtres.

Vous savez, Messieurs, quelle est la disposition générale d'une salle de théâtre : d'un côté la scène, fermée de toutes parts, de l'autre, la salle, au sommet de laquelle se trouve le trou du lustre, qui sert à la ventilation commune de la salle et de la scène. La salle communique, à tous les étages, avec les couloirs et les escaliers par des portes fermées. Le théâtre est donc complètement clos en arrière ; la scène ne communique nulle part avec l'air extérieur. Tout y est combiné de manière à éviter le moindre courant d'air de la salle vers la scène, courant d'air que redoutent les artistes et les chanteurs. Il y a bien quelques portes qui pourraient donner accès de la salle à la scène, mais la préfecture de police, gardienne vigilante des bonnes mœurs, voulant éviter que les spectateurs se rendent dans les coulisses, prescrit la rigoureuse fermeture de ces portes.

C'est dans le haut de cette scène fermée de toutes parts que se trouve la *frise*, c'est-à-dire un assemblage de décors en bois blanc couverts de toiles, accolés et serrés comme les feuillets d'un livre, et destinés à faire les ciels et les derniers plans. Ces toiles sont très nombreuses, car elles doivent suffire aux exigences de toutes les pièces en représentation. Par ordonnance du préfet de police, il y a, dans cette frise, un pompier, car la préfecture de police sait bien que la frise constitue, pour le théâtre, un perpétuel péril. Les décors de la frise sont, en effet, faits de bois blanc très mince, sur lequel on a collé de la toile. La température, quand le théâtre est éclairé au gaz, peut monter à 60 ou 70°. Le bois, très mince, y perd très vite son eau de constitution ; il se transforme, suivant l'expression des ingénieurs des poudres et salpêtres, *en bois roux ;* il se casse comme du pain d'épices ; il est donc dans les meilleures conditions pour prendre feu. Les feuillets sont serrés l'un contre l'autre : supposez que l'un de ces feuillets, par un hasard quelconque, prenne feu : il brûlera comme de l'amadou, sans flamme, et le feu se développera lentement, à la façon d'un chancre rongeant peu à peu les tissus. Quelques étincelles peuvent tomber sur la scène ; qu'il survienne le moindre courant d'air, le bois prend feu et il se produit ce que l'on a appelé avec beaucoup de justesse *une explosion muette,* car chaque kilogramme de bois roux enflammé dégage subitement 2,000 litres de gaz contenant de l'oxyde de carbone et de l'acide carbonique.

Comment les choses se sont-elles passées à l'Opéra-Comique ? On terminait le premier acte de *Mignon,* la salle était pleine de spectateurs. Taskin, qui était en scène, voit tomber quelques flammèches à côté de lui. « Rassurez-vous, dit-il au public, ce n'est rien. » Il lève les yeux... l'explosion muette était faite à ce moment, et la flamme sortait au-dessous du manteau d'arlequin : il n'a eu que le temps de se retirer.

On a reproché à Taskin d'avoir essayé de rassurer les spectateurs ; on a avancé qu'il a pu empêcher ainsi quelques-uns d'entre eux de s'enfuir à temps. Messieurs, la déposition du chef d'orchestre est là pour prouver le contraire : l'incendie s'est développé avec une telle rapidité que l'orchestre n'a pas eu le temps de jouer quatre mesures entre le moment où l'on vit tomber les premières flammèches et celui où les flammes passèrent sous le manteau d'arlequin.

On a reproché au pompier de service dans la frise d'avoir, pour rechercher le siège de l'incendie, écarté les feuillets de la frise. En effet, aussitôt que l'air put arriver sur le foyer, l'explosion muette se produisit et le pompier, environné de flammes, n'eut que le temps de se sauver.

Comment est-il possible que l'incendie se propage aussi vite? Un kilogramme de bois roux donne, en se consumant, je vous l'ai dit à l'instant, 2,000 litres d'un gaz contenant de l'oxyde de carbone et de l'acide carbonique. Mais sous l'influence de l'élévation de la température au niveau du foyer de l'incendie, élévation qui peut aller jusqu'à 2,000° et au delà, les 2,000 litres de gaz, grâce à leur dilatation, atteignent un volume correspondant à 10, 15 et 20,000 litres. Ne pouvant pas sortir par le haut de la scène, qui est fermé, ils passent sous le manteau d'arlequin, montent au plafond de la salle, redescendent le long des loges et s'échappent par les portes donnant sur les couloirs et les escaliers que les spectateurs ouvrent pour s'enfuir. Le danger tient donc à la fois à la quantité de chaleur produite, à la quantité des gaz produits et à la composition de ces gaz.

Au Ringtheater de Vienne, le sinistre n'a pas été moins subit. Le spectacle allait commencer, les trois coups avaient été frappés, on attendait le lever du rideau, lorsque tout d'un coup celui-ci se bomba, avança jusqu'au milieu de l'orchestre et creva dans le centre en livrant passage à une colonne de flammes. Celles-ci, parties de la frise en feu, s'élancèrent également dans la direction du lustre pour se rabattre ensuite vers toutes les ouvertures de la salle.

Les gaz, ou les flammes si vous aimez mieux, quand ils ont franchi le rideau d'arlequin, envahissent en effet les espaces supérieurs et redescendent ensuite par les couloirs et les escaliers qui font cheminée. Tous les couloirs cependant ne sont pas pris. C'est ainsi qu'à l'Opéra-Comique les spectateurs de l'orchestre ont tous pu retirer du vestiaire les vêtements qu'ils y avaient déposés : les gaz avaient pris les portes des 1re, 2e, 3e, 4e galeries. Certains escaliers des troisièmes n'ont pas été interceptés, ceux des premières l'ont au contraire été de suite.

Quel est le *mécanisme de la mort* chez les individus qui succombent dans ces conditions? Je puis surtout vous donner des détails sur les faits que j'ai observés à l'Opéra-Comique.

On a retrouvé 68 cadavres : 27 dans la buvette, 7 dans les loges des danseuses et des choristes, dans un état d'incinération plus avancé, 3 sur la corniche du théâtre, 1 sur l'escalier des artistes, 6 aux fauteuils de balcon, 1 dans la première galerie, 2 à l'orchestre, 1 à la troisième galerie, 14 dans les décombres ; 6 individus enfin s'étaient tués en sautant dans la rue.

Ces 68 personnes ont évidemment succombé à des causes différentes.

Prenons d'abord le groupe constitué par les 21 femmes et les 6 hommes trouvés dans la buvette. Ils s'étaient affaissés sous le coup de cette impotence musculaire dont je vous ai parlé en décrivant les symptômes de l'intoxication par l'oxyde de carbone, ils étaient tombés en masse les uns sur les autres, ils étaient couverts de fumée; leurs habits, leurs cheveux étaient intacts; pas une dentelle n'était déchirée; pas une boutonnière n'avait été arrachée, le cuir des bottines était intact, mais les gants étaient craquelés. (Voy. Pl. I, II et III.) Avec ces deux derniers points de repère et en nous livrant à de nombreuses expériences sur des gants et des chaussures pris dans les magasins mêmes où les victimes avaient acheté les leurs, nous avons pu, avec M. Herscher, déterminer la température à laquelle avaient été exposées ces 27 personnes. La peau des gants se déchire et se fend entre 100 et 120°; le cuir des bottines craque entre 140 et 160°; nous avons donc pu affirmer que dans la buvette de l'Opéra-Comique la chaleur était montée à 100 ou 120° environ.

Le sang avait chez ces 27 personnes l'aspect rosé du sang oxycarboné. L'analyse spectroscopique du sang, pris avec un trocart enfoncé dans le cœur, a toujours été positive; elle a été douteuse dans quelques cas pour le sang contenu dans la spume sanglante de la bouche et, dans un cas, pour le sang du foie.

Les poumons étaient extraordinairement congestionnés : et cette congestion s'explique par la différence de tension que les alvéoles pulmonaires sont obligés de subir, au moment d'un changement de température aussi brusque. Il y a là quelque chose d'analogue à ce que l'on éprouve en entrant dans un café, dans un théâtre ou dans un bal. Les personnes qui se trouvent déjà dans une atmosphère surchauffée ne semblent en éprouver aucun embarras; mais celle qui y entre brusquement a besoin d'un certain temps pour s'acclimater.

Quoique nous ayons trouvé l'oxyde de carbone dans le sang, et que nous ayons constaté une congestion pulmonaire intense, nous n'avons pas trouvé dans les petits vaisseaux pulmonaires les boudins de globules sanguins agglomérés dont je vous ai parlé déjà. Il n'y avait donc pas encore eu dans la buvette, au moment où les 27 victimes ont succombé à l'intoxication oxycarbonique, une élévation de température suffisante pour cuire le sang dans les alvéoles.

Le groupe des artistes, c'est-à-dire celui des 7 personnes trouvées dans les loges des danseuses et des choristes, présentait des caractères différents. Celles-là avaient succombé dans un coup de chaleur et avaient subi un degré plus ou moins avancé d'incinération. Nous avons retrouvé l'oxyde de carbone dans leur sang, et leurs poumons contenaient les petits boudins de sang cuit.

Quelle était l'apparence de ces corps? Messieurs, la question d'identité des cadavres se pose toujours dans les incendies : il faut que vous puissiez faciliter à leurs proches ou à leurs amis la reconnaissance des victimes.

Les 7 corps trouvés dans les loges d'artistes étaient recroquevillés, amincis; leur peau résonnait sous le choc comme un morceau de carton; les membres supérieurs avaient cette attitude particulière que Devergie a appelée l'*attitude de combat*, et qui ressemble en effet à celle des boxeurs

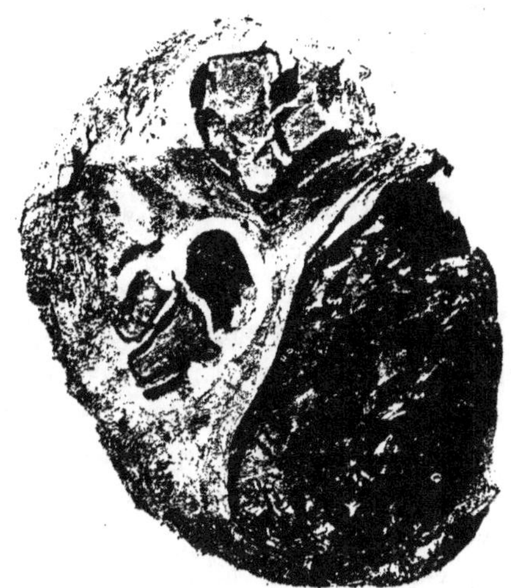

Fig. 1. — Cœur cuit.

(Pl. IV). Cette attitude est due à la rétraction de la peau suivant les fibres du tissu. Si l'on tire sur un bras pour le redresser, la peau se déchire par une section nette, imitant à s'y méprendre la section faite par un couteau. Sous la peau on voit alors apparaître le tissu cellulaire et les muscles qui ont une apparence de viande bouillie et exhalent une odeur fortement empyreumatique.

A un degré de température plus élevé, la peau cède d'elle-même, et on observe alors des phénomènes particuliers qu'il vous faut connaître.

La poitrine est souvent ouverte, avec la régularité et la
rectitude d'une ouverture pratiquée à l'autopsie : il n'y a
ni déchirure, ni dentelure de la peau, il n'y a qu'un léger
rebord au niveau de la solution de continuité; les côtes
sont brisées au même endroit ; les poumons sont durs,
rétractés et présentent l'aspect du mou de veau cuit.
Le cœur, en rigidité, est saillant, sorti de son péricarde,
rempli de sang coagulé en masse compacte, et fait souvent
hernie au dehors (fig. 1).

L'abdomen est moins souvent ouvert que le thorax. Les
organes abdominaux qui opposent à la combustion la plus
longue résistance sont la vessie pleine d'urine et l'utérus.
Cette résistance de l'utérus à la combustion nous permet
de reconnaître le sexe du cadavre, qu'il serait impossible
de déterminer, si la matrice n'existait plus.

La tête est rapetissée ; chez l'adulte elle se réduit, d'a-
près Tardieu, à la dimension de la tête d'un enfant de douze
ans. On peut considérer, dans les modifications que subit la
tête, deux périodes : Dans la première, les parties molles se
racornissent, elles se dessèchent; la bouche s'ouvre ; nous
avons pu constater ce fait sur la plupart des cadavres. La
rétraction des parties molles suffit à elle seule pour diminuer le volume de la tête.

Dans une deuxième période, grâce à la dessiccation à
laquelle les os du crâne sont soumis, ils deviennent friables ;
et alors le crâne éclate, au niveau des pariétaux, soit qu'il
y ait eu, ce qui peut arriver dans un incendie, un choc par
suite de la chute d'un corps étranger, ou qu'il se soit fait, à
l'intérieur de la boîte crânienne, un dégagement de vapeur
qui en disjoint et fait éclater les parois. Il y a là, en médecine légale, un fait intéressant. Le juge d'instruction peut
en effet nous demander si la fracture du crâne est due à
un crime commis avant que l'individu n'ait été jeté dans
le feu, ou si elle est simplement une lésion cadavérique,
due à la violence de l'incendie. Il faut donc toujours s'assurer de la friabilité des os du crâne ; si elle existe et si en

même temps le cerveau est cuit, les lésions osseuses peuvent s'expliquer par l'explosion des os du crâne.

La cornée devient opalescente, cette opalescence fait croire que l'iris est bleu ; au point de vue de l'identification d'un cadavre, il faut être prévenu de ce fait ; on ne saurait attacher grande valeur à la coloration de l'iris. Le cristallin peut être cuit ; il est le siège d'une véritable cataracte, lorsque la température a été très élevée.

Les dents deviennent mobiles dans leurs alvéoles ; elles ont une extrême friabilité. Lors de l'incendie du Ring-theater à Vienne, Hofmann et Schulze (1) ont fait sur les dents des victimes d'intéressantes constatations.

Les dents avaient parfois un aspect poisseux, l'émail était brunâtre, tantôt il n'adhérait plus à la denture et pouvait s'enlever comme un couvercle, tantôt il tombait en poussière.

Au contact direct de la flamme d'un bec de Bunsen, les dents extraites se cassaient comme un morceau de cristal chauffé brusquement. Quand au contraire on les avait échauffées lentement dans une capsule en porcelaine, et qu'on les plaçait ensuite dans la flamme d'un bec de Bunsen, elles se carbonisaient, se fendillaient et l'émail éclatait en petites écailles.

Les membres sont très fréquemment fracturés, ou, si vous aimez mieux, amputés. Le siège de ces fractures est absolument constant : au fémur, elles siègent toujours à la jonction du tiers inférieur avec les deux tiers supérieurs ; à l'humérus, à la jonction du tiers supérieur avec les deux tiers inférieurs. Devergie et Tardieu (2) avaient déjà signalé ces fractures ; on ne peut expliquer leur production que par la dessiccation et la rétraction consécutive de la peau : l'élasticité n'étant plus suffisante, celle-ci se rompt selon la direction de ses fibres, toujours en un même point : le tissu cellulaire sous-jacent s'enflamme, brûle en lampion,

(1) Hofmann et Schulze, *Wiener med. Blaetter*, 1881, n° 50, p. 1538.
(2) Tardieu, *Annales d'hygiène publique et de médecine légale*, 2e série, 1854, t. 1, p. 370, et *Étude médico-légale sur les blessures*. Paris, 1879, p. 286.

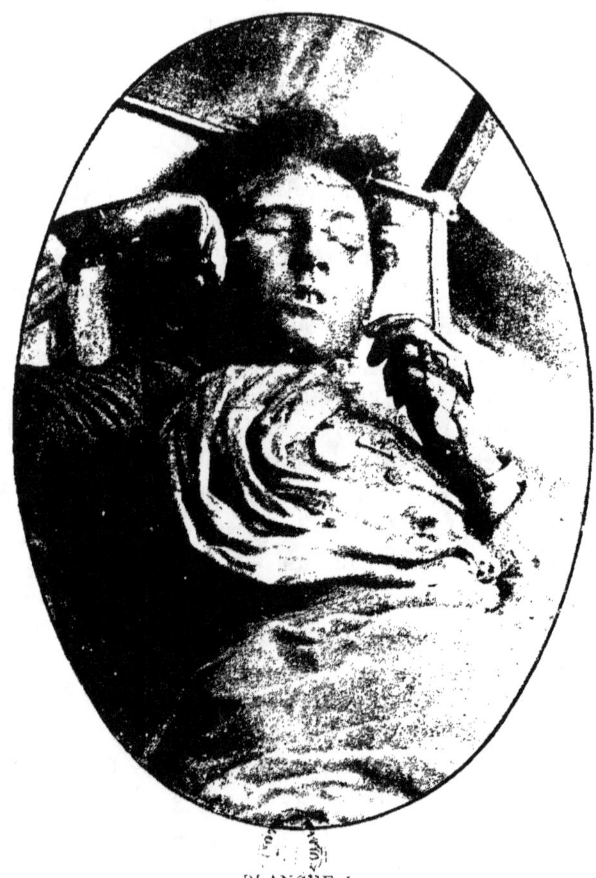

PLANCHE I.

Corps de femme trouvé dans la buvette. — Les cheveux sont intacts,
la bouche est entr'ouverte, les gants sont craquelés, la chaîne et
la montre sont intactes.

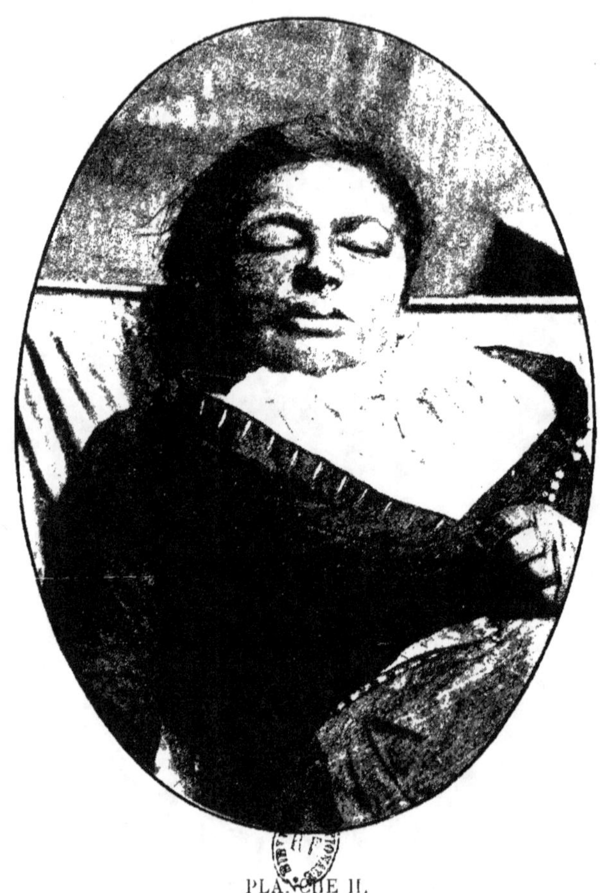

PLANCHE II.

Corps de femme trouvé dans la buvette. — La figure est maculée de suie, les cheveux sont intacts, les dentelles de la chemise ne sont pas atteintes, les boutonnières de la robe ne sont pas arrachées.

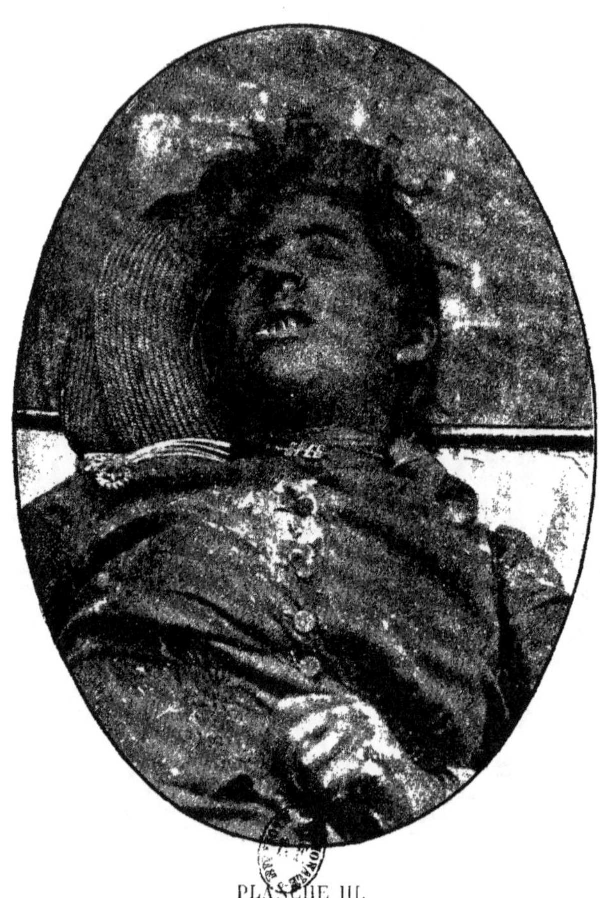

PLANCHE III.

Corps de jeune fille trouvé dans la buvette. — Les cheveux ne sont pas atteints, la bouche est entr'ouverte, le chapeau de paille, le peigne qui retenait ses cheveux, et la broche *SPES* sont intacts, les gants sont craquelés.

INCENDIE DE L'OPÉRA-COMIQUE.

PLANCHE VII.

Vue de la salle de l'Opéra-Comique prise depuis la scène, au lendemain
de l'incendie :

A droite, contre le mur qui encadrait la scène, à la hauteur de la frise,
le tuyau garni de sa lance, que le pompier n'a pas eu le temps de
dérouler.

A gauche, le rideau de fer qui est tombé tout d'une pièce, dès le début
de l'incendie, et n'a pu rendre aucun service.

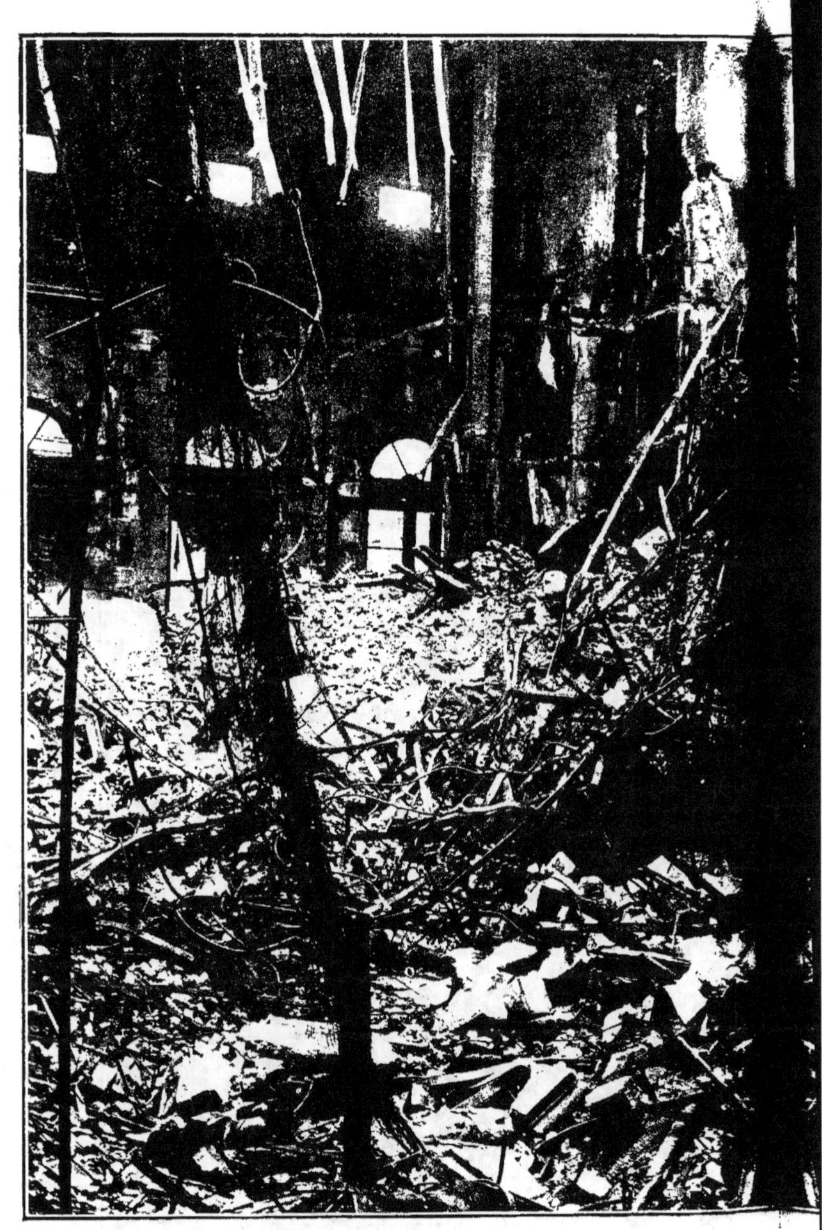

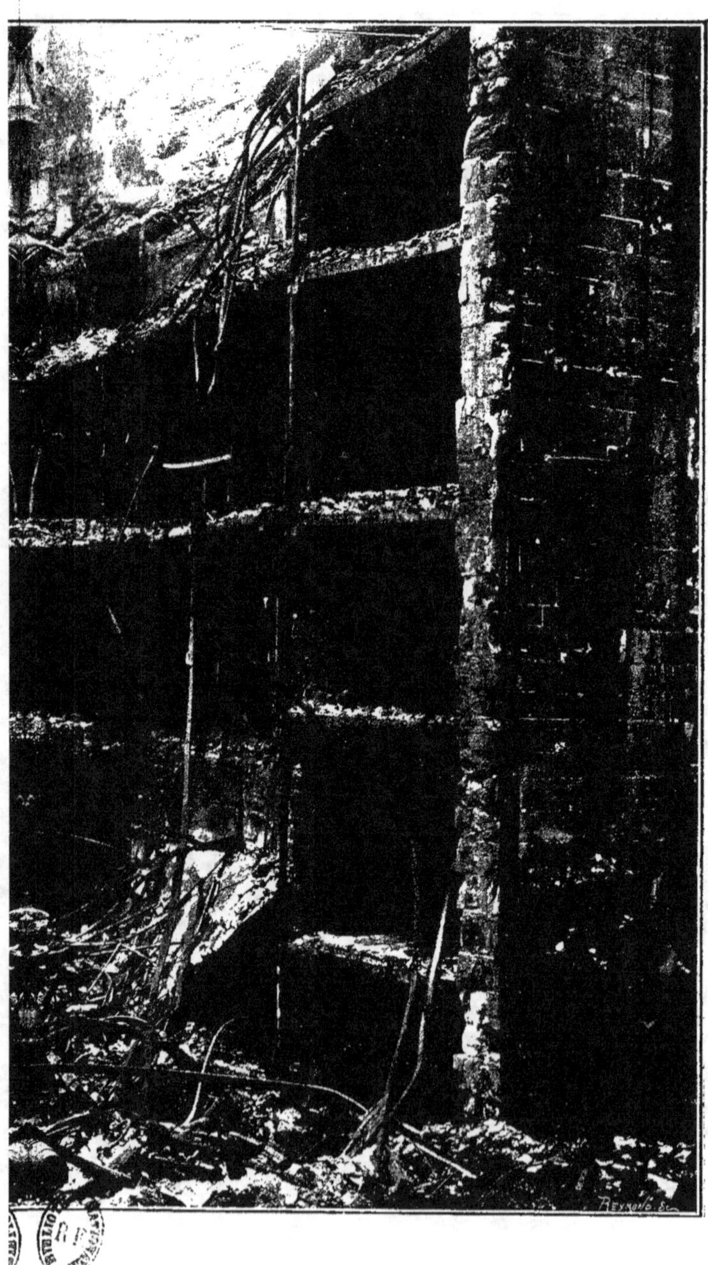

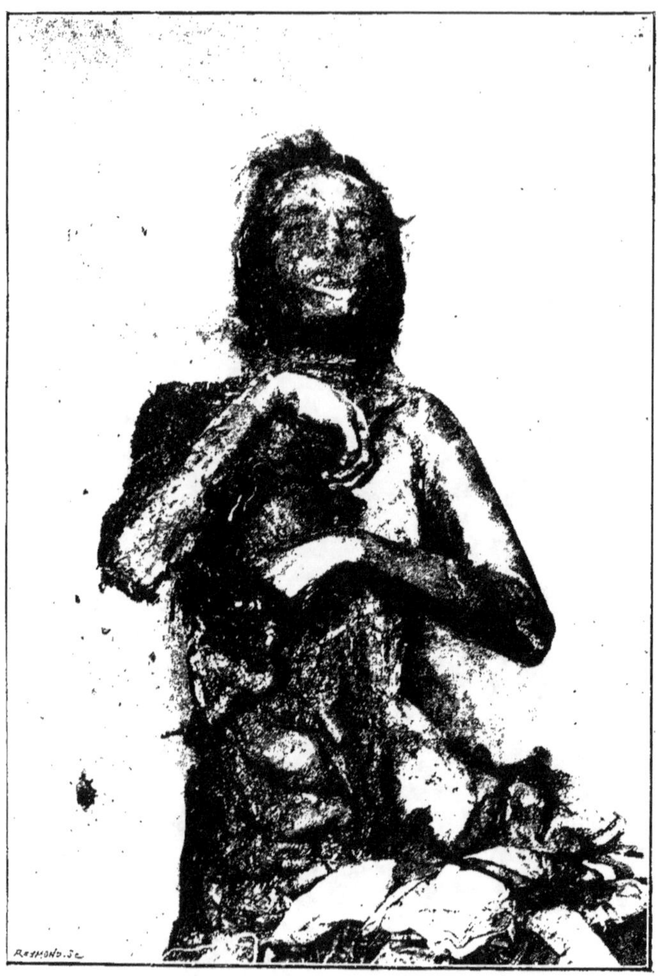

PLANCHE IV.

Corps de femme (*attitude de combat*). — La poitrine et le ventre sont
ouverts, les organes font hernie au dehors, les yeux et la bouche
sont ouverts : les gants sont craquelés, une partie des vêtements sur
lesquels on distingue encore des fragments de passementerie sont
tombés à côté d'elle.

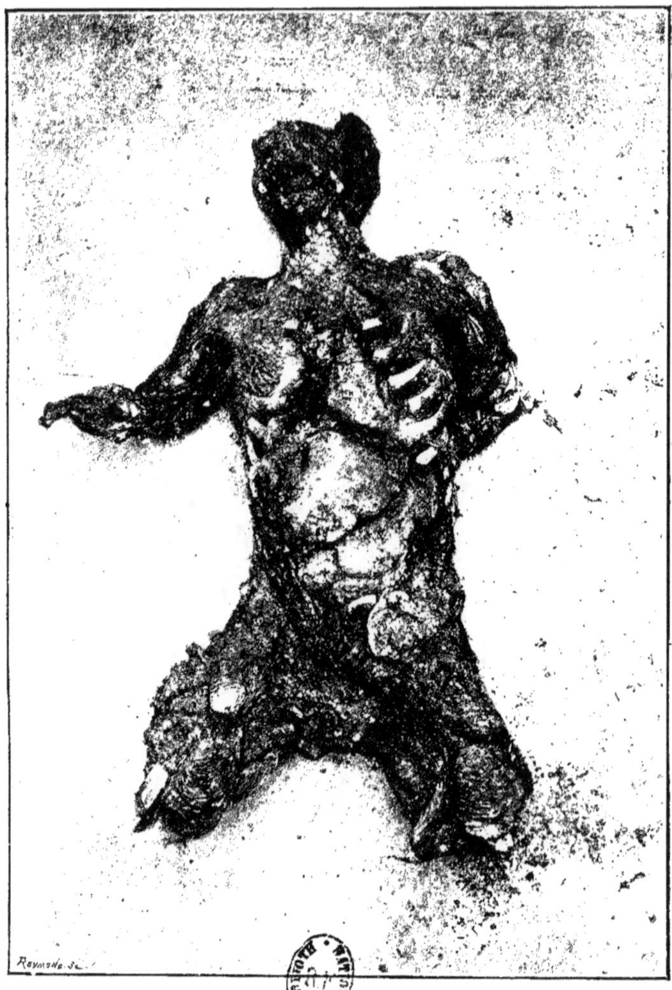

PLANCHE V.

Cadavre, sur lequel on voit le siège des amputations; la calotte crânienne a éclaté, le thorax et l'abdomen sont ouverts. les côtes sont nettement sectionnées, les os des membres émergent des moignons carbonisés.

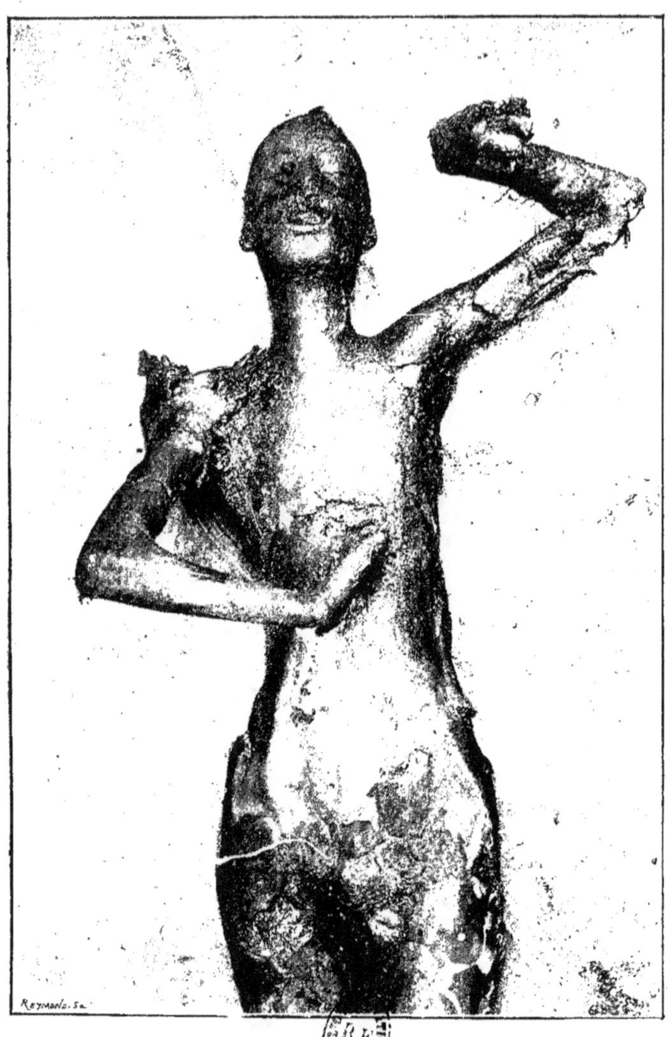

PLANCHE VI.

Corps de jeune fille, présentant nettement l'attitude de combat, le
corps s'est aminci, la tête est rapetissée, on voit marquée sur les
deux bras, une ligne de rupture de la peau indiquant la place où se
serait faite l'amputation de l'humérus, si l'incinération s'était prolongée davantage.

et la combustion de l'os, au même niveau, ne tarde pas. Nous avons constaté sur tous les cadavres qui avaient subi un degré d'incinération plus ou moins prononcé et qui ne présentaient pas encore de fractures, que la peau des cuisses était fendue au tiers inférieur, la peau des bras à la jonction du tiers supérieur avec les deux tiers inférieurs. Lorsque, au contraire, l'amputation était faite, l'os, noirâtre ou blanc, émergeait du moignon carbonisé (Pl. V). Il y a là par conséquent un fait constant et caractéristique des grands incendies.

Je fais passer sous vos yeux les photographies d'un certain nombre de victimes de l'Opéra-Comique, que nous devons à l'obligeance de MM. Ogier et Bordas. Vous pourrez sur chacune d'elles constater l'une ou l'autre des lésions que je viens de vous signaler.

J'appelle surtout votre attention sur la photographie (Pl. VI) d'une jeune fille présentant très nettement l'attitude de combat. Le corps de cette jeune fille peut être considéré comme un type au point de vue des effets de la combustion. Les formes se sont effilées, les bras, les cuisses sont amincis, la tête est rapetissée, la finesse de la taille s'est encore accentuée: c'est la silhouette classique d'une statue de Diane. De plus, vous remarquerez sur les deux bras, marquée par la rupture de la peau, la place où se serait faite la rupture de l'humérus et l'amputation, si l'incinération s'était prolongée davantage.

Il ne semble pas que les accidents qui ont causé, lors de l'incendie du théâtre du Ring, à Vienne, des théâtres d'Exeter et de Nice, la mort de beaucoup de personnes, se soient répétés dans l'incendie de l'Opéra-Comique; il ne paraît pas y avoir eu écrasement de la foule. A Exeter, à Nice, à Vienne, les cadavres étaient amoncelés près des portes d'entrée; à l'Opéra-Comique, nous n'avons rien vu de pareil. Les victimes étaient dispersées un peu partout, dans la salle, dans les couloirs, sur les escaliers. Aucune ne portait trace de coups: il n'y avait donc pas eu de lutte entre les spectateurs affolés, se précipitant vers les issues du théâtre.

À Nice, à Exeter, à Vienne, dès le début de l'incendie, le gaz a été éteint. L'obscurité la plus complète a immédiatement régné partout; les spectateurs ne savaient plus de quel côté ils devaient se diriger et les plus graves accidents ont été la conséquence de l'extinction du gaz. De plus, dans tous ces théâtres, les portes s'ouvraient sur les personnes qui voulaient sortir. Cette disposition défectueuse des portes n'existait pas, fort heureusement, à l'Opéra-Comique. Elle est extrêmement dangereuse, vous pouvez vous en assurer dans certains théâtres de Paris, que je ne veux pas nommer. Les portes des loges s'ouvrent sur le couloir, dont elles diminuent et rapetissent le passage; si la foule s'écoule dans le sens même selon lequel s'ouvre le battant de la porte, il n'en résultera aucun accident; si, au contraire, elle suit le sens inverse, les portes ne peuvent plus s'ouvrir et les personnes qui occupent les loges n'en peuvent sortir.

Notre mission, Messieurs, ne se borne pas à l'examen des cadavres; nous devons aussi procéder à des enquêtes sur les survivants. Nous avons constaté chez tous les survivants de la catastrophe de l'Opéra-Comique que nous avons interrogés, l'hébétude, la perte de mémoire, consécutives à l'intoxication oxycarbonée. J'ai réuni tous ces interrogatoires... Rassurez-vous, je ne vous les lirai pas, le détail ne vous intéresserait pas beaucoup.

Les personnes, celles de l'orchestre, par exemple, qui ont pu sortir tranquillement, après avoir repris leurs pardessus, n'ont vu que le commencement de l'incendie, elles ne savent rien, ne peuvent donner aucun renseignement.

Celles qui, placées aux deuxième, troisième, quatrième galeries, ont erré pendant un certain temps dans les couloirs du théâtre, ne se souviennent plus de rien.

Je veux seulement vous citer l'histoire suivante, dont certains points n'ont pu être éclaircis.

Une dame était à la troisième galerie avec son mari et sa fille : au premier signal, la famille entière a le temps de gagner le petit escalier par lequel ont pu s'échapper tous les spectateurs des galeries supérieures. Au moment où cette dame sort du théâtre, elle s'aperçoit de la disparition de sa fille ; elle laisse son mari et rentre dans le théâtre en feu pour chercher sa fille. A partir de ce moment, personne n'a pu dire ce qui s'est passé. Le mari ne retrouva sa femme et sa fille que dans une pharmacie voisine, sans connaissance. Toutes deux présentaient des brûlures absolument singulières. Leurs cheveux, leurs vêtements étaient intacts, mais toutes deux avaient la plante des pieds et la paume des mains gravement brûlées. La mère avait, en outre, une brûlure du troisième degré au poignet, au niveau d'un bracelet en or. La fille, qui avait également un bracelet, n'avait pas de brûlure au poignet.

Cette dame a été interrogée maintes et maintes fois : jamais elle n'a pu donner un éclaircissement quelconque.

Il en a été absolument de même pour toutes les autres personnes qui ont survécu : et remarquez que c'est, en général, pendant que nous leur donnions nos soins et que nous constations leurs brûlures, que nous interrogions ces personnes ; notre interrogatoire n'avait donc pas la solennité de celui du juge d'instruction, qui inspire parfois aux personnes nerveuses une crainte telle qu'elle peut paralyser les réponses : nous n'avons rien pu obtenir.

Nous avons pu observer, enfin, quelques troubles spéciaux : de l'aphonie, des hémorrhagies. La plupart des survivants ont été pris, quelquefois dans la pharmacie même où on les avait transportés, quelquefois au bout de deux ou trois semaines seulement, d'hémoptysies, d'hémorrhagies nasales, intestinales ou menstruelles. Il y avait donc eu chez eux une altération manifeste du sang, et peut-être faut-il voir dans ces hémorrhagies de nature diverse, mais à peu près constantes, une façon, pour l'organisme, de se débarrasser d'un sang altéré.

Lors de l'instruction et des débats judiciaires auxquels l'incendie de l'Opéra-Comique a donné naissance, il a été posé aux experts un certain nombre de questions. Je n'étais pas à Paris quand l'affaire a été plaidée en police correctionnelle ; c'était au moment du choléra, j'étais chargé d'une mission sanitaire. Le procès revint devant la Cour d'appel et cette fois j'étais présent.

La question qui a le plus préoccupé au début a été de savoir jusqu'à quel degré a pu s'élever la température dans l'intérieur du théâtre. Je n'attache, quant à moi, qu'une médiocre importance à cette constatation ; une température de 80° est absolument incompatible avec la vie.

Pour éclaircir cependant cette question, il faut se rappeler ce qui s'est passé lors de l'explosion de la rue Béranger. M. Sarrau, ingénieur des poudres et salpêtres, et moi, avons pu établir que la température, au moment de l'explosion, avait dû atteindre 2,500° (1).

M. Herscher, auquel j'ai communiqué les résultats de cette expertise, a été d'avis que la température qui régnait dans la frise de l'Opéra-Comique, au moment de l'explosion muette, devait être de 2,000°. Vous voyez qu'il y a entre les deux chiffres un écart de 500°, qu'il faut peut-être attribuer au fulminate de mercure dont il y avait de très grandes quantités dans la boutique de la rue Béranger.

A quelques dizaines de mètres de la frise, la température n'atteignait déjà plus la même intensité.

Une heure après le début de l'incendie, alors que la fumée, par suite du manque d'oxygène, avait à peu près partout remplacé les flammes, MM. le préfet de police et Ch. Girard montèrent presque au sommet de l'immeuble par

_____

(1) Brouardel, *Étude médico-légale sur la combustion du corps humain* (*Ann. d'hygiène publique et de médecine légale*, 1878, t. L, p. 516).

les escaliers restés intacts ; à travers les portes donnant sur
la salle, ils voyaient, dans l'obscurité, se former de vastes
boules de feu, d'une couleur bleue caractéristique et qui
ne pouvaient être constituées que par de l'oxyde de carbone.
Or, ce gaz ne s'enflamme qu'à une température de 750°.

Dans les décombres, M. Ogier a ramassé des lingots
d'argent, provenant de pièces de monnaies fondues : l'argent fond à 1,000°. Enfin, on a retrouvé une cotte de mailles, provenant du magasin des costumes, aux trois quarts
fondue. On a multiplié les essais et on a vu que la fusion
de cette cotte de mailles ne s'obtenait qu'à 1,250°. Ce sont
là, comme vous le voyez, des températures formidables.

Messieurs, des responsabilités diverses ont été mises en
jeu : d'abord celle du pompier qui était ce soir-là de
garde dans les frises et qui, en cas de sinistre, devait dérouler un tuyau d'eau pendu à portée de sa main et inonder le
foyer d'incendie. On lui a reproché de n'avoir pas obéi à sa
consigne et on l'a condamné en police correctionnelle. Il a
dit, pour sa défense, qu'il avait voulu s'assurer, avant de
se servir de sa lance, de l'endroit où il devait en diriger le
jet. Il a donc écarté les feuillets de la frise et l'explosion
muette s'est produite. A ce moment même, il n'était plus
possible de noyer le foyer, il ne restait plus au pompier
qu'une ressource, celle de fuir. Le tuyau non déroulé a été
retrouvé pendu à sa place, ainsi que le montre la photographie que vous avez sous les yeux (Pl. VII).

Le gazier a été mis en cause également : Est-ce lui, est-ce
un inconnu qui, au premier cri d'alarme, a fermé le compteur à gaz et plongé ainsi, d'un coup, l'Opéra-Comique
dans l'obscurité ? On n'a pas pu le savoir. Dans tous les
cas, cette obscurité des couloirs, des dégagements et des
escaliers est un des dangers les plus réels et les plus justement invoqués dans les incendies de théâtre. Elle rend
inutiles tous les dévouements, car les sauveteurs ne voient
plus rien et ne savent où et comment se diriger.

Enfin, on a mis en cause la responsabilité du directeur,

M. Carvalho : on lui a reproché diverses choses ; il n'aurait pas fait ouvrir les portes accessoires, dites de sauvetage, par lesquelles une partie du personnel et du public aurait pu s'écouler. Messieurs, lorsque le feu a éclaté dans un théâtre, on n'a pas le temps d'aller chercher des clefs qui, par ordre, doivent se trouver dans le cabinet du directeur, et d'ouvrir des portes ; ce sont là des illusions ; le feu monte avec une rapidité foudroyante.

Une des portes qui établissent une communication entre la scène et la salle aurait été ouverte, au mépris des règlements. Je crois, Messieurs, que dans tous les théâtres, il se commet tous les soirs des infractions pareilles, puisque nous savons que des spectateurs passent de la salle ou des couloirs, dans les coulisses. Quoi qu'il en soit, les gaz développés à la suite de l'explosion muette auraient suivi cette voie, auraient pénétré par cette porte ouverte dans la bibliothèque et, de là, auraient envahi de suite le reste du théâtre.

Enfin, et c'est là ce qui a fait condamner M. Carvalho en première instance, le rideau de fer n'aurait pas été baissé. Je vous présente, Messieurs, un morceau de ce rideau de fer : examinez-le.

M. le substitut de la République avait dit dans son réquisitoire que les toiles métalliques qui entourent les lampes de Davy, empêchent le feu de se communiquer aux mines, même en présence du grisou. Or le rideau de fer de l'Opéra-Comique n'avait aucune ressemblance avec le treillage fin et serré de la lampe de Davy : il est composé d'un simple treillage en fil de fer, à mailles larges de 5 à 6 centimètres. Cette question du rideau de fer a été, si je puis m'exprimer ainsi, le clou du procès.

Ce rideau n'avait jamais été déplié, on l'a retrouvé intact, enroulé sur lui-même au milieu des décombres, ainsi que vous pouvez en juger par cette photographie (Pl. VII). Il avait été commandé pour l'Odéon : mais on l'avait trouvé trop grand ou trop petit, je ne sais plus au juste, et il avait été porté à l'Opéra-Comique, où par une infraction formelle aux règlements, le manteau d'arlequin était en bois, à mailles séparées et recouvertes de papier. C'est sous ce manteau d'arlequin en bois que l'on avait fixé ce rideau de fer : il ne pouvait servir à rien.

Si l'on remonte à l'ordonnance du préfet de police prescrivant l'installation d'un rideau en fer dans les théâtres de Paris, on se rend compte que jamais il n'a cru que ce rideau pourrait empêcher le passage des gaz de la scène vers la salle. On était fort peu au courant, à ce moment, de la composition des gaz qui se produisent dans un incendie; on ne connaissait pas les dangers de l'oxyde de carbone : on voulait simplement empêcher les flammèches de tomber dans la salle, et préserver ainsi les spectateurs d'un péril matériel; les mailles du rideau de fer y suffisaient amplement.

J'ai pu faire partager ma conviction aux magistrats de la Cour et la responsabilité du directeur de l'Opéra-Comique fut écartée.

A la suite de ce sinistre qui avait vivement ému l'opinion publique, celle-ci réclama énergiquement des mesures propres à prévenir le retour de semblables catastrophes. Le ministre de l'instruction publique et des beaux-arts chargea une commission d'étudier et de lui proposer les réformes nécessaires. Cette commission, après des études longues, mais un peu mollement poussées parfois, soumit enfin ses conclusions au ministre.

Sa première idée fut de demander l'élargissement des issues et le dégagement mieux compris de la salle, de façon que la section des couloirs aille en augmentant à mesure que la foule des spectateurs qui cherchent à sortir va elle-même grossissant. M. Garnier, architecte de l'Opéra, qui faisait partie de cette commission, a dit avec raison qu'il fallait *canaliser la foule*. Lorsque deux ou trois couloirs aboutissent à une issue unique, il faut que cette issue ait une section au moins double ou triple de chaque couloir, sinon l'obstruction est fatale, et c'est cette obstruction précisément qui est l'un des plus grands obstacles au sauvetage. Il faut que les couloirs soient assez larges pour pouvoir contenir, en même temps, tous les spectateurs ; un seul théâtre réalise en ce moment ces conditions, c'est l'Opéra.

Il n'y a pas lieu en un mot de trop faciliter la sortie de la place qu'occupe le spectateur, mais on doit rendre la circulation de plus en plus facile au fur et à mesure que l'on approche des issues.

L'élargissement des dégagements comporte aussi l'amélioration du mode de fermeture ou d'ouverture des portes des loges et des galeries : il faut ou que ces portes s'ouvrent vers l'intérieur des loges ou que, formées de deux panneaux, elles ne puissent faire saillie dans les corridors.

La commission a demandé la substitution de l'éclairage électrique à l'éclairage au gaz ; cette substitution est judicieuse, car la température de la frise est alors beaucoup moins élevée et les décors sont moins exposés.

Elle a demandé également que l'éclairage des couloirs, escaliers et corridors fût indépendant de celui de la salle et de la scène. C'est une question de la plus haute importance. Habituellement l'éclairage des couloirs et celui de la salle ont la même source ; je n'ai plus besoin d'insister, après ce que je vous ai dit, sur les dangers qui résultent de cette parité d'origine. J'ajoute que, les foyers lumineux éclairant les dégagements pouvant à un moment donné se trouver en contact avec des gaz incombustibles, il est nécessaire que ces foyers aient une alimentation en oxygène venant de l'extérieur. Rien n'est plus facile que d'obtenir cette disposition dans un nouveau théâtre ; j'admets que dans un théâtre ancien, encastré au milieu d'autres constructions, elle est plus difficile à réaliser.

Un des survivants de l'incendie de l'Opéra-Comique, m'a raconté, à ce propos, que ne sachant où se diriger au milieu de l'obscurité des couloirs, il n'a dû son salut qu'à une boîte d'allumettes qu'il avait dans sa poche.

L'ininflammabilité, je dis à dessein ininflammabilité et
non incombustibilité, des décors et des boiseries peut être
obtenue par des procédés chimiques dont je n'ai pas à vous
entretenir ici.

Elle n'a que de faibles inconvénients ; les décors se
fanent, paraît-il, un peu plus rapidement lorsqu'ils ont été
rendus ininflammables ; je crois que, fixé sur un châssis
de bois ininflammable, un décor inflammable ne prendrait
pas feu facilement.

Les deux dernières mesures proposées par la commission au ministre des beaux-arts avaient trait, l'une à l'installation permanente de réservoirs d'eau au-dessus de la
salle et de la scène, l'autre à celle du rideau de fer plein
destiné à séparer complètement, à un moment donné, la
scène et la salle.

J'ai bien peur qu'au moment où les cataractes d'eau em-
magasinées dans les combles doivent tomber et inonder
la scène, on n'ait de cruels mécomptes.

Personnellement, je ne crois pas non plus à l'efficacité du
rideau de fer plein, tombant au moment où l'incendie
éclate, et pour plusieurs raisons : d'abord, il peut ne pas
marcher, quoique les cordages qui le retiennent soient
combinés de telle façon qu'ils brûlent nécessairement dès
que le feu éclate. Admettons que le fonctionnement soit
parfait et instantané, et que le rideau soit baissé. Il se produit, dans le vaisseau de la scène, une quantité effroyable
de gaz, qui acquièrent une pression énorme et n'ont
aucune issue : Qu'arrivera-t-il? Le rideau de fer éclatera
ou il fera sauter le plafond de la scène ou les parois. Il
n'y a qu'un moyen d'éviter une pareille éventualité : c'est,
ainsi que je l'ai demandé et que M. Trélat l'avait proposé,
d'établir au-dessus de la scène cinq ou six larges cheminées qui assurent le dégagement des produits de la combustion et qui s'ouvriraient d'elles-mêmes au moment de
l'incendie. Ces cheminées ne plaisaient ni aux acteurs, ni
surtout aux actrices qui craignaient qu'il n'y eût un appel

d'air préjudiciable à leurs voix. Il eût été facile d'interposer, à des hauteurs diverses, des châssis métalliques très légers encastrant une toile de mousseline. Ces châssis pourraient conserver toujours un certain jeu sur charnière permettant en temps normal l'évacuation d'une petite quantité de gaz par une rainure de 1 ou 2 centimètres et l'établissement d'un léger courant d'air. Qu'il survienne un incendie, la flamme aurait instantanément raison de la mousseline, le rideau de fer pourrait s'abattre sans danger et la part du feu serait faite.

Ce ne serait pas d'ailleurs sacrifier les artistes, car ils n'ont de chance de se sauver que si les parties inférieures de la scène sont à l'abri du reflux des gaz toxiques et surchauffés.

J'insistai sur ces détails dans une conférence faite en 1887, à la Morgue, et qui a été publiée.

M. Denys Monnier, professeur de chimie à l'Université de Genève, voulut bien, à ce propos, me communiquer les expériences qu'il avait faites sur le même sujet. Il avait fait construire des modèles au 100° du théâtre de Genève ; il produisit artificiellement un incendie sur la petite scène, baissa le rideau de fer et ouvrit le réservoir d'eau qui devait éteindre le foyer d'incendie : « Une forte détonation se produisit, le toit du théâtre venait d'être projeté contre le plafond de mon laboratoire. » « On peut prévoir, ajoute M. Monnier, que, dans ces conditions, si tout fonctionne bien, si le rideau tombe à temps et si l'eau ne manque pas dans les réservoirs, le rideau métallique sera projeté dans la salle par la force expansive de la vapeur d'eau surchauffée, et ceux qui échapperont à l'écrasement seront brûlés par la vapeur. Je fais des vœux pour que cette prédiction ne se réalise jamais ! »

Un Américain avait demandé que le rideau de fer fût habituellement baissé, pour que l'on puisse toujours s'assurer de son parfait fonctionnement ; il avait proposé, en outre, qu'il pût être manœuvré par un seul homme. Cet homme, un machiniste, assis au niveau de la frise sur une pédale adaptée au rideau, lui faisait contrepoids. Tant que l'homme demeure assis à son poste, le rideau de fer reste immobile, derrière le manteau d'arlequin. Le feu prend à la frise, l'homme se sauve et le rideau tombe de lui-même. C'est au moins très ingénieux.

Questions médico-légales. — J'ai terminé, Messieurs, l'histoire des incendies de théâtres et l'étude des conditions générales des intoxications accidentelles par l'oxyde de carbone ; il me reste à préciser le côté vraiment médico-légal de la question.

Les magistrats vous poseront toujours deux questions :

1° L'individu vivait-il au moment où il a été placé dans un milieu imprégné d'oxyde de carbone, ou, en d'autres termes, a-t-il respiré dans un foyer allumé ?

La réponse est facile ; l'analyse du sang et la présence des raies caractéristiques de l'oxyde de carbone au spectroscope vous la dicteront.

2° Est-on en présence d'un crime ou d'un suicide ? Le cas qui se présente le plus souvent est celui-ci : Deux ou trois personnes font ensemble une tentative qui a toutes les apparences d'un suicide concerté et exécuté d'un commun accord. Toutes ne meurent pas ; le magistrat instructeur peut avoir des raisons pour ne pas admettre *à priori* que le survivant n'a pas simulé, et celui-ci est dès lors exposé à être poursuivi pour homicide.

Il est extrêmement difficile, Messieurs, d'empoisonner un individu au moyen de l'oxyde de carbone, si cet individu est en puissance de sa raison, s'il ne se trouve pas, au moment de la tentative, dans un état d'ivresse ou dans un profond sommeil. C'est ainsi qu'un mari a pu tuer sa femme, qu'une femme a pu tuer son mari, mais seulement quand la victime était à peu près ivre-morte.

Les exemples de pareils cas ne sont pas nombreux : Orfila a rapporté, entre autres, l'histoire d'une femme qui asphyxia son fils après l'avoir grisé ; je vous ai raconté moi-même le fait de cet individu venant, en état d'ivresse, coucher avec un de ses camarades ; il ne s'aperçoit pas qu'il y a un réchaud dans la chambre et que son camarade est mort. Ce n'est qu'au milieu de la nuit qu'il se réveille, dégrisé, et qu'il se rend compte de ce qui s'est passé ; rappelez-vous, enfin, l'histoire assez récente de cet aliéné qui s'est accusé à tort d'avoir tué sa sœur en dirigeant dans sa chambre un jet d'oxyde de carbone qu'il dégageait en faisant réagir de l'acide sulfurique sur de l'acide oxalique.

Dans certains cas, Messieurs, il est assez difficile de faire l'expertise ; dans l'immense majorité des cas, la survivance ne doit pas être interprétée dans le sens d'une tentative d'homicide ; l'enquête montre qu'il y a eu, au contraire, tentative de suicide simultané et que l'un des acteurs a échappé à la mort par des circonstances que je vais vous exposer dans un instant.

Devergie (1) a été commis, en 1837, dans une affaire fort intéressante et que je vais vous rappeler brièvement : Un nommé Amouroux vient annoncer au commissaire de police que sa femme et lui ont voulu se suicider et que sa femme est morte. Il y a un transport de justice et on constate que le cadavre de la femme Amouroux a subi un commencement de putréfaction. Le mari ne présente aucun signe d'hébétude ou d'amnésie. Il raconte qu'ils ont eu tous les deux le désir de se suicider, qu'ils ont acheté du charbon, allumé un petit fourneau et qu'ils se sont couchés ; au bout de cinq heures, Amouroux se serait réveillé, aurait soulevé le bras de sa femme, qui serait retombé inerte, et il aurait ainsi constaté sa mort. Il dit avoir remis de la braise sur son fourneau et attendu la mort. Pendant cinq jours et cinq nuits, il aurait ainsi continué à charger son fourneau, sans rien boire ni manger ; il n'aurait éprouvé aucun malaise pendant ce long temps ; enfin, la mort ne

____

(1) Devergie, *Ann des d'hyg. publique et de méd. légale*, t. XVII, 1837.

voulant pas venir, il se serait décidé à aller chez le commissaire de police. La justice eut des doutes ; à cette époque, on connaissait déjà deux signes à peu près certains de l'intoxication oxycarbonée : les plaques rosées et le retard de la putréfaction. Devergie pensa, et les magistrats partagèrent sa conviction, que cet individu avait étranglé sa femme avant d'allumer son réchaud. Il fut condamné et exécuté.

Vous savez maintenant que vous possédez un bon moyen de reconnaître si l'individu qui a survécu à une tentative de suicide en commun, est un simulateur ou un criminel.

On peut retrouver, si l'examen est fait à temps, de l'oxyde de carbone dans le sang du survivant, et ce fait démontre qu'il a été soumis à des conditions d'intoxication analogues à celles qu'ont subies les individus qui ont succombé ; il a été possible de déceler, par l'analyse spectroscopique, la présence de l'oxyde de carbone dans le sang d'un survivant, après trois jours. Ensuite, vous savez combien la résistance à l'oxyde de carbone est variable suivant l'âge, le sexe, l'état de santé ou de maladie d'un individu. C'est une donnée fondamentale que vous ne devez jamais perdre de vue lorsque le magistrat posera devant vous la question de simulation.

Les conditions d'expertises présentent du reste une très grande variété ; M. Coulier (1), ancien professeur au Val-de-Grâce, les a très bien résumées ; on peut les séparer en plusieurs chefs principaux :

1° *Deux personnes étant placées à des hauteurs différentes, sur un lit et sur le parquet, par exemple, dans la même pièce, laquelle succombera la première ?*

Pour résoudre ce problème, Orfila a institué une série d'expériences intéressantes : Dans une chambre de petites dimensions, il a disposé, le long des murs, à des hauteurs diverses, des bougies allumées et des cages renfermant des oiseaux, puis il a allumé un réchaud ; les bougies placées à

(1) Coulier, *Dictionnaire encyclopédique des sciences médicales.*

la plus grande hauteur s'éteignent d'abord ; les oiseaux placés dans les cages les plus élevées meurent d'abord. L'envahissement de la chambre par une atmosphère toxique marche donc de haut en bas. Lorsque la chambre est grande, les effets du gaz toxique se manifestent dans l'ordre suivant : en haut d'abord, puis en bas ; les bougies et les oiseaux compris dans la zone intermédiaire résistent plus longtemps.

Ces données semblent être en contradiction avec la loi de diffusion des gaz, telle que l'a posée Berthollet ; en vase clos et à l'abri de toute perturbation de température, deux gaz, mis l'un en présence de l'autre, se mélangent rapidement et intimement. Mais lorsqu'on envisage le cas d'espaces relativement considérables dans lesquels il y a non seulement des courants d'air, mais des variations de température, la loi de Berthollet n'est plus applicable.

Lorsqu'il existe, en particulier dans une chambre, une colonne de gaz chauds, il est facile de constater, *de visu*, au moyen de flocons légers ou de poudre de lycopode, qu'il existe des zones mobiles à côté de zones absolument calmes.

C'est ainsi qu'une bouche de ventilateur produit une colonne d'air allant droit au foyer de la cheminée ; les molécules de cette colonne peuvent être animées d'un mouvement de translation rapide, alors qu'en dehors d'elle, l'air de la pièce reste immobile. Il se forme là des couches de gaz superposées aussi nettes que celles qui existent dans la fameuse grotte du Chien, aux environs de Naples. Dans cette grotte, la couche d'acide carbonique qui se dégage du sol reste à une certaine hauteur sans se mélanger avec la couche d'air qui est au-dessus d'elle, parce que la température des deux couches n'est pas la même.

Sans aller si loin, vous pouvez observer, à deux pas d'ici, dans la nouvelle salle de la bibliothèque de la Faculté, un phénomène du même ordre. Cette salle est, comme vous le savez, chauffée par l'eau chaude, les tuyaux sont placés le long des parois, au-dessous des fenêtres. Dans la journée, le système fonctionne bien, la chaleur monte régulièrement le long des murs, personne ne se plaint.

Mais la situation se modifie, dès qu'on allume les becs de gaz disposés sur les tables ; il s'établit alors un violent tirage ascendant, direct de bas en haut, qui détermine la descente rapide de l'air refroidi par les fenêtres, il en résulte une véritable douche froide sur le dos des travailleurs assis aux grandes tables.

Revenons aux expériences d'Orfila :

Quoiqu'elles aient été fort bien faites dans le milieu où il s'était placé, vous devrez les refaire chaque fois que vous vous trouverez en face d'une expertise et vous devrez les refaire dans la chambre même où le suicide suspect a été perpétré.

Le charbon étant allumé au milieu de la chambre, la colonne des gaz toxiques qui se dégage monte au plafond, s'étale sur ce plafond qui est froid et les gaz redescendent ensuite le long des parois en se refroidissant toujours davantage. Ils constituent ainsi dans le bas de la chambre une nouvelle zone toxique. Si la chambre est petite, le mélange des gaz toxiques et de l'atmosphère se fait assez vite ; il s'opère plus lentement, et moins complètement lorsqu'elle est de plus grandes dimensions. Il est donc possible que dans un suicide à deux, par exemple, la personne placée sur le lit puisse survivre, tandis que celle qu était couchée par terre aura succombé.

Chose plus singulière, si l'un des côtés de la pièce est muni d'un grand vitrage ou exposé au nord, ce côté sera plus froid ; le courant descendant des gaz y sera plus accentué et l'individu dont le lit sera placé le long de ce côté, succombera avant celui dont le lit sera placé le long de la paroi opposée. Il faut donc, je le répète, que vous refassiez les expériences d'Orfila dans chaque cas particulier, en plaçant des bougies là où se trouvent les lits ; car les conditions varient à l'infini avec les dimensions ou la forme de la chambre et avec la direction des courants d'air.

Il y a des faits plus singuliers encore : deux individus sont couchés dans le même lit ; ils sont intoxiqués par l'oxyde de carbone ; l'un meurt, l'autre survit. Le juge d'instruction ou le procureur de la République se rendent difficilement compte de la possibilité de ce fait et cependant il peut être réel.

Un ancien interne des hôpitaux de Paris, le Dr Faure (1), avait fait des expériences très curieuses sur des chiens, au point de vue de la survie dans les intoxications oxycarbonées. Je n'entre pas dans le détail de ces expériences ; je vous dirai seulement que Faure était très étonné de voir un certain caniche, toujours le même, résister à toutes les tentatives d'intoxication. Fort intrigué, il fit pratiquer à la caisse, de dimensions considérables, qui lui servait dans ces expériences un châssis vitré. Il vit alors que le caniche allait coller son nez à un certain endroit, près de la paroi, où l'air extérieur, grâce à une fissure, pénétrait dans la caisse. Ce que ce chien faisait d'une façon très intelligente, les victimes des accidents par intoxication oxycarbonée le font quelquefois instinctivement ou sans s'en douter.

Ollivier, d'Angers, a cité le cas d'une femme qui a survécu à son mari, couché dans le même lit, parce qu'il y avait une petite fente dans la cloison de son côté.

Je vous ai raconté l'histoire de ces quatre ouvriers qui ont été intoxiqués dans une chambre du quai de la Tournelle, par un poêle placé à l'étage inférieur ; trois de ces hommes sont morts ; si le quatrième a survécu, tandis que son camarade de lit avait été trouvé mort à côté de lui, c'est parce qu'il avait en dormant le nez appliqué sur une cloison vitrée, dont un carreau était cassé et mal fermé par un caleçon roulé en tampon.

Je pourrais vous citer encore de nombreux faits de ce genre. Ces deux exemples suffisent : ayez-les toujours présents à l'esprit quand vous aurez à faire une expertise.

(1) Faure, *Mémoire sur l'asphyxie* (*Arch. de méd.*, 1856).

2° Quelle est la quantité de charbon nécessaire pour causer l'asphyxie dans une chambre ?

Ici, messieurs, vous devez absolument vous garder de donner une réponse ferme et décisive, vous ne le pouvez pas. Leblanc avait trouvé que la combustion d'un kilogramme de braise de boulanger rendait irrespirable l'atmosphère d'une pièce de 25 mètres cubes. Ce fait n'a pas pour nous, médecins légistes, grande importance.

Souvenez-vous que M. Gréhant a démontré que lorsqu'un chien respire dans un milieu chargé d'un millième d'oxyde de carbone seulement, il peut être tué s'y on l'y laisse un certain temps. Ses globules sanguins sont tellement avides d'oxyde de carbone qu'ils en nettoient l'atmosphère. Un individu qui aurait respiré dans une atmosphère peu chargée d'oxyde de carbone peut donc mourir. Il suffit qu'il y ait séjourné un temps assez prolongé pour que l'hématose ne soit plus possible.

N'oubliez pas qu'il vous faut tenir compte de la clôture de la chambre, de la direction du courant d'air, de la qualité du charbon et du temps du séjour. Vous devez, par conséquent, ne donner qu'une réponse évasive et ne rien affirmer.

3° Quelle quantité de charbon a-t-on employée? A-t-elle suffi pour amener l'asphyxie?

Cette question n'est guère plus facile à résoudre que la précédente. S'il reste du charbon non consumé, prélevez un échantillon, brûlez-le, et vous évaluerez facilement, d'après les cendres que vous obtiendrez, quelle quantité de charbon représentent les cendres retrouvées dans le fourneau ; mais s'il ne reste que des cendres, il faut être prudent. Les divers charbons donnent en effet des quantités de cendres très différentes. La braise de boulanger fournit une proportion de cendres variant de 4 à 10 p. 100, selon les échantillons. Pour d'autres charbons de bois, cette proportion va de 10 à 25 p. 100. La chance d'erreur est donc considérable.

Enfin, messieurs, admettons pour un instant que vous puissiez établir la qualité du charbon qui a servi, que vous puissiez même vous en procurer, le faire brûler et mesurer exactement la proportion des cendres obtenues, il faudra toujours que vous vous posiez au préalable la question de savoir si le fourneau n'avait pas déjà servi avant le moment de l'asphyxie et s'il ne contenait pas antérieurement des cendres. Votre tâche sera singulièrement facilitée si l'enquête judiciaire arrive à démontrer que, avant de se suicider, l'individu a acheté un fourneau neuf et un boisseau de charbon. Mais on n'achète pas, en général, un fourneau neuf pour se suicider. Ce fourneau existe dans la plupart des ménages : au besoin un réchaud, une casserole, un ustensile de cuisine suffisent ; ce récipient a pu contenir des cendres et l'achat même du boisseau de charbon ne prouve pas grand'chose.

4° *Combien a-t-il fallu de temps pour déterminer l'asphyxie ?*

La réponse dépend de la capacité de la chambre, de sa clôture, de la présence ou de l'absence d'une cheminée, des courants d'air, de la nature du charbon, du mode de combustion.

5° *L'asphyxie est-elle possible dans une chambre mal fermée ?*

Evidemment, puisqu'elle est possible en plein air, ainsi que le témoignent les accidents mortels, auxquels succombent les individus qui se couchent sur les fours à chaux ; l'histoire de Lossé et Choulet, que je vous ai racontée, en est une autre preuve.

D'un autre côté, la survie est possible dans une chambre bien fermée. Les expériences de Faure, l'observation de M. Ogier, dans l'affaire du quai de la Tournelle, le prouvent absolument. Il semble au premier abord qu'il y ait entre ces deux ordres de faits une contradiction absolue. Il n'en est rien cependant. Il suffit de se rappeler les ingénieuses expériences de M. Gréhant qui complètent sur ce point celles de Faure. La fissure joue dans les deux cas le même rôle, mais ce rôle est absolument renversé de l'un à l'autre. Dans le premier cas (asphyxie en plein air), la fissure amène dans une atmosphère normale assez de gaz toxique pour qu'en un temps donné le sang accumule la quantité d'oxyde de carbone nécessaire pour rendre l'hématose impossible. Dans le second cas, la fissure laisse arriver dans une atmosphère toxique assez d'air normal pour que ce degré d'accumulation ne puisse pas être atteint en un point déterminé. Il faut d'ailleurs, dans l'un et l'autre cas, tenir compte de la durée du séjour dans l'atmosphère toxique, durée sur laquelle j'ai insisté assez longuement pour n'avoir plus à y revenir actuellement.

6° Quelle est l'influence du sexe et de l'âge ?

Orfila a dit que les femmes résistaient mieux que les hommes à l'intoxication oxycarbonée. Cette opinion a été acceptée sans conteste, elle est connue des magistrats qui peuvent être surpris quand les choses ne se passent pas ainsi. Messieurs, il résulte, en effet, des observations d'Orfila, de Devergie, de Tardieu, etc., qu'en général les femmes survivent plus que les hommes. Mais il n'en est pas moins vrai que, dans d'autres cas, la femme meurt et l'homme survit. On ne peut donc formuler qu'une règle générale, soumise à de nombreuses exceptions. Lorsqu'une famille entière est intoxiquée par l'oxyde de carbone, ce sont les enfants qui succombent d'abord ; ensuite vient le tour de l'homme, la femme meurt la dernière ; lorsqu'une femme tente de se suicider avec ses enfants, ceux-ci meurent et elle leur survit souvent. Tous les ans, nous voyons se dérouler, aux assises, une ou deux affaires de ce genre.

Ai-je besoin de vous dire que vous devez garder, dans cette question d'âge et de sexe, les plus grandes réserves, que vous ne devez rien affirmer et que vous ne devez pas appuyer vos conclusions sur des faits qui sont loin d'être constants.

Enfin, messieurs, les magistrats pourront vous poser une dernière question :

7° *La syncope peut-elle empêcher l'asphyxie oxycarbonée de se produire ?*

L'inculpé allègue, en effet, quelquefois, qu'il s'est trouvé mal peu d'instants après avoir allumé le petit réchaud.

Pour ma part, je crois la chose possible. Si l'individu ne respire pas, il ne fait pas pénétrer l'oxyde de carbone dans ses poumons, ses globules sanguins ne peuvent se charger du gaz toxique. C'est un argument invoqué par l'inculpé : il a sa valeur. On vous demandera combien de temps cette syncope a pu se prolonger : il vous sera impossible de vous prononcer.

En résumé, Messieurs, l'intoxication par l'oxyde de carbone est une de celles que nous connaissons le mieux : les taches rosées, la rutilance du sang, l'état des poumons, l'analyse spectroscopique, en constituent les principaux caractères.

VIII. **Asphyxie par le gaz d'éclairage**. — Il me reste, Messieurs, pour en finir avec l'oxyde de carbone, à vous parler de l'asphyxie par le gaz d'éclairage. L'agent toxique du gaz d'éclairage est en effet l'oxyde de carbone, et si j'ai réservé un chapitre spécial à ce mode d'asphyxie, c'est parce qu'il se présente, au point de vue médico-légal, avec une physionomie et des caractères très différents de l'intoxication oxycarbonée que nous venons d'étudier ensemble.

La première observation est due à M. Tourdes, de Strasbourg ; c'était en 1840 : la famille Béringer composée de six personnes avait été asphyxiée ; une seule survécut. M. Tourdes crut pouvoir affirmer que l'asphyxie était due au gaz d'éclairage, sans insister sur la nature du gaz toxique. Devergie, un peu plus tard, attribua la toxicité du gaz d'éclairage aux hydrocarbures ; puis vinrent Caussé d'Albi, Kober de Breslau, et enfin M. Layet, professeur à Bordeaux, qui dans une série d'expériences très démonstratives mit absolument en cause l'oxyde de carbone.

M. Bruneau (1), un de mes élèves, a réuni tous ces faits.

Quelle est la composition du gaz d'éclairage? Il contient, à Paris, d'après les analyses de Wurtz et de M. Arm. Gautier, 83 p. 100 d'hydrogène et d'hydrogène carboné; 5 p. 100 d'oxyde de carbone et une certaine quantité d'oxygène, d'azote et d'acide carbonique, qui parfont la somme totale.

Les analyses plus complètes de M. Berthelot y montrent encore de faibles proportions de formène, d'acétylène et de propylène.

La proportion d'oxyde de carbone varie suivant les villes; elle peut aller jusqu'à 10 et même 15 p. 100.

Dans les grandes villes nous avons partout le gaz d'éclairage à notre disposition, il se répand par les fuites de la canalisation dans le sol qui est un véritable réceptacle de gaz d'éclairage.

Les canalisations qui sillonnent le sous-sol des grandes villes perdent au moins 10 pour 100, et quelquefois 15, 20 et 30 pour 100 de gaz. Une telle déperdition est un danger. Vous connaissez le sol de Paris, et sa couleur; lorsqu'on y pratique une tranchée, on constate que la couleur en est changée : la terre est noire, imprégnée de gaz d'éclairage à une assez grande distance des conduites. Sainte-Claire Deville avait pensé que cette imprégnation du sol pouvait tuer les germes infectieux, comme ferait l'acide phénique. C'est possible. On a constaté aussi que partout où il existait des fuites très fortes, les végétaux mouraient. Préoccupée de ce fait, l'administration municipale de Marseille a imposé aux Compagnies une deuxième canalisation : le tuyau de gaz est enfermé dans un manchon bien jointoyé, qui débouche dans le candélabre, le gaz d'éclairage qu'il

(1) Bruneau, *Empoisonnement par le gaz d'éclairage*, Thèse de Paris, 1885.

peut contenir s'échappe dans la lanterne, d'où il se répand dans l'atmosphère le jour et où il est brûlé la nuit.

Je vous ai dit, Messieurs, que la toxicité du gaz d'éclairage était due à l'oxyde de carbone qu'il contient, et non pas à l'hydrogène carboné, comme le pensait Devergie. M. Layet a bien mis ce fait en évidence.

M. Layet place un chien sous une cloche renfermant un mélange de 27 parties d'hydrogène bicarboné, de 10 parties d'oxygène et de 50 parties d'air ordinaire. Le chien, au bout de trente-cinq minutes, n'éprouvant aucun malaise, on le retire de la cloche.

Par contre un chien, placé dans une cloche contenant un mélange de 27 parties de gaz d'éclairage, de 10 parties d'oxygène et de 50 parties d'air ordinaire, meurt au bout de quinze minutes.

Les expériences de M. Layet ont été contrôlées par d'autres expérimentateurs, elles ont toujours donné les mêmes résultats. MM. Regnault et Villejean les ont répétées pour le formène, MM. Berthelot et Gautier pour l'acétylène, M. Bruneau pour le propylène. Ces gaz sont inertes.

C'est donc bien l'oxyde de carbone que nous devons accuser des accidents causés par le gaz d'éclairage. On retrouve d'ailleurs dans le sang des animaux intoxiqués par le gaz d'éclairage, la réaction caractéristique de l'oxyde de carbone et la marche de l'intoxication expérimentale est la même dans les deux cas.

Autrefois, à la Fourrière, les chiens non réclamés étaient pendus. C'était un spectacle parfois navrant ; aujourd'hui les animaux sont placés, suivant le procédé conseillé par Paul Bert, dans une caisse en fer battu, où l'on fait pénétrer une quantité de gaz d'éclairage telle, qu'elle constitue environ 5 p. 100 de l'atmosphère totale. Les chiens sont presque immédiatement frappés d'impotence musculaire ; ils tombent les uns sur les autres et meurent au bout de quatre à cinq minutes, sans plaintes et sans cris. On a fait l'autopsie d'un certain nombre de ces chiens : on a toujours trouvé dans leur sang, au spectroscope, les raies irréductibles de l'oxyde de carbone.

Voyons maintenant quelles sont les *conditions d'expertise*.

Nous pouvons les diviser en trois groupes :

1° Nous avons affaire dans le premier groupe à la *pénétration brusque* du gaz d'éclairage dans les voies respiratoires. Ce sont des faits particuliers qui engagent surtout la responsabilité civile. Sédillot, de Strasbourg, a rapporté deux observations d'ouvriers gaziers qui amorçaient les conduites en aspirant fortement. Je ne sais si cet usage était spécial à Strasbourg ; je ne connais pas d'accidents analogues signalés dans d'autres villes. Les deux ouvriers furent foudroyés, leurs alvéoles pulmonaires durent en effet se remplir de gaz, en un instant.

L'empoisonnement est possible dans ces conditions, toutefois je dois dire que l'autopsie n'a pas été faite.

Peut-être ne s'agit-il après tout que de phénomènes d'inhibition, dus à l'excitation des nerfs laryngés, comme dans le plomb des vidangeurs ? Il est fort possible aussi que l'examen spectroscopique n'eût pas donné les raies de l'oxyde de carbone, la mort étant survenue trop vite pour qu'une grande quantité de globules ait eu le temps de fixer le gaz toxique.

M. Bruneau a publié deux faits, analogues à ceux de Sédillot, d'asphyxie brusque ; une action en responsabilité fut intentée. Deux ouvriers travaillaient dans une tranchée, pour découvrir une fuite de gaz ; ils tombèrent morts tous les deux. Ils avaient été tout à coup plongés dans une atmosphère de gaz, la vanne qui devait fermer la conduite ayant été laissée ouverte.

Il y a un certain nombre d'années, enfin, des accidents arrivés dans les usines à gaz ont donné lieu à des actions en responsabilité civile. Lorsqu'on délutait les cornues, les ouvriers étaient exposés à respirer un air chargé de grandes quantités de gaz d'éclairage. Quelques-uns tombaient foudroyés, sous la double influence d'une extrême chaleur et d'une atmosphère irrespirable. Ces accidents n'arrivent plus aujourd'hui, parce que les fours sont mieux ventilés et que le système d'aspiration employé entraîne les gaz toxiques en haut et au dehors de l'atelier.

On constate encore des intoxications chez les ouvriers qui manœuvrent les brouettes chargées de coke retiré incandescent du four ; ce coke en se refroidissant dégage de l'oxyde de carbone ; pris de vertiges, d'impotence musculaire, ces hommes peuvent tomber et se faire en outre, en tombant, des brûlures plus ou moins graves. En pareil cas la responsabilité de la Compagnie se trouverait engagée.

2° J'arrive au second groupe. Il existe *une fuite de gaz dans un appartement.* Tous les perfectionnements apportés à la fabrication du gaz ne sont heureusement pas arrivés à lui enlever son odeur. Grâce à cette odeur, la présence d'une quantité très minime de gaz, 1/1000 par exemple, dans l'atmosphère ambiante est immédiatement soupçonnée. Si la proportion est de 1/500, le doute n'est pas possible.

Les accidents à redouter, lorsqu'il existe une fuite dans un appartement, sont l'explosion et l'intoxication. Quand il y a 11 parties de gaz d'éclairage dans l'atmosphère sur 100, la moindre étincelle amène une explosion : celle-ci peut avoir encore lieu quand la proportion monte à 30 p. 100 ; l'explosion ne se produit plus, lorsqu'elle arrive à 60 p. 100.

L'intoxication se fait bien avant : il suffit qu'il y ait 5 p. 100 de gaz d'éclairage dans l'atmosphère. La mort peut survenir dans des conditions souvent un peu étranges. Un certain nombre de personnes ont l'habitude de se coucher, en laissant brûler en *veilleuse* le bec de gaz de leur chambre : le bec est presque fermé et le gaz brûle avec une petite flamme bleue. C'est là une grande imprudence. Il y a quelques années un juge d'instruction, habitant rue de Médicis, fut trouvé un matin mort dans son lit ; il avait succombé à une intoxication par le gaz d'éclairage et voici comment :

La pression du gaz varie incessamment ; vers minuit, à l'heure où les théâtres, les concerts et la plupart des cafés se ferment, la pression augmente parce que la consommation se restreint. A d'autres heures, au moment par exemple où l'on allume les becs de gaz de la rue et ceux des magasins ou des ateliers, la pression diminue. Dans les deux cas, il peut se produire un sursaut qui suffit à éteindre la flamme d'un bec brûlant en veilleuse, le gaz s'échappe et vicie l'atmosphère.

Des accidents d'intoxication peuvent encore se produire quand la Compagnie fait exécuter des réparations ou des nettoyages. Ces travaux s'exécutent toujours pendant la journée. Je puis, comme doyen de cette Faculté, vous en faire toucher du doigt les inconvénients. Dans nos laboratoires, pour chauffer les étuves de culture, par exemple, on a constamment des becs allumés. Quand les ouvriers de la Compagnie ferment les robinets, les becs s'éteignent ; quand ils les rouvrent, le gaz s'échappe et vicie l'atmosphère du laboratoire : des accidents vertigineux se produisent, et nos garçons de laboratoire en ont été plusieurs fois victimes. J'ai réclamé bien des fois auprès de la Compagnie. Je n'ai pu obtenir aucun changement dans ses habitudes.

3° Enfin, Messieurs, nous nous trouvons en face d'un troisième ordre de faits : il n'y a pas d'odeur de gaz dans la maison, il peut ne pas y avoir de gaz dans la maison et les individus meurent intoxiqués par le gaz. C'est le cas de la famille Béringer, rapporté par M. Tourdes. Cette famille était composée de six personnes, dont cinq furent trouvées mortes, le 31 décembre 1840. L'enquête démontra que depuis plusieurs jours ces individus étaient souffrants. M. Tourdes crut devoir attribuer les accidents à une intoxication par le gaz d'éclairage, et à la suite de longues et patientes recherches, il put constater que le long du mur de la cave il se dégageait un gaz combustible qui brûlait avec une flamme bleue, mais qui n'avait pas d'odeur.

Comment le gaz pénètre-t-il dans une maison où il n'est pas installé. Dans les meilleures canalisations, il y a 10 et quelquefois 20 p. 100 de gaz perdu. Ce gaz, en s'échappant des conduites, trouve en général un sol plus ou moins perméable ; il peut donc se dégager sur la chaussée et n'incommoder personne. C'est là une perte de gaz régulière ; en outre, il faut compter avec les siphons installés sur les conduites. Quand le siphon chargé de recevoir les produits de condensation du gaz qui obstrueraient les conduites est désamorcé, des quantités considérables de gaz vont se perdre dans le sol et peuvent devenir une source de danger. Les anciens siphons amenaient, en effet, les produits de condensation dans le sol ; les nouveaux permettent leur échappement sur la voie publique.

Quand un tuyau de gaz ou un siphon est fracturé, le gaz se répand sous la chaussée ; il peut, dès lors, pénétrer dans les maisons, par un mécanisme bien facile à comprendre. En hiver, lorsqu'il gèle, la chaussée devient imperméable ; le gaz ne peut plus s'échapper à travers la croûte gelée, et il se crée un chemin vers les pierres, toujours un peu disjointes, des caves des maisons. Les maisons sont chauffées, et le foyer fait appel et aspire le gaz.

Pettenkoffer a prétendu qu'en hiver le sol était perméable comme en été : c'est une querelle de mots, disons seulement que le sol d'une chaussée gelée est moins perméable que lorsqu'elle ne l'est pas. Nous avons, pour répondre à Pettenkoffer, un argument expérimental qui nous suffit : 9 p. 10 des accidents signalés ont eu lieu en hiver ; dans quelques cas, on n'a pu trouver aucun feu allumé dans la maison ; l'appel était dû à l'élévation de température d'une chambre où couchaient deux ou trois personnes.

C'est l'époque presque constante des accidents qui a donc mis sur la voie d'une théorie acceptable. C'est presque toujours du 20 décembre au 30 janvier qu'ils se produisent.

C'est à ce moment que la pression est la plus forte dans les conduites, car c'est la période de la consommation maxima du gaz d'éclairage, et la perte du gaz est, par conséquent, plus excessive.

Le grand péril est, qu'en passant à travers le sol et les murs des maisons, le gaz perd son odeur et son hydrogène carboné, il devient plus riche en oxyde de carbone. Dans quelques expertises, on a trouvé les individus morts avec une bougie allumée à côté d'eux, et on a pensé tout d'abord que si leur mort était due à une intoxication par le gaz d'éclairage, la bougie aurait provoqué une explosion. Mais ce n'est pas le gaz d'éclairage qui a causé la mort, c'est l'oxyde de carbone. L'expérience suivante, qui est très simple, vous frappera certainement : En forçant le gaz d'éclairage à passer à travers une conduite pleine de terre, sur une longueur de 10 à 12 mètres, et en le recueillant à la sortie, on constate que presque tous les hydrocarbures ont été absorbés par la terre et que, seul, l'oxyde de carbone, inodore et inexplosible, sort de ce tube.

Dans toutes les expertises faites depuis celle de M. Tourdes, on a toujours trouvé, en un point quelconque de la maison, la fissure par laquelle l'oxyde de carbone a pu pénétrer, et c'est la flamme bleue caractéristique de ce gaz qui l'a révélée. Kober [1], de Breslau, a raconté l'histoire d'un vieillard mort victime d'une intoxication par le gaz d'éclairage... La fuite était à 35 mètres de la maison.

Je relève dans la thèse de M. Bruneau les faits suivants :

De M. Tourdes : 6 individus intoxiqués, 5 morts ; le 31 décembre ; siphon brisé.

De Caussé, d'Albi : 3 individus intoxiqués, 1 mort ; le 22 janvier ; siphon désamorcé à 13 mètres.

De Ruggieri Cobelli : 3 individus intoxiqués, 3 morts ; le 3 janvier ; siphon brisé à 18 mètres.

---

1 Kober, *Schmidt's Jahrbucher*, décembre 1880.

De Blanc : 2 individus intoxiqués, 2 morts ; le 21 décembre ; siphon à 18 mètres.

De Lafargue, de Bordeaux : 2 individus intoxiqués, 2 morts ; le 5 avril ; rupture d'un tuyau.

De Kober, de Breslau : 1 individu intoxiqué, 1 mort, le 25 décembre ; 5 individus intoxiqués, état grave le 26 décembre ; tuyau brisé à 35 mètres.

Le fait de Lafargue, de Bordeaux, est une exception, puisqu'il s'est passé au mois d'avril.

Quant à l'observation de Kober, de Breslau, je dois m'y arrêter un peu. Je vous ai dit que l'on avait trouvé un vieillard mort dans son lit, le 25 décembre. Sa femme, qui couchait dans la chambre voisine, n'avait pas été incommodée. La mort fut attribuée à une cause quelconque, à la rupture d'un anévrysme, probablement. Les trois fils du défunt et deux voisines vinrent tenir, le 26 décembre, compagnie à la veuve. Il y eut, dès la première nuit, trois victimes. Le parquet s'émut et ordonna une enquête confiée à Kober et dont vous connaissez le résultat.

Symptômes. — Messieurs, lorsque les accidents se produisent dans ces conditions spéciales, ils revêtent un caractère nouveau et quelquefois singulier. Je vous ai indiqué la succession des symptômes dus à l'intoxication oxycarbonée : céphalée, impotence, hémorrhagies. Dans l'intoxication par le gaz d'éclairage, les choses se passent-elles de la même façon ? Nous nous retrouvons ici en présence de ces caractères symptomatiques que je vous ai signalés en vous parlant de la combustion des vieilles poutres. Ce sont des intoxications à forme chronique : partout où la question de diagnostic a été posée, l'erreur a été la même, en France, en Allemagne, en Angleterre. Les vertiges, les insomnies, la céphalalgie, les bourdonnements d'oreilles, l'impotence musculaire, les saignements de nez, ont toujours été mis sur le compte d'une fièvre typhoïde au début. Les symptômes concordaient, en effet ; il manquait la fièvre, mais on a décrit des fièvres typhoïdes apyrétiques ; de plus, nouvel argument en faveur d'une dothiénentérie, plusieurs personnes étaient tombées malades en même temps. (Épidémie de maison.)

Cherchez plus loin, Messieurs, c'est le conseil que je vous donne ; rappelez-vous que dans l'intoxication chronique par le gaz, les hémorrhagies ne sont pas rares, au début ; demandez si les accidents n'ont pas affecté souvent une intermittence qui serait inexplicable au premier abord, disparaissant quand le malade quitte une certaine pièce, et reparaissant dès qu'il y retourne.

Un révérend anglais, qui habitait une maison infectée par le gaz d'éclairage, se trouvait fort mal à l'aise chez lui. Dès qu'il sortait, tous les troubles qu'il éprouvait disparaissaient comme par enchantement. Son frère vint le voir. Effrayé de son état, il le décida à le suivre chez lui. En chemin, le révérend se sentant tout à fait remis, descendit de voiture et voulut retourner dans sa maison. A peine rentré dans son appartement, il se sentit si mal, qu'il repartit aussitôt pour rejoindre son frère. Bien lui en prit, car la nuit suivante, sa domestique, restée au logis, succomba.

Ce fait est très curieux, Messieurs ; je pourrais vous en citer d'autres.

CARACTÈRES ANATOMIQUES. — Vous connaissez les lésions caractéristiques de l'intoxication par l'oxyde de carbone. Même les médecins qui avaient attribué à l'action des hydrocarbures la toxicité du gaz d'éclairage, signalaient déjà la présence de plaques rosées sur la peau des cadavres et la rutilance du sang pulmonaire.

Il est inutile de revenir sur ce que je vous ai dit dans les leçons précédentes ; l'analyse du sang au spectroscope et les analyses chimiques vous permettront toujours de découvrir l'oxyde de carbone.

II. — ASPHYXIE PAR L'HYDROGÈNE SULFURÉ.

Messieurs,

En abordant l'étude de l'asphyxie par les gaz des fosses
d'aisances, je vous rappelle ce que je vous ai dit à propos des
accidents dus à l'oxyde de carbone. Il est inutile de revenir
sur une discussion que j'ai exposée tout au long devant
vous. Nous conservons le mot *asphyxie*, parce que c'est un
terme consacré en médecine judiciaire et comme il n'a pas
une signification bien précise au point de vue scientifique,
il a l'avantage de n'engager aucune fausse interprétation.

Les accidents produits par l'hydrogène sulfuré sont des
accidents toxiques. L'hydrogène sulfuré et le sulfhydrate
d'ammoniaque intoxiquent au même titre que l'oxyde de
carbone, ainsi que cela a été démontré par Paul Loye et
par moi (1).

Asphyxie par les gaz des fosses d'aisances. —
Les conditions dans lesquelles se produisent les asphyxies
par les gaz des fosses d'aisances sont nombreuses; elles
varient suivant les pays et les habitudes : je m'en tiendrai,
si vous le voulez bien, à nos habitudes françaises et surtout
à nos habitudes parisiennes.

Nous avons en France les fosses *fixes* et les fosses *mobiles*.

Les accidents causés par les émanations des fosses d'aisances fixes peuvent être aigus ou chroniques; ceux-ci sont
dus à la pénétration dans un appartement ou dans une

(1 Brouardel et P. Loye, *Comptes rendus de l'Acad. des sciences*, 1885.

maison d'émanations de fosses d'aisance peu abondantes mais contenues.

Pour bien saisir le mécanisme de l'accident aigu produit par les émanations d'une fosse fixe, examinons cette fosse telle qu'elle existe à Paris.

Une fosse fixe est constituée par un cube en maçonnerie, d'une capacité variable; à la partie supérieure de ce cube se trouvent trois ouvertures; l'une donne passage au tuyau de chute par lequel les matières tombent dans la fosse; à la seconde est adapté le tuyau d'évent, destiné à conduire les gaz jusqu'au faîte de la maison; la troisième ouverture enfin, fermée par une dalle, sert aux opérations de vidange. Le tuyau d'évent a été imposé par la préfecture de police, il empêche les gaz de refluer dans l'appartement. Directement au-dessous du tuyau de chute les matières s'accumulent et constituent une sorte de monticule, en forme de cratère, dont la surface est de consistance pâteuse et souvent très ferme. Les gaz sont emprisonnés en quantité plus ou moins considérable au-dessous de cette couche dure qui s'appelle en terme de métier le *chapeau;* lorsqu'elle se rompt ils se répandent dans la fosse et s'échappent par le tuyau d'évent. En même temps, par les fissures du cratère, coule une lave visqueuse qui va se perdre dans la nappe liquide montant à une hauteur variable dans la fosse.

Les fosses fixes doivent être absolument étanches, d'après les règlements de police. Messieurs, en dehors d'un appareil en verre, on peut dire que l'étanchéité absolue n'existe pas, mais il se fait entre les pierres du caveau servant de fosse, une espèce de colmatage qui empêche la diffusion des matières. Vous savez que les matières fécales sont riches en matières grasses; on a pu trouver dans les matières appliquées contre les parois des égouts jusqu'à 10 et 15 p. 100 de margarine. Cette margarine passe à travers les pierres, et elle forme dans le sol, tout autour de la fosse, une couche imperméable. Le fait a été vérifié, Messieurs. Des puisards, creusés pour recevoir des eaux ménagères, des eaux vannes, etc., ont peu à peu cessé d'être des puits d'absorption. Quand autour d'eux le sol est devenu imperméable, ils n'ont plus rien absorbé.

Les vieilles fosses, mal construites, ne sont pas étanches. Il y en a qui le sont si peu que, de mémoire d'homme, on ne les a vidées. A Paris, il y a des quartiers où la diffusion des matières fécales dans le sol est séculaire. Je puis vous citer ce qui s'est passé lors de la construction de l'hôtel des Postes, à deux pas de la rue Montmartre, au cœur de Paris. On tomba, en creusant les fondations, sur un véritable *lac fécal*, si vous voulez me permettre cette expression qui rend bien ma pensée, son existence pouvait remonter à Philippe-Auguste. Toutes les fosses des environs s'y vidaient depuis des siècles, et pour faire les fondations, on dut recourir aux ouvriers d'une compagnie de vidanges, les terrassiers refusant de travailler dans ces conditions.

La non-étanchéité, la mauvaise construction des fosses, peuvent donner matière à une expertise, non seulement au point de vue hygiénique, cela va de soi, mais encore au point de vue médico-légal. Les eaux d'alimentation d'un voisin peuvent, en effet, être contaminées par des infiltrations de matières fécales, et si celui-ci tombe malade pour avoir fait usage de ces eaux polluées, il peut intenter au propriétaire voisin une action civile.

Ce n'est pas tout. Des épidémies peuvent être la conséquence de ces vices de construction, ainsi que M. Chantemesse et moi l'avons prouvé, lors de l'épidémie de Clermont-Ferrand, en 1886 (1). Un Parisien était venu prendre les eaux à Royat; il fut atteint de fièvre typhoïde; ses matières fécales furent jetées dans la fosse d'aisances : elle n'était pas étanche; les eaux d'alimentation de Clermont-Ferrand furent contaminées; un grand nombre de personnes qui firent usage de l'eau polluée furent malades, et

____

(1) Brouardel et Chantemesse, *Enquête sur les causes de l'épidémie de fièvre typhoïde qui a régné à Clermont-Ferrand (Annales d'hygiène publique et de médecine légale*, 1887, t. XVII, p. 385).

l'épidémie fit, tant à Montferrand qu'à Clermont, de quatre cents à cinq cents victimes.

Vous voyez quelles conséquences peut avoir la pénétration des matières fécales dans le sol. Et cependant il existe des propriétaires peu scrupuleux qui font percer un trou dans l'un des angles de leur fosse, afin de permettre à la plus grande partie du liquide de s'écouler dans le sol. Ils évitent ainsi les frais de curages trop fréquemment répétés.

Quoi qu'il en soit, il faut vider la fosse; cette opération est faite par des ouvriers vidangeurs et ceux-ci peuvent être victimes, soit au début, soit à la fin de leur travail, d'un accident qu'ils appellent et que j'appellerai avec eux, le *coup de plomb*.

Autrefois, on vidait la fosse avec des seaux; aujourd'hui on se sert d'un appareil que nous connaissons tous et qui s'appelle le *système barométrique*. Cet appareil est constitué par un grand tonneau métallique dans lequel le vide est fait à l'usine ou sur place. Ce tonneau est amené devant la maison dans laquelle la vidange doit être pratiquée, le tube qui en part est plongé dans la fosse, un fourneau incandescent est placé de façon qu'il brûle tous les gaz dans son foyer. Mais pour que cet appareil fonctionne, il faut que les liquides et les solides contenus dans la fosse soient bien mélangés, à l'état pâteux. Cette opération nécessite un *brassage*. La pierre qui recouvre l'orifice de la fosse est descellée, et les ouvriers, à l'aide de perches ou de pelles, démolissent le chapeau. Cette manœuvre est l'occasion d'un très fort dégagement de gaz, qui s'échappe par la pierre ouverte et qui peut amener chez les ouvriers, placés près d'elle, de véritables accidents d'intoxication.

Le brassage terminé, on met la machine en marche et l'aspiration des matières se fait : en termes du métier, cette manœuvre s'appelle l'*allège*. Quelquefois on se contente d'une allège, mais au bout d'un certain nombre de ces allèges, on est bien obligé de faire le *rachèvement*, c'est-à-dire le nettoyage complet de la fosse. Un ouvrier descend dans la fosse avec un seau, une pelle et même une pioche, car la croûte qui tapisse les murs est souvent très dure. Ces ouvriers, les règlements l'exigent, ne devraient jamais descendre dans une fosse sans avoir revêtu une bricole. Mais ils négligent souvent cette précaution et c'est là qu'est le grand danger, car un premier accident en entraine fatalement un autre. Si un ouvrier est pris par le plomb pendant le rachèvement, ses camarades descendent l'un après l'autre pour le secourir, et il n'est pas rare de compter ainsi plusieurs victimes.

En termes du métier, il y a le *plomb d'entrée* qui correspond au moment du brassage et le *plomb de sortie* qu'on observe pendant le rachèvement. Une troisième personne peut encore être frappée, Messieurs : c'est l'inspecteur. L'inspecteur doit descendre dans la fosse deux jours après qu'elle a été vidée, pour s'assurer si elle est en bon état. Mais les parois sont couvertes d'un enduit graisseux qui dégage des quantités considérables d'hydrogène sulfuré; si l'inspecteur ne fait pas renouveler l'air de la fosse avant d'y pénétrer, il se trouvera tout à coup dans une atmosphère irrespirable, et il pourra être frappé du *plomb de l'inspecteur*. Vous retrouverez tous ces faits, fort bien étudiés, dans la thèse d'un de mes élèves, M. Lasgoutte (1).

Ainsi que je viens de vous le dire, lorsque l'accident arrive à des ouvriers, il est rarement unique. En effet, les ouvriers placés autour de l'ouverture de la fosse voient tout à coup leur camarade occupé au rachèvement tituber et tomber; s'il est muni de la bricole, on le remonte; la plupart du temps, il n'a pas voulu s'assujettir à cette précaution; un camarade, attaché celui-là, descend pour le remonter, il tombe pendant qu'il est encore sur l'échelle, on le retire, un autre prend sa place; il y a souvent trois ou quatre victimes et quelquefois une, deux ou trois morts.

J'ajoute que les procédés employés pour rappeler les mal-

---

(1) Lasgoutte, *Examen au point de vue de l'hygiène des procédés de vidange en usage à Paris*. Thèse, Paris, 1880.

heureux à la vie sont pareils à ceux qu'on emploie dans toutes les asphyxies ; j'y reviendrai dans quelques instants.

Les gaz des fosses d'aisances sont constitués par un mélange d'hydrogène sulfuré, de sulfhydrate d'ammoniaque, d'azote et d'acide carbonique ; ce mélange est produit par la fermentation des matières fécales ; il est d'autant plus riche en gaz asphyxiants que les fosses servent à des personnages qui se nourrissent bien et qui font dans leur alimentation grand usage de matières animales. Cela était vrai surtout autrefois. Depuis que, à Paris, les règlements de police et les habitudes ont obligé les propriétaires à installer des chutes d'eau dans les cabinets, ces fosses sont devenues beaucoup moins dangereuses.

De tous ces gaz, le plus toxique est incontestablement l'hydrogène sulfuré. Les accidents causés par le sulfhydrate d'ammoniaque paraissent identiques à ceux que cause l'hydrogène sulfuré. Je ne connais pas d'expériences sur ce sujet méthodiquement conduites.

L'hydrogène sulfuré est extrêmement toxique. Dans les expériences que nous avons faites en 1885, Paul Loye et moi, nous avons trouvé qu'il était mortel à la dose de 0,12 p. 100. Or, il n'y a pas de fosse, à moins qu'on n'y ait fait au préalable un fort renouvellement d'air, où on ne trouve pas d'habitude 8, 10 ou même 12 p. 100 d'hyrogène sulfuré (1).

Nous n'avons pas atteint, Paul Loye et moi, le but que nous nous étions proposé en instituant nos expériences ; nous n'avons pas pu savoir comment un individu, placé dans une atmosphère chargée d'hydrogène sulfuré, était frappé après deux ou trois inspirations. Nous avions pensé que cet individu succombait à l'inhibition et que l'hydrogène sulfuré exerçait sur les nerfs laryngés supérieurs une excitation dont la conséquence était l'arrêt subit de la respiration.

(1) Consulter les nombreuses expériences consignées dans le rapport de d'Arcet, *Rapport sur le curage des égouts Amelot, de la Roquette, etc.* (*Ann. d'hygiène publique et de médecine légale*, 1829, t. II, p. 5 à 159).

Ces considérations ne se sont pas trouvées complètement d'accord avec les faits. Nous avons en effet soumis des chiens sains et des chiens trachéotomisés à l'action de l'hydrogène sulfuré. Dans une atmosphère contenant 2 p. 100 d'hydrogène sulfuré les chiens mouraient en trois minutes ; quand ils respiraient dans une atmosphère chargée de 0,5 p. 100 seulement, ils pouvaient survivre de dix-sept à cinquante minutes. Les chiens trachéotomisés sont morts dans les mêmes conditions que ceux qui ne l'étaient pas.

Il est difficile de se rendre compte des divers phénomènes qui précèdent la mort, lorsque celle-ci arrive en trois minutes, comme c'est le cas pour les chiens placés dans une atmosphère contenant 2 p. 100 d'hydrogène sulfuré. Lorsque cette atmosphère n'en contient qu'un demi p. 100, il est plus facile d'observer les symptômes de l'intoxication, parce que la survie est plus longue (1).

On constate d'abord une énorme dilatation de la pupille ; l'œil est en exophthalmie, le réflexe pupillaire disparaît. La dilatation est persistante ; elle diminue un peu quelques instants avant la mort, mais elle reprend presque immédiatement toute son énergie. La perte de la sensibilité coïncide avec la dilatation pupillaire ; elle semble diminuer avec elle. Les membres sont contracturés dans l'extension ; la circulation est très ralentie. Les battements du cœur tombent de 60 à 40. Au début les mouvements respiratoires ont une grande amplitude ; ils diminuent peu à peu et cessent au bout de trente secondes. Cet arrêt dure environ une minute, puis on voit revenir de grandes inspirations qui mettent en jeu tous les muscles du thorax ; puis la fréquence de la respiration diminue jusqu'à la mort.

En présence de ces accidents et de ces dangers, la préfecture de police à Paris, et les mairies dans les autres villes de France, ont pris des arrêtés destinés à en diminuer la

(1) P. Brouardel et Paul Loye, *Recherches sur l'empoiso nnement par l'hydrogène sulfuré* ,*Comptes rendus de l'Académie des sciences*, 1885).

gravité. Ces arrêtés prescrivent en effet, d'après l'avis des chimistes, de mélanger au moment du brassage du sulfate de fer, en quantité suffisante, aux matières fécales. S'il arrive un accident, la compagnie peut donc être mise en cause quand elle n'a pas obéi à l'arrêté.

Messieurs, lorsque MM. Descoust, Boutmy et moi, nous avons recommencé les expériences, nous avons bien constaté que le sulfate de fer faisait disparaître partiellement l'odeur dégagée par la fosse : mais au point de vue du danger, il n'avait presque aucune influence : il donnait une fausse sécurité. Je veux, en deux mots, vous expliquer le mécanisme de ces expériences.

Nous avons placé sous une caisse de verre de 112 litres de capacité un récipient, un tiroir si vous voulez, contenant 1 litre et demi d'eau vanne ; nous avons placé un chien dans la caisse. Au moment où l'on agitait cette eau vanne l'animal était pris par le plomb et succombait en deux minutes. Lorsque cette eau vanne avait été au préalable additionnée de sulfate de fer, le chien mourait en trois minutes. L'avantage, comme vous le voyez, est donc bien peu sensible. Wurtz, qui avait beaucoup insisté sur cet avantage, fut très étonné en apprenant le résultat de nos expériences ; il vint à la Morgue, fit répéter les expériences devant lui et reconnut alors que si l'arrêté préfectoral avait sa valeur au point de vue de l'odeur, il ne donnait, au point de vue du péril que courent les ouvriers, qu'une sécurité illusoire.

Et puis, Messieurs, il faut bien ajouter que, en admettant même que l'addition du sulfate de fer ait plus de valeur, ce procédé serait bien peu efficace en présence de la quantité souvent énorme de matières qu'il s'agit de désinfecter. Ce n'est pas avec un ou deux seaux d'une solution de sulfate de fer, comme on le fait habituellement, qu'on réussira.

Les dangers que font courir les fosses fixes autorisent-ils à leur substituer les *fosses mobiles* ? Les fosses mobiles sont des caisses ou des réceptacles en zinc que l'on enlève et que l'on emporte sur un camion dès qu'elles sont pleines. Cela semble très simple au premier abord. Mais on ne sait jamais exactement quand la fosse mobile est pleine. En principe elle ne doit se remplir qu'au bout de huit à dix jours. En fait, pour une raison ou une autre, la caisse déborde souvent ; les matières se répandent dans le caveau qui n'est pas fermé hermétiquement, et cette inondation est un grave inconvénient pour les habitants de l'immeuble. Ce système de fosses mobiles ou de tinettes avait été installé à l'hôpital Lariboisière. Les inondations s'y répétèrent plusieurs fois, à tel point qu'elles y amenèrent des accidents sinon mortels au moins très graves pour les ouvriers chargés de leur enlèvement. Il est du reste impossible de songer sérieusement à généraliser ce système, contre lequel nous avons formellement protesté, en 1881, dans un rapport sur les odeurs de Paris. En voici la raison : il y a à Paris 230,000 tuyaux de chute ; il y aurait donc 230,000 tinettes ; admettons que chaque tinette soit enlevée tous les dix jours et que l'on puisse charger 10 tonneaux sur une même voiture. On verrait donc circuler journellement dans les rues de Paris environ 2,300 camions à tinettes ; leur nombre dépasserait celui des omnibus. C'est évidemment inadmissible aussi bien au point de vue de l'hygiène publique que de la décence des rues.

Les *questions médico-légales* qui se posent à propos de l'asphyxie par les gaz des fosses d'aisances sont relatives, en général, aux ouvriers qui ont été victimes d'un accident.

Mais on trouve quelquefois dans une fosse un cadavre ; dans la plupart des cas c'est le cadavre d'un nouveau-né ; deux fois j'ai participé à des enquêtes dans lesquelles le corps était celui d'un adulte. Les magistrats vous demanderont si l'individu est tombé vivant dans la fosse ou s'il y a été jeté mort ; ils vous demanderont encore combien de temps le corps à séjourné dans la fosse.

Dans les deux cas où le corps était celui d'un adulte, la découverte avait été faite au moment de la vidange ; dans l'un d'eux, le corps était resté au moins six mois au fond de la fosse. Il est un fait dont vous devez vous souvenir : le liquide des fosses d'aisances est un liquide très conservateur, la putréfaction ne s'y fait pas, à condition que le liquide ne contienne que de la matière fécale, de l'urine et de l'eau. Mais si on y mélange de l'eau de savon, si l'air y accède en grande quantité, la putréfaction est au contraire rapide.

Tardieu a pu retrouver chez un nouveau-né, projeté depuis plus de trois mois dans une fosse, les organes dans un état de conservation suffisante pour constater l'existence des ecchymoses sous-pleurales et sous-péricardiques. La couleur du sang n'était pas suffisamment altérée pour ne pas reconnaître les taches sanguines sur les séreuses.

Dans un autre cas j'ai pu retrouver, sur la tête d'un enfant, une plaie dont le séjour prolongé dans le liquide de la fosse n'avait pas beaucoup modifié les caractères. Les faits se passent ainsi lorsque les gaz ne sortent que par regorgement par le tuyau d'évent.

Il n'en est pas toujours ainsi, surtout à la campagne où les sièges des cabinets sont souvent munis de plusieurs trous, où les courants d'air par conséquent sont multiples. L'oxygène atmosphérique peut librement pénétrer dans la fosse et les oxydations se font beaucoup plus vite ; enfin lorsque les eaux de cuisine, les eaux de savon sont projetées dans la fosse, la soude qu'elles contiennent hâte la combustion, pour ne pas dire la destruction des corps.

Chaque fois par conséquent que vous aurez à répondre à une des questions ci-dessus, vous serez obligés de faire la visite minutieuse des cabinets d'aisances, de vous assurer de quelle façon l'air arrive dans la fosse et quels liquides on a l'habitude d'y projeter. Cette enquête devra être faite pour chaque cas particulier.

Lorsqu'il s'agit d'une intoxication simple par les gaz d'une fosse, comme cela arrive chez les vidangeurs, la putréfaction marche vite. L'hydrogène sulfuré agit immédiatement sur le sang qui prend une teinte verdâtre, tirant sur le noir. L'altération porte sur la matière colorante des globules sanguins. Nous ne nous trouvons pas en présence d'un phénomène analogue à celui que nous avons constaté dans l'intoxication oxycarbonée. La combinaison est tellement stable, chimiquement, que Claude Bernard a pu la considérer comme définitive. Ici, au contraire, il suffit de battre à l'air du sang chargé d'hydrogène sulfuré ou de sulfhydrate d'ammoniaque, pour qu'il reprenne sa couleur normale. L'expérience peut être recommencée un certain nombre de fois avec le même succès.

L'examen spectroscopique ne donne pas des résultats aussi nets que dans l'intoxication par l'oxyde de carbone. On trouve naturellement la bande de réduction toute faite, puisqu'elle s'obtient en ajoutant au sang normal du sulfhydrate d'ammoniaque; on peut souvent la faire disparaître et un certain nombre d'expérimentateurs, surtout M. le professeur G. Pouchet, ont observé dans le rouge du spectre une petite bande noire qu'ils considèrent comme caractéristique de l'hydrogène sulfuré. Je ne puis dire que j'y attache une grande importance. J'ai pu constater quelquefois chez des chiens qui avaient vécu trente minutes dans une atmosphère chargée d'hydrogène sulfuré, la raie de M. Pouchet; je n'ai jamais pu la déceler dans un cas d'asphyxie brusque.

L'analyse spectroscopique ne peut donc pas nous donner de renseignements précis.

Nous n'en trouverons pas davantage, Messieurs, dans l'extraction des gaz. L'analyse chimique, en effet, est viciée par une cause d'erreur qu'on ne peut supprimer. Lorsqu'un corps se putréfie, il se forme de l'hydrogène sulfuré et du sulfhydrate d'ammoniaque. Si donc vous trouvez l'un de ces gaz dans le sang d'un cadavre, il vous sera difficile de dire si cet hydrogène sulfuré est celui qui s'est formé pendant la putréfaction ou s'il a été inspiré pendant la vie.

Heureusement, Messieurs, nous pouvons nous appuyer, pour formuler notre réponse et faire notre conviction, sur un incident qui se produit presque toujours simultanément avec l'asphyxie : Un individu tombe dans une fosse ; il s'asphyxie et en même temps il se noie dans les matières fécales. En un mot les phénomènes de la submersion se juxtaposent à ceux de l'asphyxie. Grâce aux inspirations très larges qui accompagnent le début et la fin de l'intoxication, les matières fécales pénètrent dans le larynx, dans la trachée, dans les bronches et jusqu'au fond des alvéoles pulmonaires ; elles pénètrent dans l'estomac, et même dans la caisse du tympan. On constate ce fait non seulement chez les individus adultes qui ont lutté contre la mort, après être tombés dans une fosse, mais encore chez les nouveau-nés qui y ont été projetés vivants.

A la coupe, le poumon présente un caractère typique, et celui-ci permet d'affirmer le genre de mort et d'en préciser le mode. En comprimant entre les doigts des fragments de tissu pulmonaire on fait sourdre des bronches des petites chandelles de matières fécales, et s'il subsistait des doutes sur la nature de ces chandelles, le microscope suffirait pour les lever (1).

Avant de passer à l'étude des symptômes de l'intoxication par l'hydrogène sulfuré je dois vous dire deux mots d'une théorie pathogénique émise par Liebig. Il avait pensé que l'inhalation de l'hydrogène sulfuré amenait immédiatement la formation de sulfure de fer dans le sang. C'est à cette réaction chimique qu'il attribuait l'intoxication. Les hématies, privées de leur fer par l'hydrogène sulfuré, devenaient impropres à recueillir l'oxygène. La théorie de Liebig,

(1) Obs. 29, 30, 31.

Messieurs, ne me parait pas soutenable. La mort est trop rapide pour qu'une pareille combinaison ait le temps de se faire. Si elle se réalisait, elle ne nous fournirait aucun élément nouveau au point de vue de l'enquête. Nous ne pourrions faire la différence entre le sulfure de fer formé par l'hydrogène sulfuré dû à la putréfaction et le sulfure de fer formé par l'hydrogène sulfuré introduit par la respiration.

Les *symptômes de l'intoxication sulfhydrique* sont variables, selon la forme de l'intoxication.

Dans l'*intoxication brusque* un individu tombe foudroyé par le plomb des vidangeurs ; tous les muscles sont immobilisés, la perte de connaissance est complète, les pupilles sont extrêmement dilatées ; puis surviennent quelques convulsions dans les membres, des contractures, que suivent le coma et la mort. La succession de ces phénomènes est très rapide.

Si l'ouvrier est retiré à temps, on peut le rappeler à la vie, même quand il est déjà dans le coma, au moyen de la respiration artificielle et des tractions rythmées de la langue telles que les conseille M. Laborde.

Mais même alors tout n'est pas fini, Messieurs, et après le rappel à la vie il peut survenir des accidents graves, mortels.

J'en ai observé deux cas à quinze jours de distance : et c'est justement la coïncidence et la similitude des accidents qui m'a éclairé sur leur nature et qui m'a permis de faire partager ma conviction par les magistrats.

Rue de Grenelle, un ouvrier était occupé au rachèvement d'une fosse ; il tombe, il est immédiatement remonté au moyen de sa bricole. Rappelé à la vie, il allume tranquillement sa pipe, reste quelques instants assis dans la cour de la maison, puis monte sur la voiture de vidanges et rentre chez lui. Il mange, puis se couche sans se préoccuper autrement de son accident. Au bout d'une demi-heure il se réveille en proie à un accès de suffocation épouvantable et il succombe deux heures après, présentant tous les signes du catarrhe suffocant, noyé dans la spume bronchique.

Le deuxième fait se passa quinze jours plus tard. Dans le même quartier, près du Gros-Caillou, des vidangeurs sont occupés à vider une fosse où des tinettes mobiles avaient débordé. Un ouvrier est frappé du plomb, on le retire, il revient à lui, allume sa pipe, rentre chez lui, toujours sur le fourgon, mange, se couche et meurt au bout de six heures, avec tous les symptômes du catarrhe suffocant.

Voilà donc deux faits absolument semblables. Les compagnies d'assurance qui devaient payer une indemnité aux ouvriers ou à leurs familles en cas d'accident furent mises en cause. Elles déclarèrent qu'elles ne devaient d'indemnité qu'en cas d'accident survenu au cours du travail; elles alléguèrent que les individus décédés avaient quitté leur travail, qu'ils étaient rentrés chez eux, qu'ils avaient mangé et dormi et elles en conclurent qu'elles ne devaient rien.

S'il n'y avait eu qu'un fait isolé, il eût peut-être été bien difficile de convaincre les magistrats. Mais les décès s'étaient succédé à quinze jours d'intervalle ; ils étaient survenus dans des conditions identiques, au milieu d'accidents de catarrhe suffocant, après les mêmes répits. C'est la coïncidence de ces deux faits qui a fixé mon opinion. Le tribunal l'accepta et les compagnies furent condamnées à payer l'indemnité prévue par le contract.

C'est donc à l'expert qu'il appartient, dans ces affaires, d'établir la corrélation de cause à effet qui, de quelque manière qu'on l'explique, n'en est pas moins incontestable.

La *forme lente* est plus difficile à caractériser, car en général les gens ne se doutent pas de la cause de leurs malaises. L'intoxication lente est due à la pénétration dans les appartements des gaz de la fosse. Les individus sont pris de malaises, d'inappétence, de coliques douloureuses, de vomissements, d'entéralgie à forme vaguement intermittente. Les crises surviennent tous les jours, vers 4 ou 6 heures

du soir, puis disparaissent jusqu'au lendemain. Les malades
s'anémient, maigrissent et tombent enfin dans un véritable
état cachectique. Les accidents peuvent donner le change,
à moins que le médecin, en faisant l'inspection de l'appartement, ne perçoive dans une pièce quelconque, une odeur
désagréable et bien connue. Christison, en Angleterre, a
observé l'infection de toute une école fondée et soutenue
par charité, qui avait été construite au milieu d'un champ
d'épuration, sale et mal tenu. Cette école était fréquentée
par 24 enfants; 22 furent malades et 2 succombèrent.

L'intoxication peut se faire non plus par les voies respiratoires, mais par les voies digestives, et alors les accidents
revêtent parfois une forme brutale; lorsque des matières
fécales sont ingérées, alors même qu'elles ne contiennent
pas de germes spécifiques, elles peuvent déterminer des
accidents cholériformes.

Je puis vous citer à ce sujet le fait suivant qui a été d'autant mieux étudié qu'il coïncida avec une épidémie de choléra : C'était en 1884. Au moment où nous étions en séance
au Comité d'hygiène, une dépêche vint nous avertir que
le choléra venait d'éclater dans une école à Asnières et
que 32 petites filles étaient atteintes. M. Grancher partit
aussitôt pour Asnières, se rendit à l'école signalée et constata que les enfants avaient des vomissements, des crampes,
de la cyanose, en un mot tous les symptômes du choléra,
sauf l'anurie. L'épidémie dura le 19 et le 20 décembre;
tout ce petit monde en fut heureusement quitte pour la
peur. M. Grancher en faisant son enquête apprit que la
fosse d'aisances de l'école avait été vidée la nuit précédente.
L'école était mal tenue, l'hygiène y était déplorable.
M. Grancher s'enquit de l'alimentation en eau potable de
cette école. On lui montra dans le jardin une fontaine ou
plutôt une mare alimentée par un petit ruisseau qui venait
de je ne sais où. Or les ouvriers vidangeurs, après avoir terminé leur besogne, avaient lavé leurs mains et leurs outils

dans l'eau de cette mare : ils ne pouvaient vraiment pas se douter qu'ils contaminaient une fontaine dont les petites filles boiraient l'eau le lendemain. Aucune d'elles n'est morte, mais quelques-unes ont été extrêmement malades (1).

Asphyxie par les gaz des égouts. — Pour en finir avec les intoxications par l'hydrogène sulfuré, il me reste à vous parler, Messieurs, des accidents dus aux gaz des égouts.

Lorsque les égouts sont bien entretenus le renouvellement de l'air s'y fait en général bien, mais non pas sans quelque détriment pour l'atmosphère de la rue. Si les égouts sont mal tenus, mal ventilés, l'hydrogène sulfuré s'y forme en proportions dangereuses et des accidents sont possibles. Il y a quelques années, toute la rue d'Ulm fut infectée de cette façon; la quantité d'hydrogène sulfuré qui s'échappait de l'égout et remontait dans les maisons était telle que partout l'argenterie devint noire.

Plus loin de nous, nous devons citer l'accident de la rue Amelot, rapporté par d'Arcet (2), et dans lequel plusieurs ouvriers ont trouvé la mort, sans qu'on soit parvenu à le rendre au service. On rencontre trop souvent en province des égouts aussi mal tenus.

Même, Messieurs, lorsqu'un égout est bien entretenu, les ouvriers ne sont pas à l'abri de tout danger. Vous savez qu'à Paris il y a en moyenne tous les jours une population de 800 à 1000 ouvriers occupée dans les égouts. Ce sont les égoutiers d'abord, puis des plombiers, des ouvriers qui établissent ou réparent les fils télégraphiques et téléphoniques, etc. Ces travailleurs peuvent être exposés à des accidents dans le genre de celui dont M. Descoust a eu à s'occuper (3) :

(1) Grancher, *Recueil des travaux du Comité consultatif d'hygiène publique de France*, 1884, p. 241.
(2) D'Arcet, *Rapport sur le curage des égouts Amelot, de la Roquette, etc. (Annales d'hyg. publ. et de méd. légale*, 1829, t. II, p. 5).
(3) Obs. 31.

Quatre hommes tombent morts dans l'égout du boulevard Rochechouart, frappés du plomb des vidangeurs. M. Descoust fait leur autopsie et il recueille dans la trachée et dans les bronches de l'un d'eux, trouvé le nez appliqué sur le fond de la cunette, des graviers de diverses grosseurs (l'un d'eux avait la dimension d'un haricot); ils s'y étaient introduits à la suite des inspirations énergiques que je vous ai signalées en décrivant les symptômes de l'intoxication et comme des balles forcées dans un canon de fusil. En remontant à la cause de l'accident on constata qu'au moment où ces ouvriers passaient dans l'égout, des vidangeurs qui avaient fait une allège et qui étaient pressés d'en refaire une autre, avaient déversé, dans la rue, par une bouche d'égout, le contenu de leur appareil.

Il y eut un procès en responsabilité; les enquêtes et les contre-enquêtes s'accumulèrent, mais, en définitive, la compagnie de vidange dut payer une forte indemnité aux parents des victimes.

En dehors de ces circonstances, que je dois qualifier d'exceptionnelles, un égout qui fonctionne bien, qui est bien tenu, un égout de Paris par exemple, expose-t-il à des accidents? Les égouts de Paris contiennent peu de microbes, parce que leurs parois sont constamment humides et que, par conséquent, les microorganismes se déposent sur ces parois. Cette atmosphère est-elle réellement saine pour cela?

Elle est toujours chargée de gaz provenant de la décomposition des matières organiques qui circulent dans l'égout; l'acide carbonique et l'hydrogène sulfuré y dominent. Ces gaz sont dangereux.

Je fus appelé, il y a quelques années, à soigner un fournisseur de l'École, dont la boutique se trouvait à deux pas d'ici, au carrefour de l'Odéon. Au niveau de la porte du magasin, en face d'elle, s'ouvrait une bouche d'égout. Mon client, sa famille, souffraient d'entéralgies violentes, dont le caractère était nettement périodique; je leur donnai mes soins pendant quelque temps, puis d'autres personnes de la maison étant devenues malades à leur tour, je crus pouvoir rapporter les accidents observés à la proximité de la bouche d'égout. Je donnai le conseil de changer de place la porte de la boutique, de façon à empêcher l'introduction des gaz de l'égout dans le magasin. Cette opération suffit. Tous les malades furent guéris en quelques jours.

Vous voyez donc à quels accidents les émanations des égouts, même bien tenus, exposent ceux qui les respirent. On peut rapprocher de ce fait, les coliques assez fortes que les lavements sulfhydriques, préconisés il y a quelques années dans le traitement de la phtisie, donnaient aux malades auxquels on les administrait.

M. Marié-Davy, partisan convaincu du système connu sous le nom de *tout à l'égout*, a fait à ce propos un travail de statistique très documenté. Il a constaté que sur 1000 bouches d'égout, 500 bouches aspiraient l'air de la rue, tandis que 500 autres rendaient à la rue l'atmosphère de l'égout.

De plus tous les égouts n'ont pas une pente suffisante ; les eaux s'écoulent lentement ; dans quelques-uns l'eau semble stagnante. Lorsque MM. Descoust et Boutmy firent leur expertise à propos de l'accident du boulevard Roche-chouart, ils jetèrent dans l'égout un certain nombre de petits papiers. Ceux-ci restèrent stationnaires pendant quelque temps, avant de suivre lentement le fil de l'eau : de plus tout obstacle au cours de l'égout, si minime soit-il, arrête le courant. Ce courant est tellement faible qu'un bol fécal, et je tiens ce détail de M. Humblot, ingénieur en chef de la ville de Paris, déposé dans le grand égout du faubourg Saint-Antoine, ne met pas moins de dix-huit jours pour arriver à Asnières : déposé dans un égout latéral, il mettra six semaines à faire le même trajet.

Pour vous rendre compte de la facilité avec laquelle un obstacle, même insignifiant, peut arrêter un courant d'égout, voyez ce qui se passe dans les ruisseaux de nos rues. Prenez la rue Monsieur-le-Prince, par exemple ; vous en connaissez la pente, vous en connaissez les ruisseaux profondément creusés en ornières par les roues des voitures. Interposez au moment où l'eau coule dans ce ruisseau, une feuille de chou : vous verrez le courant s'arrêter, l'eau, les sables, les détritus de toutes sortes s'accumuler derrière l'obstacle jusqu'à ce qu'enfin, au bout d'un temps assez long, la feuille de chou soit emportée non pas par la poussée qui se fait derrière elle, mais par un coup de balai.

Le niveau de l'égout est très variable. Il dépend nécessairement de la quantité d'eau qu'on y projette. Au moment d'un orage, ce niveau monte en quelques instants jusqu'à la voûte; il redescend de même. Mais en se retirant, les eaux d'égout ont laissé sur toutes les parois un enduit gras, riche en margarine, qui peut atteindre de 8 à 10 centimètres d'épaisseur.

A la longue ces enduits se dessèchent, tombent en poussière et cette poussière est ramenée sur la voie publique par les courants d'air violents qui sont constants et assurent d'ailleurs la ventilation.

Je vous ai dit que tous les jours un millier d'ouvriers environ travaillaient dans le réseau des égouts parisiens. Ces ouvriers, en remontant sur la chaussée, y rapportent à leurs souliers, sur leurs vêtements, la boue et la poussière des souterrains et les répandent dans l'atmosphère.

Je n'ai pas à insister, Messieurs, sur les inconvénients que les égouts présentent, tels qu'ils sont aujourd'hui, ni à m'occuper des moyens que l'on pourrait mettre en usage pour y remédier. Ce serait sortir du domaine de la médecine légale pour empiéter sur celui de l'hygiène. Mon opinion n'a triomphé ni au Conseil municipal, ni à la Chambre, ni au Sénat; j'ai été battu par d'autres hygiénistes; je m'incline, mais je regretterai toujours qu'on n'ait pas, avant d'établir le *tout à l'égout*, exigé, ainsi que je le proposais, pour les matières fécales et les eaux vannes des canalisations spéciales et absolument étanches.

III. — ASPHYXIE PAR L'HYDROGÈNE ARSÉNIÉ,
L'ACIDE CYANHYDRIQUE,
LES VAPEURS NITREUSES, LE CHLORE

Messieurs,

Je ne dois pas donner à ce chapitre des développements
trop grands. Les accidents provoqués par l'inhalation de ces
gaz et de ces vapeurs se sont produits dans des laboratoires
ou dans des usines, ce sont à proprement parler des accidents appartenant à l'hygiène professionnelle. Quelques-
uns ont donné naissance à des procès en responsabilité, je
ne crois pas qu'il y ait eu des poursuites devant les tribunaux correctionnels ou les assises.

Je me bornerai donc à vous indiquer les circonstances
dans lesquelles ils surviennent et les moyens de reconnaître
leur cause.

Hydrogène arsénié. — L'hydrogène arsénié se produit quand de l'hydrogène naissant se trouve en contact
avec un composé oxygéné d'arsenic.

Sa puissance toxique est extrêmement grande. Gehlen,
cherchant à reconnaître par l'odorat si l'appareil dans
lequel il préparait de l'hydrogène arsénié ne présentait pas
de fuite, mourut après avoir respiré une quantité de gaz
probablement fort peu considérable (1).

En 1890, Geigy (2) a réuni 37 cas; en 1895, MM. J. Dixon

(1) Buchner, *Toxicologie*, p. 399, Nurnberg, 1822, in-8°.
(2) Geigy, *Beiträge zur Kenntniss der Arsenwasserstoff Vergiftung des
Menschen*, 1890.

Mann et J. Gray Clegg (1) en ont recueilli 12 autres. Il semble qu'ils comprennent la totalité des faits publiés ou reconnus. Mais il n'est pas douteux pour moi qu'un grand nombre a dû passer inaperçu.

MM. Dixon Mann et Gray Clegg, à qui j'emprunte une grande partie de ces détails, font remarquer que le plus souvent plusieurs personnes sont frappées à la fois, empoisonnées par une même source de production d'hydrogène arsénié (9 dans un cas).

31 cas, dont 11 morts, sont dus à des accidents de fabrication ; 10 cas, dont 6 morts, sont la conséquence d'imprudences commises au cours d'expériences chimiques ; 8 accidents dont 1 mort furent provoqués par l'inhalation d'hydrogène. Il s'agissait de répéter l'expérience de Tyndall qui a démontré que l'inhalation d'hydrogène altère le timbre de la voix. Or, le gaz dont on se servait avait été préparé avec des substances contenant de l'arsenic.

Dans 31 cas (accidents professionnels) l'hydrogène arsénié n'avait été préparé qu'une seule fois intentionnellement.

Dans les 10 cas se rapportant à des imprudences de laboratoire, 4 fois les chimistes préparaient de l'hydrogène arsénié. Dans un de ces 4 faits il s'agissait de rechercher l'arsenic dans les viscères d'une jeune fille empoisonnée. La quantité extraite par l'appareil de Marsh suffit pour provoquer chez le chimiste-expert des symptômes d'intoxication par l'hydrogène arsénié.

Les *symptômes* sont ceux de l'intoxication arsenicale. Ils paraissent parfois immédiatement, le plus souvent huit ou dix heures après l'absorption du gaz. La mort survient en général vers le 6e jour.

MM. Dixon Mann et Gray Clegg insistent sur la fréquence de l'hématurie et de l'hémoglobinurie (36 cas sur 49), de l'ictère (37 fois). Quand on pratique la numération des glo-

---

(1) Dixon Mann et J. Gray Clegg, *On the toxic action of arsenetted hydrogen, illustrated by five cases*, Manchester, 1895.

bules rouges, on constate leur diminution dans une extrême
proportion. Dans un cas il n'y en avait plus que 920,000 par
millimètre cube.

MM. Dixon Mann et Gray Clegg concluent de leurs observations et de nombreuses expériences que l'hydrogène
arsénié agit en détruisant les globules rouges et en trans-
formant l'hémoglobine en méthémoglobine. Je ne fais qu'enregistrer cette opinion en vous renvoyant aussi aux travaux
d'hématologie de Schmidt (1) et de Kobert (2). Ce n'est
pas le lieu de discuter la pathogénie de ces altérations sanguines.

Les autres altérations, produites par les préparations ar-
senicales introduites par le tube digestif, se retrouvent
dans cette intoxication : dégénérescence graisseuse du foie,
des reins, des fibres musculaires (3).

Acide cyanhydrique. — Je ne connais pas d'exemple d'empoisonnement criminel par l'acide cyanhydrique.
Il est difficile de se le procurer pur ; anhydre, il s'altère facilement.

Vous savez qu'il suffit qu'une goutte soit déposée sur une
muqueuse pour foudroyer un chien de forte taille.

A l'état de vapeurs, l'acide prussique provoque des accidents aussi graves.

Le grand chimiste Scheele serait mort après avoir respiré
des vapeurs d'acide cyanhydrique.

En 1852, le professeur Jules Regnauld fut assez heureux
pour sauver un jeune étudiant en médecine, qui avait failli
perdre la vie, en respirant les vapeurs qui s'échappaient d'un
vase où il avait préparé de l'acide cyanhydrique (4).

Ce jeune homme tomba comme foudroyé, la face était
livide, les pupilles très dilatées. Il était algide, le pouls pres-

(1) Schmidt, *Biolog. Centralblatt*, 1890.
(2) Kobert, *Lehrbuch der Intoxicationen*, 1893.
(3) Obs. 32, 33, 34.
(4) J. Regnauld, *Notes sur l'empoisonnement par les vapeurs d'acide
cyanhydrique* (*Ann. d'hyg. publique et de méd. légale*, 1852, 1re série,
t. XLVII, p. 455). — Obs. 35.

que insensible. Il avait de la carphologie, il resta dans le coma plusieurs heures.

Cet accident doit être connu des jeunes gens qui travaillent dans les laboratoires de chimie, mais je dois dire que lorsque les aides sont prévenus et que les précautions sont bien prises, on n'a eu à déplorer aucun fait semblable. M. A. Gautier a fait pendant de longs mois des expériences sur l'acide cyanhydrique; ni lui, ni le personnel du laboratoire n'a été incommodé.

Vapeurs nitreuses. — Tardieu a rapporté plusieurs exemples d'accidents, dont quelques-uns mortels, provoqués par l'inhalation accidentelle des vapeurs nitreuses.

Taylor avait déjà cité plusieurs cas dans lesquels l'inspiration de ces vapeurs avait déterminé de la dyspnée, une toux violente et bientôt une suffocation mortelle en quelques heures.

« La congestion des organes respiratoires, l'acidité du sang et l'inflammation de l'endocarde et de la membrane interne des vaisseaux, dit Tardieu (1), rend compte de cette mort rapide. J'ai donné moi-même la relation d'un grave accident qui, il y a peu de temps, dans une fabrique d'acide sulfurique située près de Paris, coûta la vie à deux ouvriers et en mit deux autres en danger. Ces hommes avaient été employés à nettoyer des chambres de plomb qui n'avaient pas été suffisamment aérées et s'étaient trouvés exposés à des vapeurs nitreuses qui avaient déterminé les désordres dont je viens de parler (2). »

Chlore. — L'inhalation du chlore dans les usines où l'on fabrique des chlorures décolorants (chlorures de chaux,

____

(1) Tardieu, *Étude médico-légale de clinique sur l'empoisonnement*, 2ᵉ édition, Paris, 1875, p. 224. — Obs. 36, 37.

(2) Tardieu, *Étude médico-légale sur les maladies produites accidentellement ou involontairement par imprudence, négligence, etc.* Paris, 1879.

de potasse, de soude, etc.) provoque chez les ouvriers des accidents caractérisés au début par les accès de toux et de suffocation (1).

Le plus souvent tout se borne à ces quelques troubles, mais si l'inhalation a été un peu prolongée, à cette période succède une congestion pulmonaire avec râles fins, crépitants, crachements de sang, accès de suffocation, toux très pénible, quinteuse. Ces phénomènes respiratoires sont accompagnés de céphalalgie, de vomissements, puis survient une prostration qui se termine parfois par la mort. C'est ainsi qu'a succombé un chimiste, Roë.

Les trois cas que j'ai eu à observer se sont terminés par la guérison. Les phénomènes thoraciques, les râles crépitants fins, les crachats colorés, avaient fait admettre les malades à l'hôpital avec le diagnostic de pneumonie.

(1) Hugounencq. *Traité des poisons*. Paris, 1891, p. 162.

IV. — ASPHYXIE PAR L'ACIDE CARBONIQUE

Messieurs,

Il reste à étudier les asphyxies par les gaz réputés non toxiques. Quand il s'agit de l'azote ou d'hydrogène, gaz indifférents, on se trouve en présence d'atmosphères où il n'existe pas une quantité d'oxygène suffisante pour entretenir la vie, et il n'y a pas là matière à discussion.

Il en est autrement de l'acide carbonique. Ici, Messieurs, nous sommes obligés d'étudier en détail les conditions où l'asphyxie se produit; car, comme dans les asphyxies par l'hydrogène sulfuré, nous ne trouverons aucune preuve anatomo-pathologique.

Air confiné. — Les conditions dans lesquelles on s'asphyxie par l'acide carbonique sont nombreuses ; la première qui se présente à l'esprit, c'est le séjour dans un *air confiné*.

Vous savez ce qu'on entend par cette expression : *air confiné*. C'est par exemple une atmosphère où brûlent beaucoup de becs de gaz, de lampes Carcel ou de bougies et où sont réunies un grand nombre de personnes. Ces conditions se trouvent réalisées dans une salle de spectacle, dans un bal. L'air y est en partie désoxygéné : les proportions de l'acide carbonique et de la vapeur d'eau y sont augmentées ; enfin certains produits humains viennent s'y ajouter.

La surcharge d'acide carbonique s'explique aisément ; d'abord chaque assistant en fabrique constamment et le rejette au dehors. Et puis, chaque bec de lampe Carcel ou tout autre équivalent lumineux de ce bec produit six fois plus d'acide carbonique qu'un homme. Quand la salle est éclairée au gaz, chaque bec dégage en plus une quantité de vapeur d'eau considérable. J'appelle votre attention sur ce dernier point. La peau est un succédané du poumon. On ne va pas jusqu'à dire que la respiration cutanée peut remplacer la respiration pulmonaire, si celle-ci vient à manquer ; mais il est certain que lorsque la peau ne fonctionne plus, le poumon n'est plus suffisant pour entretenir la vie. On a verni des animaux après les avoir rasés, ils sont morts en se refroidissant.

Qu'arrive-t-il lorsqu'un individu est dans une atmosphère confinée, chargée de vapeur d'eau ? Cet individu transpire ; il essaye d'éliminer par la peau la quantité de vapeur d'eau qu'il ne peut plus évacuer par le poumon. Bientôt les deux modes d'élimination sont insuffisants, parce que l'air ambiant est saturé de vapeur d'eau. Cet individu s'asphyxie donc un peu. Lorsque la salle est bien ventilée, tout se borne à une simple gêne, et les accidents graves ne se produisent pas. En thèse générale, rappelez-vous que la peau transpire chaque fois que le poumon se congestionne, physiologiquement ou pathologiquement. L'individu qui vient de fournir une forte course transpire au même titre que celui qui vient d'avoir un accès de fièvre, ou que le phtisique qui est en proie à une poussée congestive.

Ces relations sont très intéressantes à connaitre, elles caractérisent le début de l'asphyxie dans l'air confiné. Mais je crois que nous pouvons aller plus loin. Certains physiologistes se sont demandé s'il n'y avait pas autre chose en jeu qu'une simple surcharge d'acide carbonique et de vapeur d'eau. Brown-Séquard et M. d'Arsonval, s'appuyant sur de nombreuses expériences, ont affirmé que les animaux éliminaient par la respiration en même temps que de la vapeur d'eau, un principe toxique comparable à un alcaloïde, et pouvant tuer. Les chiens, placés dans certaines conditions d'expérience, ont donné à ces expérimentateurs, dans l'eau de condensation fournie par l'air qu'ils respiraient, un produit analogue à la nervine.

M. Dastre et Paul Loye ont fait des expériences de contrôle; ils ne sont pas arrivés aux mêmes résultats que Brown-Séquard et M. d'Arsonval. Ils n'ont rien obtenu, même en faisant respirer indéfiniment à un chien l'air expiré par un autre chien. Ces expériences ont été répétées en Allemagne. Partout les résultats ont été différents et contradictoires; les contradictions existent non pas entre les différents expérimentateurs, mais alors même qu'un seul et même opérateur dirigeait les expériences.

Je n'ai sur ce sujet, je l'avoue, aucune opinion personnelle. Je crois cependant qu'il faut tenir compte, aussi bien dans les faits de Brown-Séquard et de M. d'Arsonval que dans ceux de M. Dastre et Loye, de conditions variables dépendant à la fois de l'alimentation, de l'état des poumons et de l'état des intestins des animaux. Les mêmes substances ne s'éliminent pas de la même manière chez tous les individus.

Je vous citerai à cet égard les gaz putrides que nous sommes souvent obligés, par profession, d'absorber à haute dose. Vous savez ce que c'est que la *diarrhée anatomique;* vous connaissez les selles fétides qui succèdent aux stations prolongées dans les pavillons de dissection. Mais vous n'ignorez pas non plus que tout le monde n'élimine pas les poisons anatomiques par l'intestin. A la Morgue, où nous sommes dans les conditions les meilleures pour étudier ce phénomène, nous constatons en général que les produits gazeux de la putréfaction absorbés par le médecin légiste, s'éliminent par l'intestin. Cependant, chez un de mes collaborateurs, l'élimination se fait par les bronches; un papier d'acétate de plomb placé au-devant de ses lèvres peut devenir noirâtre. L'haleine conserve une fétidité spéciale pendant un temps plus ou moins prolongé, selon l'état de conservation dans lequel se trouvait le sujet de l'autopsie.

Il est possible que les contradictions relevées dans les expériences des physiologistes s'expliquent par des variations du même genre. Pourquoi ne pas supposer que des animaux nourris de viande et de viande altérée surtout ne puissent éliminer des substances dangereuses analogues aux ptomaïnes, tandis que les animaux exclusivement végétariens n'en éliminent pas ! Ce sont des expériences qu'il faut refaire. Mais, dans l'état actuel de la question, nous sommes obligés d'incriminer surtout, dans l'air confiné, l'excès de vapeur d'eau d'une part et la surcharge d'acide carbonique d'autre part.

La gêne qu'éprouvent les individus placés dans une atmosphère confinée est caractérisée surtout par l'oppression ; celle-ci a pour cause principale la cessation de l'élimination de la vapeur d'eau. Quand un grand nombre de personnes sont réunies dans un local exigu, il peut y avoir des accidents graves et même mortels. C'est ainsi qu'en 1750, aux assises de Old Bailey, où se jugeait une affaire sensationnelle, il y eut un tel concours de personnes curieuses d'assister au procès, que beaucoup d'entre elles eurent des syncopes et des évanouissements. Un grand nombre moururent, car si nous croyons un récit du temps, peut-être exagéré, il n'y eut *que quelques survivants*.

Percy raconte qu'en 1756, pendant les guerres de l'Hindoustan, on avait entassé dans une salle de 20 pieds anglais de longueur, 146 prisonniers ; au bout de 12 heures on ne trouva plus que 23 survivants, qui se pressaient autour de l'étroite ouverture qui amenait un peu d'air frais dans le cachot.

Enfin, en France, pendant les journées de juin 1848, on avait enfermé, dans des caveaux situés au-dessous de la terrasse des Tuileries, un certain nombre de prisonniers. Beaucoup d'entre eux, je ne saurais préciser le nombre, moururent ; ceux qui survécurent présentèrent pendant un certain temps des phénomènes fébriles graves ressemblant à des accès de fièvre paludéenne.

Cimetières, Fossoyeurs, Puisatiers. — Vous

savez que quelquefois les fossoyeurs ou les puisatiers succombent en creusant une fosse ou un puits, et ils succombent brusquement, à une intoxication par l'acide carbonique. Je me heurte ici à la légende des cimetières, car les cimetières ont une légende.

Au moment où la Convention rendit le décret de prairial sur les inhumations, tout le monde était sous l'impression d'horreur qu'inspiraient les anciens cimetières et en particulier le charnier des Innocents, placé à l'endroit même où se trouve aujourd'hui le square orné de la fontaine de Jean Goujon. Là les corps avaient été inhumés les uns sur les autres, en rangs pressés, à tel point que le niveau du sol du cimetière s'exhaussant sans cesse, il avait fallu surélever les murs qui atteignaient la hauteur d'un second étage. Dans les maisons de la rue Saint-Honoré qui étaient adossées au cimetière, il suintait, à travers les murailles, des liquides putrides. Les émanations de ce charnier étaient épouvantables.

Mais, Messieurs, ce charnier des Innocents peut-il être comparé à un cimetière ? Tourette a fait enlever tous ces corps; il a dirigé les opérations lui-même, il en a surveillé l'exécution : pas un fossoyeur n'a été malade, personne n'a été victime d'un accident, et cependant les travailleurs se trouvaient dans les plus mauvaises conditions hygiéniques.

On n'enterrait pas seulement à l'intérieur des villes avant la Révolution, ou autour des églises : on inhumait, dans le sanctuaire même, les grands personnages, les bienfaiteurs de l'église. A Paris, et un peu partout en France, il y avait des fosses dans toutes les églises. Le décret de la Convention interdit ce genre d'inhumation et les cadavres placés sous les églises furent déterrés. Il n'y eut d'accidents que lorsque les ouvriers descendirent dans la crypte pour en retirer les corps.

Depuis que le décret de prairial est appliqué, depuis que l'on inhume partout à 1^{m},50 de profondeur, il n'y a plus d'accidents, pas plus en ville qu'à la campagne.

La légende des cimetières est fausse.

Dans ces dernières années une commission dont je faisais partie avec MM. Schutzenberger, Ogier et Du Mesnil, fut chargée d'étudier les questions relatives à la salubrité des cimetières. MM. Schutzenberger et Ogier firent l'analyse de l'air pris au niveau du sol du cimetière. Cette analyse n'a relevé aucune différence entre l'air ainsi recueilli et l'air normal; l'air pris à la surface de la bière, trois semaines après l'inhumation, au moment par conséquent où les phénomènes de putréfaction sont très actifs, ne contenait qu'un peu plus d'acide carbonique que l'air ordinaire ; MM. Schutzenberger et Ogier ne constatèrent la présence d'aucun gaz toxique.

On peut donc affirmer, Messieurs, qu'un cimetière convenablement construit et bien entretenu est sans danger pour la santé publique.

Mais il existe des cimetières dans lesquels les corps ne se décomposent pas. Tel était celui de Saint-Nazaire, établi dans un terrain argileux qui maintenait au-dessus de lui une nappe d'eau. Les corps n'étaient pas inhumés, ils étaient immergés dans une eau croupissante, où ils se transformaient en gras de cadavre. Au bout de cinq ans, on pouvait encore les reconnaître : les valvules du cœur étaient intactes. Appelés à rechercher les moyens de remédier à un état de choses pareil, nous avons conseillé de drainer le cimetière. Il ne s'est pas écoulé beaucoup d'eau par les drains, Messieurs, mais l'oxygène a circulé librement autour des cadavres. Le terrain est devenu excellent et brûle aujourd'hui les corps en un an (1).

S'il n'y a pas de danger pour les personnes qui se promènent dans les cimetières, y en a-t-il pour celles qui creusent les

____

(1) Brouardel et Du Mesnil, *Des conditions d'inhumation dans les cimetières* (*Ann. d'hyg. publique et de méd. légale*, 1892, 3e série, t. XXVIII, p. 27) et *Drainage des cimetières à propos de l'agrandissement du cimetière de Saint-Rambert (Loire)* (*Ann. d'hyg. publique et de méd. légale*, 1894, 3e série, t. XXXI, p. 111).

fosses ? Ce danger existe, mais il est bien minime, puisque pour 137,884 fosses que l'on a creusées à Paris depuis cinq ans, on ne compte qu'une mort, et encore cette mort est-elle due à une imprudence ; le fossoyeur n'avait pas, avant de descendre, épuisé l'air de la fosse avec une pompe. Il y a donc une précaution à prendre, elle est bien connue des conservateurs des cimetières : il faut renouveler l'air des fosses avant d'y descendre.

Qu'y a-t-il donc dans l'atmosphère d'un caveau ou d'une fosse ? Laissons un peu de côté, pour le moment, les cimetières ; voyons ce qui se passe dans les puits, car les puisatiers sont exposés aux mêmes accidents que les fossoyeurs.

M. Riche a rapporté l'histoire de plusieurs puisatiers qui furent asphyxiés, à Vanves, pendant le forage d'un puits. L'un d'eux succomba. M. Riche attribua les accidents à ce fait, que le puits avait été creusé dans un terrain rapporté et contenant beaucoup de détritus végétaux.

Quelques années plus tard, MM. Descoust et Yvon furent commis dans une affaire analogue (1). Il s'agissait d'un puits creusé depuis longtemps et dans lequel s'avançait en saillie une fosse d'aisances. Le puisatier était mort en y pénétrant. On a cru un instant que la fosse avait infecté le puits : il n'en était rien. MM. Descoust et Yvon ont constaté que lorsque ce puits avait été fermé pendant quelques jours, son atmosphère contenait à 3 mètres de profondeur 24 p. 100 d'acide carbonique ; à la partie inférieure, cette proportion était bien plus considérable et l'eau même du puits était fortement chargée d'acide carbonique. L'expérience fut répétée à plusieurs reprises ; chaque fois que le puits avait été fermé pendant quelques jours, on y trouvait la même proportion d'acide carbonique.

Comment donc l'acide carbonique se produit-il dans ces conditions ? Chaque fois que, dans un terrain, il se trouve

(1) Obs. 38.

une grande quantité de matières végétales en décomposition, il se produit de l'acide carbonique.

Pour nous rendre compte des dangers qui résultent de la saturation du sol par l'acide carbonique, nous avons fait creuser, M. Du Mesnil et moi, au cimetière Montparnasse deux fosses de 6 mètres chacune. Nous avons fait placer un cadavre dans l'une, l'autre est restée vide. Il se produisit dans les deux fosses une masse énorme d'acide carbonique: le cadavre ne joue pas dans la production de cet acide un rôle prépondérant ; la fosse vide contenait plus d'acide carbonique que celle où il y avait un corps ; des bougies allumées dans la fosse vide s'éteignaient au bout de quelques heures au fond de la fosse, au bout de dix-huit heures au niveau du sol ; dans la fosse où se trouvait un cadavre, elles ont brûlé cinq heures de plus. Les expériences avec les oiseaux nous ont donné des résultats identiques.

Dans ces expériences avec les bougies et les oiseaux, il faut d'abord renouveler l'air de la fosse, placer les bougies et les oiseaux, refermer la fosse et surveiller ce qui se passe au moins trois ou quatre fois par jour. Vous ferez bien de ne pas oublier ce que je vous ai dit sur les résultats de l'accoutumance, en voici la preuve.

Dans une de nos visites avec MM. Du Mesnil et Schutzenberger, nous trouvons les bougies éteintes, les oiseaux morts. Nous descendons avec une corde une cage dans laquelle est un verdier, instantanément l'oiseau tombe sur le dos, alors que la cage n'est pas encore à un mètre du sol. On retire vivement l'oiseau, M. Schutzenberger le place dans sa main, il y reste immobile une demi-minute, puis subitement se retourne et se sauve à tire d'ailes. Nous avions provoqué une asphyxie brusque, par inhibition.

L'acide carbonique arrive par coulées successives à travers les couches de terrain que l'on attaque quand on creuse une fosse ; il ne se produit pas sur place, ainsi que le croyait Paul Bert.

Il faut connaître ces faits, car souvent il peut y avoir de graves responsabilités engagées.

Je crois qu'au point de vue des fosses normales, des fosses creusées à la campagne, en plein air, l'ouvrier ne court aucun danger; dans un cimetière placé dans un sol depuis longtemps imprégné de détritus organiques, il faut que le fossoyeur prenne des précautions.

Enfin, Messieurs, au point de vue spécial des cimetières, j'ai encore un mot à vous dire dont vous ferez bien de faire votre profit. Comme médecins légistes vous pouvez être exposés à certains accidents.

Je veux parler des exhumations ; le luxe des petits caveaux se propage de plus en plus en France. La bière n'est plus enfouie dans la terre, elle est entourée de pierres fort bien scellées. Au moment du dédallage, si le corps n'a pas été placé dans un cercueil de plomb, il se dégage une odeur méphitique en même temps qu'un flot d'acide carbonique, d'autant plus fort qu'il a été plus comprimé. Méfiez-vous par conséquent des exhumations faites dans les caveaux de famille et prenez les précautions imposées par les règlements aux simples fossoyeurs.

Messieurs, je viens de vous parler des principales conditions dans lesquelles se produit une quantité d'acide carbonique susceptible de donner lieu à des accidents. Il en est d'autres, moins importantes ou moins fréquentes, que je ne puis passer sous silence.

Sources d'eau chargées d'acide carbonique. — Telles sont les *sources d'eau* chargées d'acide carbonique.

Lorsque la source est en plein air, le gaz en excès s'échappe à l'air libre et ne donne lieu à aucun accident. Mais si la source jaillit dans une grotte, si elle se trouve dans un espace confiné, il se produit le même phénomène que dans la grotte du Chien.

Permettez-moi de vous citer à ce propos une histoire déjà

ancienne, et qui a excité l'admiration de Devergie. D'Arcet, dont j'ai souvent prononcé le nom devant vous, venait d'acheter une propriété en Auvergne. Il entend dire qu'il y avait dans cette propriété une *prairie maudite* sur laquelle courait toute une légende ; en véritable expert, il voulut se rendre compte, par lui-même, de la réalité des faits qu'on lui avait racontés. Il se rend, un soir, avec son domestique, dans le pré maudit ; il se sent incommodé, il pense immédiatement à l'acide carbonique. Le lendemain, il retourne à la prairie, et après quelques recherches, il découvre une source jaillissant dans un espace très resserré. Alors il se fait attacher et s'accroupit en penchant la tête presque au niveau de la source ; il tombe suffoqué, son domestique le retire vivement et n'eut pas de peine à le rappeler à la vie.

L'analyse chimique fixa complètement d'Arcet. Mais voici en quoi la perspicacité de d'Arcet émerveilla Devergie : en homme avisé, il fit établir un treillage autour de cette source, sauf d'un côté. Il y fit rabattre le gibier, et lièvres et lapins y trouvèrent la mort. Devergie estimait que c'était là une conquête cynégétique des plus ingénieuses.

Cuves en fermentation. — Messieurs, l'acide carbonique se produit encore dans les *cuves en fermentation*, lorsqu'on fait le vin ; dans les caves où le cidre fermente, dans les celliers où des fruits se décomposent. Collard de Martigny a cité plusieurs accidents dus à ces causes.

Dans les espaces clos, où des organismes végétaux se décomposent, il se produit de l'acide carbonique en quantité suffisante pour tuer un individu qui s'expose à le respirer.

Mécanisme de la mort. — Quel est le mécanisme de la mort ? Débarrassons-nous de suite d'un premier groupe, celui de l'*asphyxie subite*. Les accidents sont analogues à ceux que produit le plomb des vidangeurs. Quand j'ai étudié avec vous l'intoxication brusque par l'oxyde de carbone, par l'hydrogène sulfuré, je vous ai dit que l'on mourait par défaut d'accoutumance, par inhibition, par contracture des vaisseaux bulbaires. Quelle que soit la pathogénie admise, le fait est le même avec l'acide carbonique. Comme dans le plomb des vidangeurs, lorsque plusieurs individus sont asphyxiés par l'acide carbonique, c'est en général celui qui est tombé le premier qu'on rappelle le plus facilement à la vie.

Quand l'asphyxie est *progressive*, comment meurt-on? L'acide carbonique que l'on fabrique soi-même est apporté au poumon par le plasma du sang. Celui-ci trouve dans les alvéoles pulmonaires autant d'acide carbonique que celui dont il est chargé. Il ne peut plus l'éliminer, et on meurt asphyxié par l'acide carbonique que l'on produit soi-même.

C'est la théorie de Paul Bert : elle est vraie, ses expériences ne peuvent nous laisser aucun doute à cet égard : elles prouvent que la mort survient au moment où la tension de l'acide carbonique dans le plasma du sang devient égale à la tension de l'acide carbonique dans l'atmosphère.

Paul Bert (1) charge une atmosphère de 20 p. 100 d'acide carbonique, un animal y meurt en un temps donné; il ajoute à cette atmosphère trois fois plus d'oxygène qu'il n'en existe dans l'air normal : l'animal en expérience meurt juste dans le même temps où il serait mort dans une atmosphère non suroxygénée. Ce n'est donc pas le manque d'oxygène qui tue; l'animal meurt parce que le plasma du sang ne peut plus se débarrasser de son acide carbonique.

Paul Bert en a conclu que l'on se trouvait non pas en présence d'une asphyxie, mais d'une véritable intoxication. Je le veux bien, mais on ne saurait comparer cette intoxication à celle de l'oxyde de carbone par exemple. Lorsqu'un oiseau a été asphyxié par l'acide carbonique, on peut, en le plaçant dans l'oxygène, le sauver. Il ne se produit, à la

(1) P. Bert, *Ann. d'hyg. publique et de méd. légale.* 1884, t. XI, p. 283.

suite de l'asphyxie par l'acide carbonique, aucune combinaison de ce gaz avec les globules sanguins, telle que celle qui accompagne l'intoxication par l'oxyde de carbone ou par l'hydrogène sulfuré.

Ce point a son importance en médecine légale : quand vous êtes appelés à faire votre expertise, sur quels *caractères*, sur quels *signes* pourrez-vous vous appuyer?

L'autopsie est pratiquée vingt-quatre heures après la mort, au plus tôt. A ce moment le sang et toutes les parties sanguines sont noires, chargées d'acide carbonique et d'hydrogène sulfuré, provenant de la putréfaction. Vous pourrez faire revenir le sang au rouge vif, en le battant à l'air ou avec de l'oxygène, qu'il soit chargé d'acide carbonique ou non.

MM. Vibert et Descoust, dans une de leurs expertises, ont voulu s'assurer si le sang d'un individu asphyxié par l'acide carbonique contenait une plus forte proportion de ce gaz, que celui d'un homme mort dans d'autres conditions. Ils ont trouvé dans le sang d'un puisatier asphyxié autant d'acide carbonique que dans celui d'un autre individu, mort écrasé.

Ce résultat négatif, Messieurs, est à retenir : nous ne pouvons donc nous appuyer, dans nos conclusions, ni sur un caractère anatomo-pathologique, ni sur une analyse chimique, nous sommes obligés de nous maintenir dans les données de l'enquête et de refaire les expériences comme l'ont fait MM. Descoust et Yvon.

Lorsque vous fermez le puits, car c'est en général à des accidents de ce genre que vous aurez affaire, vous verrez que les verdiers que vous y aurez placés meurent en quarante-cinq minutes, tandis que les bougies s'éteignent déjà au bout de vingt-cinq minutes. L'expérience donne donc un résultat inverse de celui que l'on obtient quand on se trouve en présence de l'oxyde de carbone. Nous avons vu, en effet, que dans un air suffisamment chargé d'oxyde de carbone pour donner la mort, une bougie peut parfaitement continuer à brûler après la mort des animaux.

Vous pouvez aussi répéter l'expérience que j'ai faite avec M. Du Mesnil.

Rappelez-vous, dans tous les cas, l'histoire du verdier de M. Schutzenberger; il était tombé sur le flanc, comme frappé du plomb, dans la fosse. M. Schutzenberger le prend, le place sur sa main : il paraissait être mort, tout d'un coup il ouvre les yeux, bat des ailes et s'envole.

Il faut donc recommencer l'expérience dans les deux cas, et reproduire l'asphyxie brusque et l'asphyxie progressive après avoir aéré la fosse.

V. — ASPHYXIE PAR LES AGENTS ANESTHÉSIQUES.

Messieurs,

La mort sous l'influence des agents anesthésiques est
une question qui intéresse aussi bien le praticien ordinaire
que le médecin légiste. Cette mort est-elle le résultat d'une
intoxication, est-elle due à l'asphyxie? Nous n'en savons
rien; nous ne connaissons pas le mécanisme intime de la
mort par les agents anesthésiques. Quel qu'il soit, nous
nous trouvons en présence d'une asphyxie, selon le sens
qu'au Palais on attribue à ce terme. Je viens de vous
dire que la question était intéressante à la fois pour le
médecin ou le chirurgien et pour le médecin expert. Il n'y
a pas en effet, pour le médecin, de circonstance où sa responsabilité soit mise à une plus rude épreuve que celle où un
individu meurt pendant la chloroformisation. Comme médecins légistes, vous n'aurez pas à discuter la pathogénie
de la mort par les anesthésiques, mais on vous demandera
si, oui ou non, le médecin qui a administré le chloroforme
a commis une imprudence, une faute grave. J'insiste sur
ce point, Messieurs, parce que, par inexpérience, des médecins experts ont parfois fait peser sur des confrères des
responsabilités qu'ils n'auraient pas dû encourir.

La question est d'une extrême gravité et l'impartialité
doit être, de votre part, absolue ; elle doit être évidente
pour tous : vous aurez en effet à lutter contre deux sus-
picions diamétralement opposées. Les magistrats sont
portés à croire que vous cherchez à couvrir votre confrère;
le médecin mis en cause incline volontiers à croire que,
médecin légiste, vous voyez partout des coupables.

Que votre rapport soit clair, que les conclusions découlent sans contestation possible du fait exposé. Ne raisonnez pas en vous plaçant dans la situation où vous vous trouvez par le fait même de l'issue défavorable de l'intervention de votre confrère, remettez-vous par votre imagination dans la position où il se trouvait lui-même quand son intervention a été sollicitée. Ne vous demandez pas : Aurais-je agi comme il l'a fait? mais demandez-vous : Ce qu'il a fait est-il conforme aux doctrines généralement approuvées, conseillées par plusieurs ou par l'un de nos maîtres? Ne vous permettez pas d'entrer dans des discussions ou des appréciations de doctrine : ce n'est pas votre rôle. Rappelez-vous la fameuse théorie énoncée par Dupin, lors du procès Thouret-Noroy, en 1834 ; cette théorie a passé dans la jurisprudence, elle est toujours vraie et peut se résumer ainsi : « L'intervention du palais, disait-il, cesse là où commence la discussion doctrinale; nous, magistrats, nous n'avons pas à savoir pourquoi l'opérateur choisit tel ou tel procédé opératoire, pourquoi le médecin institue tel ou tel traitement. Mais quand, dans l'exercice de sa profession, le médecin a fait preuve d'une ignorance crasse, quand il a commis une faute grave, sa responsabilité civile est découverte, il appartient à la justice. »

Messieurs, mon intention n'est pas de faire devant vous l'historique de la découverte des anesthésiques. Bien que cette découverte soit une conquête toute moderne, il est déjà fait allusion aux anesthésiques dans les temps les plus anciens. C'est ainsi que Galien parle de la suppression de la douleur dans les opérations chirurgicales. Cette suppression était obtenue, probablement, par l'usage de breuvages ou de décoctions de plantes, ou peut-être par des pratiques d'hypnotisme. Plus tard les alchimistes furent sur le point de découvrir les anesthésiques en utilisant des alcools impurs.

C'est à Humphrey Davy que revient l'honneur d'avoir découvert, en 1800, les propriétés spéciales du protoxyde d'azote, qu'il appela *gaz hilariant*. Davy avait constaté que les inhalations de ce gaz faisaient disparaître la sensibilité et il avait prévu son emploi chirurgical. Le protoxyde d'azote fut à la mode dans les soirées mondaines, pendant quelques années ; puis on n'en parla plus guère.

Pourtant, en 1844, Horace Wells, dentiste américain, assistant par hasard à une soirée où les inhalations de gaz hilariant faisaient partie des divertissements, eut l'intuition bien précise de l'anesthésie chirurgicale. Il remarqua qu'un individu qui s'était soumis à ces inhalations et qui fut pris de convulsions, allait, en se débattant, frapper de la tête contre les murs et les meubles de la chambre. Il constata que cet homme était complètement insensibilisé. Il résolut dès lors de tirer parti, dans les opérations qu'il avait à pratiquer sur ses clients, des propriétés remarquables du protoxyde d'azote.

Morton et Jackson (deux autres dentistes), de Boston, remplacèrent, en 1846, les inhalations de protoxyde d'azote par celles de l'éther.

En 1847, Malgaigne put présenter à l'Académie de médecine (1) les premiers résultats des opérations pratiquées sous l'influence de l'éther.

Six ans après, Soubeiran, professeur à cette Faculté, découvrit le chloroforme.

Celui-ci a rapidement détrôné les anesthésiques précédemment employés. Il règne toujours en maître, quoique l'école de Lyon ait remis en honneur les inhalations d'éther, et que la découverte de la cocaïne ait ajouté à la liste des anesthésiques, un médicament précieux.

Je prendrai donc comme type, dans l'exposé que je vais faire devant vous des accidents mortels dus aux agents anesthésiques, le chloroforme.

Chloroforme. — Messieurs, quand on a découvert le

(1) Malgaigne, *Bull. de l'Acad. de médecine*, 1847.

chloroforme, la première idée qui s'est présentée à l'esprit de tout le monde a été que cette découverte faciliterait singulièrement certains crimes. Peu à peu l'opinion s'est rassurée, car on est arrivé à la conviction qu'il n'était pas si facile d'endormir les gens qu'on l'avait cru tout d'abord.

La découverte de l'anesthésie est certainement une des plus grandes auxquelles on ait assisté depuis l'éclosion des sciences médicales ; mais toute médaille a son revers, et l'anesthésie chirurgicale ne va pas sans quelque chance de mort. Cette chance est-elle fréquente ?

On a fait beaucoup de statistiques, Messieurs : ces statistiques, malheureusement, ont été dressées, le plus souvent, dans un but déterminé, celui de substituer l'éther ou le protoxyde d'azote au chloroforme ou de défendre ce dernier : chacun a déchargé son agent préféré le plus qu'il a pu : aussi n'ai-je pas une confiance illimitée, sinon dans les chiffres cités, du moins dans la proportion des cas de mort qu'on a cherché à établir.

M. Duret a relevé, par le chloroforme, 241 cas de mort, de 1847 à 1880 ; Kappeler est arrivé à 300 pour une période un peu plus récente, mais comprenant également une trentaine d'années : il faudrait donc admettre, avec ces auteurs, qu'il y a une mort sur 2 500 chloroformisations, alors que les statistiques de Baudens, médecin en chef de l'armée de Crimée, ne donnent qu'un décès sur 10 000 chloroformisations, et celles de la guerre de Sécession, publiées par le médecin en chef de l'armée, une mort sur 11 500 chloroformisations.

Nous pouvons admettre, et nous serons très près de la vérité, qu'il y a en moyenne une mort sur 10 000 anesthésies chloroformiques. D'un autre côté, je crois que l'on a trop innocenté l'éther et le protoxyde d'azote ; personnellement je suis intervenu comme médecin légiste dans deux affaires où la mort avait été la conséquence des inhalations de gaz hilariant. J'ai relevé aussi depuis dix ans, c'est-à-dire depuis que l'école de Lyon a commencé sa campagne en faveur de l'éther, 13 morts dues à des inhalations éthérées. Il est vrai que je ne connais pas le chiffre total des anesthésies opérées par l'éther, dans ces dix années, et que je ne puis faire un pourcentage.

MÉCANISME DE LA MORT. — Comment meurt-on par les anesthésiques et en particulier par le chloroforme? La question est ardue. Lors de la discussion qui eut lieu à ce sujet à l'Académie de médecine, on a établi que le chloroforme pouvait tuer au début de la chloroformisation et pendant le cours de l'anesthésie. Richet a prétendu qu'elle pouvait entraîner la mort vingt-quatre et même trente-six heures après l'anesthésie. Cette opinion n'a été admise par personne : je la laisse de côté, car il est probable que la mort est due, en ce cas, à des accidents consécutifs au traumatisme en vue duquel l'anesthésie a été employée.

Pour bien comprendre le mécanisme de la mort par le chloroforme, il est indispensable de recourir à trois sources de faits : la statistique, l'expérimentation et la clinique.

Rottenstein (1), dans un livre fort bien fait, a dressé avec une grande exactitude, la nomenclature de 101 cas mortels survenus pendant le sommeil chloroformique :

43 fois la mort est survenue avant que l'anesthésie ne fût complète, et 47 fois, pendant l'anesthésie complète : dans 11 cas, le moment de la mort n'a pas été indiqué : on peut donc admettre, d'après cette statistique, qu'une fois sur deux la mort se produit dès les premières inhalations.

Que voyons-nous en clinique, Messieurs? Tous ceux qui ont pratiqué la chloroformisation savent qu'au début, il y a une période d'excitation : le malade cherche à écarter la compresse, il se débat, il a de l'étranglement. On a dit que la mort, à ce moment, peut être due au spasme de la glotte causé par l'action irritante des vapeurs de chloroforme sur la muqueuse laryngée.

(1) Rottenstein, *Traité d'anesthésie chirurgicale*. Paris, 1880, 1 vol. in-18.

On a affirmé, lorsque la mort survient au début de la chloroformisation, que c'était le cœur qui s'arrêtait avant la respiration ; au contraire, quand on meurt en pleine anesthésie, ce serait la respiration qui s'arrêterait la première.

On a prétendu, pour expliquer la mort au cours de l'anesthésie, que la catastrophe était due à une dose exagérée de chloroforme. Je crois que nous pouvons écarter absolument cette dernière assertion ; les cas de mort dans les grandes opérations, telles qu'une hystérectomie ou une ovariotomie, sont très rares et cependant l'administration du chloroforme se prolonge durant plusieurs heures. Bien plus, lorsque l'on traitait, sous l'influence de Trousseau, l'éclampsie puerpérale par le chloroforme, on n'a jamais observé de cas de mort. L'anesthésie durait souvent vingt-quatre, trente-six et même quarante-huit heures. On peut donc administrer une quantité considérable de chloroforme à un individu, sans que cet individu succombe à une intoxication chloroformique.

Les physiologistes sont intervenus dans le débat et avec raison. Que nous apprennent les expériences de laboratoire ? Cl. Bernard, Paul Bert, M. Dastre, n'ont pas beaucoup éclairé la question ; ils ne sont pas arrivés à des résultats aussi nets et aussi convaincants que pour l'oxyde de carbone. Ils ont vu, eux aussi, la mort survenir tantôt au début, tantôt au cours de l'anesthésie ; ils ont constaté eux aussi que c'était tantôt la respiration, tantôt le cœur qui s'arrêtait le premier.

Ils ont démontré que l'anesthésie commençait par les fonctions sensitives et motrices placées sous la dépendance de la moelle et du cerveau ; quand l'individu est endormi, toutes ses fonctions sont abolies, sauf la respiration et la circulation.

L'on ne peut se défendre de songer ici, Messieurs, à la définition de l'apoplexie, telle qu'elle est acceptée depuis Van Swieten. Elle dit, cette définition, qu'on est en apoplexie lorsqu'il n'y a plus en activité que deux fonctions vitales : la respiration et la circulation.

D'après les physiologistes, c'est donc le bulbe qui résiste le plus longtemps : je le veux bien. Qu'il se produise alors une excitation du bulbe, elle aura pour conséquence immédiate l'arrêt du cœur, et c'est là le mécanisme de la mort au début de l'anesthésie. Si, au contraire, le sommeil chloroformique se poursuit sans accident, si la résolution musculaire est complète, le bulbe peut être envahi progressivement, la mort survient par une paralysie bulbaire, dont la conséquence est l'arrêt du cœur et celui de la respiration.

Cette explication a pour elle quelque vraisemblance, quoique nous ne sachions pas pourquoi se produit l'excitation du bulbe ou sa paralysie.

Aussi ne puis-je m'empêcher de songer à une autre hypothèse, celle de l'inhibition. Je ne referai pas devant vous la théorie de l'inhibition, je vous l'ai exposée : je dirai seulement que les physiologistes, Cl. Bernard, Paul Bert, qui ne connaissaient pas encore la théorie de Brown-Séquard, avaient dit que la mort arrivait par syncope cardio-pulmonaire.

Messieurs, que nous appelions ce phénomène excitation du bulbe, paralysie du bulbe, inhibition, syncope cardio-pulmonaire, nous nous trouvons toujours en présence d'un mot qui, malgré son apparence scientifique, ne nous explique pas grand'chose.

Les renseignements que ni la clinique, ni l'expérimentation ne nous donnent, l'anatomie pathologique pourra-t-elle nous les fournir ? J'ai eu l'occasion de faire 17 autopsies médico-légales d'individus morts pendant l'anesthésie chloroformique. J'ai pu mettre en évidence quelques points particuliers ; je ne les considère pas comme éclairant définitivement la pathogénie, je vous les cite tout au plus comme des points d'attente.

Le poumon est quelquefois congestionné. Deux fois je

me suis trouvé en présence de petits foyers d'apoplexie
pulmonaire disséminés dans les deux poumons. Les fragments jetés dans l'eau surnageaient encore, mais il y avait
du sang épanché tout autour des alvéoles : en même temps
de la spume, en quantité assez considérable, remplissait les
bronches. Ces deux faits ne répondent pas précisément à
l'idée que nous nous faisons d'une mort brusque. Dans un
autre cas les poumons ressemblaient à deux sacs de sang :
ils étaient absolument injectés et se tenaient debout sur la
table d'autopsie.

On a recherché de diverses façons à résoudre le problème
du mécanisme de la mort dans l'anesthésie chloroformique :
un de mes élèves a pensé qu'il pourrait peut-être en hâter
la solution en soumettant à des expériences des animaux
à sang froid, au lieu de chiens ou de cobayes dont on a
l'habitude de se servir. Ses essais l'ont amené à conclure
que l'animal mourait par le poumon, le cœur restant l' « ultimum moriens ». Je ne saurais vous donner mon appréciation à cet égard ; je la réserve.

Trouve-t-on à l'autopsie une lésion cardiaque caractéristique ? Permettez-moi d'ouvrir ici une courte parenthèse :
On s'imagine dans le public extra-médical qu'il y a pour
un individu atteint d'une affection du cœur un danger réel
à se soumettre à l'anesthésie chloroformique : je l'admets,
mais vous ne devez pas consigner une appréciation de ce
genre dans un rapport. J'ai vu endormir des cardiaques
atteints de lésions valvulaires par Gosselin, Richet, Verneuil,
sans précautions exceptionnelles : il n'y a pas eu d'accidents.
Si, comme médecins praticiens, vous êtes appelés à pratiquer
l'anesthésie sur un de vos malades, cardiaque, ne le faites pas
sans avoir demandé l'avis d'un confrère. Si, comme médecins experts, vous constatez, à l'autopsie d'un individu mort
par le chloroforme, une lésion valvulaire, dites qu'il est dans
les habitudes médicales, consacrées par vos maîtres, d'endormir les cardiaques qui doivent subir une opération, que
chez ces malades la douleur provoquée par une opération

sans anesthésie aurait peut-être suffi pour déterminer une issue fatale.

J'ai trouvé autre chose que des lésions valvulaires ; j'ai constaté la surcharge graisseuse du cœur, la dégénérescence de la fibre musculaire. Ces lésions peuvent être constatées du vivant de l'individu si elles sont assez prononcées, si celui-ci a des palpitations sans présenter de lésions valvulaires, s'il a un arc sénile autour de la cornée. Mais elles peuvent aussi passer inaperçues, et si vous les découvrez à l'autopsie, vous n'avez pas le droit de conclure que votre confrère a fait un examen insuffisant.

L'examen du rein nous fournira-t-il un renseignement plus concluant? M. Terrier (1), dans une communication faite en 1884 à la Société de chirurgie, s'appuyant sur des recherches faites en commun avec M. Patein, pharmacien en chef des hôpitaux, fit remarquer que l'anesthésie provoquait huit fois sur dix l'apparition de l'albumine dans les urines. Il ajoutait que si l'intervention chirurgicale accompagnait l'anesthésie, cette albuminurie était la règle.

Revenant, en 1885, sur la même question, M. Terrier confirmait les résultats obtenus et insistait sur l'influence de la perte de sang, inévitable avec une opération, dans la production de cette albuminurie.

Friedlander, en Allemagne, est arrivé aux mêmes conclusions. Les chimistes qui opéraient sous sa direction ont appelé cette albuminurie une *albuminurie nucléolaire*. Elle est très passagère. On en a conclu qu'il fallait se défier de l'état des reins pendant la chloroformisation. J'avoue que dans mes autopsies, j'ai trouvé quelquefois des lésions rénales. Chez une femme, par exemple, l'un des reins était énorme; l'autre était atrophié, il pesait à peine quatre ou cinq grammes, et était transformé en un noyau calcaire (2). C'était là une lésion congénitale ou qui datait de la plus tendre enfance. Chez une autre personne l'un des reins était

(1) Terrier, *Bulletin de la Société de chirurgie*, t. X, p. 929.
(2) Obs. 40.

tuberculeux, l'autre, parfaitement sain, était déformé et déplacé : il était logé dans le petit bassin, au détroit supérieur (1). Dans un grand nombre d'autres cas (7 ou 8 sur 17 autopsies), je me suis trouvé en présence d'une atrophie de la couche corticale et d'une diminution de la partie sécrétante du rein (2). C'est là une lésion fréquente chez les vieillards et chez les alcooliques; il est difficile d'en faire un signe caractéristique. Irons-nous jusqu'à dire que la présence d'une lésion rénale est une contre-indication à l'anesthésie ? Non et voilà pourquoi : Il est difficile d'attribuer à une lésion rénale les phénomènes pulmonaires que j'ai trouvés ; l'urémie ne donne pas ces petits noyaux apoplectiques. Si j'avais rencontré de l'œdème pulmonaire, accompagné d'une sécrétion bronchique intense, peut-être alors inclinerais-je dans ce sens : mais ce n'est pas le cas. De plus je vous ai dit que Trousseau avait fait de l'emploi du chloroforme, le traitement usuel de l'éclampsie et que les femmes restaient sous l'influence de l'anesthésie pendant vingt-quatre et quarante-huit heures. Or, elles étaient albuminuriques, elles avaient des lésions rénales : jamais il n'y eut d'accident. Il faut donc conclure que l'état des reins a été mis en question comme contre-indication de l'anesthésie, mais que le problème est à l'étude, il n'est pas résolu.

L'examen du cerveau ne nous donne pas de renseignement utilisable. On trouve bien parfois un certain épaississement de la dure-mère. Mais comme la plupart du temps il s'agit d'individus alcooliques chez qui l'épaississement des méninges est fréquent, il est assez difficile de tirer de cette constatation une conclusion quelconque.

Les autopsies ne sauraient donc nous fixer actuellement sur le mécanisme de la mort.

CONDITIONS DES EXPERTISES. — Étudions maintenant les conditions de l'expertise médico-légale. Et d'abord, je dois vous

(1) Obs. 46.
(2) Obs. 39, 42, 43, 45, 47.

dire quelques mots au sujet de la responsabilité médicale.

S'il est démontré que le médecin a commis une faute grave en donnant le chloroforme, il est passible de deux juridictions; il peut passer en police correctionnelle pour homicide par imprudence, s'il est prouvé qu'il était en état d'ivresse, qu'il a oublié la compresse imbibée de chloroforme sur le nez de son patient, qu'il a abandonné son malade; il peut être condamné à la prison. Il peut aussi être poursuivi au civil, en payement d'une indemnité aux parents du mort, chacun étant responsable du dommage qu'il a causé.

Depuis quelques années, les affaires de responsabilité médicale se multiplient. Il s'est constitué, en effet, une espèce de syndicat, formé par des agents d'affaires, qui recherche les cas de mort dus à l'emploi des anesthésiques, survenant dans les hôpitaux. Depuis 1889-90, j'ai été amené ainsi à pratiquer 17 autopsies. Il y a donc lieu, pour nous, de nous préoccuper de ce fait afin de nous mettre à l'abri de toute responsabilité.

Une première question que vous posera le magistrat est celle-ci : *La personne endormie pouvait-elle être endormie sans le consentement d'une autre personne?* Cette question se présente surtout à propos des enfants qui ne doivent pas être anesthésiés ou opérés sans le consentement de leurs parents. Elle a été posée dernièrement. Un chirurgien avait prévenu la famille d'un de ses petits malades qu'il l'opérerait le lendemain. La famille ne s'est pas dérangée; l'enfant mourut pendant l'anesthésie. Le chirurgien fut mis hors de cause.

Dans un autre cas, deux médecins, dont l'un est chef de clinique à la Faculté, endormirent une femme afin de lui réduire une luxation du pied. Au moment où ils allaient commencer les tentatives de réduction, la femme mourut. Heureusement qu'avant de la soumettre au chloroforme, ils avaient demandé à cette femme, devant une de ses amies, si elle était mariée : elle répondit qu'elle était divorcée.

Mais quand elle fut morte, le mari reparut et intenta une action en responsabilité civile aux deux médecins : le divorce n'avait pas été prononcé, mais la séparation existait de fait depuis cinq ans, cette femme menait une vie extrêmement libre aux alentours du faubourg Montmartre, et jamais, durant ces cinq années, son mari n'avait un instant songé à entraver cette liberté, quelque excessive qu'elle fût. Le tribunal jugea que nos deux confrères avaient pris toutes les précautions voulues et le mari fut débouté de sa demande (1).

Une deuxième question a été soulevée à ce propos, il y a deux ans, mais le jugement est tout récent. Vous savez que, aussi bien en ville que dans les hôpitaux, les chirurgiens ont pris l'habitude de faire endormir leurs malades par un interne. Il y a deux ans, dans le service de M. Polaillon, un interne endort un malade, nommé Driot, avant l'arrivée du chef (2). Il fut cependant prouvé, par témoignage, que M. Polaillon arriva dans la salle avant que l'anesthésie ne fût complète, qu'il dut attendre quelques moments avant de pouvoir entreprendre l'opération qu'il devait faire, et que le malade ne mourut qu'au moment où il allait la commencer. La veuve intenta un procès en dommages-intérêts dans lequel le procureur de la République mit en cause l'interne, qui n'est pas docteur, et l'administration de l'Assistance publique. Celle-ci a fait plaider qu'elle n'était pour rien dans les actes des médecins et des chirurgiens de son administration, parce qu'elle ne les choisissait pas, qu'ils étaient nommés au concours et institués par le ministre de l'intérieur, en dehors de son intervention à elle. M. Waldeck-Rousseau a fait triompher cette thèse ; la veuve Driot fut déboutée de sa demande et condamnée aux frais.

Mais je vous cite le fait comme un cas particulier ; cette jurisprudence peut ne pas être définitive.

(1) Obs. 45.
(2) Obs. 48.

Messieurs, aussitôt que j'ai vu les internes mis en cause dans cette affaire, j'ai cherché le moyen de les soustraire à une responsabilité qu'ils ne doivent pas encourir. J'ai demandé au Parlement et j'ai obtenu que dans la loi sur l'exercice de la médecine il fût inséré un paragraphe à ce sujet.

L'article 6 du titre IV dit en effet : « Les internes des hôpitaux et hospices français, nommés au concours et munis de douze inscriptions, et les étudiants en médecine dont la scolarité est terminée, peuvent être autorisés à exercer la médecine pendant une épidémie et à titre de remplaçants de docteurs en médecine ou d'officiers de santé.

« Cette autorisation, délivrée par le préfet du département, est limitée à trois mois ; elle est renouvelable dans les mêmes conditions. »

A Paris, il suffit que le préfet de la Seine appose tous les trois mois sa signature sur la liste des internes des hôpitaux pour que ceux-ci aient légalement le droit de donner le chloroforme.

J'avoue, pour ma part, que si je devais me faire endormir, j'aimerais infiniment mieux être chloroformisé par un interne qui a l'habitude de donner le chloroforme, que par un de mes confrères qui ne l'aurait plus manié depuis longtemps.

Dans quelles conditions se présentent en général ces affaires ?

Le premier procès de ce genre est demeuré célèbre. C'était en 1853. On ne parlait alors que de la découverte de Soubeiran, on redoutait ses dangers et les crimes qui pendant le sommeil pouvaient être commis, mais les opérés étaient surtout frappés des avantages de cette méthode. Un faïencier, nommé Breton, étant venu consulter un docteur, ancien interne, médaille d'or des hôpitaux, pour une petite loupe qu'il portait à la joue, accepta l'opération à condition de bénéficier des avantages du chloroforme que l'on venait de découvrir.

Le chirurgien l'endormit avec l'aide d'un interne qui n'était pas docteur. Dès les premières inhalations, le faïencier mourut; on l'avait endormi, assis dans un fauteuil. Les deux médecins perdirent la tête, au point que le chirurgien quitta la chambre précipitamment et traversant une pièce où se tenaient les parents du malade, leur cria : « Tout va bien! » L'interne fit piteuse contenance devant la famille qui, pénétrant enfin dans la chambre, se trouvait en présence d'un cadavre.

Le commissaire de police intervint; il y eut un procès et le tribunal condamna les deux médecins à 50 francs d'amende chacun. Le jugement reflète bien les opinions alors en honneur. On reprochait aux médecins d'avoir donné le chloroforme dans une pièce petite, encombrée de meubles, et où l'air ne pouvait pas se renouveler suffisamment. L'affaire vint en appel. Devant la Cour, Velpeau, dont on avait demandé l'avis, se prononça d'une façon très nette et très catégorique :

« Vous tenez entre vos mains l'avenir de la chirurgie, dit-il aux magistrats. La question intéresse le public plus que le médecin. Si vous condamnez le chirurgien qui a employé le chloroforme, aucun de nous ne consentira à l'employer désormais; aucun médecin, s'il sait, qu'à la suite d'un accident impossible à prévoir, il encourt une responsabilité, ne voudra plus l'administrer. C'est à vous de maintenir l'abolition de la douleur ou de la réinventer! »

Lorsque l'avocat des accusés se leva pour commencer sa plaidoirie, le président l'interrompit en disant : *La cause est entendue*. Les deux médecins furent acquittés.

Depuis, la procédure est devenue plus complexe. La justice vous demandera deux choses en face du cadavre d'un individu mort par chloroforme.

Elle voudra savoir si votre confrère a commis une faute. L'opération était-elle légitime, le chloroforme devait-il être employé? Le tribunal admet sans hésitation que pour une opération grave, longue, on administre le chloroforme, il lui semble que pour une opération insignifiante, telle que l'extraction d'une dent, le danger couru dépasse le bénéfice obtenu. Il est important que vous constatiez dans votre rapport que l'intervention chirurgicale était ou non légitime et que le chloroforme a été administré dans l'intérêt et au grand avantage du malade ou qu'une imprudence a été commise.

Une deuxième question qui vous sera posée a trait aux contre-indications. Dans l'esprit d'un certain nombre de nos confrères, de ceux surtout qui n'ont pas l'habitude de donner le chloroforme, il s'est formé une théorie, je dirai presque un dogme, à propos de ces contre-indications : Si, par malheur, ces médecins sont appelés à faire une expertise dans un cas de mort par le chloroforme, ils reprocheront amèrement au chirurgien de n'avoir pas tenu compte de ces contre-indications présumées.

Cette opinion est partagée par les magistrats ; elle a cours dans le grand public : vous aurez à compter avec elle.

Quelles sont donc ces contre-indications prétendues? Je vous ai déjà dit que dans le monde on considérait les affections cardiaques comme une contre-indication de l'anesthésie. Dans les autopsies que j'ai faites d'individus morts par le chloroforme, je n'ai jamais constaté une lésion valvulaire. Si j'en avais trouvé une, j'aurais pu m'appuyer dans mon rapport sur l'autorité de mes maîtres, Velpeau, Gosselin, Richet, pour justifier l'emploi du chloroforme, le tribunal ne m'aurait probablement pas suivi dans cette voie : il m'aurait soupçonné de bienveillance confraternelle. Lorsque vous constaterez une lésion valvulaire chez un malade que vous avez l'intention d'endormir, ne procédez pas à l'anesthésie sans avoir pris au préalable l'avis d'un ou de deux de vos confrères, sans avoir rédigé une consultation expliquant pourquoi vous ne privez pas votre malade de l'anesthésie, malgré l'existence de cette affection reconnue. Faites-vous de ce conseil, Messieurs, une règle absolue.

Messieurs, j'ai été appelé, il y a quelques années, à donner mon avis sur un rapport médico-légal, dans lequel les médecins experts concluaient contre leur confrère et déclaraient avoir trouvé une insuffisance de l'artère pulmonaire, chez la femme décédée au cours de l'anesthésie et dont ils avaient fait l'autopsie judiciaire (1). Je n'ai jamais vu cette lésion. Dans la littérature médicale du monde entier, en France aussi bien qu'en Allemagne, en Hollande, en Russie, en Angleterre, en Italie, on n'en trouve que dix-sept cas. Jamais l'insuffisance de l'artère pulmonaire n'a été diagnostiquée pendant la vie ; elle n'a, dans tous les cas, été découverte qu'à l'autopsie. Les signes qui ont été donnés par les auteurs sont tellement incertains que les médecins qui ont diagnostiqué cette insuffisance pendant la vie ne l'ont plus retrouvée à l'autopsie (2).

La dégénérescence graisseuse du cœur, s'il est possible de la diagnostiquer, peut être une contre-indication. Si l'individu qu'il s'agit de chloroformiser est sujet à des syncopes, il y a lieu de s'abstenir à moins d'indication impérative ; l'artério-sclérose justifie la même prudence.

Je ne reviendrai pas, à propos des lésions rénales, sur ce que je vous ai dit de l'albuminurie transitoire, observée par MM. Terrier et Friedlaender, après la chloroformisation. Je ne puis pas dire cependant que l'existence d'une lésion rénale doive être fatalement considérée comme une contre-indication du chloroforme. Si vous constatez que l'individu que vous devez endormir a de l'albuminurie, ne l'endormez pas sans avoir pris l'avis d'un confrère. J'en dirai autant du diabète, de l'obésité.

Quant à la grossesse, vous savez qu'elle n'est pas une contre-indication, puisque maintenant beaucoup de femmes accouchent pendant le sommeil chloroformique.

On a parlé de l'alcoolisme. Si l'alcoolisme constituait une contre-indication, je m'imagine que l'on n'endormirait que

(1) Obs. 41.
(2) C. Paul, *Maladies du cœur*, 2ᵉ édit., 1887, p. 429 et suivantes.

rarement les malades de nos hôpitaux. A moins de lésions alcooliques graves, je pense qu'il n'y a là aucune contre-indication.

Je dois ajouter, Messieurs, que M. Lacassagne (de Lyon) ne veut pas que l'on endorme les bègues. Il a, de ce chef, constaté deux morts.

Enfin, lorsque les malades sont dans un état cachectique profond et qu'ils sont sujets à avoir des syncopes, agissez avec la plus grande prudence.

Quelques observations suffiront à justifier cette opinion.

Dans l'une, il s'agit d'un malade, du service de Lefort, absolument cachectique et sur lequel on devait pratiquer une opération sur les os du pied (1). Il fut endormi une première fois, pour une première opération ; huit jours après, on lui administre à nouveau le chloroforme, une seconde opération étant nécessaire : le malade meurt. Le chirurgien était couvert par la première anesthésie qui n'avait provoqué aucun accident.

Dans un autre cas, il s'agit d'une vieille femme atteinte d'un cancer annulaire de l'S iliaque, que M. Polaillon devait opérer (2). Cette femme était très cachectique ; on lui administre le chloroforme, elle meurt. N'a-t-on pas eu raison de dire que l'opération était légitime? Cette femme, de par la lésion cancéreuse de son intestin, était condamnée à succomber à brève échéance : elle n'avait peut-être que quelques jours de survie. L'opération seule pouvait prolonger son existence : elle devait donc être tentée.

Tout récemment, je fus commis avec M. Vibert dans une affaire à peu près semblable (3) :

Une femme du monde était atteinte d'un cancer de l'utérus qui avait envahi une portion notable des parois du rectum et amené une rétention des matières fécales. Une première fois l'intervention manuelle était parvenue à

(1) Obs. 46.
(2) Obs. 44.
(3) Obs. 43.

triompher de cette rétention. Quand il fallut recommencer, les médecins se sont demandé s'il ne valait pas mieux, eu égard aux douleurs atroces dont avait souffert la malade au moment de l'intervention, soumettre celle-ci à l'anesthésie chloroformique. La malade fut endormie et mourut. La famille intenta une action en responsabilité aux médecins.

Notre réponse fut identique, Messieurs. La malade était sous le coup d'une mort imminente : si on ne l'avait pas chloroformisée pour arriver à retirer les matières fécales accumulées dans son gros intestin, elle aurait eu une perforation du rectum ; elle serait morte. L'opération qui a été tentée n'avait d'autre but que de prolonger l'existence de la malade. Elle a été conçue et exécutée dans son intérêt et seule elle pouvait être avantageuse pour la malade.

Messieurs, le juge d'instruction vous demandera également de vous expliquer à propos de l'âge des opérés ; il vous posera la question suivante : Le malade n'était-il pas trop jeune ou n'était-il pas trop vieux pour être endormi ?

Les enfants s'endorment très facilement ; ils supportent en général très bien le chloroforme. Les vieillards sont-ils plus exposés ? Je ne le pense pas. En compulsant les statistiques, à propos de la mort d'une vieille femme de soixante-douze ans qui a succombé pendant l'anesthésie chloroformique, je n'ai pas trouvé de cas de mort après soixante-cinq ans (1).

J'en conclus que l'âge des malades ne saurait être invoqué comme une contre-indication.

Vous devez, si vous êtes commis par le juge d'instruction dans une affaire de ce genre, porter encore votre attention sur deux points que je vous recommande de bien élucider :

Informez-vous toujours si le malade qui a succombé n'a pas été chloroformisé antérieurement.

La première chloroformisation, qui a évolué normalement,

______

(1) Obs. 41.

semble couvrir l'opérateur qui a chloroformisé une seconde fois. C'est ce qui est arrivé dans le cas de Lefort.

Vérifiez la pureté du chloroforme. En effet, le juge vous demandera : Le chloroforme était-il impur? Il y a une dizaine d'années, Regnauld, dans une communication faite à l'Académie de médecine, démontra que le chloroforme se décomposait volontiers et émit l'hypothèse qu'en se décomposant il pouvait donner naissance à des substances toxiques, très dangereuses.

Vous avez deux moyens de vous assurer de la pureté du chloroforme :

Le premier de ces moyens, c'est l'analyse chimique, difficile et compliquée.

Le second moyen est beaucoup plus simple et vous conduira au même résultat. Deux cas peuvent se présenter : ou bien le malade est mort à l'hôpital, ou il est mort en ville. Si l'accident a eu lieu à l'hôpital, on s'est servi, pour endormir le malade, de chloroforme pris à même la bouteille de réserve ; on a, avec ce même chloroforme, endormi un certain nombre de malades, la veille, l'avant-veille, le jour même : aucun n'a présenté d'accidents. Le chloroforme n'était donc pas chargé d'impuretés. Si l'accident est arrivé en ville, le pharmacien qui a fourni le chloroforme pourra vous donner l'adresse d'un certain nombre de chirurgiens ou de médecins qui ont l'habitude de prendre chez lui le chloroforme dont ils ont besoin et qui n'ont pas eu d'accident à déplorer.

Cette constatation convaincra les magistrats ; je ne vous engage pas beaucoup à conseiller au juge de faire procéder à une analyse chimique, car jusqu'ici, aucune de ces analyses n'a abouti.

Je vous ai indiqué la fréquence des morts par le chloroforme. En dehors de la constitution de l'individu, il faut tenir compte de la nature de l'opération qu'il subit. Les opérations faites sur les diverses parties du corps n'offrent

pas toutes le même péril. Les experts doivent le savoir.
Plus que toute autre opération, la réduction, sous le chloroforme, d'une luxation, et d'une luxation de l'épaule
surtout, expose le malade à la mort. Cela est aussi vrai
pour les luxations anciennes que pour les luxations récen-
tes. Lisfranc, qui n'a jamais connu le chloroforme, mettait
ses élèves en garde contre une syncope possible, et il leur
enjoignait de ne jamais opérer sans que le sujet fût couché.

Rottenstein (1) donne au point de vue de la fréquence de
la mort dans les opérations la statistique suivante qu'il
emprunte à Kappeler :

Il y a eu 20 morts dans des amputations, 11 morts dans
des réductions de luxation, dont 7 pour des luxations de
l'épaule ; 12 morts dans des opérations sur les yeux, 6 dans
des extractions de dents.

Les cas de mort dans les opérations sur les yeux sont
évidemment beaucoup plus rares aujourd'hui que du temps
de Kappeler. Les oculistes ont, en effet, pris l'habitude de
se servir de la cocaïne, et ils ne recourent plus qu'exceptionnellement au chloroforme. Les mœurs chirurgicales ont
changé, sous ce rapport.

On a fait aussi de grandes statistiques afin de déterminer
le moment de la mort. Celle-ci arrive-t-elle plus souvent au
bout de 1, de 2, de 3, de 5 ou de 10 minutes?

Sur 101 cas, la mort est survenue 5 fois de 1 à 3 minutes
après la première inhalation ; 2 fois de 3 à 5 minutes ; 10 fois
de 6 à 15 minutes, 3 fois après 15 minutes. Dans les 81 autres cas, le moment de la mort n'a pas été relevé. Là où il
l'a été, il correspond toujours soit au début, soit à la fin de
l'anesthésie.

Il ne semble pas que la quantité de chloroforme absorbée,
lorsqu'il est bien administré, augmente beaucoup le danger.
Le professeur Richet avait soutenu, il y a quelques années,
qu'un individu chloroformisé et opéré pouvait mourir le

____

(1) Rottenstein, *Traité de l'anesthésie chirurgicale*. Paris, 1880.

jour même ou le lendemain de l'opération par suite d'un
« shock » à la production duquel il supposait que le chloroforme n'était pas étranger. Les faits, jusqu'à présent,
n'ont pas donné raison à la théorie de Richet.

A propos des accidents qui peuvent se produire alors que
le malade, réveillé, n'est plus sous l'influence du sommeil
chloroformique, laissez-moi vous exposer un fait qui est
bien suggestif (1).

Un excellent médecin d'hôpital, habitué depuis longtemps à administrer le chloroforme, reçoit dans son service
une femme atteinte d'une fracture du col du fémur. Il l'examine et décide de réduire le lendemain la fracture et de
placer le membre dans une gouttière. La malade est endormie ; la fracture est réduite, la gouttière mise en place. La
femme se réveille, répète à plusieurs reprises : « J'étouffe,
j'étouffe, » et meurt au bout de 15 à 20 minutes, après avoir
toujours proféré les mêmes paroles.

Vous savez, Messieurs, combien en province les faits sont
parfois exagérés. Des confrères, peu bienveillants, s'entre-
tiennent de l'accident ; on en cause dans la ville ; le parquet,
recueillant l'écho des rumeurs publiques, s'émeut et inter-
vient ; il nomme des experts et il leur pose ces deux questions : « Le médecin a-t-il commis une imprudence grave
en opérant seul ? A-t-il commis une faute en chloroformisant
une femme âgée de soixante-dix ans ? »

Messieurs, les médecins experts n'ouvrirent que le thorax,
ils n'examinèrent que les poumons et le cœur ; ils trouvèrent les poumons congestionnés et le cœur rempli de caillots. Cela leur suffit : ils déclarèrent que la mort était due à
la chloroformisation et que leur confrère avait eu tort de
chloroformiser seul.

Que s'était-il passé ? Il était impossible de s'en rendre
compte d'après l'autopsie des experts. Ceux-ci, et c'est très
regrettable, n'ont pas ouvert le crâne ; ils n'ont examiné ni le

(1) Obs. 41.

cerveau, ni les reins. Mais il est bien plus fâcheux qu'ils n'aient pas, en trouvant l'artère pulmonaire et le cœur remplis de caillots, poussé plus loin leurs investigations.

Nous savons en effet qu'au voisinage des fractures, et des grosses fractures surtout, il se forme habituellement des thromboses. Dans les manœuvres faites pour réduire la fracture, chez cette femme, un caillot a pu se détacher ; il est remonté, a pénétré dans le cœur et produit une embolie. Comment meurt-on, dans l'embolie ? On meurt par soif d'air ; l'opérée du Dr D. est morte ainsi, en disant : « J'étouffe, j'étouffe ! »

Si les experts, si sévères pour leur confrère, avaient poussé plus loin leur autopsie, ils auraient probablement trouvé l'embolie qui a été la cause unique de l'accident auquel a succombé la femme X.

Dans ce fait, la mort par embolie a suivi de près l'anesthésie : celle-ci l'a-t-elle provoquée ? Je ne le crois pas, car MM. Routier et Legroux m'ont autorisé à citer le fait suivant, qui éclaire celui que je viens de vous citer et qui est bien caractéristique. La mort est survenue avant que le chloroforme n'ait été administré.

MM. Routier et Legroux sont appelés auprès d'une malade atteinte d'une fracture de cuisse. Ils se présentent chez elle, entrent dans sa chambre, la saluent et la quittent pour préparer, dans une pièce voisine, ce dont ils pouvaient avoir besoin ; à ce moment, la malade meurt subitement. Elle était morte d'une embolie. Si MM. Routier et Legroux avaient déjà commencé l'anesthésie, la mort eût été attribuée au chloroforme.

N'oubliez jamais, Messieurs, que les thromboses et les embolies sont des accidents qui compliquent fréquemment une fracture, et si vous êtes appelés à faire une expertise médico-légale dans un cas de ce genre, n'attribuez pas légèrement au chloroforme une mort dans laquelle il n'est pour rien.

Le juge d'instruction a demandé également si le médecin n'avait pas eu le tort d'opérer seul. Oui, Messieurs, il a eu tort; mais c'est la règle. Je suis à peu près seul à professer une opinion contraire; je ne m'en effraye pas, du reste. Dans mon enseignement, à la Faculté et à l'hôpital, j'ai toujours supplié mes élèves de ne jamais endormir une personne, étant seul. Je vous donne aujourd'hui le même conseil, et je vous le donne pour deux raisons :

La première, c'est que s'il arrive un accident, vous serez en bien mauvaise posture pour donner seul les soins nécessaires. Il vous faut ouvrir les fenêtres, flageller le malade, opérer des tractions de la langue, pratiquer la respiration artificielle; votre responsabilité est beaucoup plus grande; vous n'avez aucun témoin à votre décharge, et on peut vous accuser d'avoir manqué aux plus élémentaires règles de l'art.

La seconde raison pour laquelle je vous prie de ne jamais chloroformiser quelqu'un, seul, et surtout une femme, est d'un autre genre. J'y reviendrai d'ailleurs tout à l'heure. Il arrive souvent que pendant le sommeil anesthésique les femmes ont des rêves qui prennent volontiers un caractère voluptueux; quelquefois elles prononcent un nom, qui n'est pas celui de leur mari. Aussi est-il de règle de toujours éloigner le mari quand vous endormez une femme. Quoi qu'il en soit, certaines femmes conservent, après leur réveil, l'idée que pendant leur sommeil elles ont participé à un acte voluptueux. Deux fois à ma connaissance, Messieurs, des femmes sont sorties du cabinet où elles étaient restées seules avec l'opérateur qui les avait endormies, pour entrer dans celui du commissaire de police et y déposer une plainte. Il s'agissait une fois d'un médecin, et une fois d'un dentiste.

Les inculpés ont fait quelques jours de prison préventive. Il a fallu que Verneuil et moi nous démontrions au juge d'instruction, que les opérés ne conservaient aucun souvenir de l'opération qu'ils venaient de subir et qu'ils avaient des rêves pendant l'anesthésie. Le juge est venu assister à des chloroformisations dans le service de Verneuil ; il a interrogé les opérés, il s'est rendu un compte exact des faits.

Dans les deux cas, l'innocence des prévenus a été reconnue. Mais, Messieurs, l'affaire peut aller plus loin ; le médecin peut passer en justice. Il a beau être acquitté, il n'en aura pas moins fait quelques jours de prison préventive ; quoique son innocence soit hautement proclamée, son arrestation même aura fait subir à ses affaires et à son honorabilité professionnelle, de graves atteintes.

Je vous en prie donc, sous aucun prétexte, que ce soit par le chloroforme, par l'éther, ou au moyen des pratiques de l'hypnotisme, n'endormez jamais quelqu'un, sans être assisté d'un témoin.

Laissez-moi vous faire encore une autre recommandation.

N'administrez jamais un anesthésique à un malade assis. Depuis les premiers accidents mortels dus au chloroforme, on a toujours considéré qu'il était imprudent d'endormir un malade dans la position assise ; on ne peut nier en effet que cette position ne favorise la syncope. Il est probable que les accidents sont plus fréquents chez les dentistes, parce qu'ils asseyent leur patient au lieu de le coucher. Dans tous les cas, l'opinion des magistrats est fixée à ce sujet.

Quelquefois le juge d'instruction vous demandera si le chloroforme n'a pas été administré trop brusquement. Messieurs, il y a là deux systèmes, deux doctrines, que nous n'avons le droit d'incriminer ni l'une ni l'autre. Dans l'un de ces systèmes, on administre le chloroforme lentement, et à petites doses ; dans l'autre, on terrasse brusquement le malade, en lui faisant respirer une dose massive de chloroforme. Nous n'avons pas de criterium, actuellement, en faveur de l'une ou de l'autre de ces méthodes. L'une compte à son actif à peu près le même nombre d'accidents que l'autre. Nous ne pouvons donc, dans l'état actuel de nos connaissances, dire que le médecin a commis une faute parce qu'il a donné le chloroforme brusquement.

Ether. — En ce moment, Messieurs, un certain nombre de chirurgiens substituent l'éther au chloroforme. C'est l'école de Lyon qui a commencé la campagne en faveur de l'éther. Personnellement je n'ai à prendre parti ni pour le chloroforme, ni pour l'éther ; mais je dois vous mettre en garde contre certaines assertions que vous pouvez trouver dans les journaux. MM. Chaput et Angelesco ont publié une statistique, empruntée à M. Guret, qui est tout à l'avantage de l'éther, puisqu'elle n'attribue à celui-ci qu'une mort sur 13 000 éthérisations, tandis qu'elle en assigne 1 au chloroforme sur 2 000 chloroformisations. Je ne sais où M. Guret a pris sa statistique ; le chiffre de morts attribué au chloroforme me paraît d'autant plus exagéré que je me souviens des statistiques de Baudens, médecin en chef de l'armée de Crimée, qui a fait relever avec le plus grand soin toutes les opérations pratiquées pendant la guerre. Ces statistiques donnent 1 mort sur 10 000 chloroformisations. Les statistiques de la guerre de Sécession ne donnent qu'une mort sur 11 500 chloroformisations. Nous nous rapprochons singulièrement ici des chiffres donnés par M. Guret pour les accidents dus à l'éther.

Protoxyde d'azote. — Le protoxyde d'azote a cet avantage, qui l'a fait préférer par tous les dentistes, d'endormir vite et de maintenir le sujet très peu de temps sous son influence.

On a prétendu qu'il ne tuait pas. C'est une erreur. Maurice Perrin (1), dans une communication faite à la Société de chirurgie en 1875, a cité cinq ou six cas de mort dus au protoxyde d'azote, en Angleterre et aux États-Unis, et un cas de mort en France. C'est dans le laboratoire de Vauquelin, vous voyez que le fait remonte à une date éloignée, que l'accident eut lieu. Un de ses préparateurs fut tué en respirant le protoxyde d'azote.

(1) Maurice Perrin, *Bulletin et Mémoires de la Société de chirurgie*, séance du 3 mars 1875 ; année 1875, p. 213 et 217.

Au cours de la discussion qui suivit la communication de Maurice Perrin, M. Magitot rappela trois autres cas de mort survenus en Angleterre, et tous les trois suivis d'autopsie établissant que la mort était bien le résultat de l'asphyxie.

Il faut ajouter à cette statistique un cas de mort par asphyxie survenu au Dental Hospital de Londres, le 15 septembre 1883 ; un cas survenu chez un dentiste d'Exeter, en 1884 ; le cas de Watson, survenu le 28 septembre 1889 (1) ; enfin le cas de M. Duchesne, de Paris, en 1884. Vous voyez donc que le gaz hilariant n'est pas aussi inoffensif qu'on l'a affirmé, et si l'on faisait la statistique complète des accidents mortels que ce genre d'anesthésie a provoqués, elle ne serait sans doute pas très consolante pour les familles.

M. Duchesne, dentiste, a été poursuivi parce qu'un de ses clients était mort dans son cabinet, après avoir été soumis aux inhalations de protoxyde d'azote.

Chargé de l'enquête médico-légale, je fus amené, au cours de mon expertise, à demander à M. Duchesne de me montrer comment il arrivait à produire l'anesthésie. Eh bien, Messieurs, la scène à laquelle j'assistai n'est pas très encourageante.

Au moment où l'anesthésie est obtenue le sujet est cyanosé. Il vire au bleu ou au noir. Il serait extrêmement imprudent de le laisser arriver au bleu foncé, il faut s'arrêter au bleu pâle, au bleuâtre. Les personnes qui ont l'habitude de manier le protoxyde d'azote se sont évidemment fait des points de repère qui les guident pendant l'anesthésie ; ces points de repère m'ont sans doute échappé, mais l'impression que j'ai rapportée de la séance à laquelle je venais d'assister n'a nullement été engageante.

M. Duchesne disait lui-même, d'ailleurs : « Il faut réveiller le patient avant la période de *cadavérisation*. » C'est un bon conseil, malheureusement le réveil n'a pas toujours été obtenu.

(1) Obs. 50.

Questions médico-légales. — Le juge d'instruction vous demandera :

1° *Toutes les précautions ont-elles été prises?*

Je n'insiste pas sur cette question, Messieurs, car il faudrait vous répéter ce que j'ai dit à propos du chloroforme.

2° *Tous les soins nécessaires au moment de l'accident ont-ils été donnés?*

Nous nous trouvons ici en présence de plusieurs doctrines : il faut débarrasser la gorge et l'arrière-gorge des mucosités qu'elles peuvent contenir, pratiquer la respiration artificielle, les tractions rythmées de la langue, la flagellation. l'électrisation des muscles respirateurs, les injections d'éther, la trachéotomie.

Toutes ces méthodes semblent se partager les insuccès.

Je vous conseille, dans un cas semblable, de flageller énergiquement le sujet. dès que vous remarquerez que son pouls faiblit.

Comme médecins légistes, nous n'avons pas à nous enquérir de ce qu'il faut faire, mais bien à nous rendre compte si tout ce que l'on devait faire a été fait.

3° *L'opération justifiait-elle l'emploi des anesthésiques?*

Rappelez-vous, Messieurs, qu'aux yeux de la magistrature, votre responsabilité sera plus engagée si vous avez endormi quelqu'un pour lui extraire une dent ou lui enlever une loupe, que s'il a fallu pratiquer une amputation ou enlever un sein. N'anesthésiez donc jamais seul, même ou surtout s'il ne s'agit que d'extraire une dent.

4° *L'opérateur était-il légalement autorisé à pratiquer l'anesthésie?*

La loi du 19 ventôse interdisait aux officiers de santé de faire les grandes opérations. La chloroformisation doit-elle être considérée comme une grande opération? Cette question a été posée à propos de l'affaire Duchesne.

On n'a jamais pu définir exactement ce qu'il fallait entendre par ces mots : *une grande opération.* La trachéotomie est assurément une grande opération. Supposez qu'à la campagne, un enfant avale un haricot... il étouffe. L'officier de santé, appelé, fait la trachéotomie d'urgence et sauve l'enfant. Ce praticien est-il coupable? L'enfant serait mort bien avant qu'un chirurgien de la ville voisine eût pu intervenir, si l'officier de santé avait refusé de faire la trachéotomie, sous prétexte qu'il lui est défendu de pratiquer une grande opération. Cette disposition a disparu de la nouvelle loi sur l'exercice de la médecine.

Mais les dentistes ne sont pas des officiers de santé. L'art dentaire a été libre, en France, jusqu'en 1677. A cette époque, Louis XIV rendit un édit qui soumettait les dentistes à certaines épreuves. Ceux-là seuls qui avaient satisfait à ces épreuves, pouvaient prendre le titre de *dentiste expert*.

Durant tout le cours du xviiie siècle, l'art dentaire a fait en France de très grands progrès. La réglementation édictée par Louis XIV était bonne : elle fut imitée en Autriche et en Allemagne, et depuis un grand nombre d'années nul ne peut exercer la profession de dentiste sans avoir obtenu un diplôme spécial.

L'édit de Louis XIV fut abrogé avec les lois qui régissaient la médecine au moment de la Révolution. Dans la loi de ventôse de l'an XI, qui réglementait l'exercice de la profession médicale, le législateur oublia de mentionner les dentistes. Aussi l'exercice de la dentisterie ne fut-il, depuis cette époque, contrarié en France par aucune réglementation. Était dentiste qui voulait, et l'on a vu jusqu'à des serruriers faillis ouvrir un cabinet de dentiste. La liberté d'extraire ou de plomber des dents entraine-t-elle le droit, bien autrement grave, de pratiquer l'anesthésie?

En fait, il faut reconnaître qu'un grand nombre de dentistes la pratiquaient, mais s'il se produisait des accidents, il y a toujours eu une enquête judiciaire qui aboutit bien souvent à une condamnation.

Vous vous souvenez, sans doute, de cette affaire de Lille, où un dentiste fut condamné pour avoir pratiqué sur une jeune fille une anesthésie suivie de mort.

A Paris même, avant que la loi sur l'exercice de la médecine n'ait été votée par les Chambres, il y avait eu, dans un grand établissement de dentistes, un accident mortel. Une dame était morte pendant l'anesthésie; le procureur de la République intervint; mais le mari déclara ne pas déposer de plainte, et l'enquête fut arrêtée.

L'année suivante, nouvel accident, non suivi de mort, fort heureusement, mais de troubles graves. Le mari de la patiente déposa une plainte. Je fus chargé de l'enquête; je me rendis à l'établissement indiqué et j'entrai successivement dans 15 ou 16 cabinets, où je trouvai les clients les uns endormis, les autres cocaïnés, entre les mains des opérateurs. Ces opérateurs étaient au nombre de 15 ou de 16, aucun d'eux n'était docteur; ils étaient Anglais ou Américains; après quelques hésitations, ils reconnurent qu'ils étaient des stagiaires du « Dental Hospital » de Londres.

Ils avaient passé le détroit et étaient venus à Paris pour faire un stage qui durait trois ou quatre mois. Je leur ai demandé le nom de leur directeur : ils ne le connaissaient pas. En revanche, ils savaient fort bien celui du caissier. Je finis cependant par rencontrer le directeur, et celui-ci me dit qu'un médecin était attaché à son établissement, et qu'on le prévenait en cas d'accident. Ce médecin demeurait aux Ternes. Messieurs, l'accident avait donc toutes les chances pour devenir définitif, jusqu'à ce que ce médecin ait eu le temps d'arriver, des Ternes, aux environs de la tour Saint-Jacques. Je n'ai pas besoin de vous dire que le dentiste fut condamné.

Depuis, nous avons demandé que l'art dentaire fût réglementé et nous avons obtenu gain de cause.

Je vous ai dit tout à l'heure quelques mots de l'affaire Duchesne (1). Duchesne a été condamné dans des conditions à peu près semblables à celles qui ont amené la condamnation du précédent dentiste. M. L..., un négociant, vient trouver Duchesne et le prie de lui extraire une dent; il est endormi

(1) Obs. 51.

par le protoxyde d'azote, il meurt. Devant le commissaire de police, Duchesne affirme que le Dr X.... était présent.

Le Dr X..., appelé, déclare à son tour qu'il assistait à l'opération. C'était faux. Le juge d'instruction a fait preuve, vis-à-vis du Dr X..., d'une grande amabilité, car il aurait pu le poursuivre pour faux témoignage.

A l'audience, le président n'a pas manqué, d'ailleurs, de juger sévèrement la conduite du Dr X... et d'adresser à celui-ci de vives remontrances.

Les chefs d'accusation étaient ceux-ci : *Le dentiste avait-il le droit de pratiquer l'anesthésie?* Il n'avait aucun diplôme; et : *Est-ce le protoxyde d'azote qui a tué M. L...?*

M. Gab. Pouchet et moi nous nous sommes livrés à une série d'expériences.

M. Pouchet a retiré du sang de la victime une certaine quantité de protoxyde d'azote. Le juge d'instruction nous demanda alors : La présence dans le sang d'une certaine quantité de protoxyde d'azote prouve-t-elle que la mort a été le résultat de l'inhalation du protoxyde d'azote ?

La présence du protoxyde d'azote dans le sang de M. L... prouve seulement que pendant le temps qui a précédé sa mort, M. L... a respiré un mélange gazeux contenant une certaine proportion de ce gaz, et qu'il est mort avant d'avoir pu rejeter par expiration le gaz qu'il avait absorbé, en un mot qu'il est mort pendant ces inhalations ou dans les quelques secondes qui les ont suivies; mais la présence de ce gaz dans le sang ne prouve pas d'une façon absolue que la mort soit le résultat de cette inhalation. M. L... était un obèse, un pusillanime; il avait eu peur de mourir, en s'endormant, et il l'avait dit.

Je n'ai pu aller au delà dans mes conclusions.

Duchesne a été condamné à 3 000 francs d'amende pour avoir administré un agent anesthésique sans y être autorisé. La famille demandait 100 000 francs de dommages-intérêts. Ils ne lui furent pas alloués, parce que, dit un considérant que je me permets de trouver extraordinaire :

« bien que la mort de L... eût porté un grand préjudice à sa famille, L... avait assuré sa vie pour 40 000 francs, et le préjudice causé par sa mort s'est ainsi trouvé compensé ».

Passons maintenant, Messieurs, à un autre ordre d'idées :

On s'est demandé si l'expert pouvait employer le chloroforme pour trancher une question de *simulation*. Je n'hésite pas à répondre par la négative et je vous donne ma réponse comme une règle de conduite absolue.

Il y a quelques années, je fus commis par un juge d'instruction pour rechercher si un individu qui disait avoir une ankylose de l'épaule, en était réellement atteint.

J'ai examiné l'individu, je ne l'ai pas endormi.

Deux arguments ont fait ma conviction. Je ne sais pas jusqu'à quel point nous avons le droit de découvrir la vérité en privant un individu, même coupable, des moyens de se défendre. Les droits de la défense sont sacrés ; outre l'horreur qu'inspirent les douleurs provoquées, ce sont des considérations de ce genre qui ont fait abolir la torture. L'abolition de la douleur arriverait au résultat que l'on obtenait par l'excès des douleurs.

Se servir de l'anesthésie pour arracher un secret à quelqu'un, c'est, à mes yeux, commettre une action d'une moralité très contestable.

Et puis, il y a autre chose. Je viens de passer en revue devant vous les accidents dus aux anesthésiques ; avons-nous le droit d'exposer, même pour découvrir la vérité, un individu à un péril réel ? Supposez que pendant que l'expert fait son enquête, l'individu qu'il a endormi succombe !

Dans quelle singulière posture cet expert ne se trouverait-il pas, même s'il est couvert par le mandat du juge d'instruction ?

Le procédé est donc également inexcusable, à ce second point de vue.

Il me reste à vous parler, Messieurs, pour en finir avec les agents anesthésiques, des accidents par imprudence et des suicides causés par l'un ou l'autre de ces agents. Il y a même eu des crimes, mais ils sont peu nombreux.

Morts accidentelles. — Les accidents dus au chloroforme sont moins fréquents que ceux dus à l'éther.

Vous savez que l'*éthéromanie* est très répandue dans un certain monde : il y a des gens qui respirent de l'éther, comme d'autres se font des piqûres de morphine. Ces personnes peuvent à un moment donné devenir les victimes d'une imprudence; je ne crois pas que nous ayons jamais à constater l'existence de *chloroforminomanes*, précisément à cause de la période d'excitation qui précède l'anesthésie complète.

Les accidents sont possibles cependant, avec le chloroforme. Comment surviennent-ils? Presque toujours les victimes se sont servies du chloroforme pour calmer une violente douleur et elles ont succombé pendant le sommeil. Tel est le cas suivant :

Une jeune femme, la baronne X..., avait été accouchée sous le chloroforme. On baptise l'enfant quelque temps après, l'accoucheur assistait au repas de baptême. Après le dîner, la jeune femme disparaît et son absence prolongée finit par inquiéter son entourage. On la cherche, on pénètre dans sa chambre et on la trouve étendue sur son lit, ne donnant plus aucun signe de vie; à côté d'elle, sur l'oreiller, se trouvait un flacon débouché et renversé, une forte odeur de chloroforme remplissait la chambre.

Que s'était-il passé? L'enquête démontra que cette jeune femme souffrait, au moment où elle donnait son dîner, de violentes douleurs dentaires et faciales. Elle était allée s'étendre sur son lit et, pour calmer ses douleurs, elle avait respiré ce qui restait de chloroforme dans le flacon qui avait servi lors de son accouchement. Elle s'endormit, le flacon se renversa sur son oreiller, sous son nez, et elle ne se réveilla plus. Cette jeune femme n'avait aucun motif pour se tuer : elle a succombé à un accident.

Suicides. — Au moment de la découverte des anesthésiques, le public s'est fortement préoccupé de la facilité avec laquelle des suicides et même des crimes pourraient dorénavant être commis sous l'influence de ces agents. Cette émotion, légitime à cette époque, n'a pas été justifiée par les faits.

Nous savons aujourd'hui qu'il est extrêmement difficile d'endormir quelqu'un malgré lui.

Quant au suicide, c'est à peine si nous pouvons en rassembler une dizaine de cas authentiques. Vous connaissez tous la période de révolte qui précède l'anesthésie, cette période d'agitation pendant laquelle l'individu se débat avec énergie et repousse loin de lui tout ce qui se trouve à sa portée. Cette période d'agitation doit constituer et constitue en effet un obstacle presque insurmontable au suicide : Il faut pour le surmonter que l'individu qui respire volontairement du chloroforme sache ce qui doit se passer et qu'il prenne des précautions en conséquence.

Il y a eu cependant des tentatives de suicide, et quelques-unes ont réussi. On les a surtout observées en Allemagne.

Hofmann (1) en a cité trois. Dans l'une de ses observations, il s'agit d'un médecin des hôpitaux qui avait fixé à sa bouche un ballon contenant du chloroforme, au moyen de bandelettes de sparadrap et de bandes de caoutchouc. Il avait bouché ses narines avec de la charpie : il avait donc réalisé toutes les conditions dont je vous parlais à l'instant.

Crimes. — Voyons maintenant la question sous une nouvelle face.

Le sommeil chloroformique met l'individu endormi à la merci de l'opérateur. Ce dernier peut abuser, dans certaines circonstances, de sa situation pour se livrer sur la personne endormie à un acte criminel. Il y a là une question

(1) Hofmann, *Lehrbuch des gerichtlichen Medicin*. Wien und Leipzig, 1881. — Obs. 49.

très grave et qui joue, en médecine légale, un rôle important.

L'acte criminel peut être commis dans deux conditions différentes : la chloroformisation a été consentie, ou elle n'a pas été consentie.

Prenons le premier cas : Un individu se présente chez un médecin, qui, pour une raison ou une autre, lui propose de l'endormir. Le patient consent : un crime est commis. Ce crime est toujours ou presque toujours un viol ou un attentat à la pudeur.

Quoiqu'il existe quelques exemples de crimes de ce genre, il n'en est pas moins vrai que dans les cas les plus nombreux, il n'a pas été possible de faire la preuve. Je vous l'ai dit, n'endormez jamais, seul, surtout dans votre cabinet, et surtout si vous devez endormir une femme. La femme, vous le savez aussi, a souvent pendant le sommeil anesthésique des rêves voluptueux ; elle croit à son réveil, et de la meilleure foi du monde, qu'elle a été victime d'un attentat, elle va chez le commissaire de police et dépose une plainte entre ses mains. Il est souverainement désagréable d'être cité devant le juge d'instruction et d'avoir à se défendre d'une accusation de viol ou d'attentat à la pudeur. Le juge d'instruction considère que la femme est plus ou moins jeune, plus ou moins jolie ; que le médecin est plus ou moins jeune, qu'il jouit d'une réputation plus ou moins bonne ; il cherche des preuves, il fouille la vie privée du médecin, l'affaire traîne, et enfin, il y a un non-lieu, *faute de preuves*. Remarquez que ce *non-lieu* ne veut pas dire que le médecin est innocent de l'acte qu'on lui reproche, il veut dire simplement qu'il n'a pas été possible de prouver qu'il a commis cet acte. Les conséquences d'une enquête pareille, au point de vue de l'honorabilité et de la position d'un médecin, sont faciles à prévoir. Pour les éviter, n'endormez jamais seul.

Je passe sur les vols et les meurtres commis par le médecin dans le cas de sommeil consenti. Je ne connais qu'un fait que je puisse rapprocher du cas de meurtre. Je vous en ai dit quelques mots l'année dernière (1) :

Un homme souffrait d'une constipation opiniâtre qui lui causait de violentes douleurs ; à l'autopsie, nous avons trouvé jusqu'à 900 grammes de matières fécales durcies dans son intestin. Un jour on pénètre chez lui, il était couché sur un canapé et ne donnait plus signe de vie. Cet homme avait l'habitude de respirer du chloroforme pour calmer ses douleurs. Il est possible que, ce jour-là, il ait dépassé la dose. On trouva d'ailleurs à côté de lui un flacon de chloroforme. Mais une demi-heure avant qu'on n'entrât dans sa chambre, on en avait vu sortir deux individus qui étaient ses légataires universels. La fortune du défunt, un négociant dont les affaires prospéraient, se montait à plusieurs millions ; les deux légataires, au contraire, étaient acculés à une situation financière déplorable. Le juge d'instruction ordonna une enquête, qui ne donna aucun résultat. On a dit qu'il était possible de rechercher et de retrouver le chloroforme dans le sang, dans les poumons, que son odeur persistante suffisait à en déceler la présence... Ici, Messieurs, le fait n'était pas niable. Tout le monde savait que cet homme avait respiré du chloroforme ; mais personne n'a jamais pu établir s'il l'avait respiré volontairement ou non. Il y eut une ordonnance de non-lieu. Le juge d'instruction avait fait une enquête très minutieuse et très désagréable pour les prévenus ; il les avait interrogés une vingtaine de fois dans son cabinet, il avait interrogé leurs connaissances, leurs amis; il ne découvrit aucun fait capable d'éclairer sa conscience.

Dans d'autres circonstances la chloroformisation peut être faite par des personnes non autorisées, et dans un but criminel. Je connais deux faits :

L'un s'est passé en France : Un individu d'allures un peu bizarres, détraqué, appartenant à une honorable famille de Paris, avait intérêt à faire disparaitre un de ses amis. Il

(1) Brouardel, *La mort et la mort subite*, Paris, 1895, p. 127.

lui dit qu'il possède à Saint-Nazaire de grands chantiers, dont il lui offre la direction, et il l'emmène avec lui pour lui montrer ses chantiers. L'ami souffrait des dents. Comme ses douleurs augmentaient en chemin de fer, son compagnon lui dit : « Moi aussi, j'ai souvent des douleurs dentaires insupportables, mais je les calme en respirant du chloroforme ; j'ai mon appareil sur moi, vous devriez en essayer. » L'autre obéit à cette suggestion et commence à respirer le chloroforme ; mais bientôt arrive la période de révolte ; il se débat, son camarade prend peur, n'ose continuer l'anesthésie, et quand sa victime, reprenant tout à fait ses sens, lui dit : « Vous avez voulu me tuer, » il jette par la portière du wagon, sur la voie où il a été retrouvé, son appareil et la boîte qui le contenait. Bientôt, de plus en plus troublé, il descend à Angers ; il abandonne l'idée du voyage à Saint-Nazaire et revient avec son ami à Paris. Là, il essaye de tuer son compagnon à l'hôtel du Louvre, en lui jetant une pendule sur la tête, pendant qu'il signait un papier.

Le second cas, qui s'est passé en Italie, est à peu près identique.

Dans les deux cas, le criminel a voulu persuader à sa victime de se laisser endormir, et dans les deux cas il a échoué.

Dans la seconde hypothèse, *la victime n'est pas consentante*. Est-il possible de provoquer pendant la veille le sommeil sans que l'individu qui doit être endormi consente ? A moins de terrasser un individu, à moins d'avoir affaire à un individu en état d'ivresse, la chose me paraît bien difficile. Mais, Messieurs, lorsque l'on a terrassé un individu, lorsque l'on a devant soi un homme ivre, on n'a pas besoin pour commettre un acte criminel de recourir au chloroforme. La victime est sans défense.

La question médico-légale vraie est celle-ci : Peut-on endormir par le chloroforme une personne qui dort d'un sommeil naturel ?

La question est ancienne.

Dès 1844, Horatio Wells l'avait résolue par l'affirmative
pour le protoxyde d'azote.

En 1866, M. Tourdes, de Srasbourg, admet le même fait,
sans en citer d'ailleurs des exemples.

Un peu plus tard, M. Herrgott, professeur à Strasbourg
et ensuite à Nancy, rapporte le fait d'un enfant de six ans
qu'il avait fait passer du sommeil naturel au sommeil
anesthésique.

Cucuel déclare que le fait est possible quand on emploie
l'éther ou le protoxyde, mais qu'avec le chloroforme il
est impossible.

Les choses en étaient là, lorsqu'en 1873-1874 Dolbeau (1)
rendit compte, à la Société de médecine légale, des expériences qu'il avait entreprises à ce sujet, sur des chiens et
sur des humains. Il a pu endormir, par le chloroforme, un
tiers environ des chiens qu'il soumit à ses expériences, pendant qu'ils dormaient naturellement. C'étaient des chiens de
petite taille, des chiens de dame, couchés dans une corbeille.

Étendant ensuite ses expériences aux individus, il essaya,
en ville, de chloroformiser une jeune fille pendant son sommeil ; il ne réussit pas. Il a été plus heureux à l'hôpital,
où il a fait de nombreuses expériences avec ses internes, et
notamment avec M. Paul Berger, qui est aujourd'hui un de
vos maîtres.

Il a divisé ses expériences en trois séries : Dans la première et dans la seconde, il n'a pu endormir personne. Dans
la troisième série, Dolbeau et M. Berger ont si bien réussi que
celui-ci a pu chloroformiser une femme endormie, atteinte
d'une ankylose, que Dolbeau a pu opérer cette ankylose et
se retirer, et que la malade, en se réveillant, témoigna sa
surprise de ce que l'on ait pu la guérir pendant qu'elle
dormait d'un sommeil naturel.

(1) Dolbeau, *De l'emploi du chloroforme, au point de vue de la perpé-
tration des crimes et délits* (*Annales d'hygiène publique et de médecine
légale*,1874, 2ᵉ série, tome XLI, p. 168, et *Bulletin de la Soc. de médecine
légale*, année 1873-74, p. 113).

Les résultats de Dolbeau sont ceux-ci : il a réussi à endormir 10 individus sur 29.

On peut donc arriver à faire passer quelqu'un du sommeil naturel dans le sommeil anesthésique. Je dois ajouter cependant que dans les cas où les expériences ont réussi, il s'agissait presque toujours de femmes plus ou moins nerveuses.

En 1894, le docteur Heurtaux, de Nantes, frappé de ce qu'un de mes collaborateurs aurait avancé, aux assises, qu'il n'était pas possible de chloroformiser, sans qu'elle s'en aperçût, une personne qui était plongée dans le sommeil naturel, m'écrivit pour me communiquer le fait suivant :

Il avait été appelé près d'un enfant de 6 à 7 ans, atteint depuis quelques jours d'un panaris du pouce. Comme il jugeait nécessaire d'inciser le doigt largement et profondément, il fit une prescription de chloroforme et remit à deux ou trois heures plus tard le soin de faire cette petite opération. Quand il revint, l'enfant, épuisé de fatigue, s'était endormi. Il se demanda alors s'il ne serait pas possible de faire passer directement le petit malade du sommeil physiologique dans le sommeil chloroformique.

Une compresse, sur laquelle quelques gouttes de chloroforme furent versées, fut tenue d'abord à grande distance du nez, afin de rendre à peine sensible au premier moment l'action des vapeurs chloroformiques sur la muqueuse nasale. Puis, peu à peu, très lentement, on rapprocha, en y versant quelques gouttes de l'anesthésique, la compresse du nez de l'enfant. En 10 ou 12 minutes environ, le sommeil chloroformique était obtenu, le réflexe oculaire avait disparu, et la pression sur le pouce enflammé ne provoquait aucune souffrance. L'incision ne fut pas sentie. Le petit malade ne se plaignit de sa plaie que 10 à 15 minutes plus tard, quand l'action du chloroforme fut dissipée et qu'il s'éveilla.

La question a été reprise depuis, et il y a quelques semaines, M. Raffaele Gurrieri, de Bologne, m'a envoyé une

brochure dans laquelle il rend compte d'expériences fort
intéressantes. Sur neuf tentatives qu'il a faites, il a réussi à
endormir quatre personnes. Cinq fois, les premières inhalations ont suffi pour amener la période de révolte, chez les
personnes dormant du sommeil naturel. Sur les quatre
personnes qui ont passé, sans s'en apercevoir, du sommeil physiologique au sommeil anesthésique, trois étaient
des femmes : l'une était en état de délire; la seconde
était lypémaniaque; la troisième était atteinte de manie
aiguë. L'homme, âgé de 22 ans, était un maniaque également.

Aussi, Messieurs, je ne dirai pas que l'on ne peut pas faire
passer quelqu'un du sommeil naturel dans le sommeil chloroformique, mais je ne pense pas que l'on réussirait avec
n'importe quel sujet. Les personnes endormies ainsi, aussi
bien par Dolbeau et M. Paul Berger que par M. Gurrieri,
sont des femmes nerveuses, des êtres affaiblis, malades, des
enfants. Vous savez que les femmes qui sont nerveuses ne
le sont pas toutes de la même façon.

Il me semble que l'on arriverait plus sûrement à se faire
une opinion ferme si, avant de commencer des expériences
de ce genre, on recherchait chez les individus que l'on veut
y soumettre la présence ou l'absence de certains réflexes,
du réflexe pharyngien en particulier. L'individu non épuisé
par des douleurs chez lequel on constaterait l'existence de
ces réflexes et qui, par conséquent, jouit de la plénitude
de ses moyens de défense, ne pourrait probablement pas
être endormi de cette manière.

Une seule fois à ma connaissance, Messieurs, la justice a
eu à s'occuper d'un fait de ce genre.

C'était en Angleterre, en 1885. L'affaire eut un grand retentissement sous le nom de *Mystère de Pimlico*.

M. Bartlett, épicier enrichi, mourait subitement le
31 décembre 1885.

M. Bartlett était âgé, ses affaires qui prospéraient l'obli-
geaient à changer souvent de résidence. C'est ainsi qu'il

habita successivement, avec sa femme, beaucoup plus jeune que lui, à Tooting, à Dover et enfin à Pimlico, Claverton-Street.

C'est là que le Dr Leach vit pour la première fois M. Bartlett, qui était malade, le 10 décembre 1885 ; ainsi qu'il l'a affirmé dans sa déposition devant le coroner, le Dr Leach avait trouvé son client atteint de troubles nerveux, d'hypochondrie, d'insomnies et de douleurs dentaires ; il prescrivit divers remèdes et accompagna même son malade chez le dentiste, pour lui faire extraire des dents cariées. Les insomnies diminuèrent, sans disparaître toutefois.

Le 31 décembre, M. Leach quitta son malade à la porte de sa maison, gai et relativement bien portant; le lendemain 1er janvier, on l'envoya chercher en toute hâte, et il fut tout surpris de trouver M. Bartlett mort dans son lit.

Madame Bartlett raconta qu'elle aurait été réveillée de bonne heure par la respiration difficile de son mari, mais elle n'y aurait pas ajouté grande attention et se serait rendormie.

Un peu plus tard, elle se réveillait de nouveau, elle s'apercevait que son mari était couché sur la face, sans vie ; alarmée de son aspect, elle aurait appelé des domestiques et envoyé chercher le docteur.

Les circonstances assez extraordinaires au milieu desquelles se produisait cette mort subite amenèrent le coroner, chargé de l'enquête, à ordonner l'autopsie. Celle-ci, pratiquée par le Dr Stevenson, révéla que le défunt avait succombé à l'absorption de chloroforme.

La question se posa alors de savoir comment le poison avait été administré :

Ou le chloroforme a été donné au malade par sa femme ou toute autre personne, accidentellement ;

Ou bien, le malade l'a pris par mégarde, croyant se servir d'une autre fiole ;

Ou bien, le malade l'a pris volontairement, quoique le

Dr Leach n'ait pas reconnu chez lui de tendances au suicide ;

Ou enfin, le poison a pu être administré dans un but criminel.

Enfin, si la mort est le résultat d'un accident, comment se fait-il qu'on n'ait pas trouvé de chloroforme dans la chambre? D'ailleurs le médecin traitant n'en avait pas ordonné.

L'enquête établit, d'après les récits de madame Bartlett elle-même et les témoignages recueillis, que les relations entre les deux époux avaient revêtu un caractère un peu étrange.

M. Bartlett avait épousé sa femme lorsqu'elle avait 16 ans ; depuis quelque temps, il avait reconnu qu'il était en mauvaise santé, et il avait engagé sa femme à cultiver l'amitié d'un jeune ministre wesleyen, le révérend M. Dyson ; il aurait autorisé certaines privautés entre les deux jeunes gens ; il permettait à M. Dyson d'embrasser sa femme, en sa présence, et de lui faire certaines caresses affectueuses. Les témoignages des domestiques ne laissent aucun doute sur ce point et madame Bartlett, du reste, répétait volontiers que son mari ne l'avait épousée que pour avoir une compagne intellectuelle, l'amour physique ne jouant aucun rôle dans ses préoccupations et qu'il désirait qu'après sa mort, sa femme épousât M. Dyson qui, en attendant, lui donnait des leçons de grec.

Madame Bartlett reconnaît qu'elle s'est procuré du chloroforme ; elle se proposait d'en verser quelques gouttes sur un mouchoir qu'elle agiterait devant le visage de son mari afin de lui procurer un peu de sommeil. Cependant, dans la nuit du 31 décembre, elle aurait eu des scrupules d'endormir son mari sans qu'il le sache et elle lui aurait dit qu'elle avait acheté du chloroforme. Elle aurait placé le flacon sur le coin de la cheminée, et M. Bartlett, après quelques instants de conversation, se serait endormi. On peut supposer, en ce cas, que M. Bartlett aurait, pendant le sommeil de sa femme, absorbé le chloroforme par erreur ou pour engourdir son mal de dents, ou dans l'intention de se suicider.

La déposition de M. Dyson diffère de celle de la veuve sur plus d'un point important. Le jeune ministre wesleyen reconnaît avoir été lié d'amitié avec M. Bartlett; il reconnaît avoir embrassé plus d'une fois madame Bartlett en présence de son mari, mais il dément que celui-ci l'y ait jamais engagé; il avoue qu'il était convenu entre madame Bartlett et lui qu'ils s'épouseraient dans le cas où elle deviendrait veuve, ce qui, au dire de madame Bartlett, n'était qu'une affaire de quelques mois.

M. Dyson déclare aussi que madame Bartlett l'avait prié de lui acheter une grande quantité de chloroforme, afin de vaincre les insomnies de son mari et les siennes; elle lui aurait affirmé savoir s'en servir. M. Dyson accéda à son désir, mais sachant qu'il ne pourrait obtenir d'un seul pharmacien la quantité de chloroforme demandée, il en prit chez trois pharmaciens, sous divers prétextes, et notam- ment, disait-il, pour enlever les taches sur les tapis et les vêtements.

En apprenant la mort subite de M. Bartlett, ses soupçons s'éveillèrent et il demanda à madame Bartlett ce qu'elle avait fait du chloroforme.

La veuve répondit évasivement en ajoutant que s'il ne l'accusait pas, elle ne l'accuserait pas non plus.

Il répondit alors qu'il avait la conscience nette et qu'il ne craignait pas une enquête.

Le coroner, qui avait déjà décerné contre madame Bartlett un mandat d'amener, demanda au jury d'enquête un verdict de complicité contre M. Dyson, qui ne s'était pas entière- ment disculpé dans sa déposition.

Le jury d'enquête fit droit à cette requête, madame Bart- lett et M. Dyson furent envoyés en cour d'assises, l'une sous la prévention de meurtre de son mari, l'autre comme complice.

L'enquête se continuant, le défenseur m'a posé la question suivante : « Madame Bartlett a-t-elle pu endormir la nuit un mari et le faire passer du sommeil naturel dans le sommeil chloroformique? »

Je connaissais à ce moment les expériences de Dolbeau, ne connaissais pas celles de M. Gurrieri. J'ai répondu que le fait était possible, d'autant plus qu'il s'agissait dans l'espèce d'un vieillard, diabétique, fatigué, souffrant de douleurs violentes.

L'affaire fut jugée au mois d'avril 1886 et les deux accusés furent acquittés.

Quoi qu'il en soit, l'affaire de Pimlico paraît devoir rester exceptionnelle.

J'ajouterai qu'il me semble difficile qu'un individu qui n'est pas médecin puisse réussir à chloroformiser une personne endormie. Il y a là une difficulté matérielle très grande, à cause de la période de révolte qui se produit neuf fois sur dix. Il faut une dextérité extrême pour arriver au résultat voulu. Rappelez-vous que Dolbeau n'a pu réussir que dans ses dernières expériences, alors qu'il avait acquis peu à peu une habileté spéciale.

Je dois vous dire un dernier mot à propos des expertises que vous pouvez être appelés à faire dans les cas semblables.

Vous aurez à interroger la victime, prétendue ou réelle, d'une tentative criminelle. Pouvez-vous ajouter créance à sa déposition ?

Pour moi, cette déposition n'a pas de valeur réelle. Les personnes qui ont été endormies n'ont pas un souvenir exact de ce qui s'est passé pendant leur sommeil. Si elles semblent parfois se souvenir réellement, c'est qu'à force de scruter les choses d'une manière vague d'abord, puis de plus en plus précise, elles finissent par forger de toutes pièces une histoire à laquelle elles croient elles-mêmes.

Si vous commettez l'imprudence de leur demander si les choses se sont passées de telle ou telle façon, elles hésitent d'abord, puis elles répondent qu'en effet, autant qu'elles se souviennent, c'est *peut-être bien* la vérité. Le lendemain, elles affirmeront sans la moindre réticence et de bonne foi, elles en arriveront même plus tard à déposer le fait, sous serment, devant un tribunal.

Soyez donc prudents dans vos questions et ne vous appuyez pas, dans votre rapport, sur des réponses qui, le plus souvent, n'ont aucune valeur.

DEUXIÈME PARTIE

OBSERVATIONS ET EXPERTISES MÉDICO-LÉGALES

I. — ASPHYXIE PAR L'OXYDE DE CARBONE.

1. Dernier écrit de Déal. — J'ai pensé qu'il serait utile de faire connaître, dans l'intérêt de la science, quels sont les effets du charbon sur l'homme. Je place sur une table une lampe, une chandelle et une montre et je commence la cérémonie... Il est 10 heures 15, je viens d'allumer mes fourneaux; le charbon brûle difficilement. — 10 h. 20, le pouls est calme et ne bat pas plus vite qu'à l'ordinaire. — 10 h. 30, une vapeur épaisse se répand peu à peu dans ma chambre; ma chandelle paraît près de s'éteindre ; je commence à avoir un violent mal de tête; mes yeux se remplissent de larmes; je ressens un malaise général; le pouls est agité. — 10 h. 40, ma chandelle s'est éteinte, ma lampe brûle encore; les tempes me battent comme si les veines voulaient se rompre; j'ai envie de dormir; je souffre horriblement de l'estomac; le pouls donne 80 pulsations. — 10 h. 50, j'étouffe; des idées étranges se présentent à mon esprit... je puis à peine respirer... je n'irai pas loin... j'ai des symptômes de folie. — 10 h. 60, je ne puis presque plus écrire... ma vue se trouble... ma lampe s'éteint... je ne croyais pas qu'on dût autant souffrir pour mourir. — 10 h. 62... (Ici sont quelques caractères illisibles.)

2. Intoxication par l'oxyde de carbone. Auto-observation, par le Dr Motet (1). — Le 31 décembre 1893, ayant à onze heures du matin un rendez-vous cité Trévise, je pris une voiture « chauffée » à l'aide de l'un de ces appareils bien connus constitués par une enveloppe en tôle galvanisée, dans

---

(1) Motet, *Intoxication par l'oxyde de carbone, auto-observation* (*Annales d'hygiène publique et de méd. légale*, 3e série, t. **XXXI**, 1894, page 258).

les flancs de laquelle brûle lentement une briquette en charbon aggloméré. Pendant tout le trajet, qui dura une demi-heure, je lus un journal, et j'ouvris une fois la glace de la portière pendant quelques instants. J'arrivai à destination dans un état de santé parfaite, je restai, tant avec le malade que j'étais venu voir, qu'avec sa famille, une heure environ. Je donnai au cocher l'ordre de me conduire place de la Bourse, et je m'installai dans la voiture qui m'attendait, hermétiquement close depuis le moment où j'en étais descendu. Beaucoup plus préoccupé de ce que je venais de voir et d'entendre, de ce que j'allais avoir à écrire sur le cas soumis à mon appréciation, que de toute autre chose, je ne pensai pas à la chaufferette qui pendant mon absence avait rempli la voiture de gaz toxiques, sans odeur qui m'avertît; je quittai la cité Trévise, la voiture s'engagea dans la rue Richer, et tourna pour prendre le faubourg Montmartre. J'estime qu'il n'a pas fallu plus de trois minutes pour arriver là.

Tout à coup, avec une violence inouïe, j'eus la sensation de deux coups portés sur les oreilles, et un tintement d'une vibration aiguë, intense, suivit, puis ma tête fut projetée contre les parois de la voiture. Ce fut un éclair, et j'eus conscience de la cause du malaise que j'éprouvais, puisque j'étendis la main droite, je baissai la glace, et instinctivement je présentai la tête à la portière. C'est là mon dernier souvenir précis, il y a dans mon esprit une lacune, je ne sais pas comment je suis arrivé place de la Bourse; je me retrouve au moment où la voiture s'arrête à l'adresse que j'avais donnée.

J'éprouvais alors un très grand malaise, un état vertigineux des plus pénibles, et des nausées; je pus ouvrir la portière, mais il me fut impossible de descendre. Mes membres supérieurs étaient libres de leurs mouvements, mes membres inférieurs ne m'obéissaient pas. Je fis un effort énergique et je saisis de la main gauche le canon de la lanterne, de la main droite la portière et je pus me mettre debout; le cocher s'aperçut qu'il se passait quelque chose d'insolite et sauta à bas de son siège; effrayé de ma pâleur, il me dit : « Monsieur, vous avez l'air très malade, je vais vous conduire chez un pharmacien. » Je m'y refusai, je le priai seulement de prévenir quelqu'un à la maison où je m'étais fait conduire. Je ne pus rester debout plus d'une ou deux minutes, mes oreilles tintaient, devant moi tout tournait avec une rapidité vertigineuse, je rentrai à reculons dans la voiture et je m'affaissai sur les coussins.

Je n'ai pas perdu connaissance, j'ai donné l'ordre d'enlever la chaufferette et de me ramener au plus vite chez moi. Pendant le trajet, d'environ une demi-heure, j'ai souffert de vertiges continus ; à un moment les nausées ont augmenté mon malaise ; les efforts de vomissements d'autant plus pénibles que mon estomac était vide, n'ont abouti qu'au rejet d'une petite quantité de matières bilieuses, et le visage baigné de sueurs froides, j'ai eu la crainte d'une syncope. L'air vif qui pénétrait dans la voiture par les glaces que j'avais ouvertes me ranima, et je pus rentrer chez moi, moins prostré que je ne l'étais sur la place de la Bourse. J'ai pu descendre de voiture, et marcher en vacillant, ayant peine à me tenir en équilibre.

J'étais d'une pâleur mortelle, avec une altération profonde des traits, le visage rapetissé, m'a-t-on dit. Je ne pus que m'étendre sur une chaise longue et je restai ainsi, la fenêtre ouverte, ayant besoin d'air surtout, craignant de faire un mouvement qui provoquerait de nouveau le vertige. Je pris un peu de thé, et j'eus un vomissement après lequel, très fatigué, je fis préparer mon lit.

Quand je voulus me mettre debout je fus repris de vertige, et je ne pus aller seul jusqu'à mon lit. Mes jambes pouvaient se mouvoir ; ce qui me manquait, c'était l'équilibre ; mes genoux ne se fléchissaient pas, soutenu je me maintenais debout sans peine, livré à moi-même je me sentais entraîné en avant, la chute était certaine. Quand je mis un genou sur mon lit, je pus aisément m'enlever du sol, mais ma tête vint lourdement s'abattre sur le matelas et je me roulais dans mon lit, en fermant les yeux pour échapper un moment au vertige. Quand je fus installé, je me trouvai mieux et je rassurai ma famille très inquiète. D'ailleurs, en dehors du vertige, des nausées, je n'éprouvais rien d'immédiatement alarmant. Je me rendais très exactement compte de tout, je n'avais pas de céphalalgie, pas d'anéantissement somnolent, j'étais très fatigué, rien de plus ; je ne me préoccupai que d'un seul fait, c'est de mes fréquentes envies d'uriner ; mes urines furent, pendant deux jours abondantes et claires. Elles changèrent complètement dans la quantité, dans l'aspect, le troisième jour, revenant à l'état normal.

La nuit du 31 décembre au 1er janvier fut pour moi particulièrement pénible, et maintenant que tout est passé, je puis raconter tout ce que j'ai souffert ; tous les médecins qui se sont occupés de pathologie cérébrale me comprendront. Je n'ai jamais eu l'engourdissement, la somnolence signalés dans l'intoxication oxy-carbonique. Le dimanche soir, après une journée fatigante, pendant laquelle j'avais eu deux vomissements, quelques instants après avoir bu du thé, n'ayant rien accepté de plus, j'essayai de m'endormir. Des tintements d'oreilles retardèrent le sommeil ; puis enfin, j'entrai dans un état intermédiaire à la veille et au sommeil, pendant lequel l'idée d'une lettre que je n'avais pas pu écrire dans la journée, bien que j'eusse voulu qu'elle arrivât le lendemain, m'obséda, et je me vis assis à ma table, essayant d'écrire ; les idées tourbillonnaient dans ma tête, associées au tintement d'oreilles ; si j'avais été endormi, je n'aurais probablement gardé qu'un souvenir confus de la difficulté que j'éprouvais à formuler ma pensée, mais je ne dormais pas, je rouvrais à chaque instant les yeux, et l'effort mental sans aboutissant ne cessait pas ; je ne dirai pas que j'étais absolument conscient ; cependant j'arrivais par moments à une véritable anxiété : je me sentais impuissant à associer mes idées ; il s'était fait un dédoublement de ma personnalité ; j'assistais, sans pouvoir me reprendre complètement, aux efforts de mon autre moi qui se débattait dans un chaos, englué, éperdu ; et le moi demi-conscient se demandait avec terreur comment la lutte allait finir. Je ne puis comparer mon état d'anxiété qu'à celui du cauchemar : la différence c'est que je n'étais pas endormi complètement, mais bien plutôt dans l'état hypnagogique. Je passai une mauvaise nuit, me réveillant à chaque instant en sursaut, et chaque fois que je rouvrais les yeux, j'étais repris de vertiges et de nausées.

Pourtant, le 1er janvier, au matin, j'eus près de deux heures de sommeil profond ; je me sentis un peu mieux au réveil, et je pus écrire un mot à mon excellent confrère et ami M. le Dr Gilbert Ballet qui s'empressa de venir me voir. Je pus m'entretenir très librement avec lui, comme avec M. le professeur Brouardel qui, à la nouvelle de mon accident, vint, avec sa bienveillance accoutumée, s'informer de mon état. Ma mémoire était fidèle ; je pus leur raconter tous les détails de ma désagréable aventure ; ils me quittèrent rassurés sur ses conséquences.

La journée du 1er janvier se passa moins mal que je ne le craignais : je pus suffire à l'expédition d'affaires pressantes, c'était un de mes soucis, et j'éprouvai une satisfaction profonde de n'avoir rien laissé en retard ; mais je payai un peu cher mon application forcée ; je fus repris dans la soirée de vertiges d'une espèce toute particulière et d'illusions de la vue assez singulières.

Un petit lustre suspendu dans ma chambre, en avant de mon lit, et droit devant moi, se mit non pas à tourner, mais à se déplacer latéralement, et j'eus la sensation de l'entraînement à droite, de mon lit, de ma personne ; je ne peux mieux comparer cette sensation de mouvement rapide qu'à celle qu'on éprouve à de certains moments dans un train express. Tout se déplaçait

à la fois et le lustre suivait ce mouvement. J'ai remarqué que le
tintement d'oreilles était très fort à ce moment. Quand je fer-
mais les yeux, j'étais plus calme ; dès que je les rouvrais, l'illusion se reproduisait, je m'en rendais très bien compte, il ne
m'appartenait pas de la faire cesser. Elle se compliqua pendant
quelques heures seulement d'une autre sensation visuelle : deux
tableaux, deux fusains, placés sur la même paroi, se mirent à
sauter devant moi, ils ne semblaient pas se détacher du pan-
neau, ils conservaient leur inclinaison, ils s'élevaient et s'abais-
saient par intermittences régulières ; j'eus l'idée de prendre
mon pouls, et je constatai que les sauts étaient isochrones aux
battements de mes artères.

Je ne pus rien prendre pendant toute cette journée, sinon un
peu de lait. J'eus encore, au moment où j'essayai de dormir, les
anxiétés de la veille ; cependant ma nuit fut meilleure ; je dormis
paisiblement, sans cauchemar, sans rêves, d'une heure à quatre
heures, et de cinq heures à sept heures et demie.

Le matin, je voulus savoir si je serais plus solide sur mes
jambes : assis sur le bord de mon lit, je les remuais avec aisance,
les réflexes étaient normaux ; je croyais que j'allais pouvoir
me tenir debout et marcher, je me laissai glisser, et, en effet,
mes pieds touchèrent le sol, y restèrent fixés ; appuyé contre
mon lit, je me sentis repris de vertiges, et je fus entraîné sur
ma droite ; je serais certainement tombé, si je n'avais été soutenu ; je tentai de faire quelques pas, et si solide que fût mon
point d'appui, il me fut impossible de prolonger l'essai. Je ne
sais pas bien ce qui peut se passer chez l'ivrogne titubant, mais
je suis bien obligé de reconnaître que j'avais quelques-unes de
ses allures : je raidissais mes jambes de toutes mes forces, elles
me portaient sans défaillance tant que je restais immobile ;
elles étaient prises de mouvements désordonnés dès que je
voulais faire un pas. Je dus y renoncer et me remettre au lit. Je
me soulevai de terre facilement, ayant mis un genou sur mon
lit, mais quand mon autre jambe abandonna le sol, je retombai
la face sur les couvertures, et les vertiges me reprirent. J'eus
encore, dans la première partie de la nuit, les mêmes troubles
que la veille.

J'avais consciencieusement respiré de l'oxygène, j'avais pris
de l'eau purgative d'Hunyadi-Janos ; je me soumettais docile-
ment à toute tentative de revivification de mes globules, et ce ne
fut pas sans satisfaction que je sentis s'éveiller l'appétit ; mon
estomac presque à jeun depuis quarante-huit heures se prêta
volontiers à l'expérience, et il me sembla qu'elle était heureuse,

que je pouvais la continuer. Ce fut pendant trois jours la seule
amélioration que je constatai dans mon état. Tout en moi était
libre ; la fatigue cérébrale que j'avais éprouvée tout d'abord
quand il me fallait mettre en jeu mon « attention » avait disparu ; je lisais avec plaisir, mais je ne pouvais me mouvoir ;
j'avais une véritable astasie-abasie (1), avec entraînement du
corps, tantôt à droite, tantôt à gauche. Tous mes mouvements
étaient normaux quand j'étais étendu ; je dirigeais mes jambes à
mon gré ; dès que j'étais debout, la coordination motrice automa-
tique disparaissait ; je n'avais plus d'équilibre ; j'étais semblable
à l'enfant qui s'essaie à marcher, et j'étais, comme lui, entraîné,
ayant absolument besoin d'un point d'appui pour prévenir une
chute. Les vertiges avaient disparu que la perte de l'équilibre
persistait encore. Je restai ainsi pendant huit jours, mais je
faisais chaque jour un progrès ; on eût dit d'un convalescent
dont les forces reviennent ; dans l'espèce, c'était le retour de la
coordination des mouvements ; j'avais une attitude assez singulière ; je me tenais raide, la tête un peu portée en arrière, comme
si elle eût été lourde, et que les muscles du cou eussent été impuissants à l'empêcher de tomber en avant.

Enfin, après quinze jours, j'ai pu descendre un escalier, à la
condition de me tenir solidement à la rampe ; je n'eus jamais
l'inquiétude du vide ouvert devant moi, je ne craignais qu'une
chose, la perte de mon équilibre. Je comptais absolument d'ailleurs sur la force de mes bras qui, à aucun moment, n'ont été
atteints, si légèrement que ce soit.

Voilà maintenant six semaines que j'ai été surpris par cette
intoxication oxy-carbonique. Je n'ai pas encore retrouvé toutes
mes puissances motrices ; je n'ai plus de vertiges depuis longtemps, et cependant ma marche n'est pas sûre ; j'ai encore des
défaillances ; je me sens par moments entraîné de côté ; pour
me servir d'un terme qui dira bien mon état, je ne suis pas
solide ; comme c'est le seul trouble qui me reste, je ne m'en inquiète plus, ayant pour me rassurer les progrès que j'ai pu suivre
un peu lents à mon gré, mais continus, dans l'amélioration.

3. Hémiplégie survenue pendant l'asphyxie (LAROCHE) (2). —
Une fille, nommée Pauline, âgée de 20 ans, couturière, d'un tempérament nervoso-sanguin, d'un caractère très irascible, n'ayant
jamais fait de maladies graves et n'étant pas sujette aux palpi-

<hr>

(1) Voy. Charcot, *Polyclinique* du 5 mars 18-9, XVIe leçon.
(2) Hippolyte Bourdon, *Des paralysies consécutives à l'asphyxie par
la vapeur du charbon*. Thèse de Paris, 1843, n° 37.

tions, mais ayant souvent des maux de tête, en souffrait davantage depuis trois ans environ. Ces céphalalgies s'accompagnaient quelquefois d'étourdissements et d'éblouissements. Le 13 décembre 1840 elle éprouvait ces symptômes à un faible degré et travaillait dans une très petite chambre sans cheminée dont les ouvertures étaient closes et au milieu de laquelle un fourneau était allumé. Bientôt elle sentit sa céphalalgie augmenter et sa tête devenir lourde ; elle ouvrit alors sa fenêtre, transporta le fourneau sur le palier et à l'instant ses souffrances diminuèrent ; mais le froid étant très intense, la fenêtre fut refermée et le fourneau, brûlant toujours, replacé dans la chambre.

Presque aussitôt la céphalalgie redoubla et la força de recourir aux mêmes moyens. Après avoir répété trois à quatre fois cette manœuvre, la jeune fille ressentit, outre une céphalalgie intense, de violents étourdissements, des tintements d'oreilles insupportables et finit par perdre complètement l'usage des sens. Une autre personne du même âge ayant la fièvre et un écoulement menstruel très abondant, était couchée dans la même chambre. Elle n'avait nullement ressenti l'influence délétère de la vapeur de charbon et put appeler au secours. Quelqu'un arriva et on transporta l'asphyxiée à l'hôpital Saint-Louis à 4 heures du soir ; elle fut couchée salle Saint-Thomas (service de M. Emery).

A son entrée, on lui fait une saignée au bras et on lui applique sur le front des compresses imbibées d'oxycrat. Dans la nuit, elle reprend connaissance ; mais elle ressent alors des éblouissements, de la céphalalgie, des tintements d'oreilles ; de plus elle s'aperçoit qu'elle ne peut mouvoir son bras et sa jambe gauches.

Le lendemain à la visite, la malade présente tous les symptômes d'une hémiplégie, perte complète du mouvement et du sentiment dans tout le côté gauche du corps ; langue un peu tirée à gauche, commissure droite des lèvres tirée en haut et en dehors, embarras de la parole, air d'imbécillité.

La malade répond par des pleurs aux questions qu'on lui adresse. Pas de fièvre. Le 14, même état, de plus pertes fréquentes de connaissance ; les règles paraissent : Diète absolue. Le 15, mêmes symptômes ; sangsues à la région mastoïdienne droite.

Le 16. — La céphalalgie a presque complètement disparu, ainsi que les étourdissements et les symptômes analogues. Il n'y a plus de pertes subites de la connaissance ; la parole est plus libre. Les jours suivants la céphalalgie ayant reparu, on fit deux applications de sangsues à l'anus et l'on administra deux fois de l'huile de ricin. On continue la diète.

Le 22. — 8 jours après l'accident, la sensibilité est revenue entièrement dans le côté malade, excepté au bout des doigts dont la peau est comme engourdie. On donne quelques aliments. Le mouvement revient peu à peu dans les membres inférieurs, et le 1ᵉʳ janvier 1841 la malade marche en fauchant.

Le 8. — La parole est complètement libre ; trois quarts de portion alimentaire.

Le 20. — La céphalalgie revient par intervalles ; mais le bras commence à exécuter quelques mouvements.

Le 28. — Les mouvements sont libres dans le bras seulement ; les bras jouissent de peu de force et ne peuvent être étendus complètement. La marche est plus facile. Il n'y a plus de déviation de la bouche, ni de la langue ; cependant la pupille du côté gauche est plus dilatée que celle du côté droit. L'appétit est bon ; toutes les fonctions animales s'exécutent d'une manière normale. Il y a seulement de la constipation.

La malade conserva pendant plusieurs mois de la faiblesse dans le bras et la jambe gauches et de la gêne dans les mouvements des doigts de la main correspondante.

Elle sortit de l'hôpital le 4 juillet. 6 mois plus tard, on sut que les membres qui avaient été le siège de la paralysie conservaient encore de la faiblesse.

4. Asphyxie par la vapeur de charbon. Signes de congestion cérébrale au début : plus tard somnolence, hémiplégie avec contracture. Mort. Ramollissement commençant aux circonvolutions mêmes (BOURDON) (1). — Un homme, âgé de 60 ans, avait depuis quelque temps des idées un peu dérangées. Un soir, après avoir écrit une diatribe contre le gouvernement, il s'enferma dans sa chambre avec du charbon dans le but de s'asphyxier. En effet, il fut trouvé le lendemain sans connaissance; on le conduisit alors à la Charité. A la visite il fut impossible d'obtenir de lui aucune réponse, il était dans une agitation continuelle, les avant-bras étaient fléchis sur les bras, et ceux-ci sans cesse en mouvement. Il étendait les jambes et les fléchissait alternativement. Il accusait des douleurs de tête. La bouche n'était déviée d'aucun côté ; il faisait de vains efforts pour sortir la langue qu'on apercevait sèche au fond de la bouche. Le pouls était sans force et sans fréquence.

Le lendemain les membres étaient toujours agités, mais moins que la veille. Ils étaient douloureux quand on les pressait, il en

(1) Andral, *Clinique médicale*, t. V, p. 193.

était de même à l'abdomen. 40 sangsues furent appliquées derrière les oreilles.

Les jours suivants l'état du malade s'améliora beaucoup.

Les membres n'étaient plus agités, il répondait aux questions et demandait à manger. On comptait sur une guérison prochaine, lorsqu'un matin il fut trouvé dans un état de somnolence remarquable. En même temps on s'aperçut d'une déviation de la bouche à gauche ; le bras droit était paralysé ; le petit doigt et l'annulaire de la main de ce côté étaient dans un état de contracture permanente ; les deux jours suivants, hémiplégie droite complète, somnolence continuelle, pouls lent, respiration libre. Le lendemain la respiration commença à s'accélérer, ainsi que le pouls. Bientôt la dypsnée devint extrême, du râle trachéal s'établit et 48 heures après que la respiration avait commencé à devenir gênée le malade succomba.

Autopsie. — Crâne, la voûte fut enlevée sans efforts.

Les glandes de Pacchioni étaient en assez grand nombre, surtout à droite où elles formaient une masse considérable.

Les vaisseaux de la dure-mère ne semblaient pas plus injectés que de coutume.

Avant de l'inciser on remarqua que cette membrane était tendue, et parfaitement remplie par le cerveau. Les vaisseaux sous-arachnoïdiens étaient injectés ; des lignes d'un blanc laiteux se remarquaient surtout à droite suivant le trajet des circonvolutions. Il existait plus de sérosité à la face de l'hémisphère gauche qu'à celle du droit. Ce dernier avait bonne consistance dans toute son étendue.

L'hémisphère gauche était aussi consistant en avant, mais latéralement il était un peu ramolli, on enlevait avec la pie-mère une couche de substance cérébrale. La couche corticale correspondante aux parties ramollies, surtout supérieurement, était pâle et son épaisseur paraissait moindre que dans les endroits altérés. Des coupes successives permirent de suivre le ramollissement profondément en arrière ; il s'étendait en dehors du ventricule, depuis l'union du tiers antérieur de l'hémisphère avec son tiers moyen jusqu'à sa partie postérieure où il se terminait en pointe. L'aspect de ce ramollissement était d'un blanc légèrement jaunâtre ; un filet d'eau qu'on laissait tomber sur lui, l'entraînait et donnait lieu à la formation de cavités à parois floconneuses en quelques points. La substance grise était rouge et injectée. Les ventricules con'enaient peu de sérosité. Aucune altération n'existait dans l'encéphale.

Thorax. — Poumons libres d'adhérences, colorés par beaucoup de matières noires ; engouement de leur partie postérieure, petit tubercule crétacé au sommet de l'un deux, lequel est entouré d'une plaque cartilagineuse. Rien de remarquable dans le tissu du cœur si ce n'est une grande facilité à se laisser déchirer. Le commencement de l'aorte était sain. Vers la partie inférieure de la portion abdominale la membrane interne manquait dans l'étendue d'un demi-pouce. Le fond de cette espèce d'ulcération était rugueux, la membrane interne du voisinage était ramollie. Une vive inflammation existait à la peau du dos du pied et de la partie inférieure de la jambe, résultat probable de l'application des vésicatoires.

5. Paralysie consécutive intéressant la face du côté droit, ainsi que les extenseurs de l'avant-bras et du pied, du même côté. Guérison lente (RENDU). — Le 14 novembre 1881, on amenait dans mon service, salle Sainte-Marguerite, n° 20, une jeune femme, du nom de Masson, âgée de 31 ans, atteinte d'une sorte d'hémiplégie singulière, consécutive à une intoxication par la vapeur de charbon. L'accident datait déjà de plus d'un mois, mais à l'intensité près des symptômes, les troubles fonctionnels avaient constamment présenté les mêmes allures.

Voici ce que nous a raconté la malade : Jusqu'à ces derniers mois, elle a joui d'une santé parfaite et n'a jamais été malade ; elle a encore sa mère qui est bien portante ; son père a succombé à un ictère grave ; ni l'un ni l'autre, sauf peut-être la mère, qui est, paraît-il, impressionnable, n'ont jamais présenté de symptômes indiquant une affection nerveuse.

Elle-même, bien que facilement émotive, n'a point eu d'attaque de nerfs ni aucune manifestation hystériforme. Elle a toujours été parfaitement réglée, sans qu'au moment de ses périodes menstruelles elle fût souffrante, ni particulièrement irritable ; à plus forte raison, n'a-t-elle jamais été atteinte de paralysie limitée, ni de troubles sensitifs, tels qu'anesthésie ou hyperesthésie. En un mot, rien dans les antécédents de cette malade ne révèle un état névropathique antérieur, ni même une disposition à des troubles nerveux quelconques. Elle a deux enfants bien portants, dont la santé ne laisse rien à désirer, et qui ne paraissent nullement nerveux.

Le 19 septembre 1881. — Elle nous a raconté que, ayant allumé un petit fourneau portatif pour repasser du linge, elle le laissa par mégarde dans une pièce étroite dont les portes et les fenêtres étaient hermétiquement fermées. Elle ressentit bientôt une certaine lourdeur de tête, de la somnolence et s'endormit sur une

chaise en proie à un malaise considérable ; elle ne sait plus, dit-
elle, ce qui arriva ensuite, parce qu'elle perdit connaissance. Ce
récit est-il exact ? L'intoxication fut-elle accidentelle ou volontaire ? C'est là une question que l'on pourrait discuter et sur
laquelle je crois inutile d'insister. Le fait est qu'il y eut une
asphyxie presque complète par la vapeur de charbon et que le
soir son mari rentrant dans l'appartement la trouva cyanosée,
sans connaissance, absolument insensible. Elle resta dans le
coma toute la nuit et ne reprit ses sens que le lendemain matin.
Mais alors elle s'aperçut qu'elle avait une déviation de la face à
gauche et qu'elle ne pouvait se servir, ni de sa main, ni de sa
jambe droites. Un médecin appelé pendant la nuit, lui avait fait
prendre un vomitif, un purgatif et fait des frictions sur le corps
pour réveiller la sensibilité. Bien que le commencement de cette
observation repose exclusivement sur le récit de la malade, il est
permis d'ajouter foi aux renseignements très précis qu'elle nous
donne au sujet de l'accident. Elle insiste, en effet, sur ce que,
dès les premières heures de son réveil, il lui était absolument
impossible de remuer l'avant-bras et la jambe droits, quoique
les mouvements de flexion, d'extension et de déplacement latéral
de la cuisse et du bras fussent faciles. Tout en ayant encore une
certaine lourdeur de tête et une céphalalgie persistante, elle
n'éprouvait aucune difficulté pour articuler les mots et elle
affirme n'avoir été à aucun moment aphasique. Le symptôme le
plus pénible, celui dont elle se plaignait de préférence, était un
empâtement douloureux qui siégeait non pas sur l'avant-bras
droit, mais sur la partie interne du bras ; au contraire, elle ne
sentait pas les objets qu'elle touchait avec la main, ni le sol sur
lequel elle s'appuyait avec la jambe droite.

Au point où existait l'empâtement du bras, la peau était rouge
violacée, extrêmement sensible à la moindre pression. Pendant
quelques jours on put craindre l'imminence d'un abcès. Mais,
petit à petit l'œdème diminua, et il ne resta plus qu'une plaque in-
durée, douloureuse, sensiblement moindre que les premiers jours.

Au bout de six semaines de traitement par des frictions, de
l'électrisation et des bains, la malade se décida à entrer à l'hôpital
presque dans le même état, dit-elle, que peu de jours après son
accident.

Nous constatons, le 15 novembre, l'état suivant : la malade est
une femme de taille moyenne, d'apparence robuste et bien mus-
clée. Ce qui frappe à première vue, c'est une paralysie motrice
qui porte à la fois sur la moitié droite de la face, de l'avant-bras
droit et la jambe droite.

L'hémiplégie faciale est assez facilement accusée (elle l'était davantage au dire de la malade quelques semaines auparavant). Lorsque les traits de la figure sont au repos on ne constate pas de différence marquée entre les deux côtés de la face. Tout au plus existe-t-il un très léger degré d'abaissement de la commissure labiale droite et un effacement du sillon nasogénien de ce côté. Quand on fait parler ou rire la malade, ce qui met en jeu les muscles de l'expression faciale, l'hémiplégie devient plus manifeste. Les traits sont entraînés à gauche, l'acte de siffler, de souffler, se fait imparfaitement par suite de la paralysie (très incomplète d'ailleurs) du buccinateur. Il en est de même de l'orbiculaire palpébral qui se contracte insuffisamment ; lorsque la malade fronce le sourcil et le relève, la moitié droite du front reste lisse, tandis que, à gauche, les plis sont très accentués. Cependant la paralysie de l'orbiculaire n'est pas assez prononcée pour entraîner l'inocclusion totale de l'œil. Les paupières se ferment, mais incomplètement, et laissent une portion de la sclérotique à découvert sous forme de fente. Il n'y a point d'épiphora. Ce sont là d'ailleurs les seuls symptômes imputables à l'hémiplégie faciale. Le goût est intact ; la sensibilité tactile et gustative de la langue est normale. L'ouïe est parfaite. Il n'existe aucun trouble des organes des sens.

La sensibilité cutanée est parfaitement conservée des deux côtés de la face ; il n'existe en un mot qu'une parésie motrice portant sur les muscles de l'expression faciale, sans excepter l'orbiculaire palpébral.

La paralysie du membre supérieur présente également des caractères particuliers ; à première vue elle offre l'aspect d'une paralysie du nerf radial, car elle porte exclusivement sur l'avantbras et de préférence sur les extenseurs.

La main est en flexion complète avec impossibilité de la redresser. Vient-on à relever le poignet et à le replacer dans sa situation normale, la malade ne peut pas relever les phalanges, ce qui prouve que les extenseurs communs des doigts et les extenseurs propres du pouce et de l'index sont frappés d'inertie.

Les mouvements de latéralité du poignet ne sont pas davantage possibles (paralysie du cubital postérieur). Ceux de supination sont extrèmement obscurs et une analyse exacte permet de les rapporter exclusivement à la contraction du biceps qui est intact.

Par contre le long supinateur est respecté, ce qui établit une différence entre cette forme de paralysie et celle du nerf radial. Les interosseux de la main sont également inertes, car en plaçant

la main sur une surface plane, le mouvement de rapprochement
et d'écartement des phalanges par rapport à l'axe du médius
n'est pas possible, non plus que le redressement séparé de la
phalangine et de la phalangette. Quand la malade veut saisir un
objet, les fléchisseurs seuls se contractent, entraînant la totalité
de la main vers la face antérieure de l'avant-bras; aussi la main
a-t-elle constamment l'attitude dite en griffe, par suite de la pré-
dominance de tonicité des fléchisseurs. Ceux-ci ne paraissent pas
absolument indemnes, car en maintenant la main de la malade
artificiellement redressée et en lui faisant serrer un dynamomè-
tre on voit qu'elle fournit une pression insignifiante. En un mot,
paralysie du groupe des extenseurs et des interosseux, ainsi que
du court supinateur; affaiblissement sans paralysie véritable des
fléchisseurs, tels sont les symptômes observés à l'avant-bras.
Quant au bras il est parfaitement indemne et sauf la plaque
œdématique de la peau qui persiste toujours, et sur laquelle nous
reviendrons, il exécute avec la plus grande aisance tous les mouvements possibles. La force à ce niveau est parfaitement conservée ; la malade soulève facilement avec le coude plié à angle
droit une chaise assez lourde, aussi bien qu'avec le membre supérieur gauche non paralysé.

La paralysie du membre inférieur droit est absolument calquée
sur celle de l'avant-bras. Ici encore le segment supérieur du
membre n'est nullement atteint et la cuisse se meut librement
dans tous les sens : mais à la jambe l'inertie fonctionnelle est
encore plus prononcée qu'à l'avant-bras. Le groupe des extenseurs est absolument paralysé, ainsi que les péroniers latéraux ;
la malade est dans l'impossibilité de relever le pied ou de le porter en dedans. Lorsqu'elle marche, la pointe du pied se renverse
en bas et en dedans et traîne sur le sol, et c'est à peine si la malade peut se tenir debout en s'appuyant sur une canne.

Quand on imprime des mouvements artificiels à la jambe, le
pied oscille, inerte, à droite et à gauche sans aucune résistance;
seuls, les fléchisseurs et le groupe des muscles du tendon d'A-
chille obéissent à la volonté et se contractent, mais moins énergiquement que dans les conditions normales.

A ces désordres musculaires, s'ajoutent des troubles de la sensibilité tout à fait caractéristiques. Si l'on explore la sensibilité au
niveau des régions paralysées, on voit qu'elle ne se comporte
nullement de la même manière. A la face, elle est absolument
intacte; résultat facile à prévoir, puisque la paralysie faciale offre
tous les traits principaux d'une parésie périphérique et que, d'autre part, le trijumeau n'a subi aucune atteinte. Aux membres, elle

est également intacte dans le segment supérieur (bras et cuisse), mais, à l'avant-bras et à la jambe, il n'en est plus de même.

Sur l'avant-bras, les impressions de contact, de température, de douleur sont bien perçues, quoique légèrement affaiblies ; il existe notamment une obtusion de la sensibilité appréciable au niveau de la face dorsale du poignet et sur la main; la modalité sensitive la plus émoussée paraît être le sentiment de la douleur qui n'est plus perçu que comme une sensation tactile ; au pied les phénomènes sont beaucoup plus nets. Là existe une anesthésie absolue qui commence à peu près vers le quart inférieur de la jambe, s'accentue au niveau de la région tibio-tarsienne et atteint son maximum sur la face dorsale et plantaire du pied.

En ces points le contact du sol n'est pas senti, ce qui ajoute à l'incertitude de la marche; les piqûres, les pincements, pressions, etc., de la peau ne sont pas perçus ; seule, l'impression d'un froid vif ou d'un objet chauffé détermine une sensation appréciable, quoique obtuse.

La sensibilité réflexe paraît très diminuée; c'est du moins ce que l'on constate en stimulant la pointe du pied droit comparativement à celle du pied gauche; mais il y a évidemment lieu de tenir compte de l'anesthésie plantaire qui est totale à droite.

Les *réflexes tendineux*, par contre, sont non seulement conservés, mais plutôt exagérés à droite, et le choc du tendon rotulien fait partir la jambe comme par un ressort. Au bras, la percussion du tendon du biceps provoque aussi des secousses, mais celles-ci ne paraissent pas notablement plus prononcées qu'au bras gauche.

Il existe quelques *troubles trophiques* au niveau des régions paralysées. Ainsi la peau des doigts est lisse, les plis cutanés ont disparu, et les téguments s'appliquent étroitement sur les parties sous-jacentes avec cette apparence vernissée et luisante qui a été décrite par Weir Mitchell sous le nom *Glossy Skin*.

Les ongles sont légèrement incurvés en avant, striés longitudinalement de stries fines qui manquent aux doigts de la main gauche. La peau de la main paralysée est constamment moite et parfois mouillée de sueur, alors que l'autre reste sèche. Elle se met aussi en équilibre de température avec l'air ambiant beaucoup plus facilement que sa congénère, tantôt offrant une température plus basse quand elle est restée hors du lit, tantôt plus élevée quand la malade l'a gardée sous les couvertures.

Du reste, il n'y a pas trace d'éruptions vésico-pustuleuses et la malade ne se plaint ni de fourmillements, ni de picotements.

A part la paralysie motrice, elle ne souffre absolument pas de l'avant-bras ni de la jambe.

Il y a cependant un point où la malade accuse quelques douleurs : c'est la face interne du bras droit où était d'abord une plaque violacée qui avait paru devoir s'abcéder.

Au moment où nous examinons la malade, cette plaque se présente sous forme d'une induration assez large, noueuse, peu mobile, ferme et assez sensible à la pression, faisant corps manifestement avec la peau et douée d'une hyperesthésie assez vive.

La malade appelle l'attention sur ce symptôme. Au repos, cette plaque d'œdème dur est indolente et ne devient sensible que dès que la malade fait des mouvements et contracte les muscles du bras.

Un petit empâtement du même genre, mais très circonscrit, existe à la main gauche au niveau de l'éminence hypothénar.

En ce point, la peau est moins souple, plus épaisse et sensible à la pression ; mais quelques lignes plus bas, commence une zone d'anesthésie très limitée qui semble correspondre à la distribution du nerf cubital dorsal, car elle occupe exclusivement la face postérieure du petit doigt et le bord interne de l'annulaire.

L'exploration par les courants faradiques montre que la contractilité électrique est absolument abolie au niveau du pied, presque absente à l'avant-bras, comme dans la paralysie saturnine. L'expérience n'a pas été faite avec les courants continus.

Le traitement consista en faradisation répétée tous les jours et en bains sulfureux tous les deux jours. A l'intérieur, quinquina et fer.

Les résultats de la faradisation sont un léger redressement du poignet en électrisant les muscles postérieurs de l'avant-bras. Mais les extenseurs des doigts ne se contractent plus. Pas de contraction à la jambe. Les extenseurs et les péroniers sont inertes.

20 novembre. — La sensibilité reparait à la main.

22 novembre. — La sensibilité revient légèrement dans le quart inférieur de la jambe et même un peu sur le cou-de-pied, mais la malade ne sent que les piqûres qui lui donnent une impression tactile. Les simples contacts lui échappent. Aucune amélioration de la motilité.

28 novembre. — Il semble à la malade que son pied a un peu de force. Elle commence à reposer sur la plante du pied avec moins d'incertitude, quoiqu'elle ne sente pas mieux le sol. Quant à la main, elle se contracte manifestement mieux sous l'influence du courant électrique et les doigts commencent à se relever légèrement.

15 décembre. — La malade peut spontanément relever son poignet bien que les doigts n'obéissent pas à la volonté, sauf le pouce. La sensibilité cutanée du membre supérieur est totalement revenue.

A la jambe, l'anesthésie persiste, mais limitée à la région dorsale du pied et au cou-de-pied ; la marche est plus facile, pourtant le pied reste toujours inerte ; la pointe, pendant la marche, est entraînée par suite de l'inertie des péroniers latéraux qui est prédominante. Le progrès le plus réel consiste dans le retour de la notion du sol.

La plaque d'œdème dur du bras a beaucoup diminué ; mais on la sent encore. L'empâtement que l'on observait le long du bord cubital de la main a disparu depuis une quinzaine de jours, ainsi que l'anesthésie limitée du petit doigt et de l'annulaire. Il semble que la jambe droite est un peu moins ferme que la gauche, comme si certains groupes de muscles commençaient à s'atrophier.

Un mois après, le 14 janvier 1882, la malade est dans l'état suivant :

Paralysie faciale absolument disparue.

Au membre supérieur, les extenseurs du pouce et de l'index se contractent bien sous l'influence de la volonté et de l'électricité, l'électricité seule fait contracter l'extenseur des doigts.

La malade peut écarter et rapprocher les doigts à volonté. La sensibilité est bonne : la différence entre la main droite et la main gauche, au point de vue des troubles trophiques, est beaucoup moins accusée.

La malade marche mieux et a recouvré des forces. Elle est incapable de redresser son pied ou de le mouvoir latéralement. Quand on le redresse artificiellement, elle peut le maintenir ainsi. La contractilité électrique est toujours nulle et la sensibilité totalement abolie à partir de la région tibio-tarsienne. La sensibilité réflexe paraît normale, plutôt diminuée qu'augmentée. Le réflexe patellaire qui, au début, était très exagéré dans la jambe paralysée, est égal à droite et à gauche.

L'atrophie musculaire a fait des progrès ; le mollet paralysé a 3 centimètres de moins que l'autre. Toutefois, en ayant égard aux progrès accomplis et au retour graduel de la motilité dans le membre supérieur, il est permis d'espérer que la guérison totale du membre inférieur n'est qu'une affaire de temps et que, de même que dans les paralysies saturnines, la malade recouvrera l'intégrité fonctionnelle de sa jambe.

6. Amnésie rétrograde consécutive à l'intoxication par l'oxyde de carbone, par le Dr FALLOT (de Marseille) (1). — Le 13 avril 1891, dans l'après-midi, entrait à l'Hôtel-Dieu, apportée par la police, la nommée Pauline Q., âgée de soixante-trois ans ; quelques heures auparavant, la propriétaire de l'appartement qu'elle habite l'avait trouvée aux trois quarts asphyxiée dans sa chambre; les précautions prises par elle pour fermer toutes les issues de la pièce, deux réchauds remplis de charbon brûlant encore, placés près de son lit, ne laissaient aucun doute sur la nature de l'événement : il était évident qu'il y avait tentative de suicide et non accident.

Placée dans notre service, la malade était dans un état de coma complet : refroidissement, cyanose, insensibilité absolue, pouls filiforme. — Le lendemain nous trouvons une légère amélioration : la chaleur commence à revenir, mais le coma persiste, il y a un certain degré de contracture dans le bras droit. Le 15, l'amélioration est devenue manifeste; la chaleur est normale, le pouls s'est relevé; l'intelligence s'éveille lentement.

Au bout de quatre à cinq jours, le retour à la santé est de plus en plus caractérisé; la malade ne présente ni paralysie ni douleurs, mais seulement dans les membres inférieurs un affaiblissement marqué qui rend la marche impossible. Elle répond du reste sans difficulté aux questions qui lui sont posées. C'est vers cette date que nous avons constaté le fait dans lequel réside, nous semble-t-il, tout l'intérêt et toute l'originalité de cette observation ; après avoir gagné la confiance de notre malade, nous lui demandons de nous faire l'aveu des raisons qui l'ont poussée au suicide et le récit des circonstances dans lesquelles elle a accompli sa tentative avortée; mais nous constatons, non sans quelque surprise, que, malgré tout son bon vouloir, elle est dans l'impossibilité absolue de satisfaire notre curiosité. Sa mémoire est entièrement muette sur tout ce qui touche à cet événement, ses souvenirs ne lui en retracent absolument rien ; elle n'a eu connaissance de sa coupable tentative que par les personnes qui sont venues la visiter à l'Hôtel-Dieu, et ont causé avec elle depuis qu'elle a repris connaissance. Fait certainement remarquable, pour retrouver le fil brisé de ses souvenirs, il lui faut remonter à trois jours en arrière de la date du suicide; elle se rappelle très nettement s'être rendue, le 10, au cimetière pour prier sur la tombe de son mari qu'elle a eu le malheur de perdre il y a

(1) Fallot, *Ann. d'hyg. pub. et de méd. légale*, 1892, t. XXVII, p. 245.

quelques mois ; elle est ensuite rentrée chez elle, en proie à une tristesse profonde, mais n'ayant dans l'esprit aucune idée de suicide ; puis, à dater du 10 au soir, une lacune absolue, un vide complet existent dans ses souvenirs : la mémoire ne revient que plus tard et ne lui retrace que les faits postérieurs à la cessation du coma asphyxique ; elle dit n'avoir pas été médiocrement étonnée, lorsqu'en reprenant connaissance elle s'est trouvée dans une salle d'hôpital.

Nous avons suivi journellement la malade jusqu'au moment de son départ, le 28 avril : pendant cette période, son état mental s'est montré assez satisfaisant ; cependant elle parlait peu avec ses voisines de lit et était constamment d'humeur sombre et taciturne ; sa mémoire paraissait aussi un peu affaiblie ; plusieurs fois nous avons pu constater qu'elle avait quelque peine à se rappeler les petits faits accomplis la veille, ce dont s'étaient composés ses repas, la façon dont elle avait employé sa journée. Pour ce qui est de la tentative de suicide, l'amnésie la plus complète a constamment persisté : bien souvent nous l'avons pressée de nos questions, faisant un pressant appel à sa mémoire, l'exhortant à faire un effort pour raviver ses souvenirs, la mettant même sur la voie ; constamment la réponse a été la même, la malade, dont la bonne foi est évidente, se rappelle très distinctement être revenue du cimetière dans la soirée du 10, être rentrée chez elle, puis à partir de ce moment règnent dans sa mémoire les ténèbres les plus profondes. Au moment de sa sortie cet état ne s'était pas modifié.

On voit que, sous l'influence de l'intoxication par l'oxyde de carbone, Pauline Q... a été atteinte de troubles très curieux et intéressants de la fonction de la mémoire ; celle-ci a été altérée suivant deux modes différents et que l'analyse psycho-physiologique doit nettement distinguer l'un de l'autre :

1° Il y a eu chez elle amnésie ordinaire, *amnésie consécutive*, c'est-à-dire perte ou plutôt affaiblissement de la mémoire des faits postérieurs à la tentative de suicide ; celle-ci a été du reste faible et peu marquée. — 2° Il y a eu surtout cette variété d'amnésie si bien décrite par Ribot sous le nom d'*amnésie rétrograde* ; celle-ci a pour effet d'effacer plus ou moins complètement de la mémoire les faits antérieurs à l'événement ; elle a été absolue chez notre malade, puisque tout souvenir avait entièrement disparu ; elle a été surtout remarquable par son intensité, puisque la période à laquelle elle s'est étendue ne peut guère être évaluée à moins de deux jours et demi environ.

7. Asphyxie par les vapeurs de charbon. Pemphigus, eschares, abcés multiples (1). — Cinq soldats furent exposés, depuis le soir du 1er décembre 1858 jusqu'au matin du 2, aux vapeurs dégagées de la combustion de la houille, dans un poële dont la soupape était fermée : deux furent trouvés morts, un mourut de convulsions au bout de quelques heures ; chez les deux autres on observa les phénomènes suivants :

Le conscrit R... resta 8 jours sans connaissance avec fièvre à rémission et paralysie jusqu'au douzième jour, époque de sa mort ; au sixième jour toute la peau se recouvrit de bulles pemphigoïdes et d'une suppuration profuse, provenant de l'eschare du sacrum. Les extrémités étaient privées de mouvements, la vessie était paralysée, l'urine riche en ammoniaque et en sucre.

Le soldat W... revint en 14 heures à la connaissance, demeura néanmoins abattu et atteint d'une paralysie incomplète de la vessie. Chez lui, quoiqu'il n'eût été que trois jours alité, il survint de volumineux abcès à la poitrine et à la fesse gauche.

8. Asphyxie par des vapeurs de charbon. Zona développé au onzième jour de la maladie sur le trajet facial des branches terminales du trijumeau (2). — Q...., âgé de 70 ans, entre le 10 février 1863 à l'hospice de Rouen. Il s'exposa pour se suicider aux vapeurs de charbon et tomba dans son cabinet ; s'étant fait des brûlures au second degré aux avant-bras et aux mains il est apporté l'après-midi du même jour à l'hospice, présentant des signes de congestion pulmonaire et cérébrale ; petite quantité de sang. Le malade qui était dans la somnolence et répondait difficilement, est plus éveillé le lendemain. Les brûlures sont cicatrisées lorsque, le 21 février, apparaît sur la moitié gauche de la face un zona qui suit les branches faciales du trijumeau. Les vésicules se rencontrent sur le front au-dessus de l'orbite sur les rameaux terminaux du sous-orbitaire, au menton sur les filets mentonniers. L'état du malade avait été en s'améliorant jusqu'au 6 mars. A partir de ce jour se manifeste une congestion pulmonaire avec crachats pneumorrhagiques. Un vésicatoire appliqué le 7 mars est rouge et enflammé le 10, avec un bord noirâtre au niveau de l'angle de l'omoplate ; l'état général et local du poumon s'aggravent graduellement et Q... meurt comateux le 13 mars 1863.

L'autopsie n'a pas été faite.

(1) Leudet, *Arch. de méd.*, 1865.
(2) Leudet, *Arch. de méd.*, 1865.

P. Brouardel. — Asphyxies.   15

9. Double asphyxie par la carbonisation de poutres. Rapport par MM. H. Bayard et A. Tardieu (1). — *Exposé des faits.* — Les époux Drioton dirigeaient un grand établissement de marchand de vin à la Courtille. L'appartement qu'ils habitaient est composé de deux petites chambres, prises sur une grande salle de bal, divisée ainsi en plusieurs pièces : on a réservé un couloir, à droite duquel se trouvent quatre pièces égales et parallèles, et qui aboutit lui-même à une dernière petite chambre qui forme ainsi un angle droit avec les quatre autres. La première de ces chambres était occupée par le père de Drioton, vieillard de soixante-dix-neuf ans, et par son fils âgé de sept ans. La seconde servait de chambre à coucher aux époux Drioton. Ces deux premières pièces communiquent par une porte bien close et qui reste fermée la nuit. La troisième est habitée par un garçon, au service de Drioton ; la quatrième, par une dame qui tient un commerce d'épiceries dans la maison ; et, enfin, la dernière, à laquelle aboutit le corridor et qui est sur le même plan que celle de l'épicière, sert de logement à l'un de ses garçons.

Toutes ces pièces qui, autrefois, n'en formaient qu'une seule, ont un plancher commun, carrelé le long des murs et parqueté dans toute la partie du milieu. Nous reviendrons avec plus de détails sur les dispositions de celle qu'habitaient Drioton et sa femme.

Pendant les journées des 23 et 24 juillet, la chambre située au fond du corridor et qui, ordinairement, est habitée par le garçon épicier, avait servi de laboratoire pour faire une grande quantité de confitures. Du feu avait été allumé à cet effet dans une cheminée en maçonnerie, placée contre le mur de gauche. Peu de temps après le commencement de cette opération, une odeur de fumée assez forte s'était fait sentir dans les chambres voisines, et notamment dans celle des époux Drioton. Le mari s'était même plaint d'en avoir été incommodé pendant la nuit du 23 au 24. Afin d'offrir à la fumée une issue facile, les fenêtres furent laissées ouvertes toute la journée du 24. La confection des confitures étant terminée, on avait éteint complètement le feu allumé dans la cheminée. Cependant, le soir, l'odeur de charbon était encore assez marquée. Sans se rendre bien compte de l'endroit d'où elle pouvait venir, Drioton se persuada que la fumée entrait par la cheminée à la prussienne, posée dans sa chambre, et, pour lui fermer tout accès, il ferma la clef du tuyau de la cheminée.

(1) Bayard et Tardieu, *Annales d'hygiène publique et de méd. légale,* 1845, t. XXXIV, p. 369.

Ce jour-là Drioton était allé à Paris, où il avait diné : il en était revenu très fatigué et s'était mis au lit d'assez bonne heure. Sa femme n'était venue le retrouver qu'à minuit. Leur père se rappelle fort bien les avoir entendus causer ensemble pendant quelques instants. Le lendemain, à sept heures et demie, contre leur habitude, les époux Drioton n'avaient pas encore paru. Celui de leurs garçons qui couchait près d'eux et qui s'était lui-même senti indisposé à son réveil, inquiet de ne pas les voir, s'empressa de monter chez eux, et les trouva tous deux étendus sans vie l'un près de l'autre. La femme Drioton avait le corps beaucoup plus élevé que son mari, qui était incliné sur le bord du lit. Elle était penchée sur lui et semblait avoir fait des efforts pour s'élancer hors de l'alcôve. Cette malheureuse semblait donner encore quelques signes de vie. On tenta de la saigner, mais tous les soins furent inutiles : les deux époux avaient succombé. Cette mort subite, que tout le monde s'accordait à ne pas attribuer à un suicide, parut inexplicable. Des bruits d'empoisonnement se répandirent, et M. le procureur du roi crut devoir ordonner l'autopsie.

Cependant, les perquisitions mieux dirigées ne tardèrent pas à révéler la véritable cause de cet affreux événement. Une fumée peu épaisse, il est vrai, mais suffocante, remplissait la chambre des époux Drioton, et toutes les personnes qui y étaient entrées l'avaient remarquée. Cependant, comme on ne voyait aucun foyer dans la chambre à coucher, ni dans aucune autre pièce voisine, et que d'ailleurs les personnes qui avaient passé la nuit dans les pièces voisines n'avaient pas été sérieusement malades, et que le grand-père et le fils Drioton, en particulier, n'avaient absolument rien éprouvé, on avait renoncé à attribuer la mort à l'action délétère de cette fumée; mais M. le commissaire de police de Belleville continua ses recherches, et, se guidant sur l'intensité de l'odeur de fumée qui augmentait dans la direction du corridor, il arriva dans la chambre du fond, où avait eu lieu la préparation des confitures. Il porta son attention sur la cheminée où le foyer avait été établi, mais qui avait été éteint, et reconnut bientôt que sous une plaque de fonte encore chaude, qui formait l'âtre, il y avait un léger dégagement de fumée. On enleva cette plaque et on vit que la maison tout entière était menacée d'incendie. Cinq lambourdes, soutenant le plancher, étaient en grande partie consumées. Il fut facile de se convaincre que la fumée, produite peu à peu par cette combustion lente, s'était répandue sans obstacle sous le parquet commun à toutes les chambres.

Il restait encore à expliquer comment aucune des personnes

couchées dans les autres pièces, comment surtout le garçon épicier, dont le lit touchait à cette cheminée elle-même, n'avaient pas ressenti d'effets fâcheux, tandis que les époux Drioton, dont la chambre était distante de plus *de huit mètres* du foyer de l'incendie, en avaient été les seules victimes. Plusieurs causes avaient amené ce résultat.

Causes qui ont déterminé l'asphyxie. — La chambre des époux Drioton, qui est petite et basse, est éclairée par deux fenêtres d'inégale largeur, assez étroites, donnant sur le boulevard. Elle n'a qu'une porte qui ouvre sur la chambre occupée par le père de Drioton et l'enfant. A gauche, en entrant, est une cheminée à la prussienne, de petite dimension, fermant presque hermétiquement au moyen d'une clef et d'un tablier mobile qui était baissé. Le lit est situé au fond d'une alcôve, séparé du corridor par une simple cloison en plâtre. Du côté des fenêtres, la chambre est carrelée dans une petite étendue; tout le reste est parqueté; et l'on remarque *que les planches en plusieurs points sont fortement disjointes; il existe notamment à une petite distance du pied du lit une crevasse*, qui n'a pas moins de 15 centimètres de long sur 9 de large. Il est dès lors bien facile de se rendre compte de la manière dont les choses se sont passées. Cette ouverture du plancher, qui mettait en communication directe la chambre de Drioton et la cavité commune régnant sous le parquet de toutes les pièces, était la seule existante. La température dans la chambre de Drioton était plus élevée que dans les autres pièces, il y a eu ainsi un appel, ce qui a attiré la fumée dans cette chambre à l'exclusion des autres.

Si, pendant la première nuit, les effets produits par la vapeur du bois en combustion n'avaient pas eu de suites fâcheuses, c'est que l'ouverture de la cheminée, placée dans la chambre des victimes, avait laissé un passage à la fumée. Mais le lendemain, la déplorable idée qu'avait eue Drioton de clore sa cheminée, en fermant toute issue aux gaz délétères, lui avait coûté la vie à lui et à sa femme. On s'est assuré qu'aucune fente, aucune ouverture importante n'existait au plancher des autres chambres.

M. Anspach, substitut de M. le procureur du roi, m'a chargé, conjointement avec M. le docteur Tardieu, de procéder à l'autopsie des époux Drioton et de rechercher les causes de leur mort; je me bornerai à donner un extrait de notre rapport.

Autopsie du sieur Drioton. — Le sieur Drioton, âgé de quarante-cinq ans, était d'une bonne constitution. Raideur cadavérique très prononcée, teinte rosée presque générale, marquée surtout sur le cou, la poitrine et les membres; visage pâle. Pas de lésions extérieures.

Dans la trachée, pas d'écume, la membrane muqueuse qui en revêt la face interne est d'une couleur rouge brique très prononcée, les poumons gorgés de sang ne présentent pas d'ecchymoses sous-pleurales. Cœur dilaté, ne contenant que du sang liquide qui s'écoule facilement, sans caillot.

Estomac distendu, pas de gaz, ne renfermant qu'une cuillerée de liquides. Intestins presque vides (Drioton avait pris avant de se coucher un lavement qu'il avait rendu).

Conclusions. — 1° La mort du sieur Drioton est le résultat d'une asphyxie;

2° Cette asphyxie a été produite par le gaz acide carbonique provenant de la combustion de poutres placées sous le plancher à une certaine distance de la chambre de Drioton, où une fente de ce plancher lui donnait accès.

Autopsie de la femme Drioton. — Trente-sept ans. Raideur cadavérique assez marquée; teinte rose, moins prononcée que chez le sieur Drioton, et occupant seulement le haut des cuisses, le cou et la partie postérieure des membres; pas de contusions ni de lésions extérieures. Trace d'une saignée toute récente au bras droit.

Dans la trachée, un peu d'écume; la membrane muqueuse est rougeâtre, mais n'offre pas la coloration rouge brique observée chez le sieur Drioton. Un peu de sérosité dans les plèvres, le péricarde et le péritoine; poumons contenant, quoique en moindre quantité, du sang infiltré; sur le lobe inférieur du poumon gauche *de nombreuses ecchymoses sous-pleurales.*

Dans le ventricule et l'oreillette droite *caillots volumineux, se prolongeant très loin dans les vaisseaux, et notamment dans la veine cave inférieure;* quelques-uns décolorés et en partie fibrineux.

Dans l'estomac environ 120 grammes de liquide, sans matières solubles. Aucun produit de conception dans l'utérus.

Conclusions. — 1° La femme Drioton a succombé à une asphyxie;

2° Cette asphyxie, produite par les mêmes causes que celles qui ont agi sur le sieur Drioton, a été plus lente chez sa femme, tant à cause de son séjour moins long dans la chambre, que de l'attitude plus élevée dans laquelle on l'a trouvée;

3° La mort est survenue chez elle plusieurs heures après que son mari avait déjà succombé; et l'état des poumons montre que la femme Drioton a fait de violents efforts pour respirer et se soustraire à l'asphyxie.

Réflexions. — Les cause du déplorable accident dont les époux

Drioton ont été victimes sont de celles que des précautions bien prises pouvaient neutraliser, et sur la connaissance desquelles on ne saurait trop insister. Ainsi la carbonisation des poutres placées sous le plancher, due au simple contact d'une plaque de fonte chauffée fortement ; le long trajet parcouru par la fumée dans les interstices des lambourdes ; l'appel fait dans la chambre des époux Drioton à travers les crevasses du plancher ; enfin la clôture complète de toutes les ouvertures pratiquées dans cette pièce, et notamment de la cheminée, sont autant de circonstances utiles à étudier et bien propres à montrer combien il est important de se tenir en garde contre ce vice de construction qui consiste à placer autour d'un foyer des pièces de charpente.

Nous ferons remarquer encore les propriétés délétères de la vapeur produite par la combustion lente du bois ; et l'odeur caractéristique qui dénote la présence de ces vapeurs. On préviendrait de semblables accidents, en éloignant les foyers de tous les matériaux combustibles ; en établissant une ventilation convenable sous les planchers, afin d'éviter l'infiltration de la fumée ou des gaz. L'action qu'a exercée la fumée a dû être bien énergique, puisqu'elle n'a permis à l'une des victimes presque aucun mouvement, aucun effort.

La résistance vitale de la femme Drioton a été plus grande que celle de son mari ; mais c'est moins peut-être, quoi qu'on ait dit, en raison d'un privilège acquis à son sexe, qu'à cause du séjour moins long qu'elle a fait dans la chambre où elle n'est venue se coucher qu'à minuit ; et peut-être aussi sa position sur un plan un peu plus élevé que son mari, a-t-elle contribué à retarder les progrès de l'asphyxie.

Enfin la différence des lésions observées chez l'un et chez l'autre est due sans doute à l'époque différente de leur mort et à la résistance inégale qu'ils lui ont opposée. Chez le mari, en effet, qui paraît avoir été étouffé au milieu du plus profond sommeil et sans en avoir conscience, plusieurs heures avant sa femme, teinte rosée beaucoup plus prononcée de la peau ; liquidité du sang ; vacuité complète des cavités du cœur ; engouement sanguin considérable des poumons, sans ecchymoses sous-pleurales. — Chez la femme au contraire, coloration rose moins étendue ; coagulation du sang dans les cavités du cœur, principalement à droite et jusque dans les vaisseaux ; engorgement moins marqué des poumons ; et sous la plèvre un grand nombre d'ecchymoses, tout à fait caractéristiques, qui indiquent que de grands efforts ont eu lieu par suite d'une gêne excessive de la respiration.

10. Accident mortel dû à une disposition vicieuse d'un tuyau de fumée, par M. Descoust (1). — Le 25 novembre 1879, un jeune homme de 20 ans, bien portant la veille, fut trouvé mort dans son lit.

L'autopsie fut ordonnée. Il n'existait aucune lésion viscérale chronique ou aiguë pouvant l'expliquer. Cependant la couleur du sang était si rutilante que l'idée d'une intoxication par l'oxyde de carbone se présenta aussitôt à notre esprit. L'analyse spectrale montra que les deux raies caractéristiques de l'hémoglobine oxygénée ne subissaient, en présence du sulfhydrate d'ammoniaque pur, aucun phénomène de réduction. Le sang de ce jeune homme au lieu d'hémoglobine oxygénée réductible, contenait donc de l'hémoglobine oxycarbonique. La mort était le résultat d'une intoxication par l'oxyde de carbone.

Ce premier point établi, quelle pouvait être la cause de cette intoxication accidentelle, puisqu'il n'existait dans la chambre de la victime aucun appareil de chauffage ou de cuisine ?

Cette chambre, dont le cube était de 14 mètres, possédait une fenêtre lucarne, *dite chien assis*, en face de laquelle se trouvait une porte ouvrant sur un long couloir desservant toutes les pièces du bâtiment. Le sol de la chambre était en carreaux de terre cuite reposant sur des solives en bois. Les murs et le plafond étaient enduits de plâtre ; ce dernier, à droite en entrant, présentait un trou destiné à recevoir un tuyau de poêle, mais bouché, au moment de l'accident, à l'aide d'un almanach fixé par des clous.

Le carrelage de la chambre fut levé par les soins de M. G. Duval, architecte, et inspection de chaque solive fut faite, sans qu'il fût possible de découvrir un commencement de carbonisation. Les murs séparatifs des autres pièces étaient en bon état, circonstance peu importante, car on n'y faisait jamais de feu.

La présence d'une certaine quantité de suie sur l'almanach qui fermait le trou d'attente, situé au plafond, nous fit penser que le gaz toxique avait dû suivre cette voie. Les conditions de construction de ce tuyau de fumée furent recherchées avec soin.

Du plafond à la toiture, il était constitué par une poterie cylindrique d'une seule pièce et enduite de plâtre ; au-dessus de la toiture, ce tuyau convergeait vers un tuyau similaire dans lequel il venait s'aboucher. Ces deux tuyaux réunis venaient s'ouvrir par un seul et même conduit dans un grand tuyau long de $10^m,65$, adossé au bâtiment principal et faisant partie d'une souche composée de trois tuyaux de fumée indépendants dans toute leur hauteur.

(1) Descoust, *Ann. d'hygiène publ. et de méd. légale*, 1881, 3ᵉ série, t. V, p. 161.

Le propriétaire de l'immeuble avait transformé en pièce de débarras la chambre voisine de celle de la victime ; le trou d'attente, qui se trouvait au plafond de cette pièce, avait été bouché avec un chiffon. Comme les employés locataires, qui avaient habité précédemment la chambre de la victime, n'y avaient jamais installé de poêle, le propriétaire voulut utiliser pour son usage personnel le tuyau de fumée construit pour le chauffage de ces deux pièces. Au lieu de couper les deux tuyaux de fumée devenus inutiles, il se borna à faire établir, un peu au-dessus du point de rencontre des deux tuyaux, un calfeutrement de quelques centimètres d'épaisseur en briques et en plâtre ; faisant ensuite percer le mur de son appartement privé, au niveau du tuyau de fumée principal et à 1^m,50 seulement du calfeutrement, il put installer dans sa salle à manger un calorifère du système Gough, qui versait tous ses produits de combustion par un petit tuyau coudé en tôle et long de quelques centimètres seulement.

Cette disposition connue, il est facile de comprendre comment a pu se produire l'accident que nous avons constaté. Cet accident, étant donnée la situation de la chambre, le parfait état des solives du plancher et l'absence de tout appareil de chauffage et de cuisine, ne pouvait avoir été causé que par le mauvais état du calfeutrement établi par le propriétaire ; mauvais état qui avait permis aux produits de combustion s'échappant du calorifère pendant la nuit, de refluer dans la chambre de la victime. Quant aux causes de ce reflux des gaz de combustion, nous pensons que, vu la longueur du tuyau de fumée, 10^m,65, il a fallu des circonstances exceptionnelles pour le produire, telles que coups de vent sur l'extrémité aérienne du tuyau et autres causes impossibles à déterminer.

Ce fait montre que des modifications, apportées sans contrôle à des parties de bâtiments originairement plus ou moins salubres, peuvent donner lieu à des accidents mortels.

11. Intoxication par l'oxyde de carbone, par MM. Ogier et Socquet [1]. — Je, soussigné, Jules Socquet, docteur en médecine, commis par M. A. Couturier, juge d'instruction près le Tribunal de première instance du département de la Seine, en vertu d'une ordonnance en date du 27 octobre 1888, ainsi conçue :

« Vu la procédure commencée contre X... sous l'inculpation d'homicides et de blessures par imprudence ;

« Attendu que le 27 octobre courant, à quatre heures du matin,

______

(1) Ogier et Socquet, *Intoxication par l'oxyde de carbone* (*Ann. d'hyg. publ. et de méd. légale*, 1889, t. II, p. 276).

les sieurs Souvy, Saint-Paul, Hardy et Bellonte ont été trouvés,
— les deux premiers morts, — les deux derniers sans connaissance, dans la chambre qu'ils occupaient en commun, à l'entresol,
au-dessus des magasins de MM. Boudier et Marie, dépositaires
de levures de bière, situés au rez-de-chaussée, 33, quai de la
Tournelle, et 2, rue de Poissy ;

« Attendu que Hardy a succombé à son tour, le même jour, à
4 heures après midi ;

« Que Bellonte seul a pu être rappelé à la vie et qu'il a été
transporté à son domicile, 33, rue du Cardinal-Lemoine ;

« Attendu qu'il importe de constater judiciairement les causes
de la maladie dudit sieur Bellonte, et de rechercher les causes de
la mort des sieurs Souvy, Saint-Paul et Hardy ;

« Ordonnons qu'il y sera procédé par M. le Dr Socquet, serment
préalablement prêté entre nos mains ;

« Lequel, après avoir reconnu l'état où se trouvent le sieur
Bellonte, ainsi que les cadavres des sieurs Souvy, Saint-Paul et
Hardy, lesquels ont été transportés à la Morgue ;

« 1° S'expliquera sur les causes de la maladie dudit sieur Bellonte et sur les conséquences qu'elle pourra avoir ;

« 2° Procédera à l'autopsie des cadavres des sieurs Souvy, Saint-
Paul et Hardy et fera connaître les causes de la mort de chacun
d'eux.

« M. le Dr Socquet est autorisé, pour l'accomplissement de sa
mission, à procéder à toutes expériences qu'il jugera utiles, telles
que l'analyse du sang des victimes ou des viscères des cadavres, etc.;

« De tout quoi il sera dressé rapport qui nous sera ensuite
remis par ledit docteur, après en avoir affirmé en nos mains le
contenu sincère et véritable. »

Serment préalablement prêté, ai procédé à l'examen de Bellonte, et le 23 octobre, à l'autopsie de Souvy, Saint-Paul et Hardy.

I. *Examen du sieur Bellonte, les 27, 28, 29 octobre et 16 novembre 1888.* — Le sieur Bellonte (Louis), âgé de trente-cinq ans,
est grand et paraît vigoureux. A l'exception d'une fièvre continue
dont il aurait été atteint à l'âge de quatre ans, et qui lui aurait
laissé un peu de surdité, cet homme nous déclare avoir toujours
eu une excellente santé.

En rentrant dans la chambre, avec deux de ses amis, le 26 octobre, vers neuf heures et demie du soir, il ne remarqua aucune
odeur particulière. Aussitôt couché, c'est-à-dire quelques minutes
après, il éprouva des bourdonnements d'oreilles, qu'il compare
au bruit des cloches, et eut une sensation de constriction tout
autour de la tête. Il attribua d'abord ces symptômes, ou plutôt

ces malaises, à l'absorption d'un verre de vin qu'il venait de prendre, avec ses amis, avant de monter dans la chambre; un instant, il eut l'intention de se lever. Ce ne fut que le lendemain matin, 27 octobre, qu'il revint à lui; il fut tout étonné de se trouver près d'une fenêtre, entouré de plusieurs personnes qui lui prodiguaient des soins.

Le 27 octobre, vers cinq heures du soir, nous trouvons le sieur Bellonte couché, dans un état frappant d'hébétude et répondant avec peine et difficulté à nos questions. Il nous déclare avoir la tête lourde, il a des envies de vomir; on ne constate pas de fièvre. Le 28 et le 29 octobre, l'état est à peu près le même, cependant le malade est levé et accoudé sur l'appui de sa fenêtre. Il existe un léger embarras gastrique; les douleurs de tête ont à peu près disparu. Le 29 octobre, nous appliquons une ventouse scarifiée sur la région lombaire, dans le but de nous procurer une petite quantité de sang pour procéder à l'examen spectroscopique.

Dans aucune de nos visites nous n'avons constaté de troubles de la motilité, ni de la sensibilité. Il n'a pas eu d'amnésie.

Le 16 novembre, le sieur Bellonte était complètement guéri et il avait pu reprendre son travail depuis sept ou huit jours.

L'examen spectroscopique du sang recueilli sur le sieur Bellonte a révélé l'existence d'une petite quantité d'oxyde de carbone.

II. *Autopsies des cadavres des sieurs Soury, Saint-Paul et Hardy, pratiquées à la Morgue le 28 octobre 1888.* — 2. *Cadavre du sieur Soury.* — Le cadavre est celui d'un homme de taille moyenne, vigoureux, paraissant âgé de vingt-cinq à trente ans environ.

La rigidité cadavérique persiste encore et la putréfaction n'est pas commencée.

Par les orifices de la bouche et du nez sortent des champignons de mousse.

Sur les parties latérales du cou, du thorax et des cuisses se trouvent de larges plaques rosées, sur la peau du scrotum se trouvent quelques petites suffusions sanguines.

On ne constate aucune trace de violence sur les différentes parties du corps.

Il n'y a pas d'épanchement sanguin sous le cuir chevelu. Les os du crâne ne sont pas fracturés, les méninges ne sont pas congestionnées. Le cerveau, le bulbe et le cervelet sont sains.

L'œsophage est sain.

La trachée contient une grande quantité de spume bronchique.

Il n'y a pas d'adhérences pleurales ni d'épanchement dans les plèvres. Les poumons sont congestionnés et ne présentent pas d'ecchymoses sous-pleurales à leur surface; ils ne contiennent pas de tubercules.

Le péricarde contient environ 30 grammes de liquide citrin. Il n'y a pas d'ecchymoses sous-péricardiques. Le ventricule droit contient un petit caillot cruorique. Les valvules sont saines.

Le sang contenu dans le cœur et les gros vaisseaux est rouge, rutilant. Nous en recueillons une certaine quantité, dans un flacon, pour procéder à son examen spectroscopique.

L'estomac contient environ 150 grammes de matières alimentaires, parmi lesquelles se trouvent des morceaux de choux, de salade, etc., colorés par du vin. La muqueuse est saine.

Le foie est un peu volumineux et congestionné, mais il paraît sain. La vésicule biliaire ne contient pas de calculs, mais elle présente quelques adhérences avec l'intestin.

La rate est congestionnée et n'est pas diffluente.

Les reins sont sains et se décortiquent facilement.

Il n'y a pas d'épanchement dans la cavité abdominale. Les intestins ne sont pas congestionnés et paraissent sains.

La vessie est pleine d'urine.

β. *Cadavre du sieur Saint-Paul.* — Le cadavre est celui d'un homme grand et vigoureux, mesurant 1^m,75.

La rigidité cadavérique n'a pas disparu complètement, la putréfaction n'est pas commencée.

Les orifices de la bouche et du nez sont recouverts d'un énorme champignon de mousse.

Le cou, les régions latérales du thorax, des bras et des cuisses présentent de larges plaques rosées; au niveau des épaules se trouve un petit pointillé hémorrhagique.

Sur la peau du scrotum se trouvent quelques petites ecchymoses avec suffusions sanguines.

On ne constate aucune trace de violence sur les différentes parties du corps.

L'œsophage contient quelques matières alimentaires.

La trachée renferme une grande quantité de spume bronchique.

Il y a de nombreuses adhérences pleurales des deux poumons. Les deux poumons sont très congestionnés et ne contiennent pas de tubercules.

Le péricarde contient une cuillerée à bouche de liquide citrin. Il n'y a pas d'ecchymoses sous-péricardiques. Le ventricule droit renferme un caillot mou, cruorique. Les valvules sont saines.

A l'ouverture du cœur, nous recueillons une certaine quantité de sang pour être soumis à l'examen spectroscopique. Le sang est rouge, rutilant.

Le foie est congestionné et la vésicule biliaire ne contient pas de calculs.

La rate est un peu grosse ; elle n'est pas diffluente.

Les reins sont sains et se décortiquent facilement.

Il n'y a pas d'épanchement dans la cavité abdominale. Les intestins ne sont pas congestionnés et paraissent sains.

La vessie renferme une certaine quantité d'urine.

L'estomac contient environ 300 grammes de matières alimentaires en voie de digestion. La muqueuse est saine.

Il n'y a pas d'épanchement sanguin sous le cuir chevelu.

Les os du crâne ne sont pas fracturés. Les méninges ne sont pas congestionnées. Le cerveau, le bulbe et le cervelet sont sains.

γ. *Cadavre du sieur Hardy.* — Le sieur Hardy, qui a survécu douze heures environ à ses collègues Souvy et Saint-Paul, était un homme de taille moyenne, paraissant vigoureux.

La rigidité cadavérique existe encore. La putréfaction n'est pas commencée.

Les orifices du nez et de la bouche ne sont recouverts que d'un petit champignon de mousse.

Les taches rosées que nous avons constatées sur les parties déclives du cou, du thorax et des membres des cadavres des sieurs Souvy et Saint-Paul, existent également sur celui du sieur Hardy ; leur coloration n'est pas rosée, mais violacée.

Il existe également de petites suffusions sanguines sur la peau du scrotum.

Sur les différentes parties du corps on ne constate aucune trace de violence.

Il n'y a pas d'épanchement sanguin sous le cuir chevelu. Les os du crâne ne sont pas fracturés. Les méninges ne sont pas congestionnées. Le cerveau, le bulbe et le cervelet sont sains.

L'œsophage est sain.

La trachée contient très peu de mousse aérée. Les poumons présentent de nombreuses adhérences pleurales ; ils sont congestionnés, un peu œdémateux, et ne contiennent pas de tubercules.

Le péricarde contient un peu de liquide citrin. Il n'y a pas d'ecchymoses sous-péricardiques. Le ventricule droit renferme un petit caillot fibrineux et quelques caillots mous ; le ventricule gauche contient un petit caillot cruorique. Les valvules sont saines.

Comme sur les cadavres précédents, le sang est rouge et rutilant. Nous en recueillons une certaine quantité pour procéder à
l'examen spectroscopique.

L'estomac renferme environ 100 grammes de liquide noirâtre ;
il n'y a pas de matières alimentaires. La muqueuse est absolument saine.

Le foie est congestionné, mais paraît sain. La vésicule biliaire
ne contient pas de calculs.

La rate est saine et n'est pas diffluente.

Les reins sont sains et se décortiquent facilement.

Il n'y a pas d'épanchement dans la cavité abdominale. Les intestins ne sont pas congestionnés.

La vessie contient 400 centimètres cubes environ d'urine.

III. *Examen spectroscopique du sang.* — Cet examen, pratiqué
sur les échantillons de sang prélevés sur les cadavres des sieurs
Souvy, Saint-Paul et Hardy, et sur le sang que nous avons recueilli à l'aide d'une ventouse scarifiée appliquée à la région
lombaire du sieur Bellonte, nous a montré très nettement la
présence de l'oxyde de carbone, c'est-à-dire la présence de deux
bandes obscures siégeant dans le voisinage des raies D et E de
Frauenhofer, et résistant à l'action du sulfhydrate d'ammoniaque.

Le sang provenant du sieur Bellonte présentait plus faiblement
la réaction de l'oxyde de carbone ; mais, dans le cas particulier,
nous avions à examiner du sang prélevé sur un homme vivant, et
cela près de soixante heures après l'intoxication.

Je, soussigné, Jules Ogier, docteur ès sciences, chef du laboratoire de toxicologie, commis par M. Couturier, juge d'instruction près le tribunal de première instance du département de la
Seine, en vertu d'une ordonnance en date du 28 octobre 1888,
ainsi conçue :

« Vu la procédure commencée contre X... sous l'inculpation
d'homicides et de blessures par imprudence ;

« Attendu que les sieurs Saint-Paul, Souvy, Hardy et Bellonte
ont été trouvés asphyxiés le 27 octobre courant, à 4 heures du
matin, dans la chambre qu'ils occupaient en commun à l'entresol,
au-dessus des magasins de MM. Boudier et Marie, dépositaires
de levures de bière, situés au rez-de-chaussée, 33, quai de la
Tournelle, et 2, rue de Poissy ;

« Que le sieur Bellonte a pu être rappelé à la vie, mais que les
sieurs Saint-Paul, Souvy et Hardy ont succombé, et que leur
mort paraît devoir être attribuée à une intoxication par l'oxyde
de carbone ;

« Attendu qu'il existe une cheminée dans la chambre où les quatre victimes ont été trouvées asphyxiées, mais que le tablier de cette cheminée est rivé au sol par un crampon de fer, et qu'il est certain qu'il n'y a pas été allumé de feu depuis plusieurs mois ;

« Qu'aucun réchaud, qu'aucun autre foyer ayant pu dégager de l'oxyde de carbone ou tout autre gaz toxique n'a été trouvé dans cette chambre ;

« Attendu d'autre part que, dans la pièce servant de bureau à MM. Boudier et Marie, et située au rez-de-chaussée, symétriquement au-dessous de la chambre des victimes, — il a été établi et allumé, le 22 octobre courant, un poêle Choubersky qui, depuis, n'a pas cessé de brûler jusques et y compris le jour de l'accident ;

« Que le tirage de ce poêle se faisait au moyen d'un tuyau de tôle adapté audit poêle, et s'emmanchant par l'autre bout dans un tuyau en poterie dont l'orifice inférieur aboutit au plafond du bureau sus-désigné ;

« Que les sieurs Boudier et Marie ayant constaté que leur poêle ainsi installé tirait mal, le sieur Mallet, fumiste, a, le 26 octobre courant, sur leur invitation, procédé à un ramonage de ce tuyau, et c'est précisément pendant la nuit qui a suivi cette opération que l'accident s'est produit ;

« Attendu que, malgré les allégations contraires du fumiste Malbet, il est à présumer que le tuyau en poterie destiné au tirage du poêle Choubersky n'est pas, dans tout son parcours, entièrement indépendant du tuyau desservant les cheminées de ce côté de la chambre de l'entresol où l'accident s'est produit ;

« Que les deux tuyaux étant à leur partie inférieure très rapprochés l'un de l'autre, peuvent à un point quelconque de leur trajet se réunir en un seul, ou tout au moins communiquer par une ou plusieurs fissures de leur cloison séparative ;

« Attendu, qu'en attendant que l'architecte commis à cet effet ait pu constater matériellement l'état respectif de ces deux tuyaux, il y a lieu de vérifier expérimentalement si, le poêle Choubersky établi dans le bureau du rez-de-chaussée étant allumé, et toutes les cheminées situées aux étages supérieurs et symétriquement à celle de la chambre où l'asphyxie s'est produite, étant éteintes, des gaz produits par la combustion du coke s'introduisent dans la chambre de l'entresol à travers les interstices des plaques formant le tablier de la cheminée de cette chambre ;

« Commettons à cet effet M. le Dr Ogier, chef du laboratoire de toxicologie de la Morgue, lequel — serment préalablement prêté entre nos mains — procédera à ladite expérience dans les conditions ci-dessus spécifiées et à toutes autres expériences qu'il jugera utiles à la manifestation de la vérité;

« Déterminera autant que possible la proportion dans laquelle ces gaz auront envahi la chambre dont s'agit et précisera la nature de ces gaz et leurs propriétés toxiques;

« De tout quoi il sera dressé rapport qui nous sera ensuite remis par ledit docteur, après en avoir affirmé entre nos mains le contenu sincère et véritable. »

Serment préalablement prêté, j'ai rempli comme il suit la mission qui m'a été confiée.

I. — Nous procédons d'abord à l'examen spectroscopique des échantillons de sang prélevés lors des autopsies des nommés Hardy, Souvy et Saint-Paul. Les spectres d'absorption de ces trois échantillons sont bien ceux du sang contenant de l'oxyde de carbone; ils sont formés de deux bandes obscures, entre les raies D et E; ces bandes résistent à l'action du sulfhydrate d'ammoniaque. Il y a cependant une réduction partielle avec le sang des nommés Hardy et Saint-Paul; il résulterait de cet examen sommaire que la proportion d'oxyde de carbone combiné n'est pas très considérable : avec le sang du nommé Souvy, la réaction spectroscopique est au contraire extrêmement nette et par suite la proportion d'oxyde de carbone combiné semble beaucoup plus forte.

Pour confirmer ces premiers essais, nous extrayons les gaz combinés au sang, au moyen de la pompe à mercure. L'analyse de ces gaz y démontre la présence des quantités suivantes d'oxyde de carbone :

Oxyde de carbone extrait de 100 centimètres cubes de sang.

Sang de Hardy............................... 0^{cc},22
— de Saint-Paul........................... 0^{cc},23
— de Souvy.............................. 2^{cc},00

Dans ces analyses, le gaz toxique est dosé par absorption dans une solution chlorhydrique de protochlorure cuivreux : une fois les lectures faites, le gaz absorbé est mis en liberté par addition d'un excès de potasse au chlorure cuivreux : on constate ensuite que ce gaz brûle avec une flamme bleue; la présence de l'oxyde de carbone est ainsi démontrée.

Il résulte de ces analyses que la dose d'oxyde de carbone combiné est près de dix fois plus considérable dans le sang de Souvy que dans celui des nommés Hardy et Saint-Paul : l'examen spectroscopique indiquait aussi cette disproportion, ainsi qu'on l'a vu plus haut.

Il était intéressant d'examiner aussi le sang du nommé Bellonte, celui des quatre asphyxiés qui a pu être ramené à la vie. Le lundi 29 octobre, vers cinq heures du soir, M. le Dr Socquet a recueilli environ 2 centimètres cubes du sang du nommé Bellonte, au moyen d'une ventouse scarifiée appliquée dans la région lombaire. Ce sang, examiné au spectroscope, a présenté faiblement, il est vrai, mais nettement, la réaction spectrale de l'oxyde de carbone. Faute d'une quantité de sang suffisante, nous n'avons pu songer à extraire les gaz du sang par la pompe à mercure. La constatation faite par le spectroscope nous suffit pour affirmer que le sang du nommé Bellonte contenait encore de l'oxyde de carbone au moment de notre examen, c'est-à-dire plus de soixante heures après l'accident. On aurait peut-être pu déceler l'oxyde de carbone dans le sang après un temps plus long encore : il nous a été malheureusement impossible de faire une nouvelle expérience.

Rappelons que dans l'affaire Riat et Gœttlinger, tout à fait analogue à celle-ci, M. Pouchet a aussi trouvé le spectre de l'oxyde de carbone dans le sang d'un individu qui avait survécu à l'asphyxie; comme dans le cas que nous rapportons, le sang avait été recueilli sur le malade plus de soixante heures après l'intoxication.

II. — Il résulte de ce qui précède et des observations faites à l'autopsie que la mort des nommés Hardy, Souvy et Saint-Paul, et les accidents graves éprouvés par le nommé Bellonte, doivent être attribués à une intoxication par le gaz oxyde de carbone.

Il nous reste à examiner par quelles causes le gaz toxique s'est répandu dans la chambre qu'occupaient les quatre victimes :

1° Le lundi matin 29 octobre, nous nous rendons à l'établissement de MM. Marie et Boudier, 2, rue de Poissy. Pour l'intelligence de ce qui va suivre, nous décrirons sommairement la disposition des lieux.

Au rez-de-chaussée (fig. 2) se trouve le dépôt de levures de MM. Boudier et Marie : une cloison divise la grande pièce en deux parties, dont l'une forme un bureau dans lequel est installé le poêle Choubersky. Nous constatons que ce poêle paraît neuf, en très bon état; que le tirage s'effectue par le moyen d'un tuyau de tôle, qui gagne verticalement le haut de la pièce et se dirige ensuite, en suivant le plafond, jusqu'à l'angle de gauche : là, ce tuyau traverse le plafond à travers un joint en plâtre et regagne le coffre des cheminées des étages supérieurs. On ne voit dans le plafond aucune fissure qui puisse faire communiquer directement l'air de cette pièce avec la pièce située au-dessus.

A l'entresol (fig. 3) se trouve la pièce où couchaient les nommés Hardy, Souvy, Saint-Paul et Bellonte : on arrive à cette pièce par un escalier suivi d'un corridor. La cloison qui sépare la pièce de l'escalier et du corridor est vitrée en partie. Dans la pièce se trouvent trois lits (A, B, C,) ; nous les figurons dans la position qu'ils occupaient lors de l'accident. D'après les renseignements qui nous ont été communiqués, le lit A était celui où couchait le nommé Hardy ; dans le lit B était le nommé Souvy, dans le lit C les nommés Saint-Paul et Bellonte ; ce dernier était couché du côté de la cloison vitrée : un des carreaux de cette

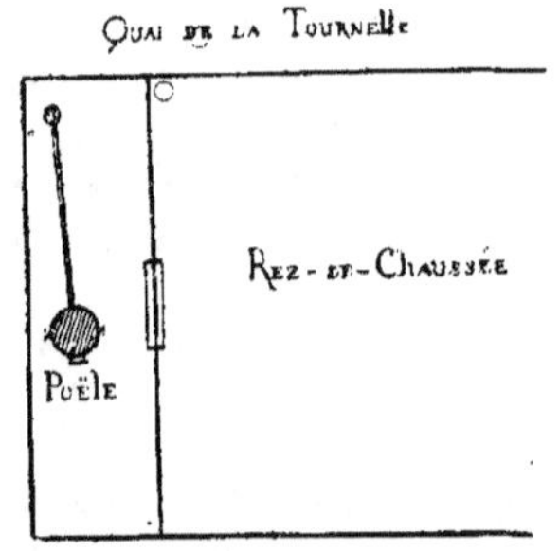

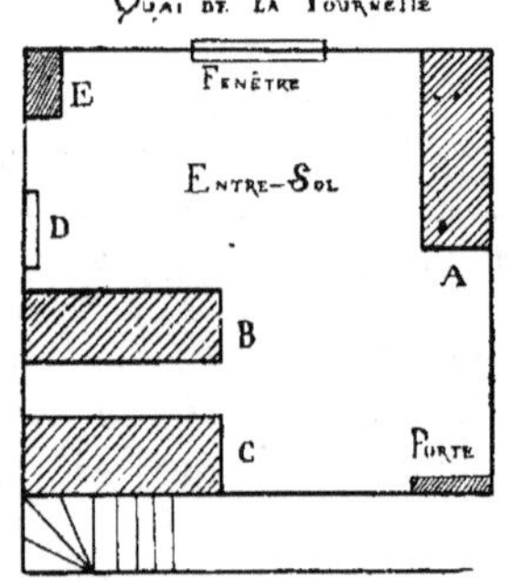

Fig. 2. — Plan du rez-de-chaussée.   Fig. 3. — Plan de l'entresol.

cloison était brisé, et le trou avait été grossièrement obturé avec un caleçon.

Il y a dans cette pièce une cheminée (D) : le rideau en est baissé, et il est impossible de le lever, le bouton étant rivé au sol par un crampon de fer. Lorsque nous avons pénétré dans la pièce, les lames du rideau de la cheminée n'étaient pas tout à fait dans leur position normale : il nous a été dit qu'on avait tenté de les soulever isolément, dans le but de ventiler la chambre au moment où on a donné des soins aux victimes : avant de procéder à nos expériences, nous avons remis les lames en place, c'est-à-dire dans la position qu'elles occupaient lors de l'accident.

C'est derrière le placard (E) que passe le tuyau du poêle Choubersky placé dans la pièce du rez-de-chaussée.

2° Nous cherchons d'abord à constater si réellement les produits de la combustion du poêle ont pu pénétrer dans la chambre de l'entresol. A cet effet, nous faisons brûler dans le poêle des matériaux propres à dégager beaucoup de fumée : après quelques minutes, l'atmosphère de la chambre est pleine de fumée qui s'échappe par les interstices des lames du rideau de la cheminée. Nous vérifions qu'à ce moment il n'existe dans les appartements placés au-dessus de ladite chambre aucun foyer allumé : par suite, la fumée dont nous constatons la présence ne peut provenir que du rez-de-chaussée, et il est certain qu'il existe un point de communication entre la cheminée de la chambre et le tuyau par où s'échappent les produits de la combustion du poêle.

3° Le poêle est ensuite allumé avec de la braise, chargé de coke et mis en fonctionnement normal. La porte de la chambre de l'entresol est maintenue fermée ; l'orifice du carreau cassé est grossièrement fermé avec un linge, à peu près comme il l'était le jour de l'accident.

Pour étudier la composition et la toxicité des gaz dégagés, nous procédons à diverses expériences dont voici le résumé :

Un flacon laveur (tube de Winkler), contenant quelques centimètres cubes de sang de porc défibriné, est placé près de la cheminée ; à travers ce sang on fait passer bulle à bulle, très lentement, 50 litres de l'air de la chambre. L'analyse spectroscopique de ce sang démontre ensuite qu'il a fixé de l'oxyde de carbone.

La même expérience est recommencée, le lendemain 30 octobre, dans l'après-midi, et dans la nuit : 470 centimètres cubes de sang de porc ont été placés dans deux flacons laveurs, à travers lesquels on a fait circuler 55 litres de l'air de la chambre ; la vitesse d'écoulement de l'aspirateur a été réglée de telle sorte que le passage de ces 55 litres a duré plus de douze heures. Le lendemain 31 octobre, le sang a été recueilli et transporté au laboratoire pour être analysé. Au spectroscope ce sang présente, avec la plus grande netteté, les caractères du sang oxycarboné. Nous pratiquons l'extraction des gaz combinés, et nous obtenons les résultats suivants :

100 centimètres cubes de sang dégagent 135^{cc},4 de gaz.

100 centimètres cubes de ces gaz contiennent :

        Acide carbonique........................... 74,91
        Oxygène.................................... 4,64
        Oxyde de carbone.......................... 0,52
        Azote..................................... 19,93

D'après ces données, les 470 centimètres cubes du sang mis en expérience ont fixé 3^{cc},27 d'oxyde de carbone ; les 55 litres d'air de la chambre qui ont traversé le sang contenaient donc au moins cette dose d'oxyde de carbone.

4° D'autre part, nous avons recueilli le 30 octobre, vers le soir, des échantillons de l'air de la chambre en différentes places (près de la cheminée et au niveau des lits A et B). L'analyse a permis de constater directement la présence de l'oxyde de carbone, en petite quantité, dans ces gaz. Toutefois la dose du gaz toxique était trop faible pour pouvoir être mesurée avec précision dans une analyse directe, même par les méthodes analytiques les plus exactes.

Voici, abstraction faite de l'oxyde de carbone, la composition de l'air de la chambre, le 30 octobre, à 4 heures du soir (air puisé au niveau du lit A, près la fenêtre); 4 mesures ont été faites avec l'appareil de Doyère :

```
Volume..................................    22,90
  —    après addition de potasse..............   22,83
  —           —       de pyrogallate..........   18,49
  —           —       de chlorure cuivreux....   18,49
```

D'après ces données, la composition serait pour 100 volumes d'air :

```
Oxygène....................................   18,95
Azote......................... .....................   80,75
Acide carbonique........................ .   0,30
                                           ─────────
                                            100,00
```

On sait que l'air normal contient en moyenne :

```
Oxygène....................................   20,81
Azote........................................   79,19
```

L'acide carbonique n'entre dans l'air pur que pour une proportion très faible, 3 p. 10 000 environ.

Or, ici, nous trouvons une dose d'acide carbonique de 3 p. 1 000 environ, c'est-à-dire 10 fois plus forte : en même temps l'oxygène est diminué (18,9 au lieu de 20,8) : cet excès d'acide carbonique et ce défaut d'oxygène indiquent bien que l'air de la chambre est altéré par des produits de combustion.

Toutefois, cette altération est très faible, ou plutôt elle était très faible au moment où ont été faites les prises d'échantillon : en l'absence de toute trace d'oxyde de carbone, une atmosphère ayant la composition précitée ne pourrait être considérée comme irrespirable : il nous paraît très probable que l'air de la chambre, au moment où ont été pris les échantillons analysés, s'était sensiblement purifié, par suite de quelque circonstance restée inconnue (changement de température, tirage plus parfait du poêle, etc.), et que, lors de l'accident, comme aussi à certains moments de ces expériences, l'atmosphère de cette chambre s'est trouvée beaucoup plus profondément viciée que ne l'indiquerait l'analyse ci-dessus.

5° Quoi qu'il en soit, les expériences qu'il nous reste à rapporter démontrent avec la plus entière certitude qu'à certaines heures des journées du 29 au 30 octobre, les produits de la combustion du poêle déversés dans la chambre en ont rendu l'atmosphère mortelle pour des animaux.

Le 29, à 5 heures du soir, le poêle Choubersky étant en pleine combustion, nous plaçons dans la chambre 8 cages contenant 4 oiseaux (pinsons) et 4 cobayes : ces animaux sont installés par couples, sur chacun des lits A, B, C, et devant la cheminée D, à 50 centimètres environ du rideau.

Le 30 octobre au matin, les oiseaux et les cobayes sont encore vivants : à 10 heures du matin, les oiseaux placés devant la cheminée, sur le lit A et sur le lit C, sont morts. Les cobayes paraissent encore bien portants. Vers 3 heures de l'après-midi, nous trouvons étendu dans sa cage le quatrième oiseau placé sur le lit B (cet oiseau, transporté au dehors, est revenu à la vie); l'un des cobayes (lit B) est mort : les trois autres sont visiblement atteints. A 5 heures et demie, ces cobayes sont mourants, étendus sur le flanc, presque inertes, mais respirant encore. A ce moment nous observons sur nous-même qu'un séjour de vingt minutes à peine dans la chambre amène une gêne sensible de la respiration et un commencement de céphalalgie marquée. Vers 6 heures, nous faisons retirer et éteindre le poêle Choubersky. Pendant la nuit, l'atmosphère de la chambre se purifie peu à peu : le lendemain matin, les trois cobayes sont vivants et à peu près revenus à leur état normal.

Les animaux restés vivants sont ensuite sacrifiés, et nous procédons à l'examen spectroscopique du sang : on constate que le sang des huit animaux présente nettement la réaction spectrale de l'oxyde de carbone.

Il est donc démontré que, lorsque le poêle Choubersky du rez-de-chaussée est allumé, les produits de sa combustion peuvent pénétrer dans la chambre de l'entresol et en rendre l'atmosphère mortelle pour des animaux. La démonstration est complète, puisque, ainsi que nous venons de le dire, le poêle une fois éteint, les trois cobayes mourants ont pu revenir à la vie ; c'est-à-dire qu'en supprimant la cause, on a aussi supprimé l'effet.

Conclusions. — I. Le sang des nommés Hardy, Souvy, Saint-Paul, qui ont succombé, le sang du nommé Bellonte, qui a survécu, contiennent de l'oxyde de carbone. La mort des trois premiers, les accidents graves qu'a présentés le quatrième, doivent être attribués à une intoxication par l'oxyde de carbone.

II. Il est certain, d'après les expériences relatées plus haut, qu'il existe une fissure ou communication directe entre la cheminée de la pièce de l'entresol et le tuyau par où s'échappent les produits de combustion du poêle Choubersky placé dans le bureau du rez-de-chaussée. Nous avons en effet constaté :

Que, si l'on fait brûler dans le poêle des matériaux dégageant de la fumée, cette fumée se répand dans la pièce de l'entresol, où elle pénètre par les interstices des lames du rideau de la cheminée ;

Que, le poêle étant chargé de coke et mis en combustion normale, l'air de la chambre, au bout de peu de temps, contient de l'oxyde de carbone, gaz toxique qui se produit en abondance dans la combustion des poêles du système Choubersky ou autres analogues ;

Que l'atmosphère de cette chambre devient ainsi irrespirable et peut amener la mort des animaux qui y sont placés.

En résumé, la mort des nommés Hardy, Souvy, Saint-Paul, et les accidents qu'a présentés le nommé Bellonte, ont été causés par les gaz toxiques émanés du poêle Choubersky placé dans la pièce du rez-de-chaussée. C'est par la cheminée de la pièce de l'entresol que ces gaz ont pénétré dans ladite pièce ; il existe sûrement, entre la cheminée et le tuyau de tirage du poêle Choubersky, une fissure ou voie de communication directe, dont l'existence et l'emplacement exact pourront sans doute être déterminés par une expertise ultérieure.

Ces conclusions ont été pleinement confirmées par l'examen que M. Crivelli, architecte expert, a fait du coffre de la cheminée :

En démolissant avec précaution le coffre de la cheminée, on a constaté la disposition indiquée par la figure 4 : le coffre où était ajusté le tuyau du poêle Choubersky était ou plutôt paraissait être indépendant, ainsi que l'exigent les règlements ; il montait verticalement jusqu'au toit, et l'on comprend fort bien que le fumiste chargé d'installer ce poêle n'ait pu rien constater d'anormal ; d'autre part, la cheminée avait aussi un coffre de tirage indépendant, qui s'inclinait de la cheminée vers le coffre précédent et montait ensuite parallèlement à celui-ci : c'est au point marqué A sur la figure 4 qu'une dégradation peut-être fort ancienne s'était produite et avait laissé entre les deux coffres une petite ouverture par où s'est faite la communication.

Rien de plus facile dès lors que d'expliquer comment les choses se sont passées : le mélange gazeux produit par la combustion, mélange plus lourd que l'air, s'est accumulé dans le coffre jusqu'au niveau de l'ouverture A. De là ces gaz sont redescendus au moins en partie par le coffre de la cheminée et ont pénétré dans la chambre. Il est certain que si le tirage avait été plus énergique, ces gaz, au lieu de redescendre, auraient continué leur ascension; mais un appareil du genre des poêles mobiles, du moins des

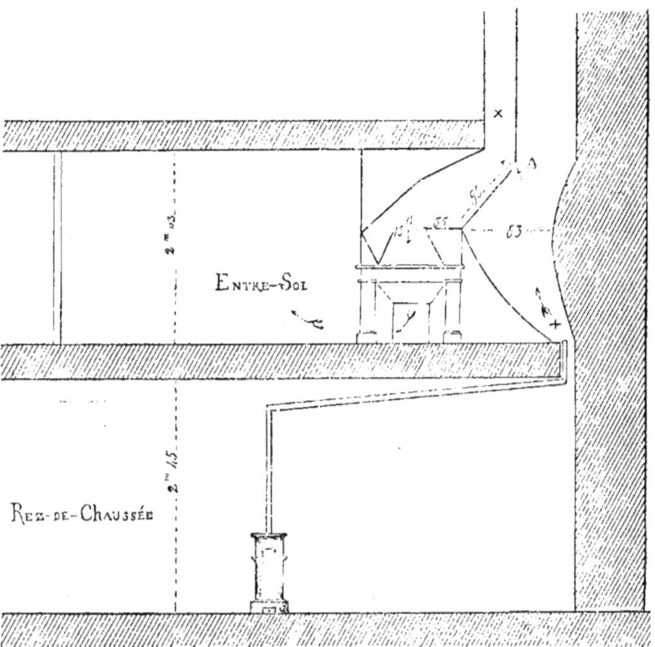

Fig. 4. — Plan du rez-de-chaussée et du premier étage.

poêles mobiles existant actuellement, ne peut pas avoir un tirage énergique, par suite du principe même de ces appareils : si le tirage était considérable, il y aurait beaucoup de charbon brûlé, et beaucoup de chaleur perdue : le poêle mobile deviendrait un poêle ordinaire, et n'aurait plus les avantages économiques qui ont fait adopter ce système de chauffage.

Nous devons encore faire remarquer qu'ici une circonstance particulière a favorisé la descente du gaz toxique dans la chambre des victimes : la porte de cette chambre joignait très mal : il y

avait un espace de plusieurs centimètres entre le bas de cette
porte et le plancher : or nous avons constaté qu'à certains moments il se faisait par cet espace un appel d'air dirigé de la
chambre vers l'extérieur : cet appel d'air a dû contribuer dans
une large mesure à la rentrée dans la chambre des produits de la
combustion.

Nous reproduisons ici le jugement rendu par la 10ᵉ chambre,
dans son audience du 1ᵉʳ avril 1889, sur les plaidoiries de
Mᵉˢ Blavot et Prache, avocats des prévenus, et sur les réquisitions
de M. Trouard-Riolle, avocat de la République : Présidence de
M. Hepp.

« Le Tribunal,

« Attendu que Bourdier, Marie et Marbé, dit Malbet, sont prévenus d'avoir en 1888, à Paris, par maladresse, imprudence, inattention, négligence ou inobservation des règlements :

« 1° Involontairement causé la mort des sieurs Saint-Paul,
Souvy et Hardy ;

« 2° Causé involontairement des blessures au sieur Bellonte ;

« Attendu, en fait, que dans le courant de septembre 1888,
Bourdier et Marie ont pris en location, dans un immeuble situé
rue de Poissy, n° 2, des locaux ayant issue sur le quai de la Tournelle, n° 33, et consistant notamment en un rez-de-chaussée à
usage d'atelier et de bureau, et directement au-dessus, en un entresol, dont la principale chambre, en partie située au-dessus
dudit bureau, servait, dans la nuit de l'accident dont les prévenus ont à répondre, de dortoir à quatre de leurs ouvriers, les
sieurs Saint-Paul, Souvy, Hardy et Bellonte ;

« Attendu que, le lundi 22 octobre, Bourdier avait fait installer
par Malbet, fumiste, dans la pièce du rez-de-chaussée servant de
bureau un poêle mobile du système Choubersky, qu'il fit établir
à demeure avec des tuyaux de dégagement en tôle, formant trois
coudes et ayant une longueur totale de 5 à 6 mètres environ ;

« Que le poêle installé de la sorte ne donnant pas une chaleur
suffisante, Malbet fut, dans l'après-midi du vendredi 26 octobre,
appelé à faire le nécessaire pour activer le tirage, et ramona
notamment, pour la seconde fois en cinq jours, la cheminée donnant issue aux produits de la combustion ;

« Que ce même soir, vers 6 heures, Bourdier quitta son bureau
en laissant le poêle allumé et en pleine marche ;

« Que le lendemain 27 octobre, vers 4 heures du matin, son
associé Marie, allant réveiller un des ouvriers qui couchaient à
l'entresol, trouva Saint-Paul et Souvy déjà morts, Hardy mourant et Bellonte dans un complet état de prostration ;

« Que Hardy expira dans la même journée environ douze heures plus tard, et que Bellonte, qui seul fut rappelé à la vie, ne put reprendre son travail qu'après plusieurs jours de maladie ;

« Attendu qu'il résulte de la triple expertise à laquelle ont procédé MM. le Dr Socquet, Ogier, professeur de toxicologie, et Crivelli, architecte, à ce commis tous trois par M. le juge d'instruction :

« 1° Que la mort des trois victimes ainsi que la maladie de Bellonte ont été le résultat d'une intoxication par l'oxyde de carbone ;

« 2° Que cet agent toxique provenait du poêle installé et fonctionnant au rez-de-chaussée ;

« 3° Que l'infiltration en avait eu lieu dans la pièce de l'entresol par une cassure irrégulière de 2 à 3 centimètres existant à environ 1 décimètre du plafond de l'entresol dans la cloison mitoyenne des deux coffres de cheminée de construction fort ancienne :

« Que cette cassure a été attribuée par l'expert-architecte, soit à une malfaçon originaire, soit à la calcination du plâtre employé au pignonnage de ladite maison ;

« Attendu que, suivant la prévention, Bourdier, Marie et Malbet doivent, aux termes des articles 319 et 320 du Code pénal, répondre de l'accident arrivé dans la nuit du 26 au 27 octobre par suite des émanations toxiques produites par le poêle, à l'installation duquel tous trois ont concouru ;

« En ce qui concerne Bourdier :

« Attendu qu'à son entrée en jouissance dans les locaux par lui loués en commun avec Marie, le trou d'échappement de la fumée existait déjà au plafond de la pièce du rez-de-chaussée où il a fait installer ledit poêle ;

« Que ni le propriétaire, ni son architecte ne l'ont averti d'un danger possible ; qu'il était donc fondé à croire que les coffres de cheminée dépendant des locaux à lui loués et dans lesquels il venait d'emménager lui avaient été livrés en bon état d'entretien, comme les locaux mêmes ;

« Qu'en mettant un poêle dans une pièce déjà pourvue de l'appropriation nécessaire à cet effet, il n'a fait des lieux loués qu'un usage conforme à leur destination, et que ce n'est pas sérieusement qu'on peut lui faire grief de n'avoir pas, dans ces circonstances, eu recours à un architecte avant de faire procéder à un travail aussi ordinaire, quand vient la mauvaise saison, que l'est l'installation d'un poêle.

« Attendu, d'autre part, que Bourdier n'a enfreint aucun règlement en faisant établir à demeure, dans son bureau, un poêle à combustion lente, dit poêle mobile, du système Choubersky ;

« Qu'il en a du reste confié l'installation à Malbet, qui exerce la

profession de fumiste et qu'il devait, comme tel, croire compétent
pour exécuter ce travail ;

« Attendu qu'il n'y a donc eu, dans l'espèce, de la part de Bourdier, ni maladresse, ni imprudence, ni inattention, ni négligence,
ni inobservation des règlements dont il eût à répondre au point
de vue pénal ;

« En ce qui concerne Marie :

« Attendu qu'il est établi et constant que Marie, associé de
Bourdier, ne se trouvait pas à Paris dans la journée du 26 octobre 1888, alors qu'ont été prises par Malbet, sur les ordres de
Bourdier, les dernières dispositions pour assurer le bon fonctionnement du poêle ;

« Qu'il ne saurait donc avoir à répondre de faits auxquels il est
demeuré entièrement étranger, et qu'il y a lieu, en conséquence,
de prononcer sa mise hors de cause pure et simple ;

« En ce qui concerne Marbé (dit Malbet) :

« Attendu que, comme il a déjà été dit, aucun règlement de
police ne lui faisait défense d'installer un poêle à combustion lente
dans les conditions que lui indiquait Bourdier ;

« Attendu que, sans qu'il y ait à rechercher la part de responsabilité qui aurait pu lui incomber au cas où un accident se serait
produit dans la pièce même du rez-de-chaussée où le poêle se
trouvait, à raison notamment, soit de la longueur inusitée, soit
du diamètre insuffisant des tuyaux de tôle dont il l'avait muni ou
de la multiplicité des coudes, il est certain pour le Tribunal que
dans la cause qui lui est soumise, Malbet n'a encouru aucune
responsabilité ;

Qu'en effet, il a trouvé tout percé et revêtu d'un manchon en
poterie, le trou d'échappement établi entre le plafond du rez-de-
chaussée et la base du coffre de cheminée ;

« Qu'il était fondé à supposer que ce système de conduite en
poterie se prolongeait jusqu'au toit et était, ainsi que le veulent
les règlements en vigueur, indépendant des cheminées voisines ;

« Que ce n'est pas aux fumistes, mais aux architectes chargés
par les propriétaires ou leurs représentants de l'entretien des
immeubles, qu'incombe le soin de veiller à la bonne construction
et à l'entretien des coffres de cheminée, comme étant partie inté-
grante du gros œuvre des bâtiments ;

« Attendu qu'il résulte du propre aveu de l'architecte qui, depuis
treize ou quatorze ans, est chargé d'entretenir en bon état, dans
toutes ses parties, la maison où s'est produit l'accident de la nuit
du 26 au 27 octobre 1888, qu'il ignorait complètement lui-même
la construction défectueuse ainsi que le mauvais état du coffre de

la cheminée où une fissure existait, et qui avait été construit depuis plus d'un siècle d'après un système que les règlements de police actuels prohibent :

« Qu'il a été constaté, d'autre part, par l'architecte expert, que cet état de choses, cause première de l'accident, n'a pu être révélé que par la démolition de tout un pan de mur sur toute la hauteur de l'entresol ;

« Attendu que Malbet ne saurait être rendu responsable de faits dépassant les limites de ses attributions et de sa compétence ; que la responsabilité qui lui incombe doit être uniquement mesurée d'après les règles que lui prescrit l'exercice de sa profession de fumiste ;

« Qu'il est constant qu'après qu'il eut terminé le 26 octobre au soir la mise en train du poêle, ce poêle fonctionnait bien et que M. le juge d'instruction a lui-même constaté dans son procès-verbal de transport, dressé le lendemain à deux heures de l'après-midi, qu'à ce moment il a trouvé le poêle « en pleine activité », d'où il résulte que Malbet s'était acquitté de son travail selon les règles de son art, malgré les difficultés que lui apportait la circonstance, encore inconnue, des dimensions inusitées du coffre de la cheminée ;

« Attendu, au surplus, qu'il a été établi tant par l'expertise que par les débats, qu'alors même que Malbet aurait pris, le 26 octobre, les précautions que depuis lors on lui a reproché d'avoir négligé de prendre, la catastrophe de la nuit qui a suivi n'aurait point été évitée et que, tout au contraire, elle aurait été accélérée et peut-être aggravée par la mort d'une quatrième victime ;

« Qu'en effet, et spécialement, le prolongement sur une longueur supplémentaire de 1 mètre du tuyau de tôle engagé dans le manchon de poterie, n'aurait eu d'autre résultat (étant donnés la construction vicieuse du coffre de cheminée et l'emplacement de la cassure constatée dans la cloison séparative), que d'amener les gaz toxiques en plus grande abondance à une proximité plus grande de cette cassure située à environ 98 centimètres plus haut que l'extrémité du tuyau de tôle supposé ainsi prolongé ;

« Attendu qu'il résulte de tous les faits et circonstances qui viennent d'être relevés que Malbet n'a rien négligé de ce que lui commandait raisonnablement la pratique de sa profession, et que l'accident du 26 au 27 octobre 1888 doit être considéré, tant en ce qui le concerne qu'en ce qui concerne ses coprévenus, comme ayant été le résultat d'un cas fortuit provoqué non par leur imprudence ni leur impéritie, mais par les vices et dangers inhérents au système de chauffage à combustion lente ;

« Par ces motifs, prononce la mise hors de cause de Marie ;

« Renvoie Bourdier et Marbé, dit Malbet, des fins de la prévention dirigée contre eux, sans amende ni dépens. »

**12. Intoxication accidentelle par l'oxyde de carbone. Affaire
Gœttlinger et Riat, par M. le Dr GABRIEL POUCHET (1).** — La relation de cette affaire est intéressante à plusieurs titres. Elle est
un exemple de plus du danger qui existe lorsqu'on installe plusieurs tuyaux de fumée dans un même coffre de cheminée, et
elle prouve que l'odeur spéciale et si caractéristique qui accompagne presque toujours les gaz émanés d'un foyer en combustion
lente n'est pas toujours suffisante pour avertir à temps du danger
de respirer dans une pareille atmosphère. Au point de vue médico-légal, elle nous a permis de démontrer un fait de la plus
haute importance, à savoir, la présence de l'oxyde de carbone
dans le sang d'un individu en voie de convalescence plus de
soixante heures après l'époque probable de l'intoxication.

Le passage suivant du rapport adressé à M. le procureur de la
République par M. le commissaire de police du quartier de Belleville va nous servir d'introduction :

« Ce matin, à 9 heures, j'ai été informé que deux individus,
les nommés : 1° Gœttlinger (Jacques), dix-huit ans, dessinateur ;
2° Riat (Eugène), trente-deux ans, dessinateur, domiciliés tous
deux en garni rue de Tourtille, 33, venaient d'être trouvés dans
la chambre qu'ils occupaient ensemble, très malades et râlants.
A mon arrivée, Gœttlinger était décédé : Riat a été transporté à
l'hôpital Tenon. De l'enquête à laquelle je procède et du constat
fait sur ma réquisition par M. le Dr Goldstein, il paraît résulter
qu'il y a eu empoisonnement, et le toxique qui a provoqué cet
empoisonnement n'a pu être reconnu. Dans tous les cas, on ne
paraît pas se trouver en présence d'un crime, mais bien d'un empoisonnement, soit volontaire, soit accidentel. Le malade Riat
transporté à l'hôpital Tenon, n'a pu encore prononcer une parole
et il y a lieu de craindre que sa vie ne soit en danger. »

Nous fûmes commis, M. le professeur Brouardel et moi, pour
faire l'autopsie de Gœttlinger, examiner le malade transporté à
l'hôpital Tenon et visiter le garni de la rue de Tourtille à l'effet
de déterminer les causes de la mort de l'un et de la maladie de
l'autre. Voici quel fut le résultat de nos recherches :

1° *Autopsie de Gœttlinger (Jacques).* — Nous avons procédé à

(1) G. Pouchet, *Affaire Gœttlinger et Riat. Intoxication accidentelle
par l'oxyde de carbone* (Ann. d'hyg. pub. et de méd. légale, 1888, t. XX,
p. 361).

cette autopsie le 29 janvier 1887, à une heure de l'après-midi, à la Morgue, où le cadavre avait été transporté.

Le cadavre est celui d'un individu vigoureux, âgé de dix-huit ans, mesurant 1^m,69.

Des champignons de mousse sortent par les orifices du nez et la bouche.

On voit de larges plaques rosées sur la peau du cou et sur celle des parties latérales du corps.

Il n'y a aucune trace de violences.

La rigidité cadavérique est très prononcée. Pas de putréfaction.

Le sang est absolument rouge, rutilant, présentant quelques reflets violacés.

Il y a des caillots dans le cœur droit.

Aucune lésion cardiaque.

La trachée est colorée en rose vif et contient un peu de spume.

Les poumons, d'une coloration également rosée, présentent quelques ecchymoses sous-pleurales le long des bords des scissures interlobaires. Ils sont légèrement œdémateux : ils ne contiennent pas de tubercules.

Il n'y a pas d'érosions sur les lèvres.

Il existe quelques granulations dans l'œsophage.

L'estomac, rétracté, contient environ 60 grammes de matières alimentaires presque complètement digérées. — Il ne présente pas d'ulcérations, mais de petites taches ecchymotiques au sommet des plis.

Le foie, congestionné, contient du sang liquide.

La rate est volumineuse, dure.

L'intestin grêle est contracté et ne contient pas de gaz; il renferme environ 100 grammes de matière semi-liquide; sa muqueuse est rosée, surtout dans le duodénum.

Le gros intestin contient des matières fécales assez abondantes semi-liquides.

Les reins paraissent sains.

On extrait de la vessie, par le cathétérisme, environ 100 grammes d'urine un peu sanguinolente.

Les méninges crâniennes sont congestionnées; il y a un léger épanchement sanguin dans l'arachnoïde.

Le cerveau est congestionné, surtout au niveau de la substance grise; sa consistance est très ferme.

La sérosité extraite du péritoine et le sang examinés immédiatement au spectroscope, montrent le spectre de l'hémoglobine oxycarbonique — deux bandes obscures dans le voisinage des raies D et E de Frauenhofer, résistant à l'action des agents réducteurs.

Nous avons placé dans des bocaux étiquetés et cachetés les viscères et leur contenu ainsi que du sang et de l'urine, pour les examiner ultérieurement au laboratoire.

Conclusion : La mort paraît être le résultat d'une intoxication par l'oxyde de carbone.

2° *Recherches chimiques.* — Ce même jour, 29 janvier 1887, nous avons transporté à notre laboratoire et immédiatement après l'autopsie, le sang extrait du cadavre du nommé Gœttlinger, afin d'en opérer aussitôt l'extraction des gaz à l'aide de la machine pneumatique à mercure.

Cette opération, pratiquée sur un volume de sang de 100 centimètres cubes, nous mit en possession d'un volume de gaz de 32 centimètres cubes, dont l'analyse fut effectuée les jours suivants.

Voici les détails de cette analyse :

Volume total du gaz......................	32^{cc},0
Volume du gaz restant après action d'une solution de potasse à 40° Baumé............	11^{cc},4
Volume du gaz restant après addition, dans l'éprouvette ayant servi pour l'opération précédente, d'acide pyrogallique..............	8^{cc},5
Volume du gaz restant après séparation du liquide précédent et traitement par le protochlorure de cuivre......................	7^{cc},9

Le calcul, en fonction de ces données, permet d'assigner aux gaz extraits du sang de Gœttlinger la composition suivante:

1° Pour le volume de gaz extrait de 100 centimètres cubes du sang :

Acide carbonique..........................	20,4
— azote..................................	8,0
— oxygène...............................	2,9
Oxyde de carbone.....	0,6

2° Pour 100 volumes des gaz extraits du sang :

Acide carbonique..........................	64,15
— azote.......	24,84
— oxygène........................	9,12
Oxyde de carbone...................... ...	1,89

L'oxyde de carbone dissous par le protochlorure de cuivre fut caractérisé en outre par ce fait que, remis en liberté par addition d'un excès de potasse à la solution cuprique, il brûlait avec une flamme bleu pâle au contact d'un corps en ignition.

L'examen spectroscopique de ce sang confirma pleinement l'essai préliminaire fait au moment de l'autopsie et montra avec tous ses caractères classiques le spectre de l'hémoglobine oxy-carbonique.

Mentionnons, pour terminer ce qui a trait aux recherches chimiques, que le sang et l'urine de Gœttlinger, examinés au point de vue de l'existence de substances toxiques d'origine minérale ou organique, ont conduit à des résultats entièrement négatifs.

3° *Examen de Riat (Eugène).* — Le samedi 29 janvier 1887, à 4 heures et demie de l'après-midi, nous nous sommes transportés à l'hôpital Tenon, à l'effet d'examiner le nommé Riat (Eugène), dessinateur, âgé de trente-deux ans, domicilié rue de Tourtille, 33, et transporté l'avant-veille de son domicile à cet hôpital.

Nous avons trouvé couché au lit n° 11 de la salle Gérando un homme de taille moyenne, paraissant assez vigoureusement constitué, et qui n'a pu répondre qu'avec lenteur et difficulté aux questions qui lui étaient posées : le malade est dans un état frappant d'obnubilation intellectuelle.

Il nous a raconté qu'il était sorti, un jour dont il ne se rappelait pas exactement la date, avec son camarade; qu'ils étaient rentrés tard, mais bien portants, et qu'ils s'étaient aussitôt couchés, puis endormis. Le malade ne se rappelle pas avoir eu d'étourdissements ou de vertiges : il ne donne aucun détail à propos de son camarade Gœttlinger, dont il ne paraît s'inquiéter nullement. Ce récit est fait avec lenteur et difficulté, et nous sommes obligés, à plusieurs reprises, de rectifier les souvenirs du malade à l'aide des procès-verbaux d'instruction de M. le commissaire de police. Le malade se rappelle alors exactement les faits et arrive à coordonner les différentes phases de son récit.

La surveillante de la salle Gérando nous apprend que ce malade a été apporté à l'hôpital sans connaissance, qu'il aurait recouvré ses sens peu à peu, et qu'il serait ce soir déjà beaucoup mieux que la veille.

Le malade n'a jamais eu de fièvre, ni de nausées, ni de vomissements, ni de diarrhée. Il existe seulement un léger état gastrique pour lequel on l'a purgé le matin. L'appétit est faible (le malade est au premier degré); pas de soif excessive. Le malade ne se plaint de rien et ne souffre aucunement; il urine normalement, et nous constatons que son urine ne contient ni sucre, ni albumine, ni pigments biliaires.

Un examen méthodique ne fait découvrir quoi que ce soit d'anormal ni aux poumons ni au cœur. Le foie ne déborde pas les fausses côtes. La percussion de la région splénique ne donne pas de matité exagérée.

Pas de paralysie, soit de la face, soit des membres.

Pas d'anesthésie au contact, à la piqûre, à la pression, à la chaleur.

Pas de troubles de la vue ni d'inégalité pupillaire.

Pas de bourdonnements d'oreilles ni de vertiges.

La démarche du malade n'offre rien de caractéristique ou de particulier. Les genoux présentent un léger degré de varus.

Nous faisons placer sur la région lombaire une ventouse scarifiée, afin de nous procurer une petite quantité de sang que nous recueillons avec soin dans un tube à essai, et nous l'emportons immédiatement au laboratoire pour en faire l'analyse spectroscopique.

Cet examen nous fournit des résultats absolument précis. Au moment de son écoulement dans la ventouse, le sang était de couleur légèrement foncée. La quantité extraite était d'environ 6 centimètres cubes. Ce sang, dilué dans de l'eau distillée bouillie, nous a montré de la façon la plus nette le spectre de l'hémoglobine oxycarbonique, *et cela plus de soixante heures après l'intoxication*. Au bout de quinze heures, l'apparence spectrale n'avait pas changé sensiblement sous l'influence des agents réducteurs ; et le sang abandonné à lui-même, à la température du laboratoire, n'avait pas encore subi la putréfaction au bout d'une semaine.

La faible quantité de sang que nous avons dû nous borner à prendre sur Riat ne nous a pas permis de faire l'extraction des gaz et de caractériser l'oxyde de carbone par ses réactions chimiques ; mais les observations que nous venons d'exposer ci-dessus sont tellement nettes et précises qu'elles suffisent à elles seules à caractériser l'oxyde de carbone.

Conclusion. Les symptômes observés sur Riat lors de notre visite, concordent exactement avec ceux que présentent les individus soumis à une intoxication oxycarbonique.

4° *Visite de la chambre habitée dans le garni, sis 33, rue de Tourtille, par Gœttlinger et Riat*. — Le jeudi 3 février 1887, nous nous sommes transportés au n° 33 de la rue de Tourtille, assistés de M. le commissaire de police du quartier de Belleville, à l'effet d'examiner la chambre dans laquelle habitaient Gœttlinger et

Riat, afin de déterminer dans quelles conditions l'accident arrivé dans la nuit du 26 au 27 janvier, et ayant déterminé la mort de Gœttlinger, avait pu se produire.

Nous fûmes conduits dans une chambre du premier étage sur la porte de laquelle M. le commissaire de police avait fait apposer les scellés le 27 janvier. Après avoir constaté la parfaite intégrité de ces scellés, nous avons pénétré dans la pièce, qui présente la disposition suivante : En face de la porte qui ouvre sur un couloir commun, éclairé par un châssis à tabatière, une fenêtre assez basse ouvrant sur la rue de Tourtille ; au milieu de la pièce une table couverte d'objets servant à dessiner (cartons renfermant des dessins, crayons, boites à couleurs, pinceaux) ; à gauche de la porte d'entrée, un lit encore défait ; enfin à droite un petit poêle de fonte dont le tuyau de fumée donnait dans un coffre de cheminée faisant saillie sur la paroi du mur.

Après avoir sondé avec soin les parois de cette pièce et constaté que ce coffre de cheminée était bien le seul existant dans cette pièce, nous avons demandé à visiter les chambres voisines qui étaient seulement au nombre de trois ; la chambre habitée par Gœttlinger et Riat se trouvant directement sous la toiture de cette partie de l'immeuble.

Rien de particulier n'attira notre attention dans les chambres latérales. Ni l'une ni l'autre ne possédait de poêle ou de cheminée appuyés sur la paroi mitoyenne avec la chambre habitée par Gœttlinger et Riat. Les parois étaient en bon état et non fissurées.

Mais dans la pièce située au-dessous de la chambre habitée par Gœttlinger et Riat, pièce servant de boutique à un coiffeur, notre attention fut attirée aussitôt par la présence d'un de ces poêles à combustion lente, dit *poêle américain*, placé dans un des angles de la pièce (au fond à gauche, en entrant par la rue) et dont le tuyau de dégagement débouchait dans le plafond à une place correspondant à l'emplacement du coffre de cheminée que nous avons signalé dans la chambre de Gœttlinger et Riat.

Toutes vérifications faites, nous avons constaté que le tuyau de ce poêle débouchait en effet dans le même coffre de cheminée, qui est d'ailleurs le seul existant dans cette partie de l'immeuble.

Cette constatation acquérant, en raison des faits déjà révélés par notre expertise, une importance considérable, nous avons prié M. le Juge d'instruction de nous adjoindre M. l'ingénieur Léonce Vée (1), par les soins duquel un plan de cette partie de l'immeu-

(1) M. Vée ayant succombé avant d'avoir pu remplir la mission qui lui avait été confiée, le rapport relatif à cette affaire fut fait par M. J..., dont les conclusions se trouvèrent, on le verra plus loin, tout opposées aux

ble de la rue de Tourtille a été dressé. Ce plan permet de suivre la description que nous venons de faire et de vérifier l'exactitude de la disposition des tuyaux de fumée.

Nous n'avons pas à exposer ici par suite de quelles circonstances l'oxyde de carbone produit en abondance dans les poêles à combustion lente, a pu se répandre dans la chambre où sont venus se coucher Gœttlinger et Riat. Nous ferons seulement remarquer que la saison froide et le changement de température qui s'est produit à cette époque de l'année ont dû favoriser le refoulement de la cheminée dont la partie exposée à l'air libre se trouve précisément au-dessus du toit de la chambre occupée par Gœttlinger et Riat. La densité considérable des mélanges d'acide carbonique et d'oxyde de carbone émanés des poêles à combustion lente facilitait encore ce refoulement et il y a lieu de s'étonner seulement que pareil accident ne se soit pas produit plus tôt.

Dans tous les cas, cette disposition anormale explique parfaitement l'accident qui s'est produit dans la nuit du 26 au 27 janvier, période pendant laquelle, de l'aveu même du coiffeur occupant cette boutique, *le poêle tirait mal* et s'est éteint. De plus, cette explication de la mort de Gœttlinger et de la maladie de Riat, concorde parfaitement avec toutes les autres constatations effectuées au cours de notre expertise.

Conclusions. — 1° Il résulte de l'autopsie et des recherches chimiques : que la mort du nommé Gœttlinger a été provoquée par une intoxication déterminée par l'oxyde de carbone.

2° Il résulte de l'examen du nommé Riat (Eugène) et de l'analyse spectroscopique effectuée à l'aide du sang que nous lui avons extrait que sa maladie a été provoquée par la même cause.

3° Cette intoxication a eu pour cause la disposition vicieuse du coffre de cheminée dans lequel débouchait le tuyau de fumée du poêle destiné à chauffer la chambre habitée 33, rue de Tourtille, par Gœttlinger et Riat.

Les conclusions précédentes ayant été combattues dans le rapport de l'architecte expert, M. J..., nous avons dû répondre à ses observations par la note suivante. Les principaux arguments qui nous furent opposés étaient les suivants :

1° L'analyse n'avait révélé dans les gaz extraits du sang de Gœttlinger que 2 p. 100 d'oxyde de carbone, tandis que M. Gréhant citait des expériences dans lesquelles des chiens dont les gaz

nôtres et à l'opinion de M. Vée avec qui nous avions fait une seconde visite de l'immeuble de la rue de Tourtille. A l'audience M. J... se rallia cependant à nos conclusions, dont il nous paraît bien difficile de contester la justesse et l'exactitude.

extraits du sang renfermaient jusqu'à 10 p. 100 d'oxyde de carbone n'avaient pas succombé.

2° Gœttlinger était le plus vigoureux des deux individus qui habitaient la chambre, et il était mort, tandis que son camarade avait survécu.

3° Enfin, principal argument, les calculs établissaient, étant données les sections du coffre de la cheminée et celles des poèles, que le tirage devait être parfait, et cela d'autant plus que l'oxyde de carbone est plus léger que l'air.

L'architecte expert concluait à l'irresponsabilité du propriétaire de l'immeuble et se refusait à voir dans une intoxication oxycarbonique la cause de la mort de Gœttlinger et de la maladie de Riat.

En raison de ces affirmations, nous avons cru devoir répondre par les considérations suivantes :

Complément de rapport fourni en réponse aux objections contenues dans le rapport de M. J. — La comparaison faite dans le rapport de M. l'architecte expert entre la proportion d'oxyde de carbone que nous avons retrouvée dans le sang de Gœttlinger et celle qu'a signalée M. Gréhant dans le sang de chiens empoisonnés avec de l'oxyde de carbone ne peut être faite sans des réserves si expresses qu'elle perd alors tout ce qu'elle semble au premier abord avoir d'importance.

Il est nécessaire en effet de remarquer que la sensibilité des animaux d'une même espèce est très différente vis-à-vis de l'oxyde de carbone. Claude Bernard a maintes fois insisté sur ce fait que les substances toxiques exerçaient leur action d'une manière d'autant plus énergique que les individus sur lesquels elles agissaient étaient plus jeunes et plus vigoureux. L'oxyde de carbone n'échappe pas à cette observation. Le tableau même de M. Gréhant nous montre trois chiens chez lesquels la proportion d'oxyde de carbone est de 10 p. 100 des gaz contenus dans le sang et dont un est mort, tandis que deux ont survécu.

En second lieu, il s'agit là d'intoxications effectuées rapidement, ce qui n'est pas du tout comparable avec ce qui a dû se passer pour Gœttlinger et Riat.

En dernier lieu, et c'est là l'objection la plus importante, il existe une grande différence entre l'intoxication par un mélange d'air et d'oxyde de carbone, et l'empoisonnement par un mélange d'air avec une grande quantité d'acide carbonique uni à une petite quantité d'oxyde de carbone, tel que le mélange gazeux qui s'échappe des poèles à combustion lente.

Sous l'influence de l'acide carbonique en excès, l'absorption de

l'oxygène par le sang est remarquablement moins forte et, en
vertu de ce ralentissement de l'hématose, la proportion d'oxyde
de carbone qui peut se fixer sur les hématies diminue aussi
dans une notable proportion. Dans ce cas, le phénomène est très
complexe, car à l'action toxique propre de l'oxyde de carbone
viennent se joindre l'obstacle apporté aux échanges gazeux par
la présence de l'acide carbonique dans l'air inspiré, et l'effet
d'une atmosphère confinée : il y a, à la fois, intoxication et
asphyxie. Et le rôle de l'asphyxie, bien que secondaire, n'est
certes pas négligeable, car cette asphyxie empêche la lutte de
l'organisme pour l'existence et, par conséquent, l'élimination de
l'oxyde de carbone.

Que ce soit par l'asphyxie que débute la série des accidents, le
sujet pourra, grâce à elle, résister à l'action d'une atmosphère
énergiquement toxique ; si c'est au contraire l'intoxication qui
ouvre la scène, l'asphyxie interviendra pour déterminer la mort
avant que l'empoisonnement ne soit accompli.

Il n'y a donc pas d'étroite analogie à établir entre des expériences faites sur des mélanges d'air et d'oxyde de carbone et
celles que l'on peut réaliser avec les produits de la combustion d'un poêle à combustion lente, pas plus qu'il ne peut en
être établi entre la proportion d'oxyde de carbone contenue
dans le sang que l'on peut extraire à un animal en expérience, pendant la vie ou au moment même de la mort, et
celle qu'il est possible de retrouver dans le sang d'un individu
cinquante-trois heures au moins après sa mort et alors que les
phénomènes de décomposition putride ont déjà commencé leur
évolution.

M. l'architecte s'appuie dans une partie de son rapport sur la
densité de l'oxyde de carbone égale à 0,968 et, par conséquent,
inférieure à celle de l'air ; nous n'ignorons pas ce détail, mais
nous savons aussi *par expérience* que le mélange des gaz issus
d'un poêle Choubersky a une densité de 1,3 environ. Nous savons
encore que ce mélange gazeux s'étend en nappe et se diffuse fort
lentement dans l'atmosphère ambiante.

Tous les auteurs sont d'accord pour signaler l'extrême toxicité
de ces produits ; ainsi M. Gréhant (1) cite l'expérience suivante :
Il fait respirer à un chien les produits de la combustion, mélangés à de l'oxygène pur, de 10 grammes de braise de boulanger.
Au bout de vingt-quatre minutes, l'animal mourut : son sang

(1) Gréhant, *Absorption de l'oxyde de carbone par l'organisme vivant*
(*Ann. d'hyg. pub. et de méd. légale*, 1879, 3e série, t. I, p. 97) et *Les
Poisons de l'air*, Paris, 1890.

avait absorbé 22 centimètres cubes d'oxyde de carbone, quantité évaluée en fonction de la capacité respiratoire du sang avant et après l'intoxication. Notons ici que, dans toutes ses expériences, M. Gréhant ne dose pas l'oxyde de carbone par extraction des gaz du sang, mais bien par la différence entre les capacités respiratoires, ce qui donne des résultats fort différents en chiffres absolus.

De plus, l'autopsie de Gœttlinger n'a pu être faite que cinquante-trois heures au moins après la mort et le sang n'a pu être soumis immédiatement à l'analyse.

Toutes ces conditions se réunissent pour faire de la quantité d'oxyde de carbone trouvée à l'analyse un très faible minimum.

En résumé, et comme l'ont certainement prouvé l'autopsie et les recherches toxicologiques, la mort de Gœttlinger et la maladie de Riat ont été déterminées par l'oxyde de carbone: ce point n'est pas contestable.

D'ailleurs, on ne retrouve pas, à l'analyse, d'oxyde de carbone, en si faible quantité que ce soit, dans le sang des individus qui n'ont pas succombé à une intoxication oxycarbonique.

D'autre part, nous ne pouvons nous expliquer autrement que par la disposition du poêle Choubersky dans le coffre de cheminée de la chambre habitée par Gœttlinger et Riat, les accidents produits chez tous les deux et auxquels Gœttlinger a succombé.

13. — **Empoisonnement par l'oxyde de carbone,** par MM. Brouardel, Ogier et Descoust (1). — Nous soussignés,

Paul Brouardel, doyen de la Faculté de médecine,

Paul Descoust, chef des travaux pratiques de médecine légale à la Faculté de médecine,

Jules Ogier, chef du Laboratoire de toxicologie à la Préfecture de Police,

Commis par une ordonnance de M. le Procureur général. près la Cour d'appel de A..., en date du 24 juillet 1893, ainsi conçue :

« Nous, Procureur général près la Cour d'appel de A...,

« Vu la supplique adressée le 22 avril 1893, par M. le maire de B..., en faveur de la nommée C... (Pauline-Adèle), veuve D..., condamnée le 11 novembre 1887, à la peine des travaux forcés à

---

(1) Brouardel, Descoust et Ogier, *Un cas d'empoisonnement par l'oxyde de carbone* (*Ann. d'hyg. publique et de méd. légale*, 1894, t. XXXI, p. 376).

perpétuité pour empoisonnement du sieur D..., son mari, et du sieur C..., son frère ;

« Vu les pièces de l'enquête à laquelle il a été procédé pour contrôler l'exactitude des faits allégués par M. le maire de B... ;

« Vu les instructions de M. le garde des sceaux, en date du 13 juillet 1893 ;

« Attendu qu'il convient de rechercher s'il y a corrélation entre les causes qui ont amené la mort des sieurs D... et C... et celles qui ont produit plus tard la mort de la dame E... et la maladie des époux F... ;

« Commettons, MM. :

« 1° Le Dr Brouardel, doyen de la Faculté de médecine ;

« 2° Le Dr Descoust ;

« 3° M. Ogier ;

« A l'effet :

« 1° De rechercher la cause de la mort de la dame E..., survenue à B..., le 28 mai 1888 ;

« 2° De déterminer la cause des maladies et indispositions que paraissent avoir éprouvé les époux F..., demeurant actuellement à B... ;

« 3° De rechercher s'il peut y avoir une cause commune, entre les accidents dont ont été victimes la dame E... et les époux F..., et les événements qui ont amené la mort de D... et de C... ;

« 4° De dresser de leurs opérations et constatations un rapport qui nous sera ultérieurement remis.

« Disons que le dossier de la procédure suivie en 1887 contre la femme D... et les pièces de l'enquête nouvelle à laquelle il a été procédé, seront mis à la disposition de MM. Brouardel, Descoust et Ogier. »

Serment préalablement prêté, nous avons rempli comme il suit la mission qui nous a été confiée :

I. *Résumé des faits qui ont motivé la mise en accusation et la condamnation de la femme D...* — Le dimanche de Pâques, 10 avril 1887, la femme D... a été vue à la fenêtre de la maison qu'elle habitait, route de C... à B... ; elle a déclaré à deux passants que son mari venait de mourir ; elle demandait que l'on prévînt son frère C... qui travaillait dans une fabrique voisine. En pénétrant dans la maison, on trouva, dans la première salle servant de débit, le cadavre du nommé C... couché sur le seuil de la porte conduisant à la cave. Au premier étage, dans la chambre des époux D..., le cadavre de D... était étendu sur le lit, déjà en rigidité cadavérique.

D'après les dépositions des premiers témoins (H... et L....), nous notons cette circonstance importante que la femme D... était — (ou paraissait être) — en état d'ivresse.

Lorsque, le lendemain, elle est interrogée par M. le Procureur de la République, il semble encore qu'elle est ivre :

« D. Vous étiez ivre hier lorsque l'on a pénétré chez vous, et, bien que gardée à vue depuis vingt-trois heures, vous paraissez encore sous l'influence de la boisson.

« R. Je suis malade, parce que j'ai l'enfle aux jambes. »

Cet état persistant d'ivresse a frappé M. le Procureur de la République, qui ajoute en note, à la fin de son interrogatoire :

« Nous constatons qu'au cours de cet interrogatoire, la femme D... est dans un état très accusé — feint ou réel, — d'hébétement. Ses réponses ne sont obtenues que difficilement, en répétant les questions, parce que, tantôt elle garde le silence, tantôt répond à autre chose que ce qui lui est demandé. »

Parmi les faits antérieurs à la mort de D... et de C... nous relèverons la déposition du sieur J... qui est particulièrement intéressante et que confirment les dépositions de la dame P..., veuve C..., mère du défunt D..., et de la dame M. C..., sa tante.

« Il y a environ trois semaines, étant allé chez les époux D... entre midi et demi et une heure pour prendre le café, j'ai trouvé le mari qui était seul en bas, faisant chauffer du lait pour sa femme qui, étant souffrante dans sa chambre, le lui avait demandé..... Tout à coup, il fut pris, dans la salle du café, de tremblements, se plaça sur une chaise et perdit connaissance. J'ai alors appelé sa femme qui est descendue ; elle se plaça aussi sur une chaise, *s'accouda sur la table où elle parut s'endormir*, en disant : « Mon pauvre homme, que tu es souffrant. » — Mais elle ne perdit pas connaissance, resta *comme absorbée*, et ne m'aida en aucune façon à secourir son mari, ce qui me parut drôle..... Les époux D... ont vomi ; le mari, qui avait semblé revenir à lui, a rendu un peu de café. Quant à la femme D..., elle a rejeté comme des glaires... — Dans l'après-midi, C... — on avait été chercher le frère de la femme D... — est sorti et a vomi à plusieurs reprises au bas de l'escalier. Lui ayant demandé ce qu'il avait, il me répondit qu'il ne savait pas, mais qu'à coup sûr, lui et D... étaient plus malades que sa sœur, me donnant à entendre que celle-ci avait bu... »

Le même témoin a vu D..., le samedi veille de Pâques ; il l'a appelé à plusieurs reprises dans le débit :

« Je l'appelai de nouveau ; il vint alors, n'ayant que son pantalon, comme un homme qui vient de se lever, et il me dit, tout en me servant, qu'il était malade comme la dernière fois, ainsi que sa femme..... Il tremblait, chancelait, était très pâle..... »

Le 12 avril 1887. — L'autopsie des deux cadavres a été pratiquée par M. le Dr K.... Les lésions qui ont le plus frappé le médecin légiste sont celles de la gastro-entérite.

Discutant les diverses hypothèses qui peuvent expliquer cette gastro-entérite, il estime qu'elle n'a pas dû être spontanée ; qu'elle n'est point attribuable, par exemple, à une attaque de choléra-nostras : il conclut à un empoisonnement par une substance non corrosive, capable d'irriter l'intestin, et déterminant la mort par absorption. Nous enregistrons ici simplement les conclusions de M. le Dr K...; nous aurons à revenir plus loin sur les diverses observations qu'il a faites et mentionnées soigneusement dans son rapport, et à voir si ces observations ne comportent pas d'autre explication que celle qu'il en a donnée.

D'autre part l'analyse chimique des viscères des deux victimes a été pratiquée par MM. L..., M..., K.... Les experts n'ont trouvé aucune trace d'un poison minéral ou alcaloïdique. Ils envisagent comme possible une intoxication par la poudre de cantharides, en raison de ce fait qu'un fragment très petit, paraissant être un tégument d'insecte, a été trouvé dans les vomissements ou déjections. Cependant les extraits préparés avec les viscères n'ont point offert les propriétés physiologiques (action vésicante) de la cantharidine. En somme, le poison que l'on suppose avoir causé la mort de D... et de C... n'a pas été retrouvé dans les organes, et les experts ne peuvent préciser sa nature.

Nous n'avons pas à rappeler, dans cette enquête médico-légale, les motifs pour lesquels les soupçons se sont portés sur la femme D..., qui fut arrêtée sous l'inculpation d'empoisonnement sur les personnes de son frère et de son mari, et que la cour d'assises a condamnée à la peine de travaux forcés à perpétuité.

II. *Faits postérieurs à la mort de D... et de C....* — Depuis la condamnation de la femme D..., divers événements qui se sont passés dans la maison qu'elle habitait ont éveillé l'attention et ont donné à penser que la mort de son mari et de son frère pouvait avoir été le résultat d'un accident et non d'un crime.

Voici ces faits sommairement résumés :

Rappelons tout d'abord qu'il existe un four à chaux construit sur le versant de la colline à laquelle est adossée la maison ; que l'ouverture inférieure de ce four est dans la cour même de la maison, tout près de la porte du cellier; enfin que l'ouverture supérieure du four est au niveau du toit de la maison.

En 1888, les époux E... devinrent locataires de la maison.

De l'enquête faite par le juge de paix, il résulte que, plusieurs fois, des malaises furent ressentis par eux, surtout par la femme E... qui restait constamment chez elle, tandis que son mari, marchand de poisson, était le plus souvent dehors.

Le 28 mai 1888, la femme X... entrant dans la boutique pour acheter du café, voit la femme E... étendue à terre non loin de la porte de la cave : les secours qui lui sont donnés restent impuissants à la ramener à la vie. Le témoin déclare que, bien que la porte de la cave ne fût pas ouverte, on sentait dans le débit « une odeur forte comme si l'on s'était trouvé près du four à chaux ». On a su que le four était allumé ce jour-là.

Le médecin qui a constaté la mort de la femme E... l'attribue *probablement* à la rupture d'un anévrysme.

La femme O... a déposé sur le fait suivant : Peu de temps avant sa mort, la dame E... lui a conté que trois jeunes gens étaient venus chez elle pour prendre du café. L'un d'eux se plaignant du froid, dit qu'il allait se chauffer au four. Comme il tardait à revenir, ses camarades l'allèrent chercher et le trouvèrent près du four, indisposé. Ils lui donnèrent des soins qui le firent bientôt revenir à lui.

Le sieur E... a quitté la maison en 1889; il est mort en 1890 : la cause de sa mort ne nous est pas connue et n'a sans doute aucun rapport avec l'affaire qui nous occupe.

En 1889, la maison fut louée aux époux F.... Un jour du mois d'août, le témoin P... passant sur la route, voit la femme F... sortir, comme pour appeler, l'air terrifié; elle n'a pas la force de parler et tombe à la renverse. On pénètre dans le débit et l'on y trouve F... gisant évanoui près du comptoir; sa face est congestionnée, il a eu des vomissements; il est couvert de sang provenant de blessures qu'il s'est faites en tombant. Les victimes, toutes deux dans un état très grave, sont soignées et reprennent connaissance après quarante minutes environ.

Dans la cave, on trouve le cadavre de leur chat.

Les époux F... ont raconté que la nuit précédente ils avaient éprouvé des nausées, des maux de tête, un malaise étrange. Ils n'hésitèrent pas à attribuer ces accidents aux gaz émanés du four à chaux; et ils supposent que la mort des victimes précédentes pourrait bien avoir eu la même cause.

Ce n'est d'ailleurs pas la seule fois que les époux F... ont ressenti de tels accidents; la femme F... déclare que lorsque le four était allumé, elle éprouvait des maux de tête, des maux de cœur, des étourdissements qui lui rendaient la marche impossible. A ces moments une odeur spéciale se répandait dans toute la maison.

A la suite de ces événements le sieur Q..., propriétaire de la maison, a cessé d'exploiter le four, à la requête des époux F.... Un autre four a été construit un peu plus haut sur la colline et à une distance plus grande des habitations. Aucun accident nouveau n'a été constaté depuis lors chez les époux F....

L'opinion publique, à B..., s'est émue, on le comprend sans peine, des faits que nous venons de résumer. On s'est demandé, — les accidents observés chez les F... paraissant réellement imputables au four à chaux, — si le décès de la femme E... ne devait pas être rapporté à la même cause, et l'on a supposé que la mort de D... et de C... pouvait bien avoir été le résultat d'un accident du même genre.

Pour juger jusqu'à quel point ces hypothèses sont fondées, nous avons à examiner : si l'emplacement du four est tel que des gaz toxiques aient pu en effet s'introduire dans la maison ; si les symptômes ou accidents observés chez les différentes victimes, si les lésions trouvées sur les cadavres, sont bien ceux qu'on remarque d'ordinaire chez les individus asphyxiés par des vapeurs émanées de foyers en combustion.

III. *Four à chaux. Situations respectives du four et de la maison.* — On sait que les gaz dégagés pendant la combustion des fours à chaux contiennent, outre l'acide carbonique, de grandes quantités d'oxyde de carbone; de nombreux cas d'asphyxie ont été constatés chez des individus qui s'exposaient aux vapeurs délétères issues de ces appareils, par exemple chez des vagabonds qui, cherchant un peu de chaleur, étaient venus s'endormir au voisinage des fours à chaux ou même dans l'intérieur des fours récemment éteints.

Examinons les dispositions respectives du four et de la maison du sieur Q....

D'après les constatations que nous avons faites sur les lieux, et d'après les données du plan dressé par M. R..., architecte, à l'échelle de $0^m,01$ par mètre, nous donnons ci-joint (fig. 5) la reproduction du plan du rez-de-chaussée; le four et la maison sont adossés à une colline, l'ouverture inférieure du four est au fond de la cour qui sépare la maison Q... de la maison voisine, sur le côté droit de cette cour, à 4 mètres environ de la porte du cellier; la cour est de petites dimensions (10 m. $\times 7^m,60$); une porte à claire-voie la ferme sur le côté de la route; en somme, cette cour constitue un espace clos de trois côtés, dans lequel les

mouvements de l'air doivent être assez peu prononcés, surtout
dans certaines conditions atmosphériques; la porte du cellier ne
ferme pas hermétiquement, dans le haut d'un des battants se voit
une ouverture destinée à laisser pénétrer un peu de jour dans le
cellier. La hauteur du four est de 6^m,30; telle est aussi, à très
peu de chose près, la hauteur des murs de la maison, dont le toit,

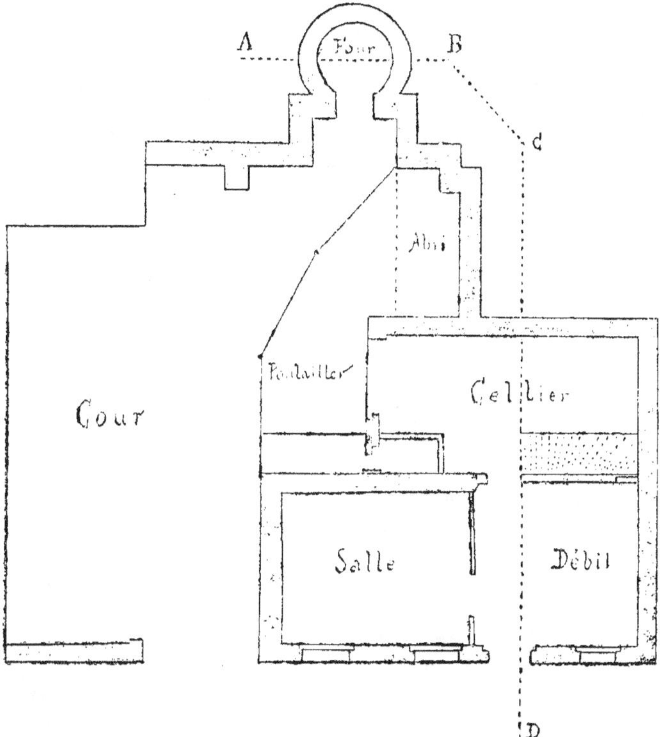

Fig. 5. — Plan des locaux.

couvert de tuiles, commence par conséquent au niveau de l'ouverture du four. La maison (fig. 5) se compose : au rez-de-chaussée,
de deux salles et d'un cellier (c'est près de la porte qui fait communiquer la salle du débit avec le cellier qu'ont été trouvés les
cadavres de C... et de la femme E...); au premier étage, de
quatre chambres (c'est dans la chambre de droite, donnant sur
la route, qu'était le lit où est mort D...); en arrière se trouve un
petit réduit servant de buanderie où l'on accède par un escalier

en dehors de la maison ; le dernier étage est formé par un grenier au-dessous du toit.

Ces dispositions étant connues, faut-il admettre que les gaz du four pouvaient, au moins dans certaines circonstances, pénétrer dans la maison? Nous croyons que cela n'est pas douteux et qu'il y avait même plusieurs voies de pénétration de ces gaz toxiques. Selon la direction du vent, ils pouvaient être rabattus dans la cour et s'introduire par les joints de la porte du cellier ou par l'ouverture qui existe dans un des battants de cette même porte; une autre voie d'introduction, peut-être la plus importante, est dans le toit lui-même, dont les tuiles ne forment pas une fermeture hermétique, mais présentent, comme nous l'avons constaté, de nombreux interstices; entre le mur et la première rangée de tuiles, il existe un espace librement ouvert; dans un air calme, lorsque le tirage du four était faible, par exemple à la fin de la combustion, les gaz sortant du four pouvaient s'étaler autour de l'orifice supérieur, entrer par les fissures du toit, peut-être aussi par les fenêtres du grenier, et de là, envahir peu à peu toute la maison. Enfin, on est en droit de supposer qu'il existe dans le terrain qui sépare le four de la maison, et en particulier du mur du cellier, des fissures, soit naturelles, soit provoquées par la chaleur du four, par lesquelles a pu s'opérer la filtration des gaz toxiques. — Ces gaz pouvaient encore s'échapper par la base du four; on sait que pendant la marche d'un four périodique à longue flamme, il y a des moments où les gaz chauds ont de la peine à s'échapper par le haut et même tendent à refluer vers le bas (rebutage) ; en pareil cas, l'introduction des vapeurs nocives par le cellier était des plus faciles. La disposition que nous avons résumée plus haut démontre l'existence d'une atmosphère toxique dans la cour même et au voisinage de l'ouverture inférieure.

En résumé, d'après les situations respectives du four et de la maison, il est hors de doute que les gaz émanés du four pouvaient se répandre dans la maison. Nous avons indiqué plusieurs modes de pénétration de ces gaz : lequel a joué le rôle le plus important? C'est ce que nous ne pouvons aujourd'hui déterminer avec précision. Il eût été intéressant de vérifier expérimentalement, en faisant fonctionner le four et en procédant à des analyses chimiques, la production et le mode de dispersion des gaz dans la cour et dans la maison, aux diverses phases de la fabrication de la chaux et dans diverses conditions atmosphériques. Le four ayant été condamné et ne pouvant plus être allumé actuellement, nous avons dû renoncer à ces expériences qui, d'ailleurs, ne nous étaient pas indispensables pour arriver à des conclusions précises (1).

IV. *Accidents éprouvés par les époux F..... Mort de la femme E....* — Il paraît indiscutable que le four à chaux a été la cause des malaises ou accidents dont les époux F.... ont été victimes à plusieurs reprises.

D'une part, ces accidents sont bien ceux qu'on observe dans l'intoxication plus ou moins profonde par l'oxyde de carbone. Nous reviendrons sur ce point.

D'autre part, d'après le témoignage des époux F...., les malaises n'ont été ressentis que lorsque le four était allumé, et ils ont complètement cessé à partir du jour où le four a définitivement cessé de fonctionner.

Rappelons encore que, quand les accidents se produisaient, on respirait dans la maison une odeur pareille à celle qui se dégage des fours à chaux.

L'enchaînement de tous ces faits ne laisse place à aucun doute ; la preuve nous semble faite avec une rigueur expérimentale, et nous concluons que les accidents éprouvés par les époux F.... doivent être attribués à une intoxication par les gaz du four.

Si, revenant en arrière, nous examinons les faits relatifs au décès de la femme E...., nous voyons, d'après le dossier, que celle-ci, à plusieurs reprises, a ressenti des malaises particuliers ; qu'un jour elle a été trouvée morte (ou mourante) dans la boutique ; que ce jour-là le four était allumé et qu'on percevait nettement dans la maison l'odeur des gaz du four. La mort, il est vrai, a été attribuée à la rupture d'un anévrysme, mais ce diagnostic n'est formulé que d'une manière vague, et il n'a pas été vérifié, l'autopsie n'ayant pas été pratiquée. Les

(1) L'orientation de la façade de la maison sur la route de G... est nord-nord-ouest. La direction du vent à A... le 10 avril 1887 (mort de D... et de C...) était nord-est et est-nord-est ; le 24 mars 1887 (accidents chez les époux D...), le vent était sud, sud-ouest, ouest ; le 28 mai (mort de la fille E...), le vent était est, est-nord-est, nord-ouest, est-nord-ouest. On remarque donc que les jours où ont eu lieu les accidents, le vent ne soufflait pas face à la maison ; les conditions étaient donc assez favorables soit au rabattement des gaz vers la cour, soit à leur introduction par le toit. Mais nous ne donnons ces indications qu'à titre de renseignements très vagues. En effet la direction du vent peut être fort différente le même jour à A... et à B... qui sont distants de quelques kilomètres ; à B...., de plus, le présence du coteau auquel sont adossées les maisons, peut amener des modifications dans la direction générale du vent.

documents recueillis sont donc un peu moins précis que ceux
relatifs aux époux F...; ils nous semblent cependant assez caractéristiques pour qu'on soit en droit d'attribuer à la même cause
le décès de la femme E.....

V. *Morts de D... et de C... Symptômes observés.* — Nous arrivons maintenant à l'étude des faits concernant la mort de D...
et de C...

Il est utile de rappeler quels sont les symptômes de l'empoisonnement par l'oxyde de carbone. En voici le résumé d'après
un livre récent (1) :

« Les symptômes du début de l'empoisonnement sont presque
toujours peu marqués. Ils peuvent passer inaperçus lorsque
l'empoisonnement a lieu pendant le sommeil. Les sujets surpris
de cette manière ne se réveillent pas; ils passent du sommeil
dans le coma, et la mort arrive sans que le réveil ait lieu. —
Lorsque les sujets sont surpris à l'état de veille, les débuts sont
encore très insidieux. Les signes morbides ne se manifestent que
lorsque le danger est déjà grand. — Ils consistent tout d'abord
en maux de tête, en vertiges, en obscurcissement de la vue.
Quelquefois des vomissements marquent le début de l'intoxication. — Peu après, les mouvements deviennent difficiles. Les jambes sont faibles et vacillantes; la marche devient promptement
impossible. La faiblesse des jambes et la difficulté des mouvements, qui surviennent de bonne heure, ont des conséquences
graves; elles empêchent les malheureuses victimes de l'oxyde
de carbone, qui ont la sensation d'une asphyxie prochaine, de
se précipiter vers les fenêtres et de les ouvrir pour respirer de
l'air pur.....

« Tels sont les phénomènes qui se produisent lorsque l'intoxication suit son cours ordinaire. Lorsqu'on peut intervenir avant
que la mort ait eu lieu, plusieurs cas peuvent se produire. Si
l'intoxication a été légère, le malade sort assez rapidement du
coma : Les premières aspirations d'air pur le rappellent à la
vie... Il se plaint alors d'un grand malaise général..., il persiste
assez souvent une céphalalgie opiniâtre et une faiblesse extrême,
qui ne disparaissent que graduellement. — Si l'intoxication a été
grave, et si le sang a reçu une grande quantité d'oxyde de carbone, le retour à la vie est impossible; les malades ne peuvent
être retirés du coma dans lequel ils sont plongés. Dans ces cas
la mort est fatale et arrive plus ou moins vite, suivant la gravité

____

(1) *Traité de médecine*, de Charcot, Bouchard et Brissaud, t. II, 1892.
Article de H. Richardière.

de l'intoxication et la rapidité avec laquelle on a tenté d'y porter remède..... »

A ce tableau général, faut-il ajouter quelques traits particuliers? En voici qui concernent spécialement l'état d'hébétude très analogue à l'ivresse dans lequel se trouvent les malades qu'on réussit à rappeler à la vie :

Dans un rapport (1) sur une quadruple intoxication par un poêle Choubersky, où l'une des victimes a survécu et a été examinée vingt heures après l'accident, nous relevons la phrase suivante :

« Nous trouvons la victime dans un état frappant d'hébétude et répondant avec peine et difficulté à nos questions; il nous déclare avoir la tête lourde; il a des envies de vomir, etc., etc... » Cet état d'hébétude, bien qu'atténué, persistait encore trois jours après l'accident.

Voici encore, à propos de cette torpeur très spéciale des individus partiellement intoxiqués par l'oxyde de carbone, un exemple frappant rapporté par Lesser (2) et qui, par plus d'un point, rappelle les faits dont nous avons à nous occuper : il s'agit d'un empoisonnement par un poêle :

« Le 20 janvier 1881, le sieur S..., sa femme et sa belle-fille, âgée de sept ans, s'étaient couchés vers sept heures du soir... La femme avait tourné la clef alors que le poêle renfermait encore des charbons ardents. Le lendemain vers cinq heures du matin, le mari se réveilla, et put malgré son état de torpeur allumer une lumière ; sa belle-fille était morte ; il essaya, mais en vain, de ranimer sa femme qui avait une respiration profonde et stertoreuse. Là-dessus, il éteignit la lumière et dormit couché dans le lit à côté de sa femme jusqu'à huit heures du matin. L'idée lui vint alors d'un empoisonnement par le charbon; il réussit à ouvrir la clef du poêle sans pouvoir faire davantage. Il passe plusieurs heures, assis sur le bord du lit; il sort pour aller dans un restaurant, où il boit sans causer à personne. Il rentre chez lui, où rien n'était changé, sort encore dans la matinée du 22; de ce moment jusqu'au matin du 25, il prétend n'avoir pas quitté le bord du lit; il suppose que sa femme est morte le 24; cependant, il attend encore dix-huit heures pour faire la déclaration de décès, sa première démarche... Le 25 janvier, il fut arrêté; d'après les actes de police, il était très troublé, de sorte qu'on put le croire ivre... »

(1) Ogier et Socquet, *Cas d'intoxication par l'oxyde de carbone* (*Ann. d'hygiène pub. et de méd. légale*, 3e série, t. XXII, p. 278).

(2) Lesser, *Les empoisonnements* (*Atlas de Médecine légale*, 1890, p. 137).

Nous pourrions multiplier ces exemples ; celui-ci est suffisamment typique.

Tous les symptômes indiqués par les auteurs comme caractérisant l'intoxication oxycarbonique, nous les retrouvons plus ou moins marqués chez les habitants successifs de la maison Q...; il suffit, pour s'en convaincre, de se reporter aux faits que nous avons relevés dans le dossier et résumés précédemment. Pour ce qui regarde les époux F..., la preuve nous a paru suffisamment faite et nous n'y reviendrons plus, mais il convient d'insister sur les faits relatifs à D..., à C... et à la femme D...

Remarquons d'abord que lorsque D... est malade, sa femme l'est également, ou prétend l'être : comme on connaît à cette femme des habitudes d'intempérance, tout le monde admet qu'elle est seulement ivre. Ainsi le Dr S... qui a soigné D... le 24 mars, a vu aussi la femme D... qui lui dit qu'elle a mal à la tête : il attribue ce malaise à l'ivresse et lui fait prendre de l'ammoniaque. Le témoin J..., dont nous avons relaté la déposition, semble croire aussi qu'elle est ivre ; tel est encore l'avis d'un autre témoin dont la déposition est consignée au dossier ; et enfin, C..., qui est lui-même malade ce jour-là, auquel on demande ce qu'il a, répond « qu'il n'en sait rien, mais qu'à coup sûr, lui et D... sont plus malades que sa sœur, donnant à entendre que celle-ci a bu ». — Le jour de la mort de D... et de C..., l'état dans lequel on voit la femme D... fait toujours soupçonner qu'elle est ivre, même après qu'elle a été enfermée et surveillée pendant vingt-trois heures, ainsi que le constate M. le procureur de la République dans son interrogatoire. Quand on la questionne, elle soutient toujours qu'elle est malade. Cette coïncidence entre les accidents qu'éprouve le mari et les malaises de la femme a frappé M. le juge d'instruction, qui, dans le dernier interrogatoire de la femme D..., lui dit :

« Chose bizarre, quand votre mari est malade, vous vous plaignez toujours d'être souffrante ; lorsque, quinze jours avant sa mort, il tombe raide dans son café, vous êtes couchée et il est constaté par le médecin lui-même que vous avez seulement trop bu ; et le jour où votre mari est trouvé mort, vous êtes encore souffrante ! »

Aujourd'hui, la simultanéité des malaises chez les deux époux, soumis tous deux aux mêmes influences délétères, s'explique sans difficulté, comme elle s'est expliquée pour les époux F..., qui eux aussi ont été frappés ensemble : et, sans nul doute, ces faits auraient, dès lors, attiré l'attention, si la femme D... n'avait pas eu les habitudes d'intempérance qu'on lui connaissait : ajoutons du reste que les symptômes qu'elle présentait rappelaient par bien des points ceux que produit l'ivresse.

VI. *Autopsie. Analyse chimique des viscères.* — Il nous reste à étudier maintenant les rapports des experts, et à voir si les observations qui ont été faites concordent avec l'hypothèse d'un empoisonnement par l'oxyde de carbone.

Lorsqu'on examine le cadavre d'un individu qui a succombé à une intoxication oxycarbonique, on observe principalement : une coloration rose, plus ou moins généralisée, de la peau ; — assez souvent un piqueté hémorrhagique sur le cou et la partie supérieure de la poitrine ; — presque toujours, une écume rosée à la bouche.

A l'autopsie on trouve une coloration plus ou moins rutilante du sang ; quand les individus n'ont pas succombé rapidement, le sang, au lieu de garder sa teinte rose généralisée, est parfois d'une couleur beaucoup plus foncée ; dans certains cas, on peut même rencontrer du sang noir dans les vaisseaux et dans les cavités du cœur : cette particularité se montre surtout chez les individus qui meurent tardivement, après avoir été soustraits à l'action du milieu toxique. — On observe encore une coloration rose du tissu cellulaire sous-cutané et des muscles ; les poumons sont congestionnés, remplis de spume bronchique rosée ; selon que la mort a été rapide ou lente, le sang du cœur est liquide, pâteux, ou coagulé ; les autres viscères, foie, reins, rate, offrent aussi des indices de congestion ; l'urine est souvent teinte en rose ; enfin, on rencontre fréquemment du côté de l'intestin grêle, et surtout au niveau du petit bassin, des congestions plus ou moins intenses des anses intestinales, variant, depuis les simples exsudats sanguins à la surface de la muqueuse, jusqu'aux véritables foyers hémorrhagiques entre la muqueuse et la séreuse.

Les lésions anatomo-pathologiques de l'empoisonnement par l'oxyde de carbone ne sont pas toujours très précises ; quelquefois elles n'existent qu'incomplètement ; elles peuvent fort bien passer inaperçues ; et la véritable preuve de l'intoxication est fournie par l'examen du sang, soit au moyen du spectroscope, soit, mieux encore, par l'extraction et l'analyse des gaz du sang, où l'on retrouve l'oxyde de carbone en nature, facile à caractériser par ses propriétés chimiques.

Revenons au rapport d'autopsie et voyons ce qu'a constaté M. le Dr K.....

« La peau, dit-il (autopsie de D...), ne présente d'autres particularités que l'existence de sugillations rosées, surtout prononcées au niveau du cou. »

La coloration rose de la peau a été notée dans le procès-verbal de transfert de M. le Procureur de la République.

« Les lèvres laissent échapper une écume rosée ; la pression du thorax fait refluer du sang rosé hors de la bouche. »

M. le Dr K..... a donc relevé dans l'examen extérieur du cadavre tous les signes que nous avons indiqués plus haut comme se rattachant à l'intoxication oxycarbonique.

Pour l'autopsie proprement dite, le médecin légiste trouve que :

« Les poumons sont très congestionnés. Sur un fond rouge général se détachent des plaques rouges sans apoplexie. Les bronches renferment du mucus et du sang clair. »

Ces observations concordent encore avec la description que nous avons donnée plus haut.

M. le Dr K... dit aussi avoir trouvé du sang noir dans le système veineux. Ainsi que nous l'avons fait observer, la présence de sang noir dans certaines parties de l'appareil circulatoire s'observe assez souvent dans l'empoisonnement par l'oxyde de carbone.

« Le cœur est flasque, arrêté en diastole, dans le ventricule droit sont des caillots. »

C'est un fait connu que, dans nombre d'empoisonnements par l'oxyde de carbone, on ne rencontre pas de caillots dans le cœur. Mais quelquefois aussi, ces caillots existent, principalement lorsque la mort a été lente à survenir ; — nous en avons observé nous-mêmes bien des exemples.

M. le Dr K... remarque encore que le foie, les reins, sont congestionnés ; il signale la coloration rosée de l'urine, qui est un phénomène assez constant de l'intoxication oxycarbonique et qui est connexe de l'état congestif des reins.

Mais, ce qui a le plus frappé le médecin légiste, c'est la congestion de la muqueuse de l'estomac et de l'intestin grêle ; congestion dont il cherche à expliquer l'origine par diverses hypothèses : choléra nostras, gastro-entérite spontanée, gastro-entérite consécutive à l'absorption d'une substance toxique. C'est à cette dernière explication qu'il s'arrête.

Mais, ainsi que nous l'avons dit plus haut, cet état de congestion du tube digestif et notamment de l'intestin grêle, se rencontre fréquemment dans l'asphyxie, et par suite, les lésions observées s'expliquent sans difficulté, sans qu'il soit nécessaire de faire intervenir l'hypothèse de l'ingestion d'un poison proprement dit.

M. le Dr K.... a donc relevé, sur le cadavre de D...., tous les signes habituellement observés dans l'empoisonnement par l'oxyde de carbone, signes insuffisamment caractéristiques, il est vrai, pour permettre d'affirmer que la mort était bien due à une asphyxie; mais qui, s'ils avaient été complétés par l'examen du sang et l'analyse des gaz dissous, auraient conduit à une certitude absolue.

En définitive, M. le Dr K.... conclut ainsi : « La mort de D.... est due à un empoisonnement. » Nous nous rallions à cette première conclusion.

Mais, de la seconde conclusion ainsi conçue : « Le poison est une substance non caustique, mais irritante pour le tube digestif, ayant agi après absorption probablement par action sur les centres nerveux, » il semblerait résulter, sinon des termes mêmes, au moins du sens général de la phrase, que D.... et C.... ont succombé à la suite de l'ingestion d'un poison proprement dit, végétal ou métallique. Si telle est bien la signification de cette seconde conclusion, nous ne pouvons en aucune manière nous y associer, car pour nous l'ensemble des faits démontre que la mort de D.... est due à un empoisonnement oxycarbonique.

Passons rapidement sur l'autopsie de C..., dont les résultats sont presque identiques à ceux de l'autopsie de D.... On a observé aussi la coloration rosée de la peau, la congestion des divers organes, entre autres celles de l'estomac et de l'intestin (et plus particulièrement de l'intestin . Le cœur ne contenait pas de caillots, la vessie était vide. — Le tableau des signes de l'empoisonnement par l'oxyde de carbone est donc un peu moins complet que dans l'autopsie de D...., mais très net cependant, et les conclusions sont exactement les mêmes.

Dans le rapport concernant l'analyse chimique des viscères, il n'est point question de l'examen du sang, ni de la composition des gaz dissous.

Les expériences ont montré que :

« Il n'existait aucun principe toxique à dose appréciable, soit aux investigations chimiques, soit aux expériences physiologiques.... L'analyse des viscères et de leur contenu ayant permis d'éliminer d'une façon positive les poisons métalliques ainsi que les alcaloïdes, il ne reste, comme ayant pu déterminer les lésions constatées, que les végétaux corrosifs et la cantharide, dont l'analyse cependant n'a pu révéler l'existence. »

(On a vu que l'attention avait été appelée sur la possibilité d'un empoisonnement par la cantharide, par suite de la constatation, dans des vomissements ou déjections, d'un très petit fragment d'insecte.)

En résumé, l'analyse chimique n'a permis d'isoler des viscères aucune substance toxique. Les experts croient cependant à un empoisonnement, d'après « la nature et la similitude des lésions anatomo-pathologiques constatées chez les deux victimes », mais ils ignorent quel est le poison qui a pu être absorbé.

VII. — Avons-nous le droit de conclure à un empoisonnement par l'oxyde de carbone, alors que la présence de ce corps n'a pas été constatée dans le sang des cadavres, ni par l'analyse spectrale, ni par l'analyse chimique ?

D'une manière générale, nous pensons que, pour conclure à un empoisonnement, il convient de s'appuyer à la fois : 1° sur les symptômes éprouvés par les victimes ; 2° sur les lésions constatées à l'autopsie ; 3° sur les résultats de l'analyse chimique ou physiologique.

Dans le cas qui nous occupe, l'analyse des viscères ne nous fournit aucun renseignement : et il n'est plus possible aujourd'hui de tenter de nouvelles expériences en vue de découvrir le poison dans le sang des victimes.

Malgré cette lacune, nous croyons que les conclusions auxquelles nous allons arriver sont pleinement justifiées : Les symptômes ou accidents qu'ont présentés les victimes, les lésions observées sur les cadavres, l'ensemble des événements qui ont suivi la mort de D.... et de C.... ; tous ces faits s'enchaînent avec une rigueur absolue, et nous autorisent à conclure à l'empoisonnement par l'oxyde de carbone, même alors que le poison n'a pas été retrouvé et caractérisé par l'analyse.

Conclusions. — De l'examen du dossier, et de l'enquête faite sur les lieux, découlent les principales conclusions suivantes :

1° La maison où ont eu lieu les décès de D.... et de C.... et de la femme E..., est contiguë à un four à chaux ; la disposition des lieux est telle que les gaz délétères émanés de ce four à chaux pouvaient se répandre dans la maison.

2° Il est établi que les différentes personnes qui ont successivement habité la maison ont éprouvé à plusieurs reprises des malaises ou accidents qui sont ceux qu'on observe dans l'asphyxie par l'oxyde de carbone. Ces accidents, tantôt légers, tantôt très graves, ont eu lieu quand le four était allumé ; ils ont complètement cessé depuis que le four est éteint. Le four fonctionnait le jour où sont morts D.... et C.... ; il fonctionnait aussi lors du décès de la femme E.... et lorsque les époux F.... ont éprouvé des accidents très graves.

3° L'aspect extérieur des cadavres de D.... et de C..., les lésions trouvées à l'autopsie concordent entièrement avec l'hypothèse d'un empoisonnement par l'oxyde de carbone. Aucun des faits relevés, soit par l'autopsie, soit par l'analyse chimique des viscères, ne permet de croire que la mort de D.... et de C... puisse avoir été causée par l'ingestion d'un poison métallique ou végétal.

Dans ces conditions, nous répondrons comme il suit aux questions qui nous sont posées dans l'ordonnance de M. le Procureur général :

I. — La mort de la femme E..., les accidents éprouvés par les époux F..., sont dus à une intoxication par les gaz émanés du four à chaux.

II. — Les morts de D.... et de C.... doivent être attribuées à la même cause.

14. Asphyxie par l'oxyde de carbone. Suicide. — *Autopsie faite six semaines après la mort.* — Je soussigné, Paul Brouardel, commis par M. Calary, substitut de M. le procureur de la République, en vertu d'une ordonnance, en date du 11 février 1880, etc.

Le corps est celui d'un homme âgé de trente ans, bien constitué, il est en état de décomposition très avancé; il ne présente cependant pas les signes de la putréfaction gazeuse, il a plutôt l'apparence d'un corps en partie momifié; quelques régions, surtout celles du côté gauche, sont couvertes de moisissures; aux endroits où celles-ci font défaut, la peau, principalement sur le côté droit de la face, l'épaule droite, la partie interne du coude droit, a une coloration noire violette; les pieds présentent une coloration d'un rouge plus clair.

Nulle part l'épiderme n'est soulevé en bulles par des gaz de putréfaction; le corps ne répand pas de mauvaise odeur avant l'ouverture des cavités.

Le côté gauche de la face (du côté où était couché le cadavre) est noirâtre et humide; le côté droit présente la coloration violette déjà notée. L'œil gauche est vide. L'orbite forme une excavation remplie de moisissures.

L'abdomen n'est pas ballonné.

Les organes génitaux sont putréfiés.

Les doigts des mains sont desséchés et momifiés. Il en est de même des orteils et des pieds.

Les veines superficielles des membres ne sont pas distendues par des gaz, et loin de faire saillie, elles forment des sillons creux.

Les membres inférieurs sont gonflés et humides, des chaussettes à grosses côtes ont dessiné leur tissu sur la peau.

Les muscles du côté gauche du corps sont ramollis, ceux du

côté droit, surtout ceux de la cuisse droite, sont très rouges et en état de conservation parfaite.

Le cerveau est ramolli et en putréfaction très avancée, il présente une coloration jaune ocre.

Les poumons, qui sont réunis aux plèvres par quelques adhérences minces, sont en putréfaction, mais non distendus par des gaz ou des bulles d'emphysème.

Le cœur est très mou, affaissé, il est vide de caillots. L'oreillette droite contient du sang liquide, sans bulles de gaz, le sang a une coloration rouge foncé, violette. Le sang contenu dans les grosses artères ou veines offre les mêmes caractères. L'examen au spectroscope montre les deux lignes normales du sang oxygéné. Mais ces deux lignes ne sont pas modifiées par les agents réducteurs. Par le sulfhydrate d'ammoniaque on n'obtient pas la raie dite de Stokes.

Le foie est très mou et rouge, les veines du foie contiennent de petits corps, ressemblant à des œufs de larve, et dont la nature est à déterminer.

Les reins paraissent sains, leurs vaisseaux sont remplis d'une quantité innombrable de petits œufs analogues.

Conclusions. — 1° La nature spéciale des altérations cadavériques, l'absence de putréfaction gazeuse et les caractères spectroscopiques du sang prouvent que B. a succombé à un empoisonnement par l'oxyde de carbone ;

2° Le corps de B. ne porte aucune trace de violence, profonde ou superficielle ;

3° L'empoisonnement par l'oxyde de carbone s'oppose à la putréfaction gazeuse des corps, il détermine une conservation prolongée : on peut donc admettre que la mort de B. date de un à deux mois.

15. **Intoxication par l'oxyde de carbone.** Observation rapportée par M. Mondon (1). — M. X., docteur en médecine, se couche assez tard, très fatigué par une soirée de travail prolongé, sans avoir soin, ainsi qu'il le fait habituellement, de vérifier le tirage d'un Choubersky placé dans la pièce voisine. Il s'endort presque immédiatement sans avoir rien remarqué d'insolite dans sa chambre. Au bout d'un temps qu'il ne peut déterminer, il ouvre les yeux et ressent une pesanteur de tête tout à fait insolite. En même temps il est frappé de la mauvaise odeur qui existe dans sa chambre. Il songe immédiatement à la

____

(1) Mondon, *Étude sur quelques faits relatifs à l'empoisonnement par l'oxyde de carbone.* Thèse de Paris, 1889.

possibilité d'un empoisonnement par le poêle situé dans la pièce voisine et cherche à se lever pour savoir exactement à quoi s'en tenir.

Mais il est pris de vertiges, d'étourdissements, de resserrement des tempes, et tombe sur le parquet sans pouvoir se relever. Il a cependant la force de se traîner jusqu'à la fenêtre et de pouvoir l'ouvrir. A ce moment il tombe sans connaissance et ne se rappelle plus rien. Il se réveille au bout d'un temps indéterminé, et se trouve à cinq heures du matin étendu sur le tapis, à côté de la fenêtre ouverte. Pendant son sommeil il a eu une émission inconsciente d'urine.

Pendant toute la journée du lendemain et du surlendemain, céphalalgie, nausées, vomissements, inappétence, pas de troubles de sensibilité appréciables. La vérification du tirage du poêle montre que celui-ci est presque éteint et qu'il y a eu probablement refoulement des gaz et appel par la cheminée de la chambre à coucher.

Il est certain que le Dr X. n'a dû la vie qu'à des circonstances tout à fait fortuites.

16. Intoxication par l'oxyde de carbone. Observation rapportée par M. le Dr Cadet de Gassicourt (1). — Un enfant de 29 jours, né à terme, vigoureux, se développait à souhait, lorsqu'il se mit à pâlir, à refuser de téter et tomba dans un état d'inertie de plus en plus absolu, avec tendance invincible au sommeil. Les yeux étaient à demi clos, la face et les lèvres pâles, le pouls faible, la respiration ralentie, la sensibilité émoussée.

Il n'existait aucune lésion capable d'expliquer ces phénomènes. Depuis deux jours, l'enfant couchait dans une pièce voisine de la salle à manger où brûlait un poêle Choubersky. M. Cadet de Gassicourt songea à la possibilité d'une intoxication lente par l'oxyde de carbone. L'enfant fut séparé du poêle et il alla bien au bout de quelques jours.

17. Intoxication par l'oxyde de carbone. Observation inédite communiquée par M. le Dr Eug. Foucart. — Le mardi 6 novembre 1893, à 4 heures du matin, on vint me prier d'aller voir mon ami, M. le Dr Paul R..., qui venait de perdre connaissance. Agé de quarante-six ans, d'une bonne santé habituelle, le Dr R... demeure dans un grand appartement au rez-de-chaussée, où il est installé depuis deux jours, et où il couchait pour la seconde

(1) Mondon, *Étude sur quelques faits relatifs à l'empoisonnement par l'oxyde de carbone.* Thèse de Paris, 1889.

fois. Je me rendis immédiatement auprès de lui à 4 heures un
quart environ; je le trouvai couché dans son lit, ne présentant pas
de troubles respiratoires autres qu'une respiration très lente,
le visage calme et pâle, sauf quelques plaques rouges disséminées, indiquant un trouble de la circulation capillaire, le pouls
accéléré, irrégulier et petit. Le Dr R... accusait une céphalalgie
assez vive avec sensation de compression vers les tempes et une
tendance au sommeil que mes questions répétées avaient de la
peine à combattre; à mes questions il ouvrait les yeux, me re-
gardait d'un air hébété et à demi endormi, état demi-comateux,
et il répondait de temps en temps, mais comme quelqu'un qui
dort encore à moitié; il me reconnaissait cependant, me dit-il,
mais j'avais peine à lui arracher autre chose que ces mots ha-
chés: « Je ressens... — Quoi? — Un malaise... — Lequel? — Un
grand... malaise... — Lequel? — Mal de tête... — Où?... — Dans
les tempes... » Aucune trace de paralysie; sensibilité un peu
obscure au pincement, mais nulle aux sinapismes Rigollot sur les
jambes et la poitrine. Il n'avait pas éprouvé encore de troubles
digestifs. Voici ce qui était arrivé :

Vers 2 heures et demie ou 3 heures du matin, Madame R... fut
réveillée par les gémissements plaintifs de sa fille, âgée de dix
ans, qui couche dans une petite chambre auprès de celle de ses
parents et dont la porte reste ouverte; la mère ne put, de son
lit, obtenir aucune explication de sa fille; elle se leva et alla
trouver l'enfant, pensant qu'elle avait peut-être une indigestion;
elle trouva l'enfant très pâle, gémissant, se plaignant de la tête,
mais voulant toujours se rendormir et répondant avec peine;
elle appela son mari et au bout d'un instant elle entendit dans
la chambre commune un grand fracas; elle accourut et trouva
son mari étendu par terre, devant son lit, sans connaissance,
très pâle et n'ayant eu le temps de mettre ni pantoufles ni
pantalon. Madame R... releva la tête de son mari, chercha à le
ranimer et appela son fils aîné, âgé de treize ans et demi, qui
couche avec son frère âgé de onze ans, dans une chambre située
de l'autre côté de celle de leurs parents. Ce jeune garçon, qui a,
d'ordinaire, le sommeil léger, n'entendit pas sa mère; elle dut
l'appeler à plusieurs reprises, et de plus en plus fort; enfin il
se leva, mais à peine debout il tomba par terre, tout étourdi; il
se releva, mais fit une nouvelle chute. Madame R... effrayée
sortit de l'appartement, traversa la cour et alla chercher du secours chez le concierge, qui réveilla les domestiques couchés au
cinquième étage et m'envoya chercher. Pendant ce temps la
fillette commença à vomir ainsi que les deux garçons; tous se

plaignaient de mal de tête et de vertiges. Madame R... courant d'une chambre à l'autre, était elle-même très étourdie, ne pouvait que difficilement se tenir sur ses jambes et avait des nausées sans vomissements. Ces troubles ne me parurent pas venir du repas de la veille. Avec l'aide des domestiques, Madame R... parvint à remettre son mari sur son lit, où je le trouvai.

Les symptômes que j'observai dès mon arrivée me firent écarter la pensée d'un accident cardiaque ou cérébral et les accidents présentés par les autres personnes me firent penser à une intoxication ou à une asphyxie. Je fis ouvrir les fenêtres, je donnai de l'éther à tous les malades, me disposant à faire des injections sous-cutanées d'éther, si l'éther n'était pas toléré par l'estomac; la température était assez douce, les malades étaient bien couverts dans leurs lits et étaient entourés de boules d'eau chaude ou couverts de sinapismes.

Je dirigeai mon enquête du côté de l'intoxication ou de l'asphyxie, et j'appris que depuis deux jours, les deux premiers que la famille R... passait dans cet appartement, tous les habitants avaient été incommodés par une odeur de poêle qui leur avait donné mal à la tête, qu'ils avaient attribué ce mal de tête à la migraine, au retour à Paris, à la vie renfermée de la ville, etc.; que cependant le Dr R..., ayant reçu des malades la veille dans son cabinet, avait eu de la peine à suivre ses idées et en particulier, pour un dernier malade qu'il avait gardé pendant une heure, ne pouvant suivre sa consultation; l'odeur était surtout sensible dans le cabinet du Dr R... et dans le salon. Les sinapismes dont je couvris le Dr R... n'étaient pas sentis malgré les traces rouges laissées par les révulsifs sur la poitrine, les bras, les jambes au bout de vingt minutes. Le grand air, venu du dehors, réveilla les malades ; cependant les enfants vomissaient encore un peu ; aucun n'avait de troubles intestinaux, les vomissements ne contenaient pas d'aliments, mais seulement de l'eau et des mucosités.

Je me rendis dans le cabinet du Dr R..., où je fus saisi par cette odeur de poêle analogue à celle d'un Choubersky brûlant à petite marche dans une chambre petite; je prescrivis au domestique d'ouvrir les fenêtres du cabinet et du salon, et de fermer toutes les bouches du calorifère qui seraient encore ouvertes; toutes les bouches des chambres étaient fermées. En se rendant dans le salon et le cabinet, le domestique vit deux fois de suite sa lumière s'éteindre, avant d'arriver aux fenêtres, sans qu'il y eût de courants d'air; après la seconde tentative il ouvrit les fenêtres sans lumière. Autre petit détail à noter : la veilleuse qui brûle d'ordinaire dans la chambre de Madame R... était éteinte presque complètement et c'est après avoir allumé des bougies pour n'être pas dans une obscurité presque absolue que Madame R... put donner les premiers soins à son mari et à sa fille.

L'éther, les frictions, l'action de l'air extérieur, les révulsifs, amenèrent l'atténuation notable des symptômes graves chez le D' R... et chez ses enfants; l'état de demi-coma se dissipa, la circulation se régularisa et à 6 heures et demie je crus pouvoir me retirer, en prescrivant de continuer l'éther, de donner du thé ou du café très fort et de faire faire des inhalations d'oxygène aussitôt que possible.

Après mon départ, vers 6 heures trois quarts, M. et Madame R... furent pris de vomissements assez abondants, mucosités et liquides; les domestiques eurent, comme la veille, quelques nausées et un peu de mal de tête.

A 8 heures et demie du matin, je trouvai mes malades mieux, mais se plaignant toujours de mal de tête; on commença alors les inhalations d'oxygène : on employa pour toute la famille deux ballons de 30 litres le mardi, et autant le mercredi avec succès; les accidents se dissipèrent peu à peu; le D' R... conserva, ainsi que Madame R..., une sensation de fatigue et de courbature dans les membres qui dura pendant deux jours, ainsi qu'une céphalalgie assez vive et pénible.

Dans la journée du mardi 5, le D' R... était incapable de suivre une discussion ou une conversation sérieuse; il put quitter son appartement et se rendre, avec l'aide d'un bras, à 150 mètres de chez lui, rue de Tournon, dans un autre appartement, « mais c'est, me dit-il, tout ce que j'ai pu faire ». Madame R... fut aussi très souffrante le mardi.

Je dois faire remarquer que les accidents d'intoxication furent d'autant plus intenses que les victimes étaient plus âgées : le D' R..., quarante-six ans, fut plus sérieusement et plus longtemps malade que Madame, trente-six ans; celle-ci plus que l'aîné des garçons, treize ans et demi, et celui-ci plus que son frère, onze ans et demi, et que sa sœur, dix ans; celle-ci cependant fut la première atteinte et par ses gémissements réveilla la famille.

M. le D' Gréhant, professeur de physiologie au Muséum d'histoire naturelle, ami du D' R..., voulut bien faire quelques recherches physiologiques qui confirmèrent la nature des accidents.

Il recueillit de l'air dans le cabinet de travail du D' R..., le mardi matin 6 novembre, mais il ne trouva pas de traces d'oxyde de carbone; les fenêtres avaient été ouvertes et les bouches de chaleur fermées pendant plusieurs heures avant le pré-lèvement de l'air.

Le lendemain, mercredi 7, on mit un moineau dans la même pièce, dont les fenêtres avaient été fermées et la bouche de chaleur ouverte; en moins d'un quart d'heure, le moineau mourut et, à l'autopsie, M. le Dr Gréhant trouva le cœur rempli de sang rouge, les muscles très rouges, comme dans les cas d'intoxication par l'oxyde de carbone; une lumière, mise dans cette pièce, à l'abri des courants d'air, s'éteignit rapidement à deux reprises.

L'appartement, situé rue Garancière, au rez-de-chaussée, occupe le fond d'une vaste cour et donne, de l'autre côté, sur un jardin pas très grand; il regarde à l'ouest sur la cour et à l'est sur le jardin; les autres pièces de l'appartement sont sur la cour, dans un autre bâtiment, à angle droit des premières pièces dont nous nous occupons. L'appartement entre la cour et le jardin comprend, sur la cour, 2 grandes chambres à feu et à 2 fenêtres, l'une pour les 2 garçons ($4^m50 \times 6^m \times 4^m = 108^m$), l'autre pour les parents ($5^m50 \times 6^m \times 4^m = 132^m$), une petite chambrette ou cabinet à une fenêtre pour la fillette ($4^m80 \times 2^m10 \times 2^m60 = 25^m72$); toutes ces pièces donnent, d'autre part, sur un long corridor qui les sépare des pièces donnant sur le jardin; de ce côté, il y a un vaste salon à 2 fenêtres et avec une porte-fenêtre ouvrant sur le jardin ($5^m30 \times 6^m \times 4^m = 127^m20$), et un grand cabinet de travail à 2 fenêtres ($7^m60 \times 6^m \times 4^m = 182^m40$); toutes ces pièces ont des cheminées où on n'avait pas encore fait de feu; l'appartement est élevé de 6 marches au-dessus du sol de la cour et du jardin; il est chauffé par un calorifère à air chaud, situé dans la cave, brûlant pendant cinq mois, système Perret, allumé cette année depuis le 15 octobre. Établi dans l'été de 1893, ce calorifère n'a pas occasionné d'accidents jusqu'à présent; il est vrai que dans l'hiver 1893-94, l'appartement du rez-de-chaussée n'a pas été habité, il était en réparation, et était occupé par des ouvriers de tous les métiers qui laissaient portes et fenêtres ouvertes. Depuis le 15 octobre, l'appartement était livré aux déménageurs et aux tapissiers, et la famille R... n'y est entrée que le dimanche 4 novembre en revenant le soir de la campagne; les malaises ont été ressentis dès le lundi 5 et les accidents sont survenus dans la nuit du 5 au 6. Dans les autres appartements de la maison, ni l'an dernier, ni cette année, on n'a éprouvé aucun accident, quoique ces appartements fussent chauffés par le même calorifère. Doit-on attribuer une importance à ce que la famille R..., habitant le rez-de-chaussée, se trouve plus près du calorifère que les autres habitants de la maison?

Comment l'oxyde de carbone a-t-il pénétré dans l'appartement?
Le constructeur du calorifère assure qu'il n'y a aucune communication entre le foyer et l'air extérieur; le système consiste, paraît-il, en un foyer clos, situé au milieu d'une chambre remplie d'air, qui se chauffe et se dégage ensuite dans des tuyaux spéciaux et de là dans les pièces des appartements par les bouches de chaleur : un seul tuyau conduit les produits de combustion du foyer au dehors en traversant le coffre de cheminée du cabinet de travail du Dr R... Il est donc possible qu'il y ait une ou plusieurs fissures sur le trajet du tuyau qui conduit les produits de combustion au dehors, soit dans son trajet dans la cheminée du cabinet, soit dans son trajet sous les parquets ou dans les murs. Un moineau mis dans le couloir, le jeudi 8, a succombé aussi. Des diverses études et expériences faites par M. le Dr Gréhant, l'architecte et le constructeur du poêle, il résulte qu'il y a un vice de construction du calorifère, vice auquel on a remédié en faisant un tuyau extérieur à la maison pour entraîner au dehors les produits de combustion du calorifère.

Depuis que ces modifications ont été faites, on a rallumé le calorifère, pendant tout l'hiver, sans que la famille R... ni aucun autre habitant de la maison ait ressenti le moindre inconvénient.

18. Intoxication par l'oxyde de carbone. — Individu trouvé, le 10 mars 1883, couché sur un four à chaux. — Autopsie faite le 14 mars, par M. le professeur BROUARDEL.

Le cadavre examiné est celui d'un homme assez grand, vigoureux, paraissant âgé d'une cinquantaine d'années. La putréfaction est déjà commencée.

Sur la face antérieure du thorax et de l'abdomen, on remarque des plaques et sur ces plaques de petites taches ponctuées hémorrhagiques de colorations diverses. Les unes sont complètement parcheminées, blanchâtres, et sous le choc du couteau donnent un son semblable à celui du carton; d'autres sont rosées et même quelques-unes sont foncées.

Au niveau de ces plaques l'épiderme a disparu, et se détache par lambeaux.

Des plaques semblables se trouvent également sur la face interne des cuisses et des bras.

La face présente une coloration rosée, notamment sur le front.

Les arcades dentaires sont très rapprochées, la langue s'y applique et conserve l'empreinte des dents.

Sous le cuir chevelu pas d'épanchement sanguin, ni d'ecchymoses sous-épicrâniennes. Les os du crâne ne sont pas fracturés. Les méninges s'enlèvent facilement, et le cerveau, quoique encore gelé, ne présente aucune lésion appréciable. Il en est de même du cervelet et du bulbe.

La trachée présente un commencement de desquamation, mais on ne constate aucune lésion.

Le pharynx et l'œsophage sont sains.

Le poumon droit présente quelques adhérences.

Sur le poumon gauche on ne constate pas d'ecchymoses sous-pleurales.

Les poumons sont souples, rouges, congestionnés, crépitants et contiennent une certaine quantité de sang, un peu plus rouge que le sang normal.

Un peu de liquide légèrement coloré dans le péricarde.

Le cœur est volumineux, ne présente pas d'ecchymoses sous-péricardiques. Il contient une certaine quantité de sang rouge, pas très rutilant, non coagulé.

Les valvules tricuspide et mitrale sont saines, un peu larges et lâches.

L'estomac est vide, sa muqueuse paraît saine.

Le foie est sain et paraît un peu gros.

La vésicule biliaire ne contient pas de calculs, la bile semble normale.

Les reins sont sains et se décortiquent bien.

La rate est saine et n'est pas diffluente.

Les intestins paraissent sains.

La vessie ne contient pas d'urine.

A l'examen spectroscopique le sang présente les raies caractéristiques de l'oxyde de carbone.

19. Intoxication par l'oxyde de carbone. Incendie de l'Opéra-Comique. Rapport de M. le professeur BROUARDEL. — Je soussigné, Paul Brouardel, commis par M. A. Guillot, juge d'instruction, en vertu d'une ordonnance, en date du 26 mai 1887, ainsi conçue :

« Vu la procédure au sujet de l'incendie de l'Opéra-Comique ; attendu qu'il importe de constater si la mort des victimes est due à l'asphyxie ou à des brûlures ;

« Commettons M. le Dr Brouardel à l'effet de procéder sur les cadavres à des expériences de nature à établir la cause de la mort. »

Serment préalablement prêté, réponds ainsi qu'il suit à la question posée par M. le juge d'instruction :

Les constatations faites sur les cadavres transportés au poste de la rue Drouot, à la Morgue et à l'Hôtel-Dieu permettent de les diviser en deux classes. Les uns semblaient au premier abord intacts, avoir été à peine touchés par le feu, les autres, au contraire, avaient été incinérés plus ou moins profondément. Nous décrirons successivement les lésions trouvées dans les cadavres qui constituent ces deux groupes.

I. *Examen des cadavres sur lesquels les traces de combustion étaient à peine marquées.* — La plupart de ces corps avaient été recueillis dans la buvette de l'Opéra-Comique. On comptait 21 femmes et 6 hommes.

Nous les avons d'abord examinés couverts de leurs vêtements. Ceux-ci n'étaient pas brûlés. Nous avons assisté aux recherches nécessitées pour établir leur identité, on pouvait tirer sur les étoffes pour pénétrer dans les poches, retourner le cadavre, etc., sans que ces tractions diverses aient pour effet de déterminer des déchirures.

Toutefois, les gants qui couvraient les mains de quelques-uns de ces cadavres étaient presque tous déchirés sur le dos des mains, craquelés, desséchés, et ne pouvaient s'enlever que par lambeaux.

Le cuir des bottes et des bottines semblait avoir gardé sa consistance normale.

Les porte-monnaie, porte-cigares contenus dans les poches n'avaient subi aucune altération. Les lettres, à l'aide desquelles on a pu établir l'identité d'un grand nombre de cadavres, n'avaient éprouvé aucun changement.

L'intégrité des vêtements de laine ou de coton, la dessiccation et la rupture de la peau des gants permettent de déterminer avec une précision suffisante la température à laquelle ces corps ont été soumis. On peut admettre qu'elle a pu varier entre 100 et 120 degrés.

Les vêtements ne présentaient aucune déchirure, toutes les boutonnières et les boutons étaient intacts, il en était de même des dentelles qui étaient seulement teintées soit par la fumée, soit peut-être un peu roussies. Cette constatation permet d'écarter l'idée qu'une lutte, qu'une bousculade comme il s'en produit dans les foules prises de peur, ait précédé la mort de ces personnes.

Les cadavres examinés quinze heures après le début de l'incendie, soit au moment où on les enlevait de l'Opéra-Comique, soit lorsqu'ils furent portés au poste de la rue Drouot, puis à l'Hôtel-Dieu et à la Morgue, ne présentaient pas de traces de rigidité cadavérique dans les membres ; seuls les muscles de la mâchoire inférieure étaient rigides et maintenaient la bouche légèrement entr'ouverte.

La peau des parties découvertes (face et mains non gantées) était noircie par la fumée. Débarrassée de la suie par lavage, elle apparaissait rosée. Cette coloration, le calme des traits du visage, l'absence de rigidité firent craindre à plusieurs familles que quelques jeunes filles fussent simplement en léthargie.

La peau des parties découvertes était par places légèrement durcie, parcheminée et sonnait sous le choc d'un crayon.

Les cheveux, lorsqu'ils n'étaient pas recouverts par les chapeaux, étaient noircis par la fumée ; sous les chapeaux, ils avaient leur coloration normale. Ils n'étaient pas brûlés, flambés, ils ont paru pour quelques personnes un peu plus cassants. La barbe était chez les hommes dans les mêmes conditions. Quelques poils du sourcil gauche d'un homme de cinquante ans environ étaient roussis, recroquevillés, comme s'ils avaient subi l'action d'une flamme.

Sur aucun de ces cadavres, nous n'avons trouvé de phlyctène.

Les milieux de l'œil avaient conservé leur transparence.

Les lèvres paraissaient desséchées, appliquées sur les dents. Celles-ci étaient intactes, elles n'étaient pas friables.

Chez un grand nombre de ces cadavres, il sortait des narines une certaine quantité de spume sanguinolente.

Après avoir enlevé les vêtements, on trouvait la peau du corps, notamment celle du tronc, couverte de plaques rosées, chez quelques uns piquetée de points hémorragiques, parfois assez abondants pour simuler au premier abord des plaques de sang ou des contusions. Chez les femmes, la contraction du corset avait remplacé ces plaques larges et uniformes en des stries plus ou moins larges, ayant les mêmes caractères et séparées entre elles par des plaques de peau de couleur blanc mat.

L'abdomen était déjà très météorisé quinze ou vingt heures après la mort, et on pouvait se demander avant examen suffisant s'il n'y avait pas une grossesse.

Le cœur était en diastole, il contenait du sang rouge fluide chez quelques-uns, chez d'autres un peu coagulé. Lorsque le sang a pu être recueilli dans une des cavités du cœur, l'examen spectroscopique a montré que les deux raies était irréductibles par le sulfhydrate d'ammoniaque ; il contenait donc une notable proportion d'oxyde de carbone. Lorsque l'on s'est contenté de recueillir la spume sanguinolente qui coulait des narines, ou qui était tombée à terre, l'oxyde de carbone avait disparu en tout ou en partie, parce que le sang avait subi un contact prolongé avec l'air.

Les poumons sont extrêmement congestionnés, la trachée et les bronches remplies de spume sanguinolente. Par places même, quand la poitrine n'a pas été ouverte, le tissu pulmonaire s'est induré et, bien que coupé en morceaux et jeté dans l'eau il continue à nager, il a à l'œil nu l'apparence d'un tissu hépatisé.

L'examen microscopique fait par M. le Dr Chantemesse, directeur du laboratoire de bactériologie de la Faculté de médecine, nous a montré que les lésions pulmonaires présentent quelques différences.

1° Quelques poumons présentent une congestion sanguine extrêmement intense. Les artères, les veines et les capillaires sont dilatés et remplis de globules rouges. Dans ces différents vaisseaux les globules sont accumulés et ne comprennent entre eux ni fibrine, ni globules blancs. La plupart des alvéoles sont remplies de globules rouges avec ou sans exsudat albumineux coagulé.

Dans beaucoup d'alvéoles, les hématies sont bien conservées; dans d'autres elles ont perdu leur matière colorante et sont réduites en granulations. De cet examen il résulte que l'arrêt du sang dans les vaisseaux de divers calibres a dû être très rapide, sinon instantané. On ne trouve en effet ni globules blancs abondants, ni stratification de fibrine dans les vaisseaux comme on l'observe dans le cas où l'arrêt du sang est long à se faire.

2° D'autres poumons présentent des lésions qui permettent de croire que la coagulation du sang a été moins rapide.

En effet, les artères, les veines petites et grosses renferment toutes des caillots qui dilatent leurs cavités. Ces caillots contiennent des globules rouges, mais aussi des globules blancs en grand nombre et des aiguilles de fibrine. Cela ressemble assez aux coagulations qu'on trouve dans les vaisseaux atteints de lésions tuberculeuses, c'est-à-dire à des vaisseaux dans lesquels la coagulation du sang n'a pas été instantanée.

Autour des gros vaisseaux ainsi obturés, les alvéoles renferment des exsudats sanguins ou sanguino-albumineux. Les hématies sont bien conservées ou réduites en granulations.

Ici, les capillaires qui tapissent les parois alvéolaires, loin d'être dilatés, sont vides de sang et revenus sur eux-mêmes.

Les cavités alvéolaires adjacentes contiennent un exsudat tantôt abondant, tantôt minime. Parfois même les alvéoles sont vides, ce qui empêche d'admettre que le capillaire ne contient pas de sang parce qu'il l'a répandu dans l'alvéole.

Il est plus probable que dans ces poumons l'arrêt du sang a été moins rapide et que les capillaires ont eu le temps de se vider de leur contenu.

II. *Examen des cadavres ayant subi une incinération plus ou moins complète.* — Quelques lambeaux d'étoffes plus ou moins comburés couvraient encore parfois certaines parties du corps. La plupart étaient absolument nus, mutilés.

Le poids du corps est considérablement réduit, il oscille de 21 à 35 kilogrammes.

La peau dans les parties non brûlées, débarrassée par lavage des débris de plâtre et de la suie qui la couvraient, était encore rosée si elle était molle ou à peine parcheminée, brune si elle était desséchée, elle sonnait sous le choc comme un carton. .

Les membres étaient raides, mais il n'y avait pas en réalité de rigidité cadavérique. Sous l'influence de la chaleur la peau s'était rétractée et lorsqu'il n'y avait pas eu de déchirure de la peau, cette rétraction avait déterminé l'inflexion des doigts dans la paume de la main, du poignet sur l'avant-bras, de celui-ci sur le bras, et l'adduction de celui-ci au-devant du tronc, de sorte que les mains étaient relevées à la hauteur du menton et que ces cadavres avaient une véritable attitude de combat.

Lorsque l'on voulait rendre aux membres leur direction naturelle, un très léger effort suffisait pour déchirer la peau et aussitôt que celle-ci avait cédé, toute trace de rigidité avait disparu.

Lorsque les fibres musculaires avaient été protégées contre la chaleur par un revêtement cutané intact, elles avaient l'aspect de la viande bouillie.

Lorsque au contraire la peau avait été rompue, la ligne de rupture avait la netteté d'une incision, le tissu adipeux sous-cutané avait souvent pris part lui-même à la combustion et les fibres musculaires sous-jacentes avaient l'apparence et l'odeur de la viande grillée.

Quand l'incinération avait été plus complète, les sections de la peau avaient déterminé dans les membres des lignes de combustion allant jusqu'aux os, atteignant ceux-ci et déterminant leur rupture. Chose singulière, ces ruptures se font toujours dans les membres aux mêmes sièges, pour la cuisse à l'union du tiers inférieur avec les deux tiers supérieurs, aux bras un peu au-dessous de l'union du tiers supérieur avec les deux tiers inférieurs.

Il se forme ainsi des moignons en fuseau, desquels émerge un os noir calciné, irrégulièrement fracturé.

Les diverses cavités sont ouvertes, le crâne a éclaté et la substance cérébrale cuite, rétractée, n'emplit plus qu'en partie la cavité restante. Ces fractures du crâne presque constantes sont le résultat de l'action de la chaleur sur le tissu osseux, celui-ci devient friable, la tension de la vapeur d'eau contenue dans le crâne ou le moindre choc suffit à faire éclater la boîte crânienne.

La poitrine est ouverte en avant, les lignes de rupture suivent à peu près les lignes d'union des cartilages costaux avec les côtes. Le cœur rétracté, la pointe en avant fait saillie au milieu de l'hiatus. Sur les parties latérales on distingue les poumons petits, rouges, durs, rétractés, n'ayant parfois que 10 à 12 centimètres de hauteur, réduits à une sorte de moignon.

Le sang contenu dans le cœur et les gros vaisseaux est rouge, mais présente suivant le degré de l'incinération deux états différents. Lorsque la coction est moins complète le sang est fluide, moins qu'à l'ordinaire, contient des petits grumeaux formés par de la fibrine et des débris de globules ayant deux à trois millièmes de millimètre; lorsque la coction est plus complète, que le cœur n'a plus que le volume d'une orange, les cavités, les artères pulmonaires, aorte, coronaire, les veines pulmonaires, les veines caves supérieure et inférieure, sont absolument remplies par un caillot rouge qui, à l'œil et au toucher, a toutes les apparences de la matière à injection dont on se sert pour les études anatomiques.

Dans presque tous les cas, nous avons pu recueillir du sang encore liquide dans la veine cave inférieure à l'émergence des veines hépatiques. Toujours l'examen spectroscopique nous a permis d'y découvrir la présence de l'oxyde de carbone.

M. Chantemesse et moi avons examiné les parties centrales d'un foie dont la surface externe était carbonisée.

La structure générale est conservée. Les cellules sont atteintes d'une sorte de nécrose de coagulation, car les noyaux ne prennent plus la matière colorante. Les capillaires ont leur volume normal. Ils ne contiennent pas de globules sanguins reconnaissables. Dans les grosses branches de la veine porte on voit de petites coagulations dans lesquelles on distingue de petits grains sans coloration. Ce sont des vestiges de globules détruits.

Discussion. — Les constatations faites dans ces deux groupes de cadavres ne laissent aucun doute sur un premier fait. Ces personnes ont respiré de l'oxyde de carbone. L'examen spectroscopique du sang suffit à l'établir.

Mais on trouve en plus dans ces cadavres des lésions qui ne sont pas celles de l'intoxication par l'oxyde de carbone. Ce sont les lésions des poumons et les altérations du sang. Quelle peut être la cause de ces dernières ? Pour la déterminer nous avons institué des expériences qui exigent la construction d'appareils dont le fonctionnement est délicat à régler. Les résultats n'en pourront être établis avant plusieurs mois.

En attendant que la valeur de ces expériences soit devenue indiscutable nous pouvons dire, dès maintenant, qu'on ne trouve de lésions semblables à celles constatées chez les victimes de l'incendie de l'Opéra-Comique, que dans des descriptions laissées par les auteurs qui ont étudié le coup de chaleur, surtout dans les pays intertropicaux. Le coup de chaleur, et non le coup de soleil, car il s'observe en dehors de toute radiation solaire, a fait accidentellement des victimes dans les troupes au moment des revues (juillet 1877) ou pendant les manœuvres et les opérations de guerre.

Voici les lésions observées : « Presque tous les observateurs signalent l'état de congestion énorme des poumons qui ont une coloration rouge sombre, lie de vin ; ils ressemblent parfois à deux vastes caillots qui ont l'apparence du tissu splénique, etc. ; ils ne sont plus crépitants ; les bronches sont obstruées par un liquide sanguinolent, spumeux, parfois par du sang noir visqueux. L'intensité de la congestion pulmonaire, qui peut aller jusqu'à la déchirure du parenchyme, serait toujours en rapport avec la violence des symptômes. L'autopsie a révélé chez les deux sous-officiers observés par M. Roques lors des accidents survenus après la revue du 14 juillet 1877, une congestion pulmonaire portée aux dernières limites (1). »

Que l'on compare cette description à celle des lésions trouvées chez les victimes de l'incendie de l'Opéra-Comique, on verra qu'elles ne diffèrent que sur un point : Le sang des victimes de l'incendie était rouge parce qu'il contenait de l'oxyde de carbone, il est noir dans le coup de chaleur parce qu'il n'en contient pas. Or la description que j'emprunte à MM. Leroy de Méricourt et Obet, a pour objet des hommes qui ont respiré une atmosphère dont la température oscillait entre 45 et 60 degrés centigrades.

Nous avons retrouvé les mêmes lésions, M. Descoust et moi, chez deux femmes qui avaient succombé dans des bains de vapeur dont la température, mal réglée, s'était subitement élevée à 80 degrés environ.

Les lésions trouvées dans les cadavres des victimes de l'Opéra-Comique, sur lesquels nous avons pu faire des observations, présentent donc les caractères certains de l'intoxication par

(1) *Dict. encyclopédique de Dechambre*, art. Coup de chaleur, par H. Leroy de Méricourt et Obet.

l'oxyde de carbone et très probablement ceux que produit la pénétration dans les poumons de gaz ayant une température élevée.

Les autres lésions notées par nous, incinération des membres, du tronc ou de la tête, ne l'ont été que par propagation directe de la combustion des parties de l'édifice dans lesquelles étaient tombés les cadavres. Je dis *cadavres* avec intention, car la présence d'oxyde de carbone dans le sang doit faire penser que, au moment où ces brûlures ont été produites, la mort était survenue.

Je n'ignore pas que des victimes ont eu des brûlures et ont survécu, puis sont mortes ou ont péri, mais les destructions par incinération dont nous avons donné la relation n'ont eu lieu qu'après la mort.

La température probable de l'atmosphère dans l'intérieur de l'Opéra-Comique a-t-elle pu dès le début atteindre un degré assez élevé pour rendre possible la mort par la chaleur? Je n'en doute pas. Lorsque le feu prend dans les frises d'un théâtre, dans des décors soumis pendant des mois à une température qui atteint parfois, le soir, 60 à 70 degrés, toute l'eau qui entre dans le bois a disparu, celui-ci passe à l'état roux, il prend feu presque par explosion comme les poussières de farine dans un moulin, comme les poussières de charbon dans les mines au contact d'une flamme. La température du foyer initial, d'après M. Sarrau, ingénieur en chef des poudres et salpêtres, doit varier entre 1800 et 2000 degrés centigrades.

Tout s'enflamme en un instant; les gaz de la combustion soumis à une pareille dilatation n'ayant pas d'issue par la scène, envahissent la salle. Ce fait est bien démontré. Lors de l'incendie du Ring-Theater de Vienne, le feu prit dans les frises avant que la toile ne fût levée; tout à coup les spectateurs virent celle-ci se gonfler comme un ballon, elle se rompit en son milieu et un flot de flammes envahit toute la salle.

Lorsque la flamme et les gaz produits par la combustion ont pénétré dans la salle, ils ne trouvent d'issue que par la cage du lustre, et comme celle-ci est insuffisante, ils se précipitent par les portes ouvertes des loges dans les corridors qui leur servent de cheminée.

C'est là qu'ils ont rencontré les spectateurs surpris dans la buvette ou sur le palier de l'escalier et que ceux-ci ont été frappés. Il faut remarquer qu'ils ne portaient pas de brûlures vraies, mais que, si on tient compte de l'action de la chaleur sur les tissus de laine et sur le cuir, les gants en particulier, on peut dire que les spectateurs ont été atteints par un courant de gaz dont la température a pu être de 100 à 120 degrés centigrades.

Nous savons qu'une température de 60 degrés suffit à provoquer la mort par coup de chaleur, et que de plus les gaz de l'Opéra-Comique contenaient de l'oxyde de carbone.

Or quels sont les symptômes de ces deux agents, l'un physique : la chaleur, l'autre toxique : l'oxyde de carbone? Dans le coup de chaleur une des formes dite syncopale est décrite ainsi par M. le professeur Lacassagne : « Elle est la plus fréquente. L'individu atteint tombe à terre, tout à coup, parfois au milieu d'une conversation. Il y a douleur à la poitrine, un peu de dyspnée; ni toux, ni expectoration; la face est pâle. »

Cette forme se montre même quand la température n'est pas excessive, ne dépasse pas 50 degrés. L'état des vêtements chez nos victimes autorise à croire qu'elle a dépassé 100 degrés.

Lorsqu'un individu respire de l'air chargé d'oxyde de carbone, et nous savons qu'à l'Opéra-Comique les deux actions ont été simultanées, le premier phénomène est le vertige, le bourdonnement d'oreilles, l'impossibilité de rester debout, les muscles sont comme paralysés, l'individu tombe à terre.

Les deux agents ont donc agi dans le même sens et on doit admettre que la mort a été extrêmement rapide, non pas foudroyante, car les victimes ont fait un nombre de respirations suffisant pour charger leur sang d'oxyde de carbone, mais la vie n'a pas dû persister dans de telles conditions plus de quelques minutes, peut-être pas plus de deux ou trois.

Conclusions. — 1° Sur aucun des cadavres que nous avons examinés, nous n'avons trouvé trace de lutte, de contusion ;

2° Nous n'avons pas trouvé également de brûlures faites manifestement pendant la vie ;

3° La mort a été le résultat de l'action de gaz surchauffés, contenant une notable proportion d'oxyde de carbone ;

4° Dans une pareille atmosphère la mort a dû survenir en quelques minutes.

20. Incendie de l'Opéra-Comique. Intoxication par l'oxyde de carbone. Examen d'un certain nombre de personnes qui ont survécu. — Je soussigné, Paul Brouardel, commis par M. Adolphe Guillot, juge d'instruction près le tribunal de première instance du département de la Seine, en vertu d'une ordonnance, en date du 6 septembre 1887, ainsi conçue :

« Vu la procédure suivie au sujet de l'incendie de l'Opéra-Comique,

« Commettons M. le Dr Brouardel, à l'effet de visiter les personnes suivantes qui ont été asphyxiées ou blessées dans la salle de l'Opéra-Comique :

« 1° Mlle M., ouvreuse, boulevard des Italiens, 27 ;

« 2° Mlle Van C., rue Miromesnil, 2 ;

« 3° Mlle V., institutrice, place d'Italie, 5 ;

« 4° Mlle R., rue Servan, 52 ;

« 5° M. V., rue de Belleville, 53 ;

« 6° Mlle A., rue de La Condamine, 13 ;

« 7° M. S., boulevard Magenta, 43. »

Serment préalablement prêté ai procédé à ces divers examens.

I. *Examen de Mlle M.* — Mlle M., âgée de 57 ans, est petite et peu vigoureuse. Cette demoiselle était ouvreuse, et se trouvait, au début de l'incendie, aux 3es loges de face, c'est-à-dire au 5e étage.

Elle se souvient de deux choses : au moment où elle voulait guider la foule vers l'escalier, elle fut renversée, puis deux ou trois bouffées d'une fumée noire, épaisse et âcre la saisirent à la gorge, enfin elle perdit connaissance. Elle ne peut dire comment elle est sortie du théâtre, car ce n'est que le lendemain matin, vers 9 heures, qu'elle est revenue à elle, à l'hôpital de la Charité, où elle avait été transportée. Elle éprouvait alors un anéantissement complet, elle avait des douleurs dans tous les membres. Pendant quatre ou cinq jours elle aurait été complètement aveugle, ne pouvant distinguer le jour de la nuit.

Elle n'aurait eu ni surdité, ni crachements de sang.

Les selles étaient fermes, noires et fétides, non sanguinolentes.

La respiration est gênée, même encore actuellement : pendant son séjour à l'hôpital, on lui fit respirer du gaz oxygène.

L'analyse des urines n'aurait décelé la présence ni de sucre, ni d'albumine. Quinze jours environ après son entrée, elle aurait eu un anthrax au menton.

Sortie de l'hôpital le 21 juin, elle est allée en convalescence, au Vésinet, jusqu'au 10 août.

Actuellement cette demoiselle accuse de violents maux de tête, des douleurs assez vives dans la région lombaire, elle éprouverait une fatigue générale, et aurait tout le côté droit du corps endolori.

Il n'y a ni anesthésie, ni hyperesthésie.

L'auscultation du cœur ne révèle l'existence d'aucun bruit anormal.

Les pupilles sont égales ; elles se dilatent et se contractent normalement.

Sur le pavillon de l'oreille droite se trouve une petite plaque d'eczéma.

On ne constate aucune brûlure sur les différentes parties du corps.

II. *Examen de Mlle Van C.* — Mlle Van C., âgée de 39 ans, est grande et paraît assez vigoureuse. Cette demoiselle était spectatrice à la 3e galerie. Dès le début de l'incendie elle se dirigeait vers l'escalier, où la chaleur était intense, et qui était en partie rempli de fumée. Arrivée à la 2e galerie, c'est-à-dire après avoir descendu un étage, elle serait tombée comme une masse, nous dit-elle, et ne pouvait se relever; toutefois, ajoute-t-elle, elle n'a pas perdu connaissance, elle entendait très nettement ce qui se disait autour d'elle.

Les flammes n'auraient jamais atteint cette demoiselle; ses vêtements n'ont pas été brûlés et les brûlures du 2e et 3e degré dont elle porte la trace sur les mains, le poignet, le nez, etc., auraient été produites par le contact de ces régions avec le parquet.

Ces différentes brûlures ont mis environ trois mois à se cicatriser et actuellement elle ne peut encore se servir de ses mains comme par le passé, les doigts sont raides et les mouvements de flexion sont très limités.

Elle n'aurait eu ni surdité, ni crachements de sang.

Les cheveux auraient été légèrement roussis.

La vue, dit-elle, est brouillée. Elle éprouverait une fatigue presque continuelle des jambes.

III. Mlle V., que nous avons convoquée, ne s'est pas présentée.

IV. *Mme R.* — Mme R. est une forte femme, âgée de 40 ans; elle est grande et paraît vigoureuse. Cette dame était aux 4es loges, au début de l'incendie, avec sa fille et son mari. Lorsqu'ils sont sortis de leur loge, le gaz était éteint. Ils descendirent environ deux étages et demi, puis perdirent momentanément connaissance tous les trois. Mme R. continua la descente, suivie de sa fille qu'elle croyait avec son père. Arrivée au 1er étage elle enlève sa fille dans ses bras et la porte devant elle pour descendre ce dernier étage, mais à ce moment une flamme serait venue lui lécher la figure et les mains. Ces régions auraient été recouvertes de phlyctènes.

Pendant plus d'une heure elle aurait eu une perte de connaissance complète. Mme R. et sa fille auraient eu des brûlures des deux mains et cette dernière aurait perdu du sang par le nez et la bouche.

Les premières règles qui apparurent trois semaines après l'incendie étaient presque exclusivement composées de caillots sanguins. Quelques jours après ces deux dames eurent une hémorrhagie intestinale.

Pendant un mois environ, Mme R. aurait eu des crachats noirâtres ; il n'y aurait pas eu de surdité, mais la vue serait un peu plus faible.

Mme R. garda le lit pendant deux mois environ et fut obligée d'aller faire une saison aux eaux de Luchon.

Le pouce de la main gauche présente les traces de brûlures au 3ᵉ et 4ᵉ degré en un point limité. Les mouvements de flexion des articulations phalangiennes sont encore très limités.

V. *Examen de M. V.* — M. V. est âgé de 36 ans, c'est un homme de taille moyenne et paraissant vigoureux. Au moment de l'incendie cet homme, qui est chef machiniste, se trouvait sur la scène ; il monta jusqu'au 7ᵉ étage prévenir sa femme qui se trouvait dans une loge, et c'est en descendant qu'il fut brûlé aux faces dorsales et palmaires des mains. Les brûlures de la face palmaire des mains furent la conséquence de l'application de celles-ci sur les rampes de l'escalier.

Le nez, le front, le menton et les oreilles furent également brûlés, mais très légèrement. Cet homme attribue ces brûlures au jet d'une lance de pompe à vapeur qu'il aurait reçu en pleine figure.

Les yeux furent protégés, mais cependant la vue serait plus faible.

Il n'aurait pas eu de crachements de sang.

Pendant trois semaines, M. V. n'aurait pu faire aucun travail, ce ne fut qu'après un mois qu'il put reprendre ses occupations.

VI. *Examen de Mlle A.* — Mlle A., âgée de 28 ans, est d'une taille moyenne et ne paraît pas très vigoureuse. Elle se trouvait dans sa loge, au 7ᵉ étage, lorsque l'incendie se déclara. Elle se précipita immédiatement dans le couloir, puis dans l'escalier, mais elle fut arrêtée dans sa course par une fumée épaisse, qui l'empêchait de respirer, et par de l'air surchauffé. Entre les 3ᵉ et 2ᵉ étages elle perdit connaissance et tomba.

Les premiers jours qui suivirent l'incendie, elle eut une aphonie complète, et actuellement, c'est-à-dire quatre mois après cet événement, la voix est encore complètement enrouée.

Pendant deux mois les règles furent suspendues.

Elle n'eut ni surdité, ni crachements de sang, ni attaques de nerfs, mais elle fut atteinte d'une bronchite aiguë.

Sur la face dorsale du poignet droit et des quatrième et cinquième doigts de la main droite se trouvent des cicatrices de brûlures au 3ᵉ degré.

La partie supérieure de la poitrine serait également le siège de nombreuses brûlures.

La vue serait un peu affaiblie.

Les nuits sont très agitées et troublées par des cauchemars.

Cette demoiselle accuse également une grande faiblesse des jambes, il lui serait impossible de faire une longue marche.

VII. *Examen de M. S.* — M. S., âgé de 36 ans, est d'une taille moyenne et marche très difficilement. Cet homme, qui exerçait les fonctions d'habilleur pour la figuration, se trouvait au dernier étage au moment de l'incendie. C'est en essayant de sortir par le vasistas de sa loge qu'il aurait été retenu par ses vêtements au tranchant du châssis, la moitié supérieure du corps était en dehors, et il ne pouvait plus se dégager. C'est dans cette position qu'il aurait eu des brûlures assez étendues de la face postérieure des deux jambes.

Nous constatons actuellement sur la face postérieure des deux jambes, notamment au niveau des jarrets et des plis des genoux, de grandes cicatrices de brûlures au 4e degré, avec des brides cicatricielles. Ces cicatrices rendent les mouvements de l'articulation des genoux excessivement limités et constituent une infirmité paraissant définitive.

Pendant quarante et un jours le blessé aurait gardé le lit et actuellement la marche est pénible et difficile.

L'appétit aurait disparu, et il aurait de fréquents vomissements.

Il n'aurait eu ni crachements de sang, ni surdité.

En résumé, à l'exception de Mlle M., les cinq autres victimes que nous avons examinées portent des traces de brûlures plus ou moins étendues.

Mlle A. et M. S. sont les deux personnes les plus cruellement atteintes. Ce dernier a une infirmité définitive.

Les premiers symptômes accusés par ces différentes personnes sont ceux de l'asphyxie. Elles sont à peu près unanimes à déclarer, aussi bien celles qui se trouvaient dans la salle que celles qui se trouvaient sur la scène, qu'elles ont d'abord été incommodées par l'odeur de la fumée, puis qu'après quelques inspirations elles perdirent connaissance et tombèrent subitement, comme « une masse », pour nous servir de l'expression d'une des victimes.

Les brûlures qui ont été constatées sur la plupart des victimes n'ont été produites qu'après que ces personnes étaient en partie asphyxiées.

Les différents accidents que quelques-unes de ces victimes accusent actuellement, ne sont que la conséquence des inhala-

tions de gaz surchauffés, ces gaz contenaient une certaine quantité
d'oxyde de carbone. Les conséquences de ces deux modes d'asphyxie sont à peu près semblables dans les premiers instants.

Examen des cadavres. — 1° Cadavre du sexe féminin, complètement carbonisé, pesant 21 kilogrammes.

Les os de la voûte du crâne sont fracturés et ont complètement
disparu.

Une partie de la substance cérébrale a disparu, l'autre partie
est encore adhérente, mais elle est complètement cuite.

Les seins ne sont pas complètement carbonisés, la peau qui les
recouvre est fortement brûlée, mais ces organes ont conservé leur
forme.

Le thorax est largement ouvert des deux côtés du sternum, au
niveau de l'insertion des cartilages avec les côtes.

La paroi abdominale est ouverte, les intestins sont à nu, ainsi
que le foie. L'utérus paraît un peu plus volumineux qu'à l'état
normal.

Membre supérieur droit. — L'avant-bras et la main ont disparu ;
le bras est fracturé en deux endroits.

Membre supérieur gauche. — Ce membre n'est représenté que par
un petit moignon composé du tiers supérieur du bras. L'humérus est fracturé et son extrémité est carbonisée.

Membre inférieur droit. — Ce membre ne se compose que du
tiers supérieur de la cuisse ; le fémur est carbonisé.

Membre inférieur gauche. — Ce membre comprend la partie
supérieure de la cuisse qui est fracturée au tiers inférieur. Le
tiers inférieur de la cuisse, le genou et tout le tiers supérieur de
la jambe sont maintenus adhérents à la cuisse par quelques fibres
musculaires.

La face postérieure du tronc est également carbonisée.

2° Cadavre du sexe féminin, complètement carbonisé, pesant
17 kilogrammes.

Les fibres superficielles de la couche musculaire sont complètement dissociées et s'enlèvent une par une.

Les os de la voûte du crâne ont éclaté et disparu. Le cerveau
est cuit, sa consistance est ferme, il est ratatiné et maintenu dans
la dure-mère qui n'est pas ouverte.

Les tissus qui recouvrent le maxillaire inférieur ont disparu ;
celui-ci est comme incinéré, il est friable, présente une coloration grisâtre et une ligne de fracture siégeant au niveau de la
partie médiane. Les quelques dents qui restent s'enlèvent facilement.

La cage thoracique est également ouverte de chaque côté du sternum, au niveau des cartilages costaux qui n'existent plus. On aperçoit dans la cavité thoracique les poumons et le cœur qui sont cuits et ratatinés.

La paroi abdominale a disparu et les intestins sont à nu.

La colonne vertébrale, à sa face postérieure, est à nu ; les muscles des régions lombaire et dorsale ont disparu.

Le membre supérieur droit a disparu. — Le membre supérieur gauche n'est représenté que par un fragment qui constitue le tiers supérieur du bras.

Les deux membres inférieurs ne possèdent plus leur tiers inférieur. Au niveau du point de fracture des deux fémurs on constate que ces deux os sont complètement carbonisés.

3° Cadavre du sexe masculin pesant 43 kilogrammes.

Ce cadavre, qui est entier, est complètement carbonisé, à l'exception des deux jambes et des deux pieds.

L'attitude de ce cadavre est la suivante :

La tête, qui est carbonisée et méconnaissable, est légèrement fléchie à droite. — Le bras droit est écarté du tronc et forme avec celui-ci un angle droit, l'avant-bras est complètement fléchi sur le bras, la face palmaire de la main tournée en haut. — Le bras gauche est collé au tronc, l'avant-bras fortement fléchi sur le bras, la face palmaire de la main tournée en avant. — Les deux cuisses sont écartées de la ligne médiane, le deux jambes sont fléchies sur les cuisses de façon que les deux talons viennent presque se toucher.

Les articulations du coude droit et du genou gauche sont largement ouvertes.

Les testicules et la verge sont carbonisés ; celle-ci n'est plus représentée que par un petit fragment mesurant trois ou quatre centimètres de longueur.

Les os de la voûte du crâne ont été fracturés et ont disparu. Le cerveau est encore maintenu dans la dure-mère ; il est cuit, petit et ferme.

La cage thoracique est ouverte sur les deux côtés, au niveau des 7°, 8°, 9° et 10° côtes.

L'épiderme des jambes et des pieds s'enlève par larges lambeaux. Ces membres présentent une coloration rosée.

4° Cadavre du sexe masculin pesant 33 kilogrammes.

Ce cadavre, qui est complètement carbonisé, est recouvert de boue et de terre.

Les os de la voûte du crâne sont fracturés et quelques-uns

d'entre eux, tel que le pariétal gauche, ont complètement disparu. On aperçoit par les orifices, déterminés par la disparition de quelques fragments d'os, le cerveau qui est cuit, petit et maintenu dans les méninges.

Le maxillaire inférieur, qui est dépourvu des tissus qui le recouvraient, est complètement incinéré et présente deux lignes de fracture siégeant de chaque côté de la ligne médiane. Les alvéoles sont très friables et les dents s'enlèvent facilement; un grand nombre de celles-ci ont complètement disparu et les alvéoles correspondants sont brisés.

La cage thoracique est également ouverte des deux côtés au niveau des cartilages costaux, et laisse voir, par ces orifices, les poumons et le cœur qui sont cuits et ont considérablement diminué de volume.

La cavité abdominale est ouverte.

Les membres supérieurs ne sont représentés que par les bras; les avant-bras et les mains n'existent plus.

Les membres inférieurs ne possèdent plus que la partie supérieure des cuisses qui ont été fracturées au niveau du tiers supérieur. Comme dans les autres cas l'extrémité des deux fémurs est complètement carbonisée.

21. Asphyxie par le gaz d'éclairage. — Empoisonnement de la famille Béringer, 31 décembre 1840, observation due à M. le professeur Tourdes (1). — François Béringer, 46 ans, Marie Béringer, 44 ans, François Béringer, 15 ans, son frère Louis, 14 ans, Marie Béringer, 5 ans, et Anastasie Lehmann, âgée de 18 ans, leur servante, habitaient un rez-de-chaussée à Strasbourg; le 31 décembre 1840, ils sont réunis. Le 2 janvier, on pénétra chez eux à 10 heures du matin, Béringer et sa femme seuls respiraient encore.

Depuis le 28 décembre Mme Béringer et sa fille éprouvaient de la céphalalgie, des nausées et du vertige; le 31, percevant l'odeur du gaz, elle envoie son mari s'informer si cela n'était pas nuisible, mais il rentre ayant oublié la recommandation.

Se sentant mal à l'aise, elle se couche vers 7 heures, son mari et ses enfants dînent près d'elle; bientôt le plus jeune, revenu bien portant d'un voyage, éprouve un malaise et des nausées; peu après son frère est atteint des mêmes accidents. Ils demandent à coucher dans la chambre de leur mère. Mme Béringer voit étendre des matelas, puis il lui semble qu'elle s'endort, et, pendant 40 heures, elle reste sans sentiment; quand on pénètre dans

____

(1) Tourdes, *Relation médico-légale des Asphyxies par le gaz d'éclairage.* 1841, p. 58.

la chambre, elle entend dire : « En voilà une qui vit encore. »

A ce moment on trouve la femme Béringer froide comme la glace, le visage est pâle, la respiration courte, le pouls est insensible et les membres dans le collapsus. Une heure après, les pulsations se font sentir, la respiration est régulière; à 2 heures elle est presque naturelle et on note que la gêne de cette fonction n'a pas été de longue durée.

En une heure la connaissance est revenue; mais les facultés intellectuelles restent obtuses, la malade se tient immobile, répond par monosyllabes et se plaint du côté droit de la face où l'on constate une contusion. La face devient rouge et animée; à 4 heures l'immobilité n'est plus aussi grande et l'on constate une paralysie limitée aux membres du côté droit. Pendant 48 heures les idées restent confuses; la première nuit la malade éprouve de l'agitation, de la fièvre, une soif vive et des rêves pénibles. Une toux légère et de peu de durée. Les jours suivants, elle se remet vite, mais elle conserve une grande faiblesse et la paralysie persiste longtemps; dans les premiers jours de février, il lui reste encore un peu d'affaiblissement de la jambe droite qui l'oblige à boiter.

Béringer père est trouvé sur le parquet, des contusions indiquent qu'il s'est débattu, la gêne de la respiration a dû être nulle ou bien faible, car aucune tentative de fuite n'a été faite. La face est pâle, la peau glacée, la respiration petite, irrégulière, le pouls est insensible et la connaissance absolument perdue. A 4 heures la face devient rouge, la respiration est prompte, entrecoupée d'inspirations profondes; les pupilles sont rétrécies, les membres dans la résolution. Le malade vomit, les urines et les selles s'échappent involontairement, la déglutition devient possible. Après une saignée d'un kilogramme, Béringer semble mieux; mais bientôt la respiration s'embarrasse, l'agonie commence à 7 heures, et à 5 heures du matin, il meurt sans avoir repris connaissance.

Autopsie 34 heures après. — On trouve des lividités cadavériques. Les téguments du crâne sont pâles. Injection assez marquée de la dure-mère et la pie-mère. Les sinus vertébraux antérieurs contiennent beaucoup de sang; légère trace d'injection de la pie-mère rachidienne. Le larynx et les bronches ont une coloration normale ; celles-ci ne contiennent pas d'écume. Poumons grisâtres à l'extérieur. Incisés, ils laissent échapper beaucoup de sang et offrent dans les deux tiers inférieurs une coloration d'un rouge vif et éclatant. Le cœur contient du sang noirâtre, mélangé à des caillots de même couleur.

Les deux fils avaient eu des vomissements.

Autopsie du plus jeune. — Son attitude fait supposer qu'il a eu des convulsions. Injection considérable de la pie-mère et de la surface du cerveau. Pas de trace de contusion au rachis, épanchement de sang coagulé entre la dure-mère et le canal osseux. Engorgement des plexus rachidiens, la pie-mère est très légèrement injectée. Teinte bleuâtre de la voûte palatine, rouge du voile du palais, de l'épiglotte et de la base de la langue. Le larynx, la trachée et les bronches sont d'un rouge vif, remplis d'écume blanchâtre ou rougeâtre à fines bulles, dans un mucus visqueux. Poumons gris rougeâtre à l'extérieur, présentant des élevures emphysémateuses d'une teinte plus claire, gorgées de sang et d'écume. Tissu incisé, rouge vif éclatant. Sang coagulé dans le cœur. Dans les artères pulmonaires, un sang noirâtre et grumeleux. Foie rouge brun, gorgé de sang.

Autopsie de l'aîné. — Il a l'écume à la bouche. Teintes rougeâtres sur le corps. Vaisseaux très marqués sur la dure-mère; pie-mère gorgée de sang. Injection considérable des sinus vertébraux. La membrane muqueuse des conduits aériens est rouge vif. Écume blanchâtre, épaisse, abondante, à fines bulles dans le larynx, la trachée et les bronches. Poumons gris rougeâtre; incisés, d'un rouge vif laissant écouler beaucoup de sang et d'écume. L'oreillette droite est remplie d'un sang très liquide, mélangé de nombreux caillots. Sang liquide dans les ventricules. Foie très rouge, gorgé de sang.

L'autopsie de la servante et celle de la petite fille présentent les mêmes lésions; ni l'une ni l'autre n'ont de contusions et ne semblent pas avoir eu de convulsions.

La cause de cet accident était un siphon de gaz d'éclairage privé d'eau situé sous le sol de la rue.

22. Intoxication par le gaz d'éclairage. Observation recueillie par le Dr Caussé, d'Albi (1). — Biau, âgé de 63 ans, homme fort et robuste; sa femme, âgée de 66 ans, et leur belle-fille, Jeanne Deltheil, âgée de 23 ans, habitaient, au rez-de-chaussée, une cuisine et une chambre dans laquelle ils couchaient en commun; cette chambre cubait 74 mètres. Depuis longtemps, on n'y avait point fait de feu et la cheminée était incomplètement bouchée par un paravent.

Quand on pénétra dans l'appartement, il n'y avait aucune

_____

(1) Caussé, *Asphyxie de trois personnes par le gaz d'éclairage* (*Ann. d'hyg. publ. et de méd. légale*, 1875, t. XLIV, p. 353).

odeur de gaz et quelques personnes chargées de l'enquête judiciaire accusèrent le chloroforme ou le pétrole d'être la cause de l'accident; une conduite de gaz passant dans un corridor voisin fut trouvée en parfait état.

Le 26 janvier, en cherchant encore, M. Gillet, le propriétaire de la maison, qui tenait une lampe à la main, allume le gaz qui sortait derrière une plinthe et enfin on découvre un siphon privé d'eau dans le sol de la rue. Le gaz avait même filtré à 13 mètres de là, et tellement dépourvu d'odeur que les ouvriers mettent en doute sa nature; il est allumé cependant et, comme dans la chambre, il brûle avec une flamme bleue.

Depuis le 21 décembre, ils sont malades toutes les nuits; ils éprouvent de l'insomnie.

Le mardi 22, ils ne s'expliquent pas pourquoi ils se trouvent mieux dans la cuisine et de nouveau indisposés en rentrant dans leur chambre; ils ont des nausées dont ils accusent les pommes de terre qu'ils avaient mangées et l'odeur de schiste que Jeanne rapportait de l'usine.

Le 23, Jeanne se trouve mal dans son lit et sa belle-mère tombe sans connaissance en voulant lui porter secours; Biau les fait revenir : toutes les deux vomissent.

Le 24, dans la nuit, Biau s'évanouit; sa femme appelle Jeanne qui éprouve des bourdonnements d'oreilles, n'y voit plus, se lève cependant, mais tombe sans connaissance. Depuis ce moment, la femme Biau ne se rappelle plus rien; il lui semble cependant avoir pu porter sa belle-fille sur son lit.

Quand le 25 on pénétra dans la chambre, on trouva Biau mort sur son lit, pas de traces de vomissements.

Sa femme est étendue à terre, la figure vultueuse surtout aux pommettes, les yeux injectés, convulsés et roulant dans l'orbite, les narines fuligineuses, la respiration stertoreuse et le pouls misérable. La peau est froide, les arcades dentaires sont serrées, pas d'écume à la bouche, immobilité complète.

Jeanne Deltheil a la face pâle, les narines fuligineuses, les pupilles contractées, le pouls petit, filiforme. La peau est froide, les mâchoires sont serrées, pas d'écume à la bouche. Quelques traces de vomiturition. Les membres sont souples, la malade pousse quelques cris plaintifs.

Autopsie de Biau, le 26. — Rigidité cadavérique, narines fuligineuses, pas d'écume à la bouche. Le corps présente de larges plaques rouges, surtout à la partie postérieure des cuisses. Les enveloppes du cerveau et de la moelle sont fortement congestionnées; les bronches sont remplies par une écume sanguinolente

et poisseuse. Cœur mou, flasque, pas de sang dans les ventricules, les oreillettes contiennent quelques caillots.

23. Intoxication par le gaz d'éclairage. — Observation recueillie par le Dr Kober, de Breslau (1). — Le 25 décembre,
à Breslau, un vieillard meurt dans un rez-de-chaussée; on
croit à une mort naturelle et les trois fils, ainsi qu'une nièce,
viennent près de la veuve. Le 28 ils se réveillent avec du
malaise, de la fatigue et du vertige qui se dissipent dans
la journée. Le 29 on les trouve mourants; les deux femmes
reviennent assez rapidement, les trois hommes sont en danger
toute la journée.

Le sang de ces personnes, ainsi que celui du cadavre exhumé,
présente le spectre de l'oxyde de carbone. Ils n'avaient pas fait
de feu depuis trois jours, la lampe avait brûlé toute la nuit et on
ne percevait aucune odeur dans la maison. L'odeur devint per-
ceptible deux jours après et on alluma le gaz qui sortait par
l'interstice des dalles.

Le 2 janvier, on trouva un conduit rompu à 10 mètres de la
maison. Le 20 on découvre un orifice situé à 35 mètres, d'où le
gaz sortait tellement dépourvu d'odeur que les ouvriers mettent
en doute sa nature ; il brûle avec une flamme bleue.

24. Intoxication par le gaz d'éclairage. — Observations rap-
portées par M. le professeur Sédillot (2). — B..., ouvrier gazier,
pour appeler le gaz dans un tuyau, avait souvent aspiré sans
avoir éprouvé autre chose qu'un vertige promptement dissipé ;
une fois, en pratiquant cette même manœuvre, il tomba comme
foudroyé à la seconde aspiration.

Le même accident arrive à un nommé Z... dans des conditions
identiques.

25. Intoxication par le gaz d'éclairage. — Observation rapportée
par le Dr Lafargue, de Bordeaux (3). — Le 5 avril, rue Pelleport à
Bordeaux, les époux P..., âgés de plus de cinquante ans, sont trouvés
morts dans leur lit. Rigidité des membres, vastes lividités sur
les parties les plus déclives du corps, une écume rougeâtre s'é-
chappe des narines.

(1) Bruneau, *Empoisonnement par le gaz d'éclairage*, Thèse de Paris,
1885, p. 82.
(2) Sédillot, *Gazette médicale de Strasbourg*, an. 1842.
(3) Lafargue, *Empoisonnement par le gaz* (*Ann. d'hygiène publique
et de méd. légale*, t. VII, p. 447).

La chambre est assez vaste, précédée d'une cuisine ; on y perçoit une forte odeur de gaz, une lampe brûlait encore.

Pas de gaz dans la maison, un tuyau brisé dans le sol de la rue était la cause de l'accident.

Dans la maison voisine deux vieillards octogénaires n'ont dû la vie, se sentant indisposés, qu'à leur fille qui les veillait et qui, se sentant indisposée aussi, ouvrit instinctivement la fenêtre.

Le gaz, à Bordeaux, contient 10 à 12 pour 100 d'oxyde de carbone.

26. Intoxication par le gaz d'éclairage. — Asphyxie de cinq personnes. Observation recueillie par le Dr WESCHE, de Bernberg (1). — Deux enfants âgés de un à dix ans, le père, la mère, le grand-père âgé de soixante-cinq ans, sont asphyxiés. Le jour précédent ils avaient perçu l'odeur du gaz et quelques-uns avaient eu de la céphalalgie et des vomissements qui s'étaient dissipés après qu'on eut ouvert les fenêtres.

H... se réveille pendant la nuit, il vomit et, sentant une odeur prononcée de gaz, il quitte sa chambre en chancelant ; en y rentrant, il tombe sans connaissance et quand il revient à lui, il trouve son beau-père mort et sa femme râlant. Il appelle, des voisins viennent et trouvent le grand-père rigide ; les enfants sans connaissance ont des vomissements et des convulsions ; leur mère, une respiration stertoreuse. Elle meurt deux heures après dans le coma.

H... et ses enfants se rétablissent ; pendant quelques jours ils ont de la faiblesse, de la difficulté de la parole et une diminution de mémoire.

Les cadavres ont des taches rosées ; ils sont en rigidité. Quarante-huit heures après la putréfaction est à peine marquée.

Pas d'autopsie. Analyse du sang. — Celui du grand-père est rouge clair et fluide ; il présente les raies de l'oxyde de carbone et n'est pas réduit par le sulfhydrate d'ammoniaque. Le sang de la mère ne présente pas les mêmes signes, « elle n'est pas morte dans l'atmosphère toxique » ; il devient noir par l'addition d'une solution de soude, celui de son père rouge écarlate.

Un tuyau brisé dans le sol de la rue est la cause de l'accident.

27. Intoxication par le gaz d'éclairage. Empoisonnement de la famille Coïmi, observation rapportée par le Dr RUGGIERO CO-BELLI (2). — Le 3 janvier 1876, en pénétrant dans la chambre que

(1) Wesche, *Semaine médicale*, 25 mars 1885.
(2) Ruggiero Cobelli, *Vergiftung der Familie Coïmi in Rovereto durch Leuchtgas. Zeitschrift fuer Biologie*, t. III, p. 421, an. 1876.

la famille habitait en commun, on trouva mortes les deux filles âgées l'une de 20, l'autre de 15 ans.

Leur mère était dans un état alarmant. Elle présentait un état comateux complet, le pouls était lent et la respiration bruyante.

Le lendemain, l'intelligence revient.

Trois jours après, le mieux augmente encore, sauf une paralysie des membres du côté gauche.

Le 8ᵉ jour, après un état somnolent particulier, l'intelligence se trouble et la paralysie s'accentue.

L'état de la malade devient de plus en plus grave et elle meurt le 11ᵉ jour.

Autopsie de la mère. — Congestion des enveloppes de l'encéphale et de la moelle. On trouve, en outre, au niveau des vertèbres lombaires, les cordons postérieurs ramollis, ainsi que l'induration des deux racines antérieures. « Depuis quelque temps cette femme se fatiguait rapidement et se plaignait d'une grande lenteur dans ses pensées. »

Autopsie des deux filles. — On remarque une coloration rouge du sang avec reflets violacés. Injection des méninges, mais peu considérable.

Les viscères présentent tous une coloration rouge. Le péritoine est injecté et contient un peu de liquide rougeâtre. Des analyses chimiques font découvrir la présence de l'oxyde de carbone. Les jours précédents les trois victimes avaient éprouvé de la céphalalgie.

Une fuite existait à 4ᵐ,77 de la maison et le gaz épanché à 0ᵐ,80 sous le sol avait été aspiré pour ainsi dire par l'air plus chaud de la chambre située à 18ᵐ,44 du tuyau brisé.

Il est à présumer que le gaz a dû faire irruption en plus grande quantité par suite de la fermeture des becs de la ville.

28. Intoxication par le gaz d'éclairage. Observation inédite communiquée par M. le Dʳ Eug. FOUCART. — Le samedi 28 octobre 1893, vers 6 heures du soir, je fus appelé auprès de M. S..., âgé de vingt-cinq ans, demeurant rue de Madame, jouissant d'une bonne santé habituelle et qui avait subi un commencement d'intoxication par le gaz d'éclairage dans les circonstances suivantes:

Ce jeune homme prenait un bain dans la salle de bains d'un appartement particulier, salle de bains ayant environ 2ᵐ,50 de long sur 2ᵐ,50 de large et 3ᵐ,50 de hauteur, éclairée et aérée seulement d'une part par un vasistas carré de 0ᵐ,60 de côté, placé en haut d'un des murs de la pièce, donnant sur la rue, et d'autre part par des carreaux dépolis donnant sur une pièce fortement éclairée au gaz.

Le bain était chauffé par un appareil alimenté par le gaz d'éclairage ; après avoir chauffé le bain, le robinet du gaz n'avait pas été fermé par inadvertance ou il s'était ouvert de lui-même ; ce point n'a pu être éclairci. En tous cas, le jeune homme, parfaitement bien portant et à jeun depuis midi, se mit au bain vers 5 h. 15, le vasistas de la salle fermé à cause de la température extérieure et la pièce éclairée uniquement par les carreaux dépolis donnant sur la pièce voisine.

Au bout d'un quart d'heure environ, il s'aperçut de l'odeur du gaz et en même temps il éprouva un malaise et de la céphalalgie ; il se leva, voulut sortir de la baignoire, mais, à peine fut-il sorti de l'eau, qu'il tomba comme une masse à terre, auprès de la baignoire, n'ayant pu ni appeler, ni se vêtir.

Vers 6 heures moins un quart, quelqu'un de la maison qui cherchait M. S... pour lui parler, ne le trouvant nulle part, frappa à tout hasard à la porte de la salle de bains sans obtenir de réponse ; il voulut ouvrir la porte qui résista, étant fermée au verrou à l'intérieur ; on se rappela alors que M. S... avait exprimé le matin l'intention de prendre un bain avant le dîner. On enfonça la porte et on trouva M. S... dans la situation que j'ai indiquée.

On le transporta dans la pièce voisine, on chercha à le ranimer ; l'odeur du gaz d'éclairage ayant indiqué de suite aux assistants ce qui était arrivé, on ferma le robinet du gaz, on ouvrit le vasistas et on m'envoya chercher.

M. S... avait dû rester sans connaissance pendant quinze ou vingt minutes dans le cabinet de bains et exposé à la cause d'intoxication.

Je le trouvai encore sans connaissance, très pâle, ne parlant pas, privé de sensibilité et de mouvements, la respiration très lente et faible, les battements du cœur très faibles et lents, le pouls petit et irrégulier.

A force d'injections sous-cutanées d'éther, de frictions vigoureuses sur les membres, de respiration artificielle, j'obtins quelques mouvements et la respiration reparut peu à peu.

Vers 6 heures et demie, une demi-heure après mon arrivée, il ouvrit les yeux, commença à s'occuper un peu de ce qui se passait autour de lui, mais comme un homme hébété et à demi réveillé ; les vomissements commencèrent alors, composés de mucosités, mais sans aliments ; M. S... se plaignit d'un violent mal de tête au niveau du front et des tempes.

Peu à peu, sous l'influence de la révulsion par les boules d'eau chaude, les sinapismes, l'action de l'air frais extérieur, d'une potion fortement éthérée, de café noir très fort, et surtout d'inhalations d'oxygène, les vomissements se calmèrent, la circulation se rétablit et je quittai le malade vers 7 heures et demie.

Lorsque je revins vers 9 heures, je trouvai le malade complètement revenu à lui; il avait encore de la courbature générale qui dura trois jours, et une céphalalgie qui ne se dissipa qu'au bout de quarante-huit heures. Il me raconta que, en sortant de sa baignoire il avait éprouvé un mal de tête assez violent mais non insupportable, et il ne ressentait aucun sentiment pénible; il ne se rappelait rien depuis qu'il avait perdu connaissance.

La nuit fut paisible : jusque vers minuit on l'empêcha de s'endormir et une personne vigilante passa la nuit auprès de lui.

M. S..., qui est très intelligent et se livre, comme professeur, à des travaux intellectuels, n'a, sur mon conseil, repris ses occupations qu'au bout de huit jours; il a reconnu lui-même qu'il n'aurait pu appliquer son esprit à un travail sérieux avant ce moment.

Cette intoxication ne laissa aucune trace et M. S... se rétablit complètement.

On fit changer le mode de chauffage de la salle de bains; on agrandit la fenêtre, qui fut munie à sa partie supérieure d'un appareil de ventilation à ailettes automatiques.

L'analyse spectroscopique du sang du jeune homme, au moment de l'accident, n'a pas été faite.

II. — ASPHYXIE PAR L'HYDROGÈNE SULFURÉ.

29. Asphyxie par les gaz des fosses d'aisances. — Je soussigné, Paul Brouardel, commis par M. Martinet, substitut, en vertu d'une ordonnance, en date du 7 août 1882, ainsi conçue, etc.

Serment préalablement prêté, ai procédé à l'autopsie du sieur B. André, le 9 août 1882.

Le cadavre est celui d'un homme paraissant âgé de 30 ans, grand et vigoureux. La putréfaction est extrêmement avancée et le corps présente une coloration uniforme vert foncé. Il porte aux deux jambes des sinapismes maintenus par des bandes qui font plusieurs fois le tour de la jambe. L'épiderme s'enlève sur toutes les parties du corps avec la plus grande facilité et par larges lambeaux.

Sur aucune partie du corps il n'y a de traces de violences.

La langue est placée entre les arcades dentaires.

Les os du crâne ne sont pas fracturés.

Le cerveau est très putréfié, il est affaissé et la dure-mère est soulevée par des gaz de putréfaction. L'on ne constate ni tumeur, ni épanchement séreux ou sanguin.

On ne constate pas de corps étranger dans l'arrière-bouche, ni dans la trachée et l'œsophage.

Les poumons, le cœur et le foie très putréfiés sont également affaissés.

Les poumons sont congestionnés et crépitent peu.

Le péricarde et le cœur sont vides. Les valvules sont saines.

Les plèvres contiennent chacune environ cent grammes de sérosité.

La face convexe du foie paraît érodée, comme chagrinée, à cause du soulèvement de la capsule de Glisson par les gaz de putréfaction. Les fragments nagent dans l'eau.

L'estomac contient environ 100 grammes de liquide biliaire.

La rate et les reins sont très putréfiés.

Il n'y a pas de liquide dans la cavité abdominale.

Les anses intestinales sont peu putréfiées relativement aux autres viscères. Il n'y a pas d'étranglement ni de hernie.

Nous avons recueilli dans des bocaux, et pour être soumis à l'analyse chimique, un peu de sang.

Conclusions. — 1° On ne constate dans le cadavre du sieur B. André, aucune affection aiguë ou chronique à laquelle la mort puisse être attribuée;

2° La rapidité et la répartition de la putréfaction, l'état des poumons, sont en faveur de l'hypothèse d'une mort par asphyxie causée par l'inhalation des gaz des fosses d'aisances;

3° Il y a lieu de pratiquer l'analyse chimique du sang du sieur B. pour déterminer si cette hypothèse est exacte (1).

30. Asphyxie par les gaz des fosses d'aisances. Affaire B... Autopsie médico-légale. — Nous soussignés, Paul Brouardel, et Descoust, chef des travaux de médecine légale, commis par M. Adolphe Guillot, juge d'instruction, en vertu d'une ordonnance, en date du 1ᵉʳ juillet 1882, ainsi conçue, etc.

Serment préalablement prêté, avons procédé à l'autopsie du sieur B..., le 3 juillet 1882.

I. *Autopsie.* — Le cadavre du sieur B... est celui d'un homme paraissant âgé de 21 ans.

D'après les renseignements qui nous ont été fournis, cet homme serait mort dans la journée du 30 juin. Il aurait été apporté à la Morgue dans la nuit du samedi 1ᵉʳ juillet, étant déjà en putréfaction gazeuse, et aurait été placé de suite dans un four à refroidir d'où il serait seulement sorti le lundi matin 3 juillet pour être soumis à l'autopsie.

Cet homme était d'une taille petite, élancée, le cadavre est dans un état de putréfaction gazeuse assez avancé.

La face, le thorax, l'abdomen, les cuisses et la partie supérieure des bras sont complètement verdâtres. Les veines du réseau sous-cutané sont injectées. La partie interne des cuisses, la face antérieure de la cuisse droite et la jambe gauche présentent quelques plaques parcheminées.

Sur le bras gauche se trouve appliqué un bandage de saignée, au-dessous de ce bandage on constate la plaie résultant de la saignée.

Sur les deux jambes on trouve la trace de sinapismes.

Il n'y a pas d'ecchymoses ponctuées sur les conjonctives.

Dans les cheveux se trouvent des matières fécales.

Les gaz contenus dans le tissu cellulaire sous-cutané brûlent avec une flamme bleuâtre.

(1) L'analyse n'a pas été ordonnée par le parquet.

L'épiderme se détache par lambeaux sur les différentes parties du corps.

Les os du crâne ne sont pas fracturés.

Les gros vaisseaux du cerveau sont congestionnés. Le cerveau, le cervelet et le bulbe ne présentent aucune lésion appréciable.

La trachée contient très peu de spume, mais un peu de sable.

L'œsophage contient un peu de matières de vomissements.

Les plèvres renferment une très petite quantité de liquide de transsudation, teinté en rouge par la matière colorante du sang.

Les poumons présentent quelques plaques d'emphysème, ils contiennent de la spume bronchique et sont très congestionnés.

Le cœur contient du sang de la consistance de la gelée de groseilles. Les valvules sont saines.

L'estomac renferme environ deux cents grammes de matières alimentaires.

Le foie est putréfié.

Les reins également putréfiés paraissent sains et se décortiquent assez bien.

La rate est saine.

Les intestins paraissent sains et ne présentent ni étranglement, ni invagination.

Les muscles ont une réaction acide au papier de tournesol.

On ne constate aucune trace de violences sur les différentes parties du corps.

Le sang contenu dans le cœur a été recueilli dans un bocal, et celui contenu dans les poumons et le foie a été recueilli dans un autre bocal, pour être soumis à l'analyse chimique.

Conclusions. — 1° Le cadavre de B... ne présente aucune trace de violences ni aucune lésion viscérale chronique auxquelles la mort puisse être attribuée ;

2° Celle-ci a été déterminée par l'absorption pulmonaire de gaz toxiques dont une analyse chimique peut seule permettre de préciser la nature.

II. *Analyse chimique du sang de B...* — Nous soussignés, A. Gabriel Pouchet, Paul Brouardel, Paul Descoust,

Commis par une ordonnance de M. Adolphe Guillot, juge d'instruction, en date du 29 juillet 1882, ainsi conçue :

« Nous, Adolphe Guillot, etc.

« Au sujet de la mort du nommé B...

« Commettons M. Gabriel Pouchet, chimiste, à l'effet de procéder avec MM. Brouardel et Descoust à l'analyse du sang du nommé B... et de rechercher les causes de l'asphyxie. »

Serment préalablement prêté entre les mains de ce magistrat, avons procédé, ainsi qu'il est dit dans ce rapport, aux constatations qui nous sont demandées.

Le sang recueilli au moment de l'autopsie, faite 70 heures après la mort, avait été placé dans deux bocaux qui nous ont été remis le 4 juillet au soir.

Ces deux bocaux étaient revêtus chacun d'une étiquette scellée par un cachet à la cire rouge portant l'inscription « Morgue » et maintenue au bouchon et au goulot des flacons par une ficelle de couleur rose.

Les flacons sont en verre blanc, d'une capacité de 250 centimètres cubes, et fermés chacun par un bouchon de caoutchouc percé de deux trous dans lesquels passent deux tubes en verre coudés à angle droit et scellés à la lampe.

Les étiquettes portent :

Scellé n° 1. — Aff. B... — Sang provenant des cavités du cœur et des gros vaisseaux. — 3 juillet 1882. — Descoust.

Ce flacon renferme environ 60 centimètres cubes de liquide.

Scellé n° 2. — Aff. B... — Sang provenant des cavités pleurale et péricardique. — 3 juillet 1882. — Descoust.

Ce flacon renferme environ 90 centimètres cubes de liquide.

Le 5 juillet, au matin, nous avons procédé à l'examen de ces deux scellés de la façon suivante :

Le scellé n° 1 avait déjà subi un commencement de fermentation qui avait augmenté la pression à l'intérieur du récipient. Nous nous sommes assuré, en faisant passer le gaz qui s'est dégagé spontanément à la rupture du tube scellé, à travers une solution étendue de sous-acétate de plomb, que l'atmosphère surnageant le sang ne renfermait pas trace d'acide sulfhydrique.

Nous avons d'abord essayé de dégager, à l'état libre, l'hydrogène sulfuré que l'on supposait exister dans le sang et nous nous sommes servi pour cela de l'appareil suivant :

Un ballon en verre fort, de 200 centimètres cubes environ de capacité, nous servit de récipient pour les liquides sur lesquels nous avions à opérer. Ce ballon fut fermé par un bouchon en caoutchouc percé de deux trous.

Dans l'un des trous passait la douille d'une sorte d'entonnoir formé par une boule de verre portant d'un côté un orifice pouvant se fermer par un bouchon à l'émeri ; et, du côté opposé, soudé sur la boule, un robinet de verre rodé, terminé par un tube de 20 centimètres de long. Cet appareil, d'une contenance de 100 centimètres cubes environ, porte dans les laboratoires le nom de *tube à brome.*

Le second trou du bouchon de caoutchouc obturant le ballon

livrait passage à un tube de verre courbé deux fois à angle droit et dont la longue branche parallèle à celle traversant le bouchon du ballon s'engageait dans un autre bouchon de caoutchouc à deux trous fermant un flacon dans lequel nous avions mis 2 centimètres cubes de sous-acétate de plomb liquide à 28° Baumé étendu de 25 centimètres cubes d'eau distillée. Cette longue branche du tube plongeait jusqu'au fond du flacon et était destinée à faire barboter les gaz dans la solution plombique.

Le second trou du bouchon fermant ce flacon livrait passage à un tube de verre courbé à angle droit et relié par un fort tube de caoutchouc à une machine pneumatique à mercure, modèle d'Alvergniat.

Après nous être préalablement assuré que notre appareil tenait parfaitement le vide et que, pendant le maniement de la machine pour retirer l'air contenu dans tout l'appareil, la solution plombique renfermée dans le flacon était restée parfaitement limpide et incolore, nous avons laissé couler goutte à goutte dans le ballon au moyen du robinet du tube à brome, le liquide sur lequel nous faisions l'expérience, mesuré d'abord, puis introduit dans ce tube, de façon que les gaz dégagés spontanément dans le vide barométrique ne puissent traverser que bulle à bulle la solution étendue de sous-acétate de plomb, le dégagement gazeux étant, de plus, réglé par le robinet même de la machine pneumatique.

Quand le dégagement de gaz à la température ambiante fut terminé, et après que les 50 centimètres cubes sur lesquels nous avons opéré chaque fois eurent été ainsi introduits goutte à goutte dans le ballon par l'intermédiaire du tube à brome, ce ballon fut plongé dans de l'eau chauffée à 70 degrés pour dégager les dernières traces de gaz susceptibles d'être mis en liberté par le vide.

Dans ces conditions, les 50 centimètres cubes du sang contenu dans le scellé n° 1 ont donné dans la liqueur plombique un précipité coloré en brun clair, précipité formé par un mélange de carbonate et d'une petite quantité de sulfure de plomb.

Les 50 centimètres cubes du sang contenu dans le scellé n° 2 ont donné, avec une liqueur plombique semblable, un précipité gris noirâtre formé également d'un mélange de carbonate et d'une proportion beaucoup plus considérable de sulfure de plomb.

L'addition à ces deux liqueurs (tenant en suspension les précipités) d'acide chlorhydrique pur, jusqu'à réaction fortement acide, produisit la dissolution avec effervescence du carbonate de plomb, et par le repos, il se rassembla de petits flocons noirs de sulfure de plomb qui est insoluble dans l'acide chlorhydrique étendu.

La proportion de sulfure de plomb, beaucoup plus considérable avec le liquide du scellé n° 2, permit de tenter une réaction qui resta douteuse avec le sulfure obtenu du liquide contenu dans le scellé n° 1.

Le sulfure de plomb insoluble dans la solution acidifiée par l'acide chlorhydrique fut filtré sur un tout petit filtre lavé préalablement à l'acide azotique, puis à l'eau distillée. Ce précipité, lavé et séché, fut introduit avec un petit fragment de cyanure de potassium pur dans un creuset en porcelaine, puis chauffé au rouge. Le résidu de la fusion, repris par l'eau distillée, se colora en rouge violet par addition de quelques gouttes d'une solution de nitro-prussiate de soude, réaction caractéristique des sulfures alcalins. Cette réaction, très nette avec le liquide plombique du scellé n° 2, ne donna pas de résultat positif avec le liquide plombique du scellé n° 1. Ce dernier contenait d'ailleurs une proportion de sulfure de plomb tout à fait insuffisante pour mener à bien cette seconde réaction.

Dans le but de contrôler ces résultats, nous avons soumis à l'examen spectroscopique le sang des deux scellés.

Nos liquides furent préparés en diluant 1 volume de sang dans 3 volumes d'eau distillée préalablement bouillie, et examinant les dissolutions, sous une épaisseur variable, dans une auge de forme triangulaire.

Le sang contenu dans le scellé n° 1 nous a montré, dans ces conditions, un faible indice de bande noire dans la partie rouge-orangé du spectre, tandis qu'avec le sang du scellé n° 2, nous avions une bande noire très nette, assez large, occupant l'espace compris entre les divisions 66 et 72 de l'échelle de Duboscq (la raie D du sodium étant à la division 80) et une autre bande, à gauche de la première, moins visible, plus étroite, s'étendant de 57 à 60. Cette seconde bande était suivie d'une bande brillante, et la partie orangé-jaune du spectre avant la large bande 66-72 était légèrement obscurcie.

Nous avons observé avec la plus parfaite exactitude les mêmes caractères spectroscopiques sur du sang frais de chat que nous avons agité quelques instants avec du gaz sulfhydrique.

Nous avons cru devoir en outre instituer une série d'expériences afin de déterminer avec exactitude si du sang abandonné à la putréfaction nous fournirait des résultats analogues, et au bout de combien de temps se manifesterait la présence de l'hydrogène sulfuré.

Pour cela, nous nous sommes procuré à l'amphithéâtre de l'hôpital Saint-Louis le sang contenu dans le cœur et les gros vaisseaux d'une femme morte de pneumonie dans cet hôpital. Au moment où nous avons recueilli ce sang, le décès datait déjà de 30 heures. La quantité de sang ainsi recueilli était de 280 centimètres cubes.

Nous l'avons placé dans un bocal à large ouverture recouvert d'une feuille de papier et il fut abandonné à la putréfaction à la température ambiante qui fut en moyenne de 15 à 20°.

Après cinq jours, et alors que ce sang exhalait déjà une odeur insupportable de putréfaction, nous en avons prélevé 50 centimètres cubes qui ont été traités comme nous l'avons exposé au commencement de ce rapport, dans le vide de la machine pneumatique à mercure. Les gaz dégagés pendant cette opération ne produisirent dans la solution plombique qu'un précipité à peine grisâtre, entièrement soluble dans l'acide chlorhydrique à froid. L'examen spectroscopique ne fit apercevoir que la large bande de l'hémoglobine réduite, située entre les raies D et E du spectre, de 77 à 114.

Trois jours plus tard, la même série d'essais fut entreprise de nouveau. L'examen spectroscopique conduisit au même résultat. Le dégagement des gaz dans le vide nous donna après leur passage dans la solution plombique, un précipité un peu plus teinté que le précédent, mais qui ne montra pas encore de flocons noirs de sulfure de plomb après l'action de l'acide chlorhydrique.

On répéta cette même expérience trois jours plus tard, et elle conduisit sensiblement aux mêmes résultats.

Ce ne fut que le quatorzième jour après la mort de la malade que l'extraction des gaz par le vide amena dans la liqueur plombique la formation d'un précipité brun clair dans lequel l'acide chlorhydrique dilué sépara quelques flocons noirs de sulfure de plomb. En même temps apparut au spectroscope un faible indice de la bande obscure dénotant la présence de l'hydrogène sulfuré.

Il n'est donc pas admissible que l'existence de l'hydrogène sulfuré décelé dans le sang qui a été soumis à notre examen pût provenir de la putréfaction, nos expériences ayant été faites 120 heures après la mort.

Nous rappellerons ici les expériences faites dans un cas analogue par MM. Descoust et Boutmy (Affaire des égoutiers du boulevard Rochechouart), expériences dont les résultats tout à fait concordants avec les nôtres, viennent encore confirmer nos déductions.

Ces expériences portèrent sur du sang d'animaux (chiens, cochons d'Inde) tués de diverses manières :

1° Par pendaison (chiens);

2° Par suffocation à la main (chiens);

3° Par inhalation d'hydrogène sulfuré (chiens et cochons d'Inde).

Quatre jours après leur mort, les trois chiens sacrifiés par pendaison, suffocation et inhalation d'hydrogène sulfuré, furent ouverts, et leur sang, recueilli aussi rapidement que possible, fut placé dans des flacons préparés comme ceux qui ont déjà été décrits, et une petite quantité de ce sang fut prélevée immédiatement pour servir à l'analyse spectrale.

Sur les trois échantillons examinés, deux fournirent des raies spectrales très nettes; un seul fournit des raies moins nettes, mais accompagnées d'une troisième raie très appréciable située à gauche de la première.

Vérification faite, il fut reconnu que cet échantillon avait été prélevé sur le sang provenant du chien intoxiqué par inhalation d'hydrogène sulfuré.

Le sang d'un cochon d'Inde placé sous une cloche de verre et asphyxié avec la plus petite quantité possible d'hydrogène sulfuré, fut également analysé ce même jour : les résultats furent exactement les mêmes. Ce sang avait une couleur violacée manifeste.

Un deuxième cochon d'Inde intoxiqué le même jour, fut conservé pour être ouvert plusieurs jours après sa mort. L'analyse du sang de cet animal fournit les mêmes résultats que les précédents.

Ces diverses analyses spectrales furent complétées par l'extraction des gaz contenus dans le sang d'où provenaient les échantillons examinés.

Les trois flacons contenant le sang des trois chiens furent reliés à un flacon unique dans lequel une trompe à eau faisait le vide. Après interposition entre eux et le flacon de tubes de Liebig contenant une solution d'acétate neutre de plomb au dixième :

Le sang du chien pendu dégagea une certaine quantité de gaz qui détermina dans la solution plombique un précipité blanc qui fut reconnu pour être du carbonate de plomb.

La quantité du même gaz qui se dégagea du sang du chien suffoqué fut beaucoup plus considérable.

Le sang du chien intoxiqué par l'hydrogène sulfuré, outre une certaine quantité d'acide carbonique, laissa dégager un gaz qui détermina la formation d'un précipité noir dans la solution plombique, précipité peu abondant, mais cependant très appréciable. Le vide, suspendu pendant la nuit, fut refait pendant toute la journée du lendemain. Pendant ce temps, le sulfure de plomb augmenta légèrement.

L'apparition de traces de sulfure de plomb dans les deux autres tubes n'eut lieu qu'au bout de 12 jours, et il fallut une semaine pour obtenir une quantité de sulfure de plomb comparable à celle fournie en 24 heures par le sang des égoutiers et par celui des animaux intoxiqués par l'hydrogène sulfuré.

Les résultats de ces expériences confirmaient donc notre opinion que l'hydrogène sulfuré trouvé par l'analyse spectrale et chimique dans le sang des égoutiers ne s'était pas formé par putréfaction.

III. *Analyse des gaz composant l'atmosphère du bassin de décantation de l'usine d'Alfort.* — Le mercredi 19 juillet, à onze heures du matin, en présence de M. le commissaire de police d'Alfort, nous avons procédé au captage des gaz composant l'atmosphère du bassin de décantation à l'endroit où se produisit l'accident ayant amené la mort de B...

L'appareil que nous avons employé se composait d'un flacon de 2 litres de capacité fermant par un bouchon à l'émeri enduit de cire et de paraffine et relié à un second flacon à deux tubulures servant d'aspirateur. Nous avions préparé au laboratoire un tube en forme de siphon à branches égales, dont l'une des branches traversait un bouchon de caoutchouc percé de deux trous, et qui, pendant l'opération, remplaçait le bouchon à l'émeri du flacon dans lequel fut recueilli le gaz à analyser. Le second trou du bouchon de caoutchouc était traversé par un tube de verre relié au moyen d'un caoutchouc suffisamment long au robinet du flacon formant aspirateur. Le flacon destiné à recueillir le gaz fut descendu au fond de la fosse au moyen d'une corde, et l'aspirateur, de même capacité que ce flacon, fut trois fois de suite rempli d'eau et vidé lentement de façon que l'atmosphère du fond de la fosse vint, par le tube en siphon, prendre la place de l'air qui remplissait auparavant ce flacon.

L'appareil fut ensuite remonté rapidement, le bouchon à l'émeri substitué au bouchon de caoutchouc, et le joint recouvert soigneusement de cire.

Le même jour, nous procédâmes à l'analyse du gaz contenu dans le récipient, par les méthodes usitées en pareil cas. Cette analyse nous donna les résultats suivants :

Sur cent parties en volume :

Acide sulfhydrique.............................   2,17
Acide carbonique..............................   3,26
Oxygène................. 17,39
Azote et non dosé............................. 77,99
                                               ____
                                                 99,99

La composition de ce mélange gazeux est manifestement toxique, puisque, d'après Dupuytren et Thénard, un cheval succombe dans une atmosphère qui en renferme 1/250, et un chien de forte taille dans une atmosphère en renfermant 1/800; et sa teneur en hydrogène sulfuré n'a probablement pu que diminuer depuis le moment de l'accident, la ventilation de la fosse, si imparfaite qu'elle puisse être, s'étant exercée depuis ce moment en toute liberté.

Conclusions. — 1° Le sang de B... contenait de l'hydrogène sulfuré;

2° Les expériences que nous avons instituées démontrent que ce gaz a pénétré nécessairement dans le sang de B... pendant sa vie;

3° La mort de B... est donc le résultat d'une intoxication par l'hydrogène sulfuré.

31. Intoxication par le gaz hydrogène sulfuré. Accident de l'égout du boulevard Rochechouart; quatre victimes. Rapport de MM. Boutmy et Descoust. — Nous soussignés, E. Boutmy, chimiste expert, et Paul Descoust, chef des travaux de médecine légale,

Commis par M. Aignan, juge d'instruction, en vertu d'une première ordonnance en date du 27 septembre 1880, et d'une deuxième ordonnance en date du 29 septembre 1880, toutes deux ainsi conçues, etc...

Serment préalablement prêté, avons procédé : 1° à l'autopsie de Richard et de Garnero; 2° à l'analyse spectroscopique et chimique de leur sang; 3° à des analyses comparatives de sang provenant de trois individus morts assassinés sur la voie publique et autopsiés comme Richard et Garnero, deux et quatre jours après leur mort; 4° à des expériences sur les animaux : pendaison, suffocation, inhalation de gaz sulfureux, examen spectroscopique et analyse chimique de leur sang; 5° à plusieurs visites dans l'égout, — à l'analyse chimique des boues et matières organiques recueillies par M. le commissaire aux délégations et placées sous scellés; 6° à des expériences sur les animaux avec les gaz se dégageant, par simple agitation, des eaux vannes désinfectées et non désinfectées et provenant de diverses fosses d'aisances; 7° à une vidange expérimentale de la fosse de la rue de Clignancourt, n° 17 ; 8° à l'étude et à la discussion de toutes les causes qui, dans le cas particulier, étant donné l'état de l'égout Rochechouart, ont pu déterminer la mort des quatre égoutiers.

Autopsie de Richard (faite le 25 septembre 1880). — Le cadavre est celui d'un homme bien constitué, il ne présente aucune trace de putréfaction. La face et la partie supérieure du thorax présentent une couleur violacée manifeste sans lésions de la peau. Les yeux sont injectés de sang. Il s'écoule par les narines une certaine quantité de sérosité sanguine. Le corps ne présente aucune trace de violences, soit en avant, soit en arrière.

Le cuir chevelu n'est pas déchiré. Les os du crâne ne sont pas fracturés. Les enveloppes du cerveau sont saines. La surface du cerveau est légèrement œdémateuse et les vaisseaux sont gorgés de sang noir. Le cerveau ne renferme ni tumeur ni épanchement séreux ou sanguin. La bouche est remplie de détritus organiques. L'arrière-bouche et le larynx contiennent une grande quantité de grains de sable et de petits cailloux. La trachée en est absolument remplie, comme si on les y avait tassés. Au niveau des premières bronches, on trouve ces mêmes cailloux, dont quelques-uns ont le volume d'un gros haricot. Tous les principaux rameaux bronchiques sont remplis de sable et de détritus organiques, espèce de boue de couleur gris noirâtre. Les plèvres ne contiennent pas de liquide séreux ou sanguin. Les deux poumons sont adhérents dans toute leur étendue ; ils ne renferment aucun noyau apoplectique ou pneumonique ; ils sont œdémateux, congestionnés et gorgés de sang noir violacé, mélangé à une grande quantité de spume bronchique. Le péricarde est sain. Le cœur et ses orifices ne présentent aucune altération organique ; les deux ventricules, surtout le droit, contiennent du sang noir et coagulé. L'estomac renferme une certaine quantité de liquide grisâtre mélangé de matières organiques et de quelques petits graviers. Le duodénum est rempli de liquide grisâtre analogue à celui trouvé dans l'estomac. Les muqueuses stomacale et intestinale ne présentent aucune lésion ou altération pathologique appréciable. Le foie est volumineux et gorgé de sang. La rate est grosse ; sa surface est couverte de tractus blanchâtres, consécutifs à une périsplénite ancienne. Les reins sont congestionnés, la vessie est saine.

Autopsie de Garnero (30 septembre 1880). — Le cadavre est celui d'un homme paraissant vigoureusement constitué. La peau commence à présenter une couleur verdâtre assez prononcée, au milieu de laquelle on voit se dessiner nettement le réseau veineux sous-cutané. Cependant la putréfaction est beaucoup plus superficielle que ne paraît l'indiquer la couleur verdâtre des téguments.

Le cuir chevelu n'est pas déchiré. Les os du crâne ne sont pas fracturés. Les enveloppes du cerveau sont saines. La surface des hémisphères est congestionnée; les vaisseaux sont gorgés de sang noir. Le cerveau, dont la substance commence à se putréfier, ne renferme ni tumeur, ni épanchement séreux ou sanguin. La bouche et surtout l'arrière-bouche contiennent des détritus organiques (pelures de fruits et autres) et une certaine quantité de boue grisâtre avec un assez grand nombre de petits graviers, mais avec peu de cailloux aussi volumineux que ceux trouvés dans la trachée du précédent cadavre. La trachée et les premières bronches sont également remplies de cette boue; mais elles ne sont pas obstruées comme dans le cas précédent; cependant on retrouve une certaine quantité de cette boue jusque dans les plus petites bronches et jusque sous la plèvre, qui se trouve soulevée par places. Les cavités pleurales ne renferment qu'un peu de liquide de transsudation présentant une couleur manifestement violacée. Les poumons, non adhérents, sont congestionnés et gorgés de sang noir et de spume bronchique, mais ne renferment aucun noyau apoplectique ou pneumonique. Le sang et la spume qui s'écoulent de la surface de section des poumons présentent une coloration manifestement violacée, quand on les examine sur une couche de faible épaisseur. Le péricarde est vide. Le cœur et ses orifices ne présentent aucune altération organique; les cavités, surtout celles du côté droit, contiennent une petite quantité de sang légèrement visqueux et présentant, au moment de l'ouverture des cavités, une coloration nettement violacée, qui disparaît en partie après une courte exposition à l'air. L'estomac renferme quelques matières alimentaires mélangées à une certaine quantité de liquide grisâtre, épais, analogue à celui trouvé dans la bouche, c'est-à-dire composé d'eau, de fins graviers et de détritus organiques. La muqueuse stomacale présente, au niveau de la grande courbure, un piqueté hémorrhagique large sur plusieurs points de 2 à 3 centimètres carrés environ. La muqueuse intestinale ne présente aucune altération appréciable. Le foie, la rate et les reins sont congestionnés, mais sains; le sang qu'ils contiennent présente une coloration violette très manifeste; la vessie est saine.

Analyse spectroscopique et chimique du sang de Richard et de Garnero. — Dans le cours de chaque autopsie, une certaine quantité de sang fut recueillie dans un flacon propre, muni d'un bouchon en caoutchouc et d'un tube en verre fermé à la lampe. Les deux flacons contenant le sang recueilli ont été ouverts le 30 septembre, en présence de M. Lhôte, qui a assisté à l'analyse à laquelle nous avons procédé.

L'analyse spectrale du sang de Richard et de Garnero donne des résultats identiques : Les raies spectrales fournies par le sang des deux victimes paraissaient estompées et moins nettes que celles fournies par le sang de l'un de nous, mais encore, vers la division 90 de l'échelle, c'est-à-dire un peu à gauche des deux raies ordinaires caractéristiques de l'hémoglobine oxygénée, existait une troisième raie, moins large et moins nettement marquée, mais cependant très appréciable, surtout après comparaison avec les raies spectrales fournies par le sang de l'un de nous. Après addition d'une petite quantité de sulfhydrate d'ammoniaque aux solutions faites avec le sang de Richard et celui de Garnero, les deux raies caractéristiques de l'hémoglobine oxygénée disparurent et furent remplacées par la raie plus large connue sous le nom de *bande d'absorption* ou *raie de Stokes*. A côté de cette bande d'absorption, moins foncée que d'ordinaire, persistait la troisième raie spectrale observée au niveau de la division 90 de l'échelle du spectroscope.

En présence de l'apparition de cette troisième raie spectrale, indiquant que le sang de Richard et de Garnero contenait une certaine quantité d'hydrogène sulfuré, nous avons immédiatement cherché à en faire l'extraction par le vide et à en doser la quantité.

Le sang des victimes avait été recueilli à l'autopsie dans des flacons d'un quart de litre, munis d'un bouchon en caoutchouc traversé par un tube de verre recourbé à angle droit, fermé et effilé à son extrémité extérieure, à la lampe. Chacun de ces flacons contenait environ 150 centimètres cubes de sang ; à l'aide de tubes en caoutchouc, le tube effilé de chaque flacon fut mis en communication avec un appareil à boules de Liebig, renfermant une solution d'acétate de plomb au dixième, l'autre extrémité fut reliée à une trompe à eau, capable de faire le vide presque parfait.

Sous l'action du vide formé, le sang du flacon devint mousseux et abandonna de nombreuses bulles de gaz qui noircirent, en la traversant, la solution d'acétate de plomb, en donnant lieu à un précipité notable de sulfure et de carbonate de plomb. Le vide s'opérant lentement, les gaz sulfurés abandonnés par le sang furent entièrement absorbés par la solution d'acétate de plomb. Le flacon était fréquemment agité, et placé dans un bain-marie à 40° au plus, afin de permettre le dégagement de tous les gaz contenus dans le sang. Chacun des flacons fut soumis pendant une heure à l'action du vide : l'extraction fut continuée le lendemain ; le surlendemain, tout dégagement d'hydrogène sulfuré ayant cessé, il était probable qu'on en avait extrait la totalité qui existait dans le sang soumis à l'expérience.

Celui qu'on en retira ultérieurement, dont la quantité allait toujours en augmentant, était dû à la putréfaction du sang.

L'analyse spectroscopique du sang de trois individus tués l'un à coups de revolver, l'autre d'un coup de ciseau, le troisième à coups de couteau, et dont l'autopsie eut lieu exactement autant d'heures après la mort que pour Garnero et Richard, ne donna que les raies caractéristiques de l'hémoglobine oxygénée : aucune raie supplémentaire ne se montra ; après addition d'une petite quantité de sulfhydrate d'ammoniaque, les deux raies disparurent pour faire place à la raie d'absorption ou de Stokes ; mais la troisième bande observée avec le sang des égoutiers ne reparut pas. L'analyse chimique du sang de ces trois individus ne donna aucun résultat ; pendant trois heures de vide, il ne se dégagea aucune trace d'hydrogène sulfuré : ce gaz, ou plutôt des traces de ce gaz ne se montrèrent que le onzième jour du vide. La quantité de gaz sulfuré dégagé ne devint notable que le seizième jour, époque où la putréfaction du sang des flacons était manifeste.

Les résultats des *expériences comparatives sur le sang d'animaux tués de diverses manières* (par pendaison, par suffocation à la main, par inhalation de gaz sulfurés), confirmèrent notre opinion que l'hydrogène sulfuré trouvé par l'analyse spectrale et chimique dans le sang des égoutiers ne s'était pas formé par putréfaction et qu'il avait une autre origine pour la recherche de laquelle nous sommes descendus trois fois dans l'égout Rochechouart, théâtre de l'accident, le 28 septembre, le 1er octobre et le 23 avril.

Visite de l'égout du 28 septembre 1880. — A cette visite, à laquelle assistaient M. le procureur de la République, M. Aignan, juge d'instruction, MM. Clément, Lecœur, Lhôte, Rivière, des employés des ponts et chaussées, des ouvriers égoutiers et les experts, c'est-à-dire une quinzaine de personnes au moins, l'égout fut trouvé dans l'état où il était au moment de l'accident.

Cet égout, situé boulevard Rochechouart, et auquel nous avons accédé par une galerie de communication et un escalier de 24 marches, mesure 1^m,70 de hauteur, 0^m,90 de largeur à la partie supérieure, 0^m,75 à la partie inférieure. En face l'escalier de 24 marches, se dresse un autre escalier qui conduit directement dans l'égout de la rue Clignancourt, dont la longueur, depuis le pied de cet escalier jusqu'au n° 17 de cette rue, est de 113^m,65. Le branchement particulier qui part de cet égout pour aller jusqu'à la fosse d'aisances du n° 17, mesure 39^m,75, dont 14^m,45 en égout et 25^m,30 en tuyaux de grès Doulton.

La pente de l'égout du boulevard Rochechouart est peu appréciable ; il contenait une assez grande quantité d'eau et de matières composées de boues, de sables et de petits cailloux, le tout formant une épaisseur de 25 à 30 centimètres environ. Nous avons constaté que l'eau et les boues de cet égout ne dégageaient aucune odeur notable de gaz sulfurés pendant le séjour que nous y avons fait, et cela malgré l'agitation non interrompue de l'eau et des boues, produite par le va-et-vient des nombreuses personnes qui marchaient les unes derrière les autres pour se rendre au point où avait été construit le batardeau placé en amont du travail d'extraction. La distance à parcourir du pied de l'escalier de l'égout jusqu'à ce point était de 61 mètres. Sur ce parcours et à 18^m,10 de l'escalier se trouvent un puits d'extraction (n° 38), sans échelons ; 5 mètres plus haut, un branchement de bouche d'égout (n° 38) ; à 25 mètres de ce branchement fut trouvé le cadavre de Richard ; 8 mètres plus haut existe un autre branchement dans lequel Prot fut retrouvé étendu et vivant. Les quatre autres égoutiers furent trouvés morts au pied de l'escalier conduisant à l'égout de la rue de Clignancourt.

Pendant cette visite et la suivante une certaine quantité de matières furent recueillies par M. le commissaire aux délégations judiciaires, placées dans des vases sous scellés et transportées au laboratoire de l'un de nous pour y être analysées. L'ouverture de ces vases eut lieu les 16 et 18 octobre. L'analyse chimique indique que les matières recueillies étaient à peine chargées d'hydrogène sulfuré et d'ammoniaque. Cependant, comme leur odeur indiquait assez nettement une odeur fécale, nous avons pensé que, si nous pouvions y trouver des éléments biliaires, cette découverte constituerait une preuve indiscutable de leur origine.

Les recherches ont été dirigées en ce sens : nous avons pu isoler une matière solide qui, purifiée par des lavages à l'eau, présenta la forme cristalline et tous les caractères chimiques de la cholestérine et dont nous joignons un échantillon à notre rapport. Le résultat de l'analyse des matières saisies dans le tampon de la cour, rue de Clignancourt, n° 17, fut le même.

La notable quantité d'acides biliaires et de cholestérine révélée par l'analyse des matières recueillies dans la cunette du branchement d'égout et dans le tampon de la cour du n° 17, rue de Clignancourt, indiquait que ces matières renfermaient des matières fécales qui, vu la situation de ce tampon et de cette cunette, ne pouvaient avoir passé que par la grille de la petite cour où se trouve la fosse d'aisances.

En supposant qu'une certaine quantité de matières fécales provenant de cette fosse eussent été jetées par cette grille, il nous fallait chercher, expérimentalement, si de semblables matières avaient pu, en arrivant dans l'égout, rendre subitement nocive l'atmosphère de celui-ci.

Expériences sur les animaux avec les gaz se dégageant par simple agitation des eaux vannes désinfectées ou non désinfectées et provenant de diverses fosses d'aisances. — Toutes nos expériences ont été faites avec des eaux vannes désinfectées ou non désinfectées, comme elles le sont habituellement par les vidangeurs, c'est-à-dire très incomplètement.

Pour ces expériences, nous avons fait construire une petite cage à parois de verre et partagée, vers le tiers de sa hauteur, par une planche à claire-voie. Dans la partie inférieure, une certaine quantité d'eaux vannes était introduite et un cochon d'Inde était placé sur la claire-voie. La partie supérieure de la cage était fermée et il était facile d'observer l'effet produit. Dans ces conditions, la mort de l'animal eut toujours lieu dans un laps de temps qui a varié de 5 secondes à 3 minutes. Ces résultats ont démontré qu'un animal à sang chaud, placé dans une atmosphère renfermant une certaine quantité de produits gazeux dégagés des eaux vannes extraites des fosses, pouvait périr en un temps très court.

Que contenaient donc ces eaux vannes en principes asphyxiants? L'analyse chimique a prouvé que *non désinfectées*, ces eaux vannes dégageaient par litre, par simple agitation, 140 centimètres cubes 5 dixièmes d'hydrogène sulfuré; *désinfectées*, elles dégageaient encore par simple agitation et par litre 47 centimètres cubes d'hydrogène sulfuré.

Nous avons répété les expériences avec des animaux de taille plus forte que les cobayes ou les lapins, tels que les chiens; nous avons fait construire une cage de dimensions plus grandes : elle mesurait 112 litres de capacité et pouvait recevoir 15 litres d'eaux vannes sans que l'animal fût plus rapproché du liquide infectant que dans les premières expériences. Les résultats furent les mêmes : au bout de trois minutes le chien ne donnait plus signe de vie.

Recherchant alors quel volume d'air pouvait être rendu mortel par un mètre cube d'eaux vannes, en admettant qu'un 500me d'hydrogène sulfuré dans cet air (moitié de la dose nécessaire pour déterminer la mort d'un cheval) soit suffisant pour causer la mort d'un homme, nous avons trouvé que : 1° un mètre cube d'eaux vannes non *désinfectées* pouvait rendre mortels 28 mètres cubes 100 litres d'air; 2° qu'un mètre cube d'eaux vannes *désinfectées* comme elles le sont habituellement par les équipes de vidangeurs, pouvait encore rendre mortels 8 mètres cubes 140 litres d'air.

Les propriétés nocives des eaux vannes considérées comme *désinfectées* ayant été démontrées suffisamment par nos expériences, nous avons cherché à savoir en combien de temps un liquide versé dans la cour de la fosse d'aisances du n° 17 arriverait au pied de l'escalier aboutissant à l'égout théâtre de l'accident.

Vidange expérimentale de la fosse rue Clignacourt, 17. — Cette opération eut lieu en notre présence le 23 avril 1881 à 2 heures de l'après-midi. La fosse vidée 8 mois auparavant (26, 27 septembre 1880) fut ouverte. Aussitôt l'ouverture de celle-ci, il y fut jeté deux tonneaux de désinfectant, d'une contenance de 90 litres chacun. La solution de sulfate de fer qu'ils contenaient paraissait saturée; à 3 heures 50, l'ordre fut donné de manœuvrer la pompe.

A 3 heures 55 minutes le liquide déversé à travers le trou de la petite cour arrivait dans l'égout de la rue Clignancout; à 4 heures 1 minute il était arrivé dans l'égout du boulevard Rochechouart. Pendant tout le cours du déversement une certaine quantité d'une solution concentrée de chlorure de chaux fut jetée de temps à autre par le regard de l'égout de Clignancourt. L'absence d'accidents parmi les personnes placées dans l'égout Rochechouart pour noter l'heure de l'arrivée des matières au pied de l'escalier, démontre que, cette fois au moins, la désinfection des matières contenues dans la fosse était complète.

Étude et discussion de toutes les causes qui, dans le cas particulier, étant donné l'état de l'égout Rochechouart au moment de l'accident, ont pu déterminer la mort des quatre égoutiers. — Les analyses comparatives que nous avons faites et les expériences ci-dessus relatées ayant démontré que la mort des quatre égoutiers avait été causée par l'inhalation de gaz sulfurés, — hydrogène sulfuré ou sulfhydrate d'ammoniaque — il nous fallait chercher à démontrer que ces gaz éminemment toxiques n'avaient pu se dégager en quantité suffisante ni des boues, ni des liquides contenus, soit dans le batardeau construit en amont de l'escalier, soit dans l'égout Rochechouart lui-même.

Bien qu'en visitant les égouts, même les plus grands et les plus propres, on puisse constater que l'atmosphère de ceux-ci contient toujours des traces de gaz sulfurés, sous forme d'hydrogène sulfuré ou de sulfhydrate d'ammoniaque et révélés par les sulfures déposés à la surface des tuyaux de plomb qui s'y trouvent, — il ne faudrait pas en conclure que l'atmosphère de ceux-ci soit, surtout quand ils sont de petites dimensions, capable de donner la mort.

Dans certaines circonstances, il est vrai, des amas de matières organiques en putréfaction et accumulées dans des égouts sans communications faciles avec l'air extérieur, ont pu dégager suffisamment de gaz sulfurés pour rendre progressivement toxique l'atmosphère de ceux-ci; mais ces cas sont des exceptions.

En effet, si nous examinons le plan de l'égout théâtre de l'accident, nous voyons que cet égout, bien que profondément situé, communique largement avec l'air extérieur : 1° en aval de l'escalier, par un puits d'extraction situé à 22 mètres de celui-ci ; 2° en amont de cet escalier et à 18^m,10 par un puits d'extraction ; — 5 mètres plus loin, par une bouche d'égout, — un peu plus loin par le branchement particulier où fut trouvé Prot, — et enfin par un puits d'extraction au pied duquel se trouvait le batardeau construit par les égoutiers. On ne peut donc pas dire que cet égout, bien qu'il soit dépourvu de pente, soit un égout mal aéré en amont et en aval de l'escalier Clignancourt, car les puits d'extraction qu'on y rencontre et les bouches ouvertes sur la voie publique constituent autant de cheminées d'appel pour la ventilation et l'aération. Du reste, au moment de notre première descente dans l'égout Rochechouart qui avait été laissé dans l'état où il se trouvait au moment de l'accident, arrivé deux jours avant, l'aération était telle que quinze personnes au moins ont pu y séjourner longtemps, y marcher à la suite les unes des autres, y agiter, avec les pieds, les eaux et les boues qu'il contenait, sans qu'aucune de ces personnes éprouvât le moindre malaise et pût percevoir une odeur nettement appréciable d'hydrogène sulfuré.

Il nous fallait donc chercher ailleurs que dans l'atmosphère habituelle de l'égout Rochechouart la cause de la mort des égoutiers.

Les gaz sulfurés, — hydrogène sulfuré et sulfhydrate d'ammoniaque, — dont il existe, à l'état normal, des traces dans l'atmosphère des égouts, s'y forment par la décomposition putride des matières animales et végétales qui y sont amenées du dehors.

Ces gaz peuvent également provenir de la décomposition lente des sulfures, provenant eux-mêmes de la réduction également lente des sulfates existant ou plutôt pouvant exister dans les eaux et les boues des égouts.

D'après les analyses de Gay-Lussac, Proust, Verdeil, Dumas et Cahours, Wurtz, Lieberkuhn, etc., les matières albuminoïdes, qui sont à la fois les plus putrescibles de toutes celles que renferment les égouts et les plus chargées en soufre, renferment seulement 0,27 p. 100 en moyenne de ce dernier corps, quantité de soufre pouvant théoriquement produire par sa combinaison avec l'hydrogène, 189 centimètres cubes (??) environ d'hydrogène sulfuré.

C'est en partant de ces données que l'un de nous a pu calculer que, pour produire la quantité d'hydrogène sulfuré qu'il a fallu pour rendre toxique l'atmosphère de l'égout Rochechouart sur une étendue de 61 mètres en amont de l'escalier, il aurait fallu la totalité des gaz sulfurés que peuvent dégager 64 kilos environ de matières albuminoïdes pures en putréfaction, — totalité qui ne pouvait être recueillie que dans un espace clos, le dégagement de ces gaz n'ayant pas lieu en une seule fois, ni même en un seul jour, mais progressivement, suivant les diverses phases de la putréfaction.

Or, dans l'égout que les ouvriers nettoyaient au moment de l'accident, le seul amas de matières putrescibles existant dans celui-ci, se trouvait être le batardeau qu'ils avaient construit à 61 mètres environ en amont de l'escalier au pied duquel ils ont été trouvés morts.

Pour que cet amas de matières ait pu causer leur mort, il faudrait admettre que celui-ci contînt la quantité énorme de 64 kilos de matières albuminoïdes pures, en putréfaction tout à fait complète, et que les gaz dégagés pendant toute la durée de la putréfaction se fussent accumulés sous la forme de fortes ampoules à la surface du liquide du batardeau, et que toutes ces ampoules se fussent crevées à la fois ou en peu de temps, et subitement. — Cette hypothèse est d'autant moins admissible que le seul égoutier qui ait échappé à la mort le jour de l'accident, se trouvait précisément celui (Prot) qui était le plus rapproché du batardeau. Elle est également inadmissible à cause de la construction récente du batardeau au moment de l'accident.

Les matières liquides et boueuses dont se composait le batardeau au moment de l'accident se trouvant ainsi mises hors de cause, il nous fallait chercher si les gaz toxiques avaient pu se dégager des boues et des eaux que l'égout pouvait contenir en aval du batardeau.

Cette hypothèse n'est également guère admissible, puisque, au moment de l'accident, le travail d'extraction, c'est-à-dire le nettoyage, était arrivé presque à la fin ; on le trouva arrêté à 19 mètres en aval de celui-ci.

On peut donc admettre qu'au moment de l'accident, l'égout Rochechouart, sur une étendue de 36 mètres en aval de l'escalier Clignancourt, début du travail d'extraction, et de 39 mètres en amont de celui-ci, limite de ce même travail, se trouvait par suite du nettoyage qui venait d'y être fait, dans un état de propreté difficilement conciliable avec la production subite d'une grande quantité de gaz toxiques provenant des matières liquides et boueuses qu'il pouvait contenir, — matières que, dans notre visite du surlendemain de l'accident, nous avons trouvées composées d'une sorte de boue grisâtre, formée en grande partie par du sable assez fin et de petits cailloux roulés et n'exhalant aucune odeur appréciable d'hydrogène sulfuré.

La possibilité de la production de l'hydrogène sulfuré, cause de l'accident, par les matières albuminoïdes que pouvaient contenir les eaux de l'égout Rochechouart, se trouvant donc écartée, il nous restait à examiner l'hypothèse d'un dégagement d'hydrogène sulfuré par suite de la décomposition de sulfures provenant eux-mêmes d'une décomposition de sulfates qui pouvaient exister dans le contenu de l'égout.

Or, cette hypothèse est d'autant plus difficile à admettre qu'il n'existe qu'une très petite quantité de sulfates dans les eaux et les boues des égouts, comme nous l'ont démontré les analyses que nous avons faites des eaux et des boues provenant de plusieurs égouts de Paris, tels que ceux du boulevard Saint-Germain, de la rue de Condé.

En résumé, parmi toutes les causes possibles de production de gaz sulfurés en quantité suffisante pour rendre instantanément toxique l'atmosphère de la partie de l'égout Rochechouart dans laquelle ont été trouvés morts les égoutiers, une seule reste admissible : c'est l'arrivée imprévue dans cet égout d'une grande quantité de matières, telles que des eaux vannes plus ou moins bien désinfectées et, par conséquent, pouvant dégager rapidement une grande quantité de gaz sulfurés toxiques, surtout après l'agitation très vive que devait forcément leur communiquer leur descente en cascade par l'escalier de l'égout Clignancourt.

Conclusions. — 1° Les corps étrangers, vase et graviers, entassés dans la trachée et les bronches de Richard et de Garnero démontrent que ceux-ci respiraient encore quand ils sont tombés dans l'égout où ils ont finalement péri par submersion;

2° L'analyse spectrale et chimique de leur sang démontre que la chute de ces deux hommes dans l'égout, avec impossibilité de se relever, a été causée par l'inhalation d'une certaine quantité d'hydrogène sulfuré ou de sulfhydrate d'ammoniaque, gaz éminemment toxiques;

3° Les analyses spectrale et chimique faites comparativement avec du sang d'hommes et d'animaux, recueilli, comme celui de Richard et de Garnero, deux et quatre jours seulement après la mort, démontrent que les gaz sulfurés constatés dans le sang des deux égoutiers ne pouvaient être attribués à la putréfaction;

4° L'analyse chimique des boues et des matières organiques recueillies le 27 septembre et le 1er octobre dans la cunette (scellé 7) du branchement du n° 17 de la rue Clignancourt et dans le tampon (scellé n° 2) de la cour de cette maison, démontre que ces boues contenaient une proportion notable de matières fécales;

5° Les visites faites dans l'égout Rochechouart, notamment celles des 28 septembre et 1er octobre, démontrent que ces boues et la masse liquide de cet égout ne dégageaient qu'une quantité de gaz sulfurés à peine appréciable à l'odorat et au papier de plomb, même sous l'influence d'une agitation aussi considérable que celle produite par le va-et-vient de douze à quinze personnes pendant un temps assez long;

6° Les expériences avec les eaux vannes provenant de plusieurs fosses d'aisances démontrent qu'un mètre cube de ces eaux peut dégager, par simple agitation, assez d'hydrogène sulfuré et de sulfhydrate d'ammoniaque pour rendre, avant toute désinfection, 28 mètres cubes d'air mortels, et seulement 8 mètres cubes après la désinfection habituellement préparée;

7° L'état dans lequel nous avons trouvé l'égout Rochechouart lors de nos visites des 28 septembre et 1er octobre et les analyses que nous avons faites démontrent que les boues et la masse liquide de cet égout et celles du batardeau qui s'y trouvait n'avaient pu dégager la quantité de gaz sulfuré nécessaire pour rendre son atmosphère subitement mortelle.

8° La disposition des cadavres des trois égoutiers trouvés au pied de l'escalier conduisant à l'égout Clignancourt indique que l'égout Rochechouart a dû être, à cet endroit, subitement envahi par une certaine quantité de matières capables, telles que des eaux vannes non ou mal désinfectées, de dégager une grande quantité de gaz toxiques, — hydrogène sulfuré et sulfhydrate d'ammoniaque.

III. — ASPHYXIE PAR L'HYDROGÈNE ARSÉNIÉ, L'ACIDE CYANHYDRIQUE, LES VAPEURS NITREUSES, LE CHLORE

32. Empoisonnement par l'hydrogène arsénié, par le Dr Frost, à Aix-la-Chapelle (1). — La rareté de ces empoisonnements donne de l'intérêt à tous les cas qui y sont relatifs, et l'observation actuelle prend encore plus d'importance par le nombre des personnes frappées et par la gravité de l'intoxication.

Une mine de plomb, à Stolberg, dans les environs d'Aix-la-Chapelle, fournissait un métal renfermant 2 p. 100 d'argent. Ce dernier avait été retiré jusqu'ici par un ancien procédé long et dispendieux et devait être obtenu d'une manière plus simple et facile. A cet effet, on ajoute au plomb argentifère fondu une petite quantité de zinc (1/4 p. 100) ; l'argent quitte le plomb, s'allie au zinc qui, au refroidissement de la masse, reste à la surface et peut être enlevé facilement. On le traite d'abord à froid, puis à une légère chaleur, par l'acide chlorhydrique, et l'on obtient un chlorure de zinc soluble et un chlorure d'argent insoluble.

Ce procédé devait être mis en exécution en grand, le 1er septembre 1869, dans un hangar ouvert d'un côté et ayant le toit percé de plusieurs ouvertures. Le matin, à huit heures, plusieurs quintaux de zinc argentifère furent mis en contact, dans une chaudière de fer, avec plusieurs quintaux d'acide chlorhydrique. La masse fut brassée avec des barres de fer et, plus tard, la chaudière fut chauffée. Il se dégagea une énorme quantité d'hydrogène ; on avait bien pensé à l'hydrogène arsénié, mais on en croyait la quantité trop petite pour devenir dangereuse, le procédé ayant été employé déjà dans d'autres localités. Or, toutes les personnes, au nombre de neuf, qui prirent part à l'opération, tombèrent malades, et trois moururent. Le minerai et l'acide chlorhydrique étaient fortement arsénifères.

(1) Dr Frost, *Annales d'hygiène publique et de méd. légale*, 1875, t. XLIV, p. 218, et *Vierteljahrsschr. fuer ger. Medic. und öff. Sanit.*, nouvelle série, t. XVIII, n° 2.

Les symptômes observés chez tous les ouvriers étaient presque les mêmes ; le directeur seul, qui n'assistait pas constamment à l'opération, en fut quitte pour une indisposition de quelques jours. Au bout de quelques heures survinrent des nausées, des vertiges, de la céphalalgie, un énorme abattement ; puis des douleurs abdominales et rénales, de la somnolence et un sommeil plus ou moins profond ; coloration jaune vert de la peau et des sclérotiques, urine rare, sanglante ou bien hématurie véritable ; sécheresse de la bouche, soif ardente, vomissements, douleurs dans les membres ; pouls fréquent, température élevée. Chez les cinq ouvriers fortement pris, cet état dura cinq jours à peu près, puis il diminua, mais les forces étaient lentes à revenir, et ces ouvriers n'ont pu reprendre le travail qu'au bout de quelques mois.

Les trois morts ont présenté les mêmes symptômes, seulement à un degré supérieur. Vomissements plus fréquents, diarrhée de couleur foncée ; sommeil soporeux, délire. Deux sont morts le 3, et l'autre le 8 septembre.

A l'autopsie, peu de lésions caractéristiques. Injection de la pie-mère ; léger exsudat séro-sanguinolent sous elle. Chez deux, anémie, chez le troisième, hypérémie pulmonaires ; coloration jaune vert sale de la muqueuse laryngienne et trachéale, et jaune sale de la muqueuse de l'œsophage. Rien de particulier au cœur. Foie vert jaune, bleu ardoise, jaune brun, chaque couleur dans un cas, renfermant peu de sang ; vésicule remplie de bile ; tissu dense. L'estomac n'avait rien d'anormal, si ce n'est dans un cas où la muqueuse de la paroi postérieure était noir gris dans l'étendue de 2 pouces carrés et se laissait facilement enlever : mais ce cadavre était dans un état de décomposition avancé. Intestins grêles injectés par places. Reins fortement congestionnés et rouge foncé. Sang de couleur foncé sale.

L'arsenic fut trouvé dans tous les organes analysés, surtout dans les intestins.

Il est à regretter que l'examen microscopique des principaux viscères, surtout du foie, du cœur, des muscles, n'ait pas été fait en vue de rechercher la dégénérescence graisseuse ; mais telle quelle, cette observation n'en est pas moins remarquable et peut-être unique dans les annales de la science.

33. Empoisonnement par l'hydrogène arsénié [1]. — F., âgé de 52 ans environ, occasionnellement engagé depuis quelques mois dans l'usine. La dernière fois qu'il a travaillé fut un mardi

[1] Dixon Mann et Gray Clegg. *On the toxic action of arsenetted hydrogen, illustrated by five cases.* Manchester, 1895.

27 mars, il a continué jusqu'au jeudi 29 mars; lorsqu'il quitta le travail à son heure habituelle, 5 h. 30 de l'après-midi, il se plaignait d'une douleur dans le dos. Il a été vu le 30 dans la matinée. Des vomissements survinrent le 29 et continuèrent le 30 et le 31 presque sans discontinuité. Dans les premières 36 heures les vomissements contenaient du sang caillé. Il y avait de la constipation, combattue deux fois par des purgatifs. Il y avait du sang dans chaque selle. Le 29 au soir, il se plaignit de douleurs dans son côté gauche; les urines étaient d'un rouge sombre. Dans l'après-midi du 31 il eut de l'anurie. Le 30 on observa des taches érythémateuses sur ses jambes. Les conjonctives étaient injectées et jaunes, et la peau était noirâtre. L'haleine avait une odeur marquée. Le 2 avril F. eut du délire, et la mort survint le 4 avril, vers le soir, donc après six jours de maladie.

Autopsie, 22 heures environ après la mort. — Le cadavre était celui d'un homme âgé bien nourri. La rigidité cadavérique très accusée. Traces de grattage sur la peau du ventre. Hypostase généralisée, mais légèrement marquée, excepté sur les oreilles et les moitiés postérieures des joues, qui étaient livides. Pupilles égales, et modérément dilatées. Les lèvres légèrement livides. Les rebords gingivaux étaient noirâtres.

Cerveau anémié, mais normal.

Thorax. — Le péricarde contenait environ trois onces de liquide (d'une teinte bilieuse, comme s'il contenait de la bile).

Cœur. — L'oreillette droite était distendue par un caillot dont la moitié, décolorée, descendait jusque dans la veine cave supérieure. Rien du côté de l'orifice tricuspide. Le ventricule droit contenait un caillot cruorique dans presque toute son étendue.

L'oreillette gauche contenait un caillot moitié agonique, moitié fibrineux, qui s'étendait jusque dans les quatre veines pulmonaires.

Orifice mitral normal, mais les valves de la mitrale présentaient un épaississement irrégulier de leur bord libre.

Rien du côté des autres orifices.

Plèvre. — Légère quantité de liquide semblable à celui du péricarde.

Poumons. — Le poumon gauche était emphysémateux, et le lobe inférieur congestionné et œdémateux. La muqueuse des bronches était légèrement rouge.

Cavité abdominale. — Coloration bleuâtre de la masse intestinale; la portion antérieure de la face inférieure du foie était d'un bleu plus accusé. L'épiploon était également bleuâtre.

La muqueuse de l'estomac était fortement congestionnée, à surface gélatiniforme et parsemée de pétéchies.

La muqueuse de l'intestin grêle était également gélatiniforme à sa portion supérieure; congestion extrême du jéjunum; la région au-dessus de la valvule iléo-cæcale était très congestionnée, et présentait des ecchymoses.

Le gros intestin avait une coloration vert bleuâtre intense.

Foie. — Hypertrophié, ferme, de coloration normale. Vésicule biliaire pleine.

Rate congestionnée, se décortiquant difficilement.

Rein droit ferme et hypertrophié, coloration bleuâtre de la partie inférieure de sa face antérieure; la capsule n'était pas adhérente. Surface de section d'un rouge foncé. Les pyramides présentaient des taches d'un bleu noirâtre à la partie centrale.

Rein gauche plus gonflé, il rappelle le rein droit.

Vessie contractée contenant seulement $2^{gr},18$ de liquide coloré avec très peu d'hémoglobine; à l'examen microscopique ce liquide contenait des débris épithéliaux, de provenance rénale, des corpuscules de graisse et des grandes cellules; on y rencontrait également des traces de bile ou de pigments biliaires.

34. Empoisonnement par l'hydrogène arsénié (1). — R., âgé de 50 ans, travailla dans l'usine du 26 mars jusqu'au jeudi 29 du matin à 5 h. 30 de l'après-midi; lorsqu'il revint chez lui, il se trouva indisposé. Il fut pris de vomissements avant de quitter son travail. Le vendredi matin, 30 mars, il se plaignit de douleurs au foie, à l'épigastre et particulièrement dans le dos. Il rendit de la bile et du sang et fut pris de diarrhée. Les selles ne contenaient d'abord que des matières fécales et des caillots de sang, mais le 30 mars elles ne contenaient que de la bile et du sang. Il y eut du ténesme durant toute la maladie. Il eut la jaunisse et la couleur de la peau était d'un noir de cendre. Les conjonctives étaient jaunes, le foie sensible et la douleur du dos dura jusqu'au 31 dans la soirée.

Il fut très agité pendant toute la durée de la maladie, les amis et les malades affirment qu'il ne rendit pas d'urine. Le 1ᵉʳ avril, un cathéter est passé et on obtint environ un huitième d'once d'une urine mélangée de sang. Le pouls était très faible. Les battements du cœur étaient normaux, quoique lents. Le malade se plaignit d'avoir la gorge sèche, il était très altéré. Les deux derniers jours il eut de la dyspnée. Des râles pouvaient être entendus sans l'aide du stéthoscope dans toute la poitrine. Il n'y avait aucune matité dans les poumons, pas plus en avant qu'en

(1) Dixon Mann et Gray Clegg, *Op. cit.*

arrière. On ne remarquait aucune difficulté de respiration. Aucune cyanose ni symptômes nerveux ne furent observés, excepté cependant vers la fin où il se produisit du délire. La mort eut lieu le 5 avril.

Autopsie, 33 heures après la mort. — Le corps était celui d'un homme âgé bien portant. La rigidité cadavérique était bien accusée. L'hypostase était au degré ordinaire, excepté sur les oreilles et la moitié postérieure des joues qui étaient d'un bleu très foncé. Les pupilles étaient égales et quelque peu contractées. Une large ligne bleue existait sur les gencives, spécialement sur celles de la mâchoire inférieure. Aucune marque extérieure. Le cerveau était normal.

Thorax. — Le péricarde était rayé de graisse et contenait une once et demie de liquide. Le cœur était dilaté. L'oreillette droite contenait une petite quantité de caillots décolorés avec un peu de sang liquide, mais elle n'était pas distendue. Le ventricule droit était quelque peu dilaté, ses parois étaient minces et flasques et contenaient quelques caillots agoniques. L'oreillette gauche contenait des caillots *post-mortem*. L'orifice mitral permettait l'introduction de trois doigts. Il y avait un épaississement irrégulier de la valvule mitrale, probablement d'origine non inflammatoire. Le ventricule gauche était hypertrophié et ses parois étaient fermes.

Les valvules pulmonaires et aortiques étaient normales. Les deux plèvres contenaient une petite quantité de liquide. Il y avait des adhérences étendues sur le côté droit, et sur le côté gauche le tissu sous-pleural était très œdémateux, ayant une apparence gélatiniforme sur la surface du poumon. Le poumon droit était plus lourd que normalement, très œdémateux, et le lobe inférieur était très congestionné. Le poumon gauche était plus congestionné et plus œdématié que le droit.

Abdomen. — L'estomac était très congestionné, avec des pétéchies sur toute la surface muqueuse. La muqueuse de l'intestin grêle était gélatiniforme et congestionnée spécialement sur les bords des valvules conniventes avec de petits foyers hémorrhagiques; à un pied environ au-dessous du pylore une grande quantité de mucus jaunâtre fut trouvée sur la paroi. On voyait nettement les *plaques de Peyer*. La muqueuse du cæcum était normale. A la partie inférieure de l'S iliaque l'intestin était très congestionné. Le foie était quelque peu dilaté, sa surface était flasque; à la section son tissu était ferme et de couleur normale. La rate était très congestionnée, la substance en était très friable; la capsule adhérente a été enlevée avec grande difficulté. Le rein droit était très gonflé et arrondi. La capsule n'était pas adhérente;

à la section il existait une congestion très visible de tout l'organe
et les pyramides étaient d'un noir bleuâtre. Le rein gauche était
semblable au droit, mais les pyramides en étaient moins colorées.
La vessie était contractée et vide, et sa membrane muqueuse
était normale.

Examen microscopique. — Foie. — Les cellules sont gonflées et
troubles, mais les noyaux sont de la couleur du bois de Campêche.
Il n'y a pas de stase biliaire appréciable. Une coupe traitée par
l'acide osmique décèle des aréoles irrégulières de dégénérescence
graisseuse, contenant des parcelles de graisse teintes en noir.
Aucun dépôt de fer ne fut découvert dans le foie à la suite du
traitement par le ferrocyanure de potassium et l'acide chlorhydrique.

La rate est congestionnée et on constate, au microscope, quelques cellules en voie de dégénérescence graisseuse.

Dans le rein les glomérules sont gonflés et distendent leurs
capsules ; par endroits, on rencontre des portions détachées de
l'épithélium des capsules de Bowman ; dans d'autres glomérules,
ces mêmes cellules épithéliales sont en légère prolifération ; dans
quelques tubes, les cellules épithéliales ont disparu soit totalement, soit partiellement. Quelques-uns des tubes sont remplis
par des cellules détachées et des débris granuleux et dans d'autres les cellules épithéliales ont proliféré. Beaucoup des granulations sont des débris de matière colorante. Les cellules épithéliales elles-mêmes sont dans beaucoup de cas gonflées et troubles
et à différents stades de desquamation et de désorganisation ; on
y rencontre des granulations teintes en noir par l'acide osmique.
Les vaisseaux sanguins sont très congestionnés et il y a une
légère cirrhose de vieille date.

35. Empoisonnement par les vapeurs d'acide cyanhydrique,
par le Dr J. Regnauld, agrégé de la Faculté de médecine (1).
— Le 2 février 1852, je fus appelé pour donner des soins à un
jeune étudiant en médecine, habitant un hôtel de la rue Monsieur-le-Prince. Les deux élèves qui vinrent me chercher à
mon laboratoire de l'hôpital des Cliniques me dirent que leur
camarade avait été trouvé dans sa chambre gisant sans connaissance, rendant par la bouche une écume sanguinolente ; que les
divers modes de traitement qui lui avaient été jusqu'alors appliqués n'avaient produit encore aucun résultat heureux, et que l'on

(1) J. Regnauld, *Note sur un empoisonnement par les vapeurs d'acide
cyanhydrique (Annales d'hyg. publique et de méd. légale*, 1852, t. XLVII,
p. 455).

soupçonnait un empoisonnement volontaire par le cyanure de potassium.

Je me hâtai de me transporter au domicile du malade. En entrant dans la chambre où il était couché, je crus sentir une odeur faible d'acide cyanhydrique, en partie masquée par celle de l'huile essentielle de moutarde provenant des sinapismes posés au malade.

Le patient est dans son lit, couché sur le côté droit ; il garde cette position sans qu'on puisse la lui faire quitter pour l'administration des différents moyens thérapeutiques qui ont été essayés.

La face est légèrement cyanosée ; une ecchymose existe au tiers supérieur du nez : elle semble provenir d'une chute sur la face. Les paupières sont fermées, et quand on les écarte, on observe une excessive dilatation des orifices pupillaires.

La respiration est difficile, et la dyspnée, par instants, très considérable.

Les mouvements du cœur sont faibles, très irréguliers.

Les pulsations de la radiale et des carotides sont à peine perceptibles. Les extrémités des membres sont froides.

Le malade est plongé dans un coma profond, dont il ne sort que pour faire quelques mouvements brusques et convulsifs. Il existe de la contracture des membres inférieurs et des membres supérieurs ; il n'y a néanmoins pas de tétanos, les muscles du cou ne présentent pas au toucher une dureté bien manifeste. On n'obtient aucune réponse du malade, même après des tentatives réitérées. Depuis quatre heures et demie environ il n'y a aucune manifestation intellectuelle.

L'abdomen n'est pas douloureux à la pression, et le malade ne paraît pas en souffrir ; il n'existe pas de météorisme. Au moment où je me présente, il n'y a eu ni évacuation alvine, ni vomissement, ni excrétion d'urine.

M. le Dr Gosselin, chef des travaux anatomiques de la Faculté. qui a vu ce jeune homme avant moi et qui a bien voulu me remettre une note sur les phénomènes observés par lui, rapporte à peu près les mêmes symptômes et insiste sur leur gravité.

Les premières personnes appelées à donner des soins ont cru à un accès d'épilepsie ; M. Gosselin a soupçonné un empoisonnement par le cyanure de potassium. Il a fait administrer au malade de l'émétique, qui n'a déterminé ni vomissement, ni selle. Il y a eu application de sinapismes aux jambes et inspiration des vapeurs dégagées par l'eau chlorée.

La gravité des symptômes cérébraux, à mon arrivée, me détermine à ordonner une saignée de 200 grammes, qui est immédiatement pratiquée par un jeune étudiant en médecine présent.

Le vomitif administré n'ayant produit aucun résultat et plusieurs heures (quatre ou cinq) s'étant écoulées depuis l'ingestion de la substance toxique, je prescris un lavement purgatif composé de : eau, 250 grammes ; miel de mercuriale, 60 grammes.

Ces premiers moyens de traitement étant appliqués, je m'occupai de reconnaître quel était précisément le poison dont j'avais à combattre les effets. Je demandai aux assistants quelles étaient les substances trouvées dans la chambre au moment où l'on y avait pénétré. On me présenta un petit flacon fermé à l'émeri, contenant de l'acide sulfurique. On me dit aussi qu'un petit ballon avait été trouvé brisé près de la chaise sur laquelle le patient semblait s'être assis avant d'accomplir son funeste projet. Les débris avaient été balayés, et l'on me présenta seulement un fragment de matras couvert de cyanoferrure de potassium et de bleu de Prusse. Sur une table et dans un coin de la chambre, je trouvai également des taches produites par le même composé chimique.

Ces indices, joints à l'odeur d'acide cyanhydrique sentie par les premières personnes qui avaient pénétré dans la chambre, me donnèrent la conviction que j'avais affaire à un empoisonnement par les vapeurs d'acide cyanhydrique dégagées par un mélange de cyanoferrure de potassium et d'acide sulfurique.

L'absence de toute lésion des premières voies digestives, de douleurs à l'œsophage ; la complète insensibilité de l'abdomen à la pression, me firent exclure l'idée d'un empoisonnement complexe par l'ingurgitation du mélange propre à produire l'agent toxique principal.

J'affirmai donc que les graves symptômes observés étaient dus à l'absorption des vapeurs d'acide cyanhydrique par les voies de la respiration. Les aveux ultérieurs du jeune malade ont depuis confirmé de point en point mon opinion.

Je reviens maintenant au traitement appliqué, le diagnostic toxicologique étant complètement fixé pour moi. Une selle abondante avait été obtenue par l'administration du purgatif : c'était un puissant moyen de révulsion, je m'occupai des symptômes généraux.

Je fis continuer l'application des sinapismes, et j'ordonnai des frictions sur la région temporale avec un liniment composé de :

Ammoniaque........................ 100 grammes.
Teinture de cantharides............ 10   —

On posa sur la tête une vessie remplie de glace, et des compresses imbibées d'eau glacée furent appliquées sur la région occipitale et sur la portion cervicale de la colonne vertébrale.

Les inspirations d'eau chlorée furent continuées, mais en insistant sur les précautions un peu trop négligées que leur emploi réclame toujours. Je quitte le malade à cinq heures; la chaleur commence à se rétablir dans les membres ; le malade sort graduellement de son état comateux.

A six heures, je reviens. Les symptômes graves se sont amendés : la contracture des membres a cessé, le pouls a repris de la force, l'intelligence est revenue; l'étudiant a pu donner quelques détails sur son empoisonnement.

Vers huit heures et demie, je revois le malade ; l'amélioration est notable. Le malade est encore accablé, mais l'état comateux n'existe plus ; douleur de tête sus-orbitaire assez forte; respiration encore difficile. — Sinapismes, tisane adoucissante, compresses imprégnées d'eau glacée sur le front.

Le lendemain je revois le jeune étudiant. La nuit a été assez calme : il y a eu du sommeil pendant plusieurs heures. La douleur sus-orbitaire a persisté, mais la respiration est plus facile ; le pouls est revenu à l'état normal : 78 pour une minute. Déglutition pénible, douleurs dans le pharynx. Ces derniers accidents sont dus à un état inflammatoire léger des muqueuses produit par les inspirations de chlore. Pas de selle. — Boissons mucilagineuses ; lavement purgatif au miel de mercuriale, collutoire d'orge miellé.

Il est évident, dès lors, que tous les accidents de l'empoisonnement ont cessé et que le malade est en pleine convalescence.

Le troisième jour, le malade est allé faire une promenade avec un ami. On m'annonce que la nuit a été parfaitement calme et que la guérison est complète. Je reçois, en effet, le quatrième jour, la visite de mon client dans un état de parfaite santé.

L'observation que je rapporte offre, je crois, quelque intérêt : elle montre un cas d'empoisonnement par un procédé nouveau, en quelque sorte scientifique, si l'on veut me permettre cette expression.

On peut en tirer ensuite un enseignement sur l'enquête minutieuse que l'on doit toujours faire lorsqu'il s'agit d'arriver à une certitude sur la matière toxique qui a servi à déterminer un empoisonnement.

Le point capital du sujet, suivant moi, est la démonstration de l'importance des méthodes thérapeutiques pour combattre les accidents les plus graves, lors même que l'on a la conviction que le poison est complètement absorbé. Je ne saurais assez insister sur l'observation que j'ai pu faire, dans l'espèce, des effets douteux ou nuls des vapeurs chlorées et de l'efficacité vraiment merveilleuse de la saignée, du dérivatif intestinal et des affusions glacées.

36. Asphyxie accidentelle produite par le gaz nitreux, chez quatre ouvriers employés au nettoyage d'une chambre de plomb, dans une fabrique d'acide sulfurique. Deux morts. Autopsies (1). — 1° Alexandre L., âgé de trente-neuf ans, journalier dans la fabrique d'acide sulfurique de M. Maletra, a été admis, le 28 décembre 1861, à deux heures et demie, à l'Hôtel-Dieu de Saint-Denis. Une demi-heure après son entrée. M. le Dr Leroy des Barres le trouvait dans l'état suivant : Anxiété extrême ; extrémités froides ; face et lèvres violacées, yeux injectés, respiration très difficile ; dyspnée comme dans un violent accès d'asthme, toux fréquente sans expectoration, quoiqu'on entende de nombreux râles muqueux dans les bronches ; un peu de matité en arrière de la poitrine ; pouls lent, dur ; ventre tendu ; pas d'émission d'urine dans la journée ; connaissance parfaite, ce qui permet à cet ouvrier de dire qu'ayant été chargé de nettoyer, avec d'autres camarades, une chambre de plomb, il avait été en proie à une grande suffocation immédiatement après son entrée dans cette chambre ; qu'il en était sorti et qu'il y était rentré à plusieurs reprises, éprouvant chaque fois les mêmes accidents, et que, vers cinq heures et demie, lorsqu'il était rentré chez lui, il était très souffrant, mais qu'il espérait que cela ne serait rien ; que pendant la nuit, les accidents avaient augmenté et que dans la matinée, un médecin, ayant été appelé, l'avait déterminé à entrer à l'hôpital.

Dès son arrivée, on a fait au malade une saignée au bras, mais le sang n'a coulé qu'avec une grande difficulté, tant il était épais et noir. Des sinapismes, une nouvelle saignée, des compresses d'eau sédative restent sans résultat, et le sieur L. meurt après une cruelle agonie, entre six et sept heures du matin.

2° M., âgé de cinquante ans, était rentré le vendredi à cinq heures et demie, après avoir travaillé toute la journée à la fabrique. Il dit à sa femme qu'il était très souffrant, et que cela provenait d'un travail qu'il avait fait avec d'autres ouvriers, qui, comme lui, avaient été incommodés, dans une chambre de plomb contenant des gaz qui l'avaient pris à la gorge, l'avaient fait tousser et perdre haleine ; qu'il avait été forcé d'abandonner plusieurs

(1) Tardieu, *Étude médico-légale sur les maladies produites accidentellement.* Paris, 1879, p. 101.

fois son ouvrage pour venir respirer au dehors de la chambre, et
que depuis ce moment, il était très malade. Pendant la nuit, il
fut suffoqué, toussant incessamment, et ne pouvant rester couché. Dans la matinée, un médecin fut appelé ; il constata l'état
grave du malade, qui n'avait presque plus de pouls et était froid.
Malgré les moyens employés, la suffocation fit des progrès ; le
malade ne put se réchauffer, et la mort arriva à quatre heures
du matin, après une cruelle agonie, le 29 décembre.

3° E., âgé de vingt-sept ans, a travaillé à la chambre vers midi
et demi. « Nous fûmes appelés avec mes trois camarades à nettoyer la chambre ; quand nous fûmes restés quelques moments
dans cette chambre, nous sentîmes que nous respirions un air
empoisonné, et qu'il serait dangereux pour nous d'y travailler
plus longtemps. L'un de nous alla dire au contremaître que
nous demandions à être remplacés par d'autres ouvriers, ce qui
n'eut pas lieu ; mais un quart d'heure après, n'y pouvant plus
tenir, nous pûmes descendre dire que si l'on ne pratiquait pas
une ouverture de plus dans la chambre, nous ne pouvions plus y
demeurer. L'ouverture fut pratiquée alors, mais on nous congédia
en disant que les travaux ne recommenceraient que le lendemain.
Nous quittâmes l'établissement à cinq heures du soir. Pour mon
compte, je ne me suis senti que légèrement indisposé. »

4° B., âgé de vingt-sept ans, a reçu l'ordre de travailler comme
les précédents. « A peine entré par le moyen d'une ouverture
qu'on avait pratiquée, je me sentis comme suffoqué par l'atmosphère. Mes camarades éprouvèrent la même impression. Incapable de résister, je sortais à chaque moment dans le corridor
pour respirer. Vers quatre heures, l'un des directeurs, comprenant enfin que nous ne pouvions plus y tenir, vint nous dire de
cesser ce travail. En rentrant chez moi, je me sentis indisposé et
me couchai. J'éprouvais une grande douleur à la poitrine et à la
gorge. C'est à peine si je pouvais respirer. Cependant je ne fis
pas appeler de médecin, et le lendemain, je pus reprendre mes
travaux. Aujourd'hui (deux jours après l'accident, 29 décembre),
j'éprouve les mêmes douleurs, mais à un degré moindre. »

Autopsie des deux ouvriers qui ont succombé. — Les deux
cadavres des sieurs L. et M., dont nous avons été chargé de
pratiquer l'autopsie le 31 décembre 1861, se présentent dans des
conditions et avec des caractères tellement identiques, qu'il est
impossible de les séparer dans la description, et de ne pas rapprocher les signes semblables que l'on rencontre chez chacun
d'eux, et qui sont propres à éclairer la cause de la mort qui a
manifestement été la même pour tous les deux.

Les sieurs L. et M. étaient l'un et l'autre dans la force de l'âge, très vigoureusement constitués, et exempts de toute maladie, lésion ou infirmité quelconque, qui pût être considérée comme une prédisposition particulière à ressentir les influences morbides.

La décomposition est assez avancée à l'extérieur. Mais les organes internes sont parfaitement intacts; il n'existe nulle trace de violences. A l'ouverture des grandes cavités, nous ne constatons pas la moindre odeur alcoolique.

Les poumons chez les sieurs L. et M. sont le siège de lésions graves, en tout semblables entre elles, et qui rendent compte de la manière dont la mort est survenue. Ces organes sont volumineux, congestionnés dans toute leur étendue, noirs, et présentant en outre un grand nombre de noyaux apoplectiques, volumineux, disséminés dans l'épaisseur de leur tissu. La trachée et les bronches renferment un peu d'écume sanguinolente et sont d'un rouge vif. Le cœur renferme une assez grande quantité de sang très noir et tout à fait fluide. Il n'existe pas d'ecchymoses disséminées, ni sous la plèvre, ni sous le péricarde, ni sous la membrane interne du cœur.

Les organes digestifs sont tout à fait sains.

L'estomac ne présente pas la plus légère altération de la membrane interne. Elle est seulement, chez l'une des deux victimes (le sieur L.), en partie colorée en jaune orange, d'une teinte assez analogue à celle du gaz nitreux, mais c'est là un simple phénomène de coloration, sans ramollissement, ni ulcération, ni lésion du tissu même. Le tube digestif, dans toute sa longueur, est également exempt d'altération. On ne voit ni sous le péritoine, ni dans le mésentère, aucune tache ecchymotique, aucune suffusion sanguine.

Les autres viscères n'offrent absolument rien à noter.

En résumé, de l'examen qui précède, nous concluons que:

1° Les sieurs L. et M. ont succombé tous deux à une même cause de mort, à une congestion pulmonaire.

2° Cette congestion est le résultat de l'inspiration prolongée de vapeurs irritantes, comme sont les gaz sulfureux et nitreux, et les lésions constatées à l'autopsie sont tout à fait en rapport avec les symptômes observés pendant la vie, et notamment avec les signes de suffocation et d'irritation de la poitrine accusés par les sieurs L. et M.

3° Il n'existait chez eux aucune autre cause de mort, aucune affection, soit ancienne, soit récente, qui ait pu déterminer ni chez l'un ni chez l'autre aucune prédisposition funeste.

4° Il nous a été impossible, en raison du temps écoulé entre les premiers accidents et la mort, de retrouver les preuves de l'usage récent qu'ils auraient pu faire de boissons alcooliques, mais rien n'autorise à penser que l'usage de semblables boissons ait concouru à déterminer la mort des sieurs L. et M.

La chambre dans laquelle a eu lieu le triste accident dont nous venons d'exposer les conséquences, offre une capacité de 450 mètres cubes. Elle présente quatre ouvertures principales : deux permanentes et deux autres que l'on n'a pratiquées qu'au moment de nettoyer la chambre, afin de la ventiler et de chasser les gaz qui s'y sont accumulés. Des deux ouvertures permanentes, qui sont circulaires, et dont le diamètre est de 30 centimètres, l'une donne accès aux gaz nitreux et sulfureux, l'autre fait communiquer la première ouverture avec la seconde. Des deux autres ouvertures nouvellement pratiquées, l'une a 35 centimètres sur 55 centimètres ; la seconde, par laquelle ont pénétré les ouvriers, a 55 centimètres de largeur sur 1^m,10 de hauteur. Cette chambre n'avait pas été réparée depuis le mois d'août 1859, et elle avait cessé de fonctionner le 12 décembre 1861, c'est-à-dire quinze jours avant le travail fait par les ouvriers. On n'y employait que du soufre pur et pas de pyrites.

Cet événement, s'il n'est pas sans précédent, est du moins très rare.

37. Asphyxie par des vapeurs nitreuses (1). — Un ouvrier, nommé Clémentz, employé chez le sieur R.., fabricant de maroquin, fut trouvé un jour dans une des pièces de l'atelier, couché sur le dos et respirant à peine. Transporté chez lui, il reprit un peu de connaissance, et mourut quelques heures après, le 1er février 1869. Les camarades d'atelier de Clémentz ne paraissaient avoir aucun doute touchant la cause réelle de cette mort, qu'ils attribuaient à des vapeurs *rouges*, absorbées par la victime dans une opération qu'il pratiquait. La veuve de Clémentz parla dès lors d'actionner le patron de son mari en dommages et intérêts. Le sieur R..., interrogé par le commissaire de police, déclara qu'il ne croyait pas que l'ouvrier Clémentz eût succombé aux suites de l'inspiration des vapeurs *rouges*, que cet homme était déjà malade, depuis quelque temps, qu'il buvait quelquefois, etc., etc. Le Parquet de la Seine jugea indispensable, dans l'intérêt de la vérité, de faire procéder immédiatement à l'examen et à l'analyse chimique des organes extraits du cadavre, et nous pria d'accepter cette mission.

____

(1) Tardieu, *Étude médico-légale sur les maladies produites acciden-tellement.* Paris, 1879.

Serment préalablement prêté entre les mains de M. le substitut Bachelier, nous avons fait prendre à la Morgue et transporter au laboratoire de l'un de nous les organes extraits du cadavre de Clémentz.

Ces organes sont renfermés dans trois grands bocaux de verre, entourés de papier noir, et parfaitement scellés. A l'ouverture, nous y constatons la présence de l'estomac, du tube intestinal, des poumons, du cœur, du foie et de la vessie.

Tous les viscères sont parfaitement conservés et ne répandent aucune odeur putride. Cet état de conservation n'a rien d'anormal et trouve son explication dans l'abaissement considérable de la température et le peu de temps écoulé depuis la mort.

L'examen microscopique de tous ces organes ne révèle rien de spécial dans aucun d'eux, si ce n'est dans les poumons. La vessie est vide ; une inflammation notable existe dans l'endocarde ; le foie ne présente ni lésion ni changement de volume. Dans l'estomac et l'intestin grêle, nous trouvons quelques tubes ramollis de macaroni et un tissu musculaire blanc, présentant la plus grande analogie avec la viande de veau. Le tube intestinal tout entier est absolument intact. Les deux poumons sont presque entièrement détruits, et nagent dans le bocal qui les renferme au milieu d'un sang noir et en partie coagulé. Le tissu pulmonaire est tellement ramolli en quelques points, qu'il se déplace à la façon d'une gelée. Quelques parties du poumon gauche, voisines du cœur, ont cependant conservé leur organisation normale : elles sont seulement très congestionnées, et, soumises à des lavages sous un filet d'eau tiède, prennent une teinte manifestement jaunâtre.

Non seulement tout le tissu pulmonaire et le liquide sanguinolent qui le baigne présentent au papier de tournesol une réaction acide énergique, mais nous avons pu observer très nettement, et à diverses reprises, une odeur manifestement nitreuse, lorsque l'on vient à couper, soit avec un scalpel, soit avec un morceau de verre aigu, le tissu spongieux du poumon. Une bande de papier, imprégnée d'une solution d'iodure de potassium amidonnée, étant plongée dans le bocal de verre, au fond duquel on dilacère le tissu pulmonaire, prend en quelques secondes une coloration bleue assez intense.

Ces constatations préliminaires nous dictaient la marche à suivre. A l'aide de lames de verre tranchantes, nous divisons avec soin, en très menus morceaux, tout le tissu pulmonaire, et au fur et à mesure de cette division, nous recevons la bouillie qui en résulte dans une grande capsule de porcelaine, dans laquelle nous avons déjà versé tout le liquide qui baignait les poumons. Nous délayons dans ce mélange 25 grammes de carbonate de chaux très pur, récemment précipité, et, après une macération de vingt-quatre heures, à la température de 50° centigrades, nous portons le liquide à l'ébullition pendant dix minutes, et jetons sur un filtre de papier Berzélius. La liqueur qui en résulte est évaporée au bain-marie d'eau bouillante jusqu'en consistance sirupeuse, et ce résidu est mis à bouillir à diverses reprises, et jusqu'à épuisement, avec 300 grammes d'alcool pur à 90 degrés.

Ces solutions alcooliques sont filtrées et soumises elles-mêmes à une évaporation ménagée au bain-marie, jusqu'à réduction à l'état presque sec. Après refroidissement, ce résidu est repris par de petites quantités d'eau distillée froide, ajoutées successivement, et finalement toutes ces liqueurs réunies sont filtrées. Le liquide qui en résulte est très limpide, d'une coloration ambrée, analogue à celle de l'eau-de-vie; sa réaction est neutre au papier de tournesol; son volume est de 60 centimètres cubes. Nous portons ce liquide à l'ébullition, et nous décomposons aussi exactement que possible par une dissolution étendue et chaude de carbonate de soude. Lorsque la liqueur a pris une réaction légèrement alcaline, et qu'une goutte de solution sodique ne détermine plus aucune formation de précipité, nous jetons le liquide sur un filtre et lavons le précipité avec un peu d'eau distillée. Toutes les liqueurs filtrées sont limpides et peu colorées. Soumises à l'évaporation au bain-marie, elles sont bientôt réduites en un liquide semi-sirupeux du poids de 6 grammes, que nous introduisons aussitôt dans un dessiccateur à la chaux. Au bout de deux jours, il s'est déposé des cristaux, et le liquide a pris une consistance épaisse. Nous retirons la capsule du dessiccateur, et nous l'abandonnons à l'air libre, pour que la cristallisation puisse continuer lentement. Enfin, au bout de dix jours, les cristaux ne paraissant plus augmenter de volume, nous versons le contenu entier de la capsule sur une serviette ployée en plusieurs doubles. Le liquide ambiant est peu à peu absorbé, et les cristaux deviennent de plus en plus nets et incolores. Finalement nous les introduisons dans une petite capsule de porcelaine, où nous les lavons avec de l'alcool à 90 degrés, en nous aidant d'un pinceau très fin de blaireau. Lorsque l'alcool ne se colore plus, les cristaux sont desséchés rapidement, d'abord entre des feuilles de papier buvard, puis dans le dessiccateur à la chaux. Leur poids est alors de 1^{gr},41.

Ces cristaux sont petits, mais fort nettement définis : leur forme est celle d'un rhomboèdre très voisin du cube. Ils possèdent la double réfraction à la manière du spath d'Islande. Ces cristaux sont solubles dans l'eau, insolubles ou presque insolubles dans l'alcool. Ils colorent la flamme de l'alcool en jaune intense et accusent au spectroscope la raie D du sodium avec une intensité extraordinaire.

Ces cristaux fondent par la chaleur et fusent sur des charbons ardents. Traités par l'acide sulfurique concentré, ils dégagent des vapeurs acides blanches qui deviennent rouges si l'on vient à mettre un copeau de cuivre ou de zinc en contact avec l'acide sulfurique. Une solution de protosulfate de fer, mélangée avec quelques gouttes de la dissolution saturée des cristaux précédents, prend une coloration noire nitreuse dès qu'on y laisse couler avec précaution un excès d'acide sulfurique concentré et pur.

Aucun doute n'est possible : les cristaux sont constitués par l'azotate de soude, et la présence de l'acide azotique libre dans le tissu pulmonaire du nommé Clémentz est un fait certain. Comme nous disposions d'une assez grande quantité de ces cristaux (1^{gr},41), nous avons pu corroborer et contrôler nos premiers résultats par les expériences suivantes : 1° action décolorante de l'acide sur l'indigo ; 2° coloration orangée intense obtenue par l'ébullition d'une solution incolore de phényl-sulfate de potasse, additionnée d'acide sulfurique pur et de 2 centigrammes de cristaux ; 3° précipité obtenu dans une solution d'acétate de chrysaniline par l'addition d'une seule goutte de la solution saturée des cristaux précédents.

Dans aucun des autres organes nous n'avons pu constater la présence de l'acide azotique. L'analyse n'a permis de retrouver dans aucun des viscères extraits du cadavre de Clémentz soit un poison minéral, soit un poison organique quelconque.

ANALYSE DES SUBSTANCES SAISIES CHEZ LE SIEUR R... — Indépendamment des organes extraits du cadavre du nommé Clémentz, l'instruction nous adressa diverses substances et liquides saisis chez le sieur R... patron de la victime, avec prière d'indiquer leur nature, leur origine et leur destination.

Ces nouveaux scellés sont les suivants :

1er SCELLÉ. — Bouteille en verre blanc, cachetée et étiquetée : *« Scellé n° 1. — Liquide désigné comme ayant été employé par le sieur Clémentz, Jacques, pour faire sa dissolution. »*

L'analyse de ce liquide ne présente aucune difficulté. Il offre tous les caractères de l'acide nitrique du commerce, renfermant un peu d'acide nitreux, d'acide chlorhydrique et d'acide sulfurique, et marquant une densité de 1,32.

2ᵉ Scellé. — Bouteille en verre vert, cachetée et étiquetée :
« *Scellé nº 2. — Liquide désigné comme ayant été employé par le
sieur Clémentz, Jacques, pour faire sa dissolution.* »

Ce liquide n'est autre chose que de l'acide chlorhydrique ordinaire du commerce, d'une [densité de 1,17. Cet acide renferme,
comme il arrive toujours, un peu de perchlorure de fer, du
chlore libre et un peu d'acide sulfurique.

3ᵉ Scellé. — Bouteille en verre vert, cachetée et étiquetée :
« *Scellé nº 3. — Un échantillon de la dissolution pour le noir qui
sert en ce moment aux ouvriers du sieur R... et qui a été faite par le
sieur Clémentz, il y a environ deux mois.* »

Ce liquide, d'une couleur jaune rougeâtre, d'une odeur un peu
nitreuse et chlorée, est fort acide et d'une densité de 1,42. Son
analyse démontre qu'il est constitué par un mélange de perchlorure de fer et d'azotate de sesquioxyde de fer.

4ᵉ Scellé. — Paquet scellé et étiqueté : « *Scellé nº 4. — Morceaux de fer destinés à être jetés dans la tourie pour la dissolution
préparée par le sieur Clémentz.* »

Ces débris de fer, superficiellement oxydés, proviennent en
grande partie de vieux cercles de tonneaux et ne présentent rien
d'anormal.

5ᵉ Scellé. — Bouteille en grès étiquetée : « *Scellé nº 5. — Bouteille renfermant la dissolution pour le noir que le sieur Clémentz
préparait au moment de l'accident.* »

Cette solution, d'un brun rougeâtre, est excessivement acide
et dégage encore d'abondantes vapeurs d'acide hypoazotique et
de chlore. Son analyse y constate une certaine quantité de perchlorure de fer et un très grand excès d'acide azotique et d'acide
chlorhydrique, le tout saturé de vapeurs nitreuses et de chlore.
Cette solution diffère essentiellement de celle du scellé nº 3 par
la grande quantité d'acides chlorhydrique et azotique qu'elle renferme et sa moindre teneur en fer. Il est bien probable que l'accident survenu au sieur Clémentz est venu interrompre brusquement l'addition des morceaux de fer.

Les scellés qui précèdent, saisis chez le sieur R..., présentent
une connexité incontestable avec l'état des organes extraits du
cadavre de l'ouvrier Clémentz et la présence en quantité très notable de l'acide nitrique et des vapeurs nitreuses constatées dans
le tissu pulmonaire de la victime. Quelques mots suffiront à mettre cette relation en lumière.

La coloration de certains cuirs maroquinés exige l'intervention d'un persel de fer, que l'on prépare ordinairement dans les
ateliers eux-mêmes en faisant dissoudre du fer métallique soit

dans l'acide azotique, soit dans un mélange de cet acide avec
l'acide chlorhydrique. Or, l'acte même de cette dissolution entraîne nécessairement la production d'abondantes vapeurs rouges
dites *vapeurs nitreuses*, dont la formation en un temps donné est
liée, d'une part, à la température initiale des liquides acides,
d'autre part, à l'état de division et à la proportion relative du
fer qui baigne dans les acides. Or, il résulte, avec la plus entière
certitude, du témoignage unanime de tous les ouvriers de la fabrique du sieur R... que, la veille de sa mort, l'ouvrier Clémentz
a préparé sur une grande échelle la dissolution pour *noir*, c'est-
à-dire la solution du fer dans un mélange d'acides azotique et
chlorhydrique, et que la pièce dans laquelle cet ouvrier a été
trouvé mourant était presque inabordable, tellement elle était
remplie de vapeurs nitreuses. Il est donc hors de toute contestation que, durant cette opération chimique, l'ouvrier Clémentz a
dû absorber et a absorbé en effet une quantité considérable de
vapeurs nitreuses.

Conclusion. — De l'examen nécroscopique et de l'analyse des
organes extraits du cadavre du sieur Clémentz, comme de l'analyse des diverses substances saisies chez le sieur R..., et des résultats de l'enquête, il résulte que la mort de l'ouvrier Clémentz
doit être attribuée à l'inhalation de vapeurs nitreuses.

IV. — ASPHYXIE PAR L'ACIDE CARBONIQUE.

38. Deux cas d'asphyxie par l'acide carbonique, par M. le
Dr Descoust et M. Yvon (1), — Vers la fin du mois d'août 1882
(le 23), un ouvrier puisatier, le sieur A..., trouva la mort en descendant dans un puits situé dans une cave à Aubervilliers. Nous
avons été chargés, M. le Dr Descoust et moi, de rechercher les
causes de la mort, de procéder à l'analyse du sang de la victime,
à celle de l'eau et de l'air du puits. Les résultats de notre expertise et surtout les conclusions que l'on est en droit d'en tirer au
point de vue de l'hygiène publique, nous ont paru dignes d'at-
tirer quelques instants l'attention.

L'autopsie, pratiquée le 30 août, n'a révélé aucune lésion capable
d'expliquer la mort. Le sang fut recueilli dans deux flacons, hermétiquement fermés par des bouchons de caoutchouc traversés
par des tubes effilés, et soumis à l'examen spectroscopique et à
l'analyse chimique.

L'examen spectroscopique nous a montré les deux bandes
normales de l'hémoglobine oxygénée : pas de *bande de réduction ;*
il n'y avait pas d'*hydrogène sulfuré.* D'autre part, en introduisant
dans le sang un peu de sulfhydrate d'ammoniaque on voyait
rapidement les deux bandes s'estomper, disparaître, et finalement
faire place à la bande unique de Stockes : le sang ne contenait
donc pas d'*oxyde de carbone,* qui se serait opposé à ce phénomène.

Ainsi l'examen spectroscopique nous indiquait l'absence, dans
le sang, d'*hydrogène sulfuré* et d'*oxyde de carbone,* l'examen chimique pouvait seul nous fournir un résultat positif.

Les gaz dissous dans le sang furent extraits par l'action combinée de la *chaleur* et du *vide.*

L'intérieur des flacons fut mis en communication avec une
série de tubes de Liebig renfermant, le premier, une solution
d'acétate de plomb acidulée avec l'acide acétique, et destinée à
retenir l'hydrogène sulfuré ; les tubes suivants renfermaient de

(1) *Revue d'hygiène et de police sanitaire,* sixième année, 1884, p. 96.

l'eau saturée de baryte, destinée à retenir le gaz acide carbonique: le dernier servait de tube témoin; le tout était relié à une trompe à eau permettant de faire le vide aussi lentement que possible. Lorsqu'il ne se dégageait plus de gaz, ce que l'on reconnaissait à la cessation du passage des bulles au travers des tubes de Liebig, on élevait la température du sang en le chauffant lentement au bain-marie, et au bout d'un certain temps il entrait en ébullition à une température inférieure à 45 degrés. On pouvait, dans ces conditions, être certain du dégagement complet de tous les gaz dissous.

Le précipité de carbonate de baryte était ensuite recueilli, puis pesé, et de son poids il était facile de déduire celui de l'acide carbonique qui était dissous dans le sang.

Le premier flacon renfermait du sang provenant du *poumon*, du *foie* et de la *rate*.

La proportion d'acide carbonique extrait s'élevait à 786 centimètres cubes par litre : il n'y avait pas d'hydrogène sulfuré. Le second flacon renfermait du liquide de transsudation de la plèvre. La quantité d'acide carbonique recueilli a été de 781 centimètres cubes: il y avait des traces d'hydrogène sulfuré provenant d'un commencement de décomposition putride : l'analyse était pratiquée huit jours après la mort.

Comme terme de comparaison nous avons dosé l'acide carbonique du sang provenant d'un sujet non asphyxié, et nous avons trouvé la proportion de ce gaz égale à 48 centimètres cubes par litre, chiffre conforme à celui indiqué par Gréhant: 430.

Nous avons dû ensuite nous transporter sur le théâtre de l'accident et procéder à un grand nombre de prises d'essais d'eau et de gaz et à des constatations dont voici le résumé :

Nous devons d'abord indiquer la disposition du puits dans lequel avait succombé le sieur A... Ce puits présente une profondeur de 8ᵐ,50: la partie supérieure est rétrécie par le mur d'une fosse d'aisances qui est, pour ainsi dire, placée à cheval et absorbe tout un demi-cercle de l'orifice. Cette disposition avait fait supposer un vice de construction, et l'on attribuait l'infection de l'atmosphère du puits à ce contact avec les fosses d'aisances.

Nous verrons plus tard qu'il n'en était rien.

Nous avons examiné l'eau du puits sur plusieurs prises faites à des époques éloignées des unes des autres. La composition de cette eau a peu varié, malgré la crue de la Seine, qui, à un certain moment, en avait considérablement élevé le niveau dans le puits.

La proportion d'acide carbonique contenue dans cette eau était assez considérable :

Pour trois essais, nous avons trouvé 132, 128 et 122 centimètres cubes par litre. L'analyse chimique pratiquée aux dates du 23 août, 17 septembre et 18 décembre 1882, a donné les résultats suivants :

Degré hydrotimétrique............ 185 à 190
Total des substances fixes......... $2^{gr},70$ à $2^{gr},85$
Sulfate de chaux.................. $1^{gr},480$ à $1^{gr},597$
Bicarbonate de chaux............. $0^{gr},333$ à $0^{gr},351$
Ammoniaque...................... $0^{gr},117$ à $0^{gr},182$

Comme on le voit, la proportion de sels ammoniacaux est considérable ; on s'en rend plus facilement compte en évaluant la proportion par rapport au mètre cube.

Quantité d'ammoniaque contenue dans 1 mètre cube :

Eau de rivière........................... $0^{gr},200$
— de source....................... $0^{gr},020$
— de Seine (Concorde)................ $0^{gr},120$
— de pluie { hiver...................... $16^{gr},030$
            { été........................ $3^{gr},100$

Eau du puits d'Aubervilliers, $11^{gr},7$ à $18^{gr},28$.

Nous avons ensuite procédé de la manière suivante à l'analyse des gaz contenus dans le puits et dans la fosse d'aisances :

L'accident avait eu lieu le 23 août, et le puits avait été immédiatement fermé.

Neuf jours après nous procédons à l'ouverture et constatons qu'une bougie allumée qu'on y descend s'éteint lorsqu'elle est parvenue à une profondeur de $0^m,40$ à $0^m,50$, à partir de l'orifice.

Au bout de quelques instants on peut la descendre jusqu'à $0^m,70$ à $0^m,80$. Nous constatons que l'atmosphère du puits ne renferme pas de traces d'hydrogène sulfuré. Un lapin descendu jusqu'au niveau de l'eau peut séjourner dans le puits environ trois quarts d'heure sans être asphyxié.

Nous prélevons deux échantillons de gaz dont voici la composition :

	Profondeur 3 mètres.	Profondeur 6 mètres.
Acide carbonique...............	54,3	84,5
Oxygène.......................	132,7	59,1
Azote.........................	813,0	856,4
	1000,0	1000,0

Après avoir fait la prise de gaz, nous laissons le *puits découvert*, afin qu'il puisse s'aérer, et nous nous retirons.

Environ deux mois après, la fosse d'aisances fut vidée parce qu'elle était remplie, puis close comme elle l'est habituellement: quinze jours après ce nettoyage, nous nous transportons de nouveau sur les lieux et procédons à des prises de gaz *dans le puits* et *dans la fosse*.

Après ces opérations la fosse d'aisances fut visitée avec soin par M. Duval, architecte expert, et reconnue *parfaitement étanche et très bien construite*.

Pour la composition des gaz extraits :

	Profondeur $1^m,20$.	Profondeur $1^m,75$.
Air de la fosse le 16 novembre.		
Acide carbonique............	6,90	6,87
Oxygène...................	205,23	204,13
Azote....................	787,27	789
Hydrogène sulfuré..........	traces.	traces.
	1000,00	1000,00

Le puits, avons-nous dit, était resté découvert depuis le 1er septembre, et depuis quinze jours la fosse était vide. Or, l'atmosphère de ce puits était devenue parfaitement propre à la combustion, et les gaz recueillis à une profondeur de 8 mètres présentent la composition suivante :

Acide carbonique..........................	5,9
Oxygène....................................	207,6
Azote......................................	786,5
	1000,0

Ainsi la fosse étant vide et le puits découvert, il ne s'accumulait pas d'acide carbonique dans ce dernier. Afin d'éliminer complètement l'influence de la fosse et de rechercher la provenance du gaz délétère, nous avons : 1° fait clore le puits tel qu'il était avant l'accident; 2° laissé la fosse ouverte, absolument vide et aérée, et fait établir des tinettes mobiles aux divers étages de la maison. De cette manière, la fosse ne contenant que de l'air et étant en large communication avec l'atmosphère, ne pouvait fournir d'acide carbonique au puits qui, lui, était clos, et renfermait de l'air à peu près normal au moment de la fermeture.

Le 27 novembre, c'est-à-dire onze jours après, nous revenons sur les lieux; la fosse était toujours vide et en communication avec l'atmosphère ; nous procédons à l'ouverture du puits, et nous constatons, comme au 1er septembre, qu'une bougie s'éteint lorsqu'elle parvient à une profondeur de $0^m,50$ à partir de l'orifice.

L'atmosphère du puits ne renferme pas d'hydrogène sulfuré, et les gaz extraits présentent la composition suivante :

	Profondeur 2m,60.	Profondeur 6m,90.
Acide carbonique...............	34,6	47,5
Oxygène.....................	149,0	125
Azote..,...................	816,4	827,5
	1000,0	1000,0

Il était donc bien avéré qu'il ne fallait pas incriminer la fosse d'aisances et que l'acide carbonique provenait des profondeurs du sol lui-même. En nous retirant, nous laissons l'orifice du puits débouché jusqu'au 13 décembre et à cette date nous le trouvons complètement aéré; une bougie allumée peut être descendue jusqu'à la surface de l'eau et continue à y brûler.

M. Duval peut constater que la construction du puits est parfaite, et, comme pour la fosse, n'est passible d'aucun reproche. L'acide carbonique provient donc du sol lui-même, et, pour qui connaît Aubervilliers, cette hypothèse n'a rien de bien risqué.

Nous avons, à cette époque, visité plusieurs puits, et nous n'y avons pas trouvé d'acide carbonique; il est vrai que leur construction et leur situation étaient bien différentes du premier. Mais notre conviction était faite, et en nous retirant nous n'avons pas craint d'émettre cette opinion qu'il suffisait, en certains endroits du sol d'Aubervilliers, de creuser un trou profond pour le voir à certains moments se remplir d'acide carbonique; le hasard devait bientôt confirmer cette hypothèse.

Quelques mois plus tard, le 10 avril 1883, un autre ouvrier puisatier, le sieur B..., descendait pour réparer une pompe dans un puits situé dans un terrain largement balayé par les vents : toujours à Aubervilliers et à une distance de 250 à 300 mètres du premier puits ; cet ouvrier succomba rapidement à l'asphyxie.

Nous avons, au moment même de l'autopsie, recueilli un peu de sang pour le soumettre de suite à l'examen spectroscopique. Ce sang ne renfermait ni *hydrogène sulfuré* ni *oxyde de carbone*. L'examen chimique ne put être pratiqué que le 13, et il nous a été impossible de suivre la marche précédemment décrite pour l'extraction du gaz. Nous l'avons pratiquée au moyen de la machine pneumatique à mercure.

Dans ces conditoins, le sang provenant des cavités du cœur contenait par litre 782 centimètres cubes de gaz, dont 385 étaient constitués par l'acide carbonique. Le sang provenant de divers organes a laissé dégager 958 centimètres cubes de gaz contenant 592 centimètres cubes d'acide carbonique. Le sang renfermé dans deux autres flacons avait été conservé dans une des caisses de l'appareil frigorifique de la Morgue et avait été congelé : au moment de la liquéfaction, il est entré presque immédiatement en décomposition putride et a laissé dégager plus de 5 à 6 fois son volume de gaz contenant de l'hydrogène sulfuré et de l'hydrogène carboné. En résumé, l'examen chimique nous a montré que le sang de la victime renfermait un excès d'acide carbonique, et l'examen spectroscopique, qu'il ne contenait ni hydrogène sulfuré, ni oxyde de carbone.

Nous nous sommes ensuite transportés à Aubervilliers pour examiner les lieux et recueillir des gaz. L'usine dans laquelle se trouve le puits est construite sur un remblai qui élève le sol au niveau de la route. Dans ce remblai, formé par des matériaux provenant de décharge publique, est creusé le puits où avait eu lieu l'accident. Ce n'est pas à proprement parler un puits, car il ne renferme pas d'eau et n'est pas destiné à en recevoir ; c'est une grande cavité cylindrique au fond de laquelle se trouve une pompe aspirante et foulante. Elle est pratiquée dans toute la profondeur du remblai ($7^m,50$) ; les parois sont en pierre. Le fond est constitué par le sol, et l'on y voit l'orifice d'un puits artésien qui est relié à la pompe aspirante et foulante dont l'eau est destinée à l'usine. Cette pompe est manœuvrée par une maîtresse tige qui est dressée contre les parois du puits, et dont l'extrémité émerge et se relie à une excentrique dépendant de la machine motrice. L'orifice du puits est en plein air, incomplètement fermé par un couvercle de bois percé d'un trou pour laisser passer la tige.

C'est en descendant pour réparer la pompe que le sieur B... a trouvé la mort. Le jour de notre arrivée, le 16 avril, cinq jours après l'accident, la machine, et par suite la pompe, ne fonctionnait pas ; le puits était couvert. Nous faisons enlever le couvercle et constatons qu'on peut descendre une bougie allumée jusqu'au fond : l'aération était complète.

Nous prélevons des gaz au fond même du puits à la profondeur de $7^m,50$. Ces gaz présentent la composition suivante :

Acide carbonique.....................	Traces indosables.
Oxygène...........................	206 cent. cubes.
Azote................................	794 —

L'atmosphère du puits ne renferme pas trace d'hydrogène sulfuré.

On peut dès lors descendre et faire les réparations nécessaires à la pompe ; le puits fut ouvert et le travail de l'usine repris.

Nous avons examiné la première eau extraite le 20 avril. En voici la composition par litre :

Degré hydrotimétrique.... 120
Sulfate de chaux. 0gr,490
Carbonate de chaux....................... 0gr,135
Résidu fixe.. .... 0gr,122

Le 28 du même mois, nous nous transportons de nouveau sur les lieux ; la pompe fonctionnait à notre arrivée. Nous faisons découvrir le puits et nous constatons qu'une bougie allumée s'éteint lorsqu'elle est parvenue à une profondeur de 4^m,45 à partir de l'orifice.

Nous procédons alors à une prise de gaz, au fond du puits, à la profondeur de 7^m,50. Il n'y a pas trace d'hydrogène sulfuré. Les gaz recueillis présentent la composition suivante :

Acide carbonique 121,62
Oxygène................................. 36,91
Azote................................... 841,47
                                        1000,00

Ces mélanges gazeux sont surtout remarquables par leur peu de richesse en oxygène, et l'asphyxie est causée tout à la fois par l'excès d'acide carbonique et le manque d'oxygène.

Nous faisons rétablir la fermeture.

Le 23 juin, nous examinons le puits une dernière fois ; la pompe avait cessé de fonctionner depuis la veille à six heures, c'est-à-dire quinze heures avant notre arrivée.

Nous constatons qu'une bougie allumée s'éteint lorsqu'elle est parvenue, comme la première fois, à une profondeur de 4^m,50 à partir de l'orifice.

Le gaz recueilli au fond du puits présente la composition suivante :

Acide carbonique......................... 123,56
Oxygène................................. 36,94
Azote................................... 839.50
                                        1000,00

Le milieu était donc toujours irrespirable.

Tel est le résumé des recherches auxquelles nous nous sommes livrés.

Les conclusions que nous pouvons en tirer sont les suivantes, et ne nous paraissent pas entièrement privées d'intérêt au point de vue de l'hygiène publique ; c'est cette considération qui nous a engagé à les présenter :

L'accumulation de l'acide carbonique dans ces deux puits, situés à une certaine distance l'un de l'autre et creusés dans un terrain tel que celui d'Aubervilliers, nous paraît due à la même cause, à la fermentation continuelle dont est le siège ce terrain, saturé de matières organiques et de résidus industriels. Cette accumulation de gaz est tout à fait indépendante de la nature des parois qui constituent les cavités.

Dans les deux cas que nous venons de rapporter, les puits, dont les parois étaient maçonnées, ne présentaient aucun vice de construction.

Pour nous, ce sol est tellement imprégné de matières organiques de toutes provenances qu'il suffit, ainsi que nous l'avons déjà dit, d'y creuser un trou pour y voir s'accumuler de l'acide carbonique. Le puits dans lequel a succombé le sieur A... était situé dans une cave ; l'ébranlement gazeux était presque nul et ne pouvait provenir que du jeu très intermittent de la pompe à bras qui sert à élever l'eau à la surface du sol.

Nous pensons que l'acide carbonique provient dans ce puits par les mêmes voies que l'eau. Nous avons constaté, en effet, qu'elle était très chargée de ce gaz (122 à 132 centimètres cubes par litre) qu'elle doit laisser dégager par sa surface, tandis que les couches inférieures arrivent très chargées.

Dans le second cas, celui du puits où a succombé le sieur B..., la provenance plus ou moins éloignée de l'acide carbonique nous semble encore plus évidente. L'orifice du puits est à ciel ouvert, la fermeture très peu hermétique et l'ébranlement gazeux continuel. Nous voyons du reste que ce n'est qu'à une profondeur de $4^m,45$ que la proportion d'acide carbonique reste assez considérable pour empêcher la combustion.

Dans le premier puits, le même phénomène se manifestait à une profondeur de $0^m,40$: De plus ici la présence de l'acide carbonique est intermittente et paraît intimement liée au jeu de la pompe.

Ce gaz nous semble provenir des profondeurs du sol et arriver en même temps que l'eau par le conduit artésien. Il doit prendre naissance dans les terrains environnants et sous-jacents, et circuler dans le sol par les mêmes voies qui permettent à l'eau de se rassembler pour former une nappe souterraine dans laquelle elle est captée par l'intermédiaire du puits foré.

Quelles que soient d'ailleurs les hypothèses que l'on puisse faire pour expliquer la pénétration d'acide carbonique dans les puits dont nous avons parlé, il n'en résulte pas moins, de tout ce que nous avons dit, un fait indiscutable: c'est l'accumulation possible et malheureusement fréquente de ce gaz dans les cavités profondes d'un sol plus ou moins infecté par la présence des matières organiques en fermentation, quelle que soit leur nature.

La commune d'Aubervilliers ne semble pas jouir seule de ce triste privilège, car la semaine dernière deux cas d'asphyxie viennent d'avoir lieu dans l'intérieur de Paris.

Ces deux cas se sont également terminés par la mort des victimes :

Le gaz délétère est toujours l'acide carbonique dont l'apparition s'est manifestée dans des conditions assez surprenantes ; les ouvriers avaient travaillé toute la matinée dans le puits et c'est pendant leur déjeuner que le gaz a fait irruption et a rendu le milieu irrespirable.

V. — ASPHYXIE PAR LES AGENTS ANESTHÉSIQUES.

39. Asphyxie par le chloroforme. — Je soussigné, Paul Brouardel, commis le 4 décembre 1893 par M. Bouniceau Gesmon, juge d'instruction en vertu d'une ordonnance ainsi conçue :

« Vu la procédure commencée contre F., Antoine, inculpé de blessures par imprudence.

« Attendu la nécessité de procéder à l'autopsie immédiate du sieur R. à l'effet de déterminer si les blessures faites à l'épaule de celui-ci ont pu occasionner la mort, ou si au contraire, la mort ne serait pas la conséquence d'une mauvaise application du chloroforme,

« Ordonnons qu'il y sera procédé par M. le professeur Brouardel, serment par lui préalablement prêté en nos mains;

« Lequel après avoir procédé à l'autopsie s'expliquera sur les causes réelles de la mort d'Antoine R. »

Serment préalablement prêté, ai procédé à l'autopsie, le 6 décembre 1893.

Le cadavre est celui d'un homme de 45 ans environ, assez vigoureux, bien constitué. La mort est survenue le 29 novembre, cependant la putréfaction n'est pas avancée.

A l'examen du cadavre, on trouve une ecchymose assez large au niveau de l'articulation de l'épaule gauche, une petite ecchymose sur le bras gauche.

Par la dissection on constate que la luxation de l'épaule est réduite. La capsule articulaire n'est pas déchirée, il n'y a pas de sang dans l'articulation. L'humérus et les rebords de la cavité de l'omoplate ne sont pas fracturés.

Sur la paroi thoracique antérieure gauche, un peu en dedans de la région précordiale, il y a une ecchymose peu prononcée, doublée par une suffusion sanguine mesurant 5 à 6 centimètres de diamètre. Au-dessous de cette ecchymose les 3e, 4e et 5e côtes sont fracturées au niveau de leur insertion avec les cartilages intercostaux. Les viscères sont sains, il n'y a pas de sang épanché dans les plèvres. Quelques adhérences pleurales à droite.

Le cœur a son volume normal. Les valvules sont saines. Le muscle cardiaque n'est pas en dégénérescence graisseuse. Les fibres ont leur coloration normale. Il n'y a pas de péricardite, ni de fausses membranes péricardiques.

Les ventricules et les oreillettes contiennent du sang liquide. Il n'y a pas de caillot dans les artères pulmonaires.

Les poumons sont sains, un peu congestionnés dans leur lobe inférieur. Les bronches contiennent un peu de spume légèrement colorée (probablement par transsudation, suite de la putréfaction commençante). Le larynx, la trachée et le pharynx sont sains.

L'estomac normal ne contient pas d'aliments. Le foie est sain, il n'y a pas de calcul dans la vésicule biliaire. La rate a son volume normal, elle n'est pas diffluente.

Les reins se décortiquent bien, il ne présentent, aucune altération, la substance corticale est peut-être un peu moins épaisse que dans l'état normal.

La vessie est vide.

Le cerveau, le cervelet et le bulbe, sont absolument sains. Les artères ne sont pas scléreuses. Il n'y a ni foyer hémorrhagique, ni foyer de ramollissement.

Conclusions. — 1° La luxation de l'épaule gauche pour laquelle R. était entré à l'hôpital était parfaitement réduite;

2° Les fractures des côtes ne mettaient pas sa vie en danger;

3° La chloroformisation était indiquée pour rendre plus facile la réduction de la luxation;

4° Il n'y avait aucune lésion viscérale. Il n'y avait donc pas de contre-indication à l'emploi des anesthésiques;

5° La mort est le résultat d'une syncope cardiaque survenue pendant la chloroformisation; cet accident peut se produire, sans que rien le fasse prévoir, pendant les chloroformisations conduites avec la plus grande prudence.

Il est un peu plus fréquent dans les cas où il s'agit de réduire une luxation de l'épaule que dans les cas où les chirurgiens pratiquent des opérations nécessitant même des chloroformisations beaucoup plus prolongées. L'observation et l'expérimentation ne permettent pas de dire actuellement quelle est la raison de cette plus grande fréquence.

40. Mort par le chloroforme. Responsabilité médicale. — Je soussigné, Paul Brouardel, commis par M. Lefuel, substitut, en date du 19 juin 1893, à l'effet de procéder à l'autopsie du cadavre de la nommée Caroline G., décédée à la suite d'inspirations de chloroforme, de rechercher les causes de la mort et de constater tous indices de crime ou délit, serment préalablement prêté, ai procédé à cette autopsie le 20 juin 1893.

Le cadavre est celui d'une femme de 29 ans. Il est dans un état de putréfaction très prononcé. Il n'y a sur le corps aucune trace de violences.

Les méninges sont saines, colorées par la transsudation du sang. Dans les méninges et l'encéphale il n'y a ni foyer, ni tumeur, ni tubercules.

Le cœur n'est pas hypertrophié. Les parois ne sont pas dégénérées. Les cavités ne renferment pas de caillot. Les valvules bicuspide, tricuspide, sygmoïdes de l'aorte et de l'artère pulmonaire sont saines. Il n'y a pas de caillot dans l'artère pulmonaire et ses branches.

Les poumons ne sont pas très congestionnés. Il n'y a pas de foyer apoplectique, pas de tubercules.

Le foie et la rate sont normaux. Il n'y a pas de calculs hépatiques.

L'estomac est vide, ses parois sont saines.

L'intestin contient des matières fécales en petite quantité.

L'utérus est bicorne, au-dessus du col à l'endroit où l'utérus se divise, il y a dans la paroi postérieure une petite tumeur fibreuse qui rétrécit notablement le canal cervico-utérin. La muqueuse est revêtue en certaines places par quelques mucosités.

Les trompes renferment un peu de mucopus.

Le rein gauche est très volumineux, il pèse 250 grammes. Il est congestionné, mais il se décortique très facilement.

Le rein droit est absolument atrophié. Il est représenté par un petit corpuscule calcaire qui pèse 6 grammes.

Conclusions. — 1° On ne découvre dans le corps de la fille G. aucune lésion qui explique une mort naturelle, ni aucune lésion qui contre-indique l'emploi du chloroforme;

2° La fille G. avait une atrophie du rein droit probablement survenue dans les premières années de la vie;

3° La malformation de l'utérus, la tumeur fibreuse, le catarrhe utérin et la salpingite ont dû provoquer pendant la vie des phénomènes morbides qui justifient l'intervention des médecins;

4° MM. les docteurs P. et T. m'ont remis une note que je joins au procès-verbal d'autopsie. Il ne semble pas qu'aucune faute ait été commise pendant l'administration du chloroforme, ni après que s'est produite la syncope respiratoire.

Note sur le décès par le chloroforme de Mlle G., 29 ans. — Raisons de l'intervention chirurgicale. — Mlle G. vint me consulter, il y a environ deux mois, pour une affection utérine, dont elle souffrait déjà depuis assez longtemps.

A ce moment, elle se plaignait de douleurs hypogastriques très vives et de pertes blanches; ses règles étaient abondantes.

Au toucher, l'utérus me parut volumineux : les mouvements imprimés à l'organe étaient douloureux. Sensibilité très marquée des culs-de-sac.

Je diagnostique une métrite, avec lésions péri-utérines et prescris un traitement médical : lavages vaginaux antiseptiques, pansements vaginaux.

Bien que ce traitement eût été régulièrement suivi, il ne survint aucune amélioration. Au contraire, il se produisit une hémorrhagie dans l'intervalle des règles.

Aussi la malade réclamant avec insistance un soulagement, et ayant déjà obtenu en pareil cas de très bons résultats du curettage de l'utérus, recommandé dans ces conditions par les plus éminents gynécologistes, nous nous crûmes autorisé à proposer à notre malade le curettage utérin.

L'opération fut acceptée d'autant plus volontiers que les souffrances de la malade étaient plus vives.

Elle accepta en même temps d'être endormie par le chloroforme. La chloroformisation, nécessaire à l'état habituel, était ici indispensable, en raison de l'étroitesse du canal utérin, nécessitant une dilatation préalable toujours très douloureuse et aussi en raison du nervosisme de la malade qui rendait le simple examen très difficile.

Je choisis pour donner le chloroforme, M. le Dr P. T., ancien interne des hôpitaux, qui, pendant le cours de son internat et depuis, a souvent donné le chloroforme, et notamment un assez grand nombre de fois avec moi.

Conditions dans lesquelles est survenue la mort. — M. le Dr T., après avoir ausculté avec soin la malade et s'être assuré de l'absence de toute affection du cœur et des poumons et placé la malade dans le décubitus horizontal, comme on le fait d'ordinaire, se prépara à la chloroformisation.

Dès les premières inspirations, moins de 30 secondes après le début de la chloroformisation la malade fut prise de syncope, respiration brusque, suivie de syncope cardiaque (cyanose).

La malade n'avait guère fait que trois inspirations et il n'a pas été employé plus de 5 grammes de chloroforme.

Le chloroforme (marque Adrian) était contenu en flacon cacheté.

Dès l'arrêt de la respiration, M. le Dr T. et M. le Dr P. em-

ployèrent tous les moyens usités en pareil cas : respiration artificielle, traction rythmique de la langue avec la pince, attouche-
ment de l'épiglotte et de la muqueuse nasale, flagellation avec la
serviette mouillée, électrisation des muscles et des nerfs respiratoires, etc.

Pendant *une heure trois quarts*, les soussignés ont cherché ainsi
à ramener la vie. Ils n'ont abandonné la malade que lorsque le
corps a été froid.

Signé : Dr P...   Signé : Dr Paul T...

**41. Mort par le chloroforme. Embolie probable. Responsabi-
lité médicale.** — Je soussigné, Paul Brouardel, ai été commis le
24 septembre, par une ordonnance de M. Lascoux, juge d'instruction, ainsi conçue :

« Nous, etc... commettons M. le Dr Brouardel pour procéder
aux opérations demandées par notre collègue de G., en date du
23 courant (affaire D. — homicide par imprudence). »

Cette commission est ainsi conçue :

« Attendu que le 23 août 1892, la nommée Julie D. âgée de
soixante-seize ans était en traitement à l'hospice de G. et soi-
gnée pour une luxation de la cuisse gauche ;

« Attendu que sur la demande de cette fille, le Dr Émile D.,
médecin en chef de l'hôpital de G., l'a endormie à l'aide du
chloroforme pendant qu'il lui plaçait la jambe dans un appareil
dit gouttière ;

« Attendu que, dix minutes environ après l'opération terminée,
le Dr D. a remarqué que la fille D. respirait difficilement, qu'il
a cherché sans succès à la réveiller et qu'elle est morte trois
quarts d'heure environ après, sans avoir repris entièrement connaissance et après avoir prononcé à plusieurs reprises le mot
« j'étouffe ».

« Attendu qu'au cours de cette opération le Dr D. n'était assisté
d'aucun de ses confrères et que le chloroforme une fois administré, il n'a pu vérifier les mouvements du pouls de la malade,
ses deux mains étant prises par les soins qu'il donnait à la
jambe de la malade.

« Attendu qu'à la suite de ces faits, une information a été ouverte afin d'établir les responsabilités qui pouvaient retomber sur
le médecin et qu'une autopsie a été pratiquée par MM. les D^{rs} P.
et C. qui nous ont déposé le rapport ci-joint dont les conclusions ont été adoptées, pour le moment du moins, sans observation par le D^r D.

« Attendu qu'aux termes de ce rapport, il semble résulter qu'il

y a eu une certaine imprudence de la part du Dr D., mais qu'en
ces matières le degré de responsabilité du médecin est difficile
à déterminer et qu'il y a lieu de s'en rapporter à l'appréciation de
l'un des chirurgiens ou médecins des hôpitaux de Paris pratiquant journellement l'anesthésie par le chloroforme et connaissant les mesures qu'il est indispensable de prendre pour ne pas
être, en cas de mort ou d'accident, responsable d'une faute
lourde entraînant des poursuites correctionnelles.

« Commettons M. le juge d'instruction de la Seine à l'effet de :

« Commettre l'un des chirurgiens ou médecins en chef des
hôpitaux de Paris, habituellement chargés des expertises médico-
légales qui examinera le rapport ci-joint de MM. les D^rs P.
et C. et dira :

1° Si l'état du cœur de la malade décrit dans le rapport devait être révélé par une auscultation soigneuse, et étant donné
que cet état était par là même connu de l'opérateur, ce dernier
ne devait pas s'abstenir d'administrer le chloroforme, étant
donné surtout le peu de gravité de l'opération à accomplir, et si
ayant administré le chloroforme dans ces conditions il n'a pas
commis une faute lourde pouvant amener une poursuite pour
homicide par imprudence ;

2° Le médecin dira si les mêmes responsabilités et poursuites
ne sont pas encourues par le fait d'administrer du chloroforme
à une femme âgée de 76 ans ;

3° Le médecin dira également si les mêmes responsabilités ne
sont pas encourues par le médecin opérateur par le fait d'avoir
administré seul, et sans se faire assister d'un collègue, du chloroforme dont il ne pouvait pas suivre les effets sur la malade,
ayant les deux mains prises par la réduction de la luxation de la
jambe qu'il opérait. »

Serment préalablement prêté ai pris connaissance du rapport
d'autopsie des Drs P. et C. et d'une note complémentaire fournie
sur ma demande par ces deux docteurs.

Il résulte de ces deux documents que la fille D., âgée de 76 ans,
est entrée le 21 août 1892 à l'hospice de G. Elle était atteinte
d'une fracture du col du fémur (côté gauche). On fit à son entrée
des tentatives de réduction pour établir le diagnostic, mais sans
se servir du chloroforme.

Le 23, M. le Dr D. sans être assisté d'un autre de ses collègues,
endormit la malade à l'aide du chloroforme, pour lui placer le
membre inférieur dans une gouttière.

Les accidents attribuables au chloroforme se sont montrés dix
minutes environ après l'opération terminée, la malade ne se

réveilla pas complètement, elle respirait difficilement, elle dit à plusieurs reprises « j'étouffe ».

Les renseignements fournis par l'autopsie sont les suivants : « Nous constatons que les deux poumons présentent une surface rouge et que le cœur a un aspect graisseux. — A l'ouverture du péricarde nous trouvons une quantité d'environ 30 grammes d'un liquide citrin. — Détachant les poumons et le cœur nous constatons que les deux poumons sont entièrement adhérents.

« *Examen du cœur.* — Cet organe est graisseux, en particulier le ventricule dont le myocarde est notablement aminci et presqu'entièrement graisseux. — Le myocarde du côté gauche présente une altération bien moins accentuée, mais il est pourtant notablement aminci et ramolli. A l'ouverture, nous constatons des caillots dans l'oreillette droite et dans le ventricule droit, notamment dans l'orifice de l'artère pulmonaire. Les valvules de ce côté, quoique peu altérées sont insuffisantes. Les cavités gauches, sauf une légère insuffisance des valvules, n'offrent rien à noter.

« *Examen des poumons.* — Les poumons sont peu crépitants, congestionnés au point de présenter à la coupe un aspect charnu et laissent couler à l'incision une sérosité spumeuse, assez abondante, leur tissu est parsemé de noyaux hémorrhagiques abondants surtout du côté gauche et à la périphérie. Le volume de ces caillots varie de celui d'une lentille à celui d'une noisette.

« Nous trouvons des caillots dans les ramifications de l'artère pulmonaire.

« L'estomac est vide, ne présente rien de particulier à signaler.

« Nous n'avons pas examiné les autres organes, les désordres de l'appareil cardio-pulmonaire expliquant suffisamment la mort. »

Dans la note complémentaire on lit : « L'autopsie nous a révélé que cette femme était déjà depuis longtemps atteinte d'une affection du cœur, mais néanmoins elle vaquait à ses occupations le jour même de l'accident qui a nécessité son transport à l'hospice. »

Discussion. — *Quelle est la cause de la mort de la femme D. ?* Les Drs P. et C. attribuent la mort aux désordres de l'appareil cardio-pulmonaire révélés par l'autopsie.

Ces désordres sont pour le cœur une insuffisance des valvules de l'artère pulmonaire et la dégénérescence des fibres musculaires du cœur.

L'insuffisance des valvules de l'artère pulmonaire est une lésion tellement rare que, y compris l'observation de Frerichs qui l'a signalée pour la première fois en 1853, on ne l'a rencontrée que dans douze autopsies tant en France qu'en Angleterre, en Allemagne, en Russie et en Hollande. En admettant qu'elle existait chez la femme D., le D' D. serait bien excusable de n'avoir pu la diagnostiquer, car les signes donnés par ces auteurs sont tellement incertains que les médecins qui l'ont diagnostiquée pendant la vie ne l'ont pas trouvée à l'autopsie (1).

La dégénérescence graisseuse du cœur expose à la syncope, mais si on arrive parfois à soupçonner cette lésion, il est le plus souvent impossible d'affirmer son existence. Il ne semble d'ailleurs pas que la femme D. ait éprouvé de grands troubles de la circulation, puisque le jour même de l'accident elle vaquait à ses occupations.

Deux autres constatations faites par MM. les Drs P. et C. méritent d'être signalées : 1° La présence de caillots sanguins dans l'oreillette droite, le ventricule droit, notamment dans l'orifice de l'artère pulmonaire et dans les ramifications de l'artère pulmonaire ; 2° les noyaux hémorrhagiques abondants surtout dans le poumon gauche, du volume d'une lentille à celui d'une noisette.

La présence de ces caillots n'est pas en rapport avec l'idée d'une syncope. De plus, dans les six autopsies médico-légales que nous avons faites à l'occasion de décès survenus sous l'influence de la chloroformisation nous avons toujours trouvé les cavités du cœur et de l'artère pulmonaire vides de caillots, parfois contenant quelques grammes de sang liquide noirâtre.

Ces différences s'expliquent-elles par ce fait que, dans les cas cités par les auteurs et ceux que j'ai eu occasion d'observer, la mort est survenue pendant l'anesthésie et non alors que le malade s'était déjà à demi réveillé? Je ne le pense pas. En tout cas si on analyse le traité de Rottenstein (2) et celui de Dastre (3) on voit que de 1847 à 1880, 241 cas de mort survinrent pendant la chloroformisation, soit à peu près une mort sur 5 à 6000 anesthésies et pas une seule de ces morts n'a suivi le réveil ou le commencement du réveil. Rottenstein décrit la stupeur anesthésique et constate son peu de gravité, et par une critique très serrée repousse les accidents tardifs attribués au chloroforme. Dastre n'en parle même pas.

Les lésions trouvées dans les poumons font comprendre que la respiration soit devenue impossible avec ces lésions, mais quelle

(1) Constantin Paul, *Maladies du cœur*, 2ª édition, 1883, p. 429 et suiv.
(2) Rottenstein, *Anesthésie chirurgicale*, Paris, 1880.
(3) Dastre, *Les anesthésiques*, Paris, 1890.

est leur cause ? La dégénérescence du cœur aurait pu amener une syncope, mais sa faiblesse ne peut expliquer les ruptures vasculaires des vaisseaux du poumon.

Il me semble donc établi que l'affection cardiaque, presqu'impossible à diagnostiquer, ne rend pas compte des lésions du poumon. Quelle peut être l'origine de ces lésions pulmonaires ?

Les experts chargés de l'autopsie se sont malheureusement contentés d'ouvrir le thorax et l'estomac, et dans l'état des choses il n'est possible que de faire des hypothèses.

Nous ignorons notamment s'il y a eu un foyer sanguin dans les méninges ou l'encéphale, s'il y avait une affection des reins ou du foie. Parmi les hypothèses probables, il en est une qui expliquerait facilement les lésions décrites par les experts.

Dans les fractures de cuisse, notamment dans les fractures du col du fémur survenues chez les vieillards, on sait depuis l'observation de M. le Dr Gouraud, alors interne de Velpeau (1), qu'il se fait très fréquemment des coagulations sanguines dans la veine fémorale (thrombose) et que sous l'influence d'un mouvement, parfois même sans qu'on puisse invoquer cette cause, des parcelles de ce caillot plus ou moins volumineuses se détachent et, traversant le cœur, oblitèrent plus ou moins complétement les branches de l'artère pulmonaire et de ses divisions (embolie).

Dans ces cas quelles sont les lésions observées ? On trouve dans le ventricule droit, l'oreillette, des caillots formés en arrière du caillot obturateur, d'autres caillots dans la ou les ramifications bronchiques et enfin des noyaux hémorrhagiques dans les poumons (infarctus) avec œdème périphérique des lobes pulmonaires atteints.

Suivant le volume du caillot détaché, les symptômes varient dans leur intensité; mais il en est un constant, les malades étouffent, ils ont soif d'air.

Il est impossible de ne pas penser à cet ordre d'accidents en lisant la description de l'état du cœur et des poumons de la femme D. fait par les médecins experts.

Il manque, pour adopter ou repousser cette hypothèse, l'examen de la veine fémorale.

En admettant sa réalité M. le Dr D. pouvait-il porter le diagnostic ? Les symptômes de la thrombose de la veine fémorale sont, pendant les deux ou trois premiers jours, une douleur au pli fessier, un peu d'empâtement, d'œdème de la région fessière et vulvaire. La lésion articulaire pouvait expliquer la présence de ces signes s'ils existaient.

(1) Gouraud, *Bulletin de la Société anatomique*, 1862.

Dans un cas analogue que m'a rapporté M. le Dr Legroux, médecin des hôpitaux, au moment où il se présentait assisté de M. le Dr Routier, chirurgien des hôpitaux, pour procéder à la chloroformisation, la malade venait d'être la victime d'une embolie, elle succombait cinq minutes après.

Conclusions. — Les lésions pulmonaires trouvées à l'autopsie de la femme D. ne sont pas celles qui ont été notées par les auteurs ou constatées par moi dans les cas où la mort est survenue sous l'influence de la chloroformisation.

Il semble probable que la mort a eu pour cause une embolie dont l'origine était dans la veine fémorale au voisinage de la fracture du col du fémur. C'est une hypothèse, mais elle me paraît très justifiée.

Réponse aux questions posées par M. le juge d'instruction. — 1° L'examen attentif du cœur pouvait peut-être permettre de soupçonner une lésion de cet organe, mais je pense qu'un diagnostic précis était impossible à établir.

Les lésions du cœur, quand elles sont établies, sont considérées comme une contre-indication de l'emploi du chloroforme. Cependant lorsqu'une opération très douloureuse doit être pratiquée, nous avons vu les maîtres de la chirurgie à Paris, après avoir établi la comparaison entre les inconvénients de la chloroformisation et ceux qui résulteraient de la non-chloroformisation, passer outre, nous n'avons été personnellement témoin d'aucun accident survenu dans ces cas.

En anesthésiant la femme D., le Dr D. avait probablement un autre but que celui d'épargner la douleur à la blessée. Pour réduire une fracture ou une luxation, il faut faire disparaître la contraction des muscles qui entourent la lésion ; c'est grâce au relâchement provoqué par l'anesthésie que l'on obtient ce résultat et que l'on peut placer le membre dans une position favorable à la guérison. C'était la pratique constante de mon ancien maître, le professeur Gosselin.

Il n'y avait pas imprudence à employer le chloroforme pour réduire la fracture de la femme D., il n'a donc pas été commis une faute lourde, pouvant amener une poursuite pour homicide par imprudence ;

2° Pas plus que la jeunesse, l'âge avancé n'est une contre-indication pour l'emploi des anesthésiques. Tous les jours nous voyons des vieillards subir l'anesthésie sans en éprouver d'inconvénient. Aucun des cas de mort que nous avons pu recueillir n'est même survenu chez un vieillard.

3° Mon avis personnel est que le médecin ne doit pas administrer le chloroforme sans l'assistance d'un confrère, c'est ce que j'enseigne aux élèves qui suivent mon cours, c'est l'avis des médecins légistes (Lacassagne, Gallard, Devilliers, Lutaud (1), etc.). Mais je dois avouer que les conseils donnés sur ce point par les médecins légistes n'ont pas été suivis par les chirurgiens : tous les jours, les dentistes, les chirurgiens, pratiquent sans aucun aide la chloroformisation soit dans leur cabinet, soit en ville.

Aucune loi, aucun décret ou règlement n'est intervenu pour interdire cette pratique. Je ne saurais considérer comme une faute lourde, un mode de procéder, contraire, il est vrai, à mon opinion, mais justifié en fait par la conduite professionnelle des chirurgiens les plus autorisés.

42. Mort par le chloroforme. — Je soussigné, Paul Brouardel, commis par M. le substitut du procureur de la République, le 31 mai 1893, à l'effet de procéder à l'autopsie du cadavre de G. Adolphe, de rechercher les causes de la mort et de constater tous indices de crime ou délit.

Serment préalablement prêté ai procédé à cette autopsie le 2 juillet 1893.

Le cadavre est celui d'un homme que l'on nous dit être âgé de quarante-sept ans. Son aspect extérieur indiquerait au moins dix ans de plus. Les cheveux sont grisonnants, les dents sont usées.

La putréfaction est peu avancée.

Sur le corps on voit une plaie siégeant à la partie antérieure du cou, plaie faite par le chirurgien en vue d'une trachéotomie. Au niveau du pli inguinal gauche on note un gonflement assez notable.

La région du genou gauche est déformée par une fracture ancienne de la rotule. Les deux fragments de cet os réunis par un ligament sont distants de 7 centimètres.

Les os du crâne ne sont pas fracturés. Mais la face interne est extrêmement inégale, sillonnée par une quantité anomale de petits vaisseaux capillaires incrustés dans l'épaisseur de l'os. Celui-ci a par place une épaisseur exagérée, en d'autres il est lacunaire et transparent.

La dure-mère est épaisse, plus adhérente que d'ordinaire. Sur les parties latérales du sinus longitudinal on voit un épaississement très notable de la dure-mère, mesurant 3 à 4 millimètres, en largeur, 3 ou 4 en longueur, formé par une hypertrophie de la substance fibreuse.

---

(1) Lutaud, *Comptes rendus du Congrès de médecine légale*, 1878, et *Annales d'hygiène*, 1879, 3e série, tome I, p. 77.

La pie-mère est épaisse, mais n'adhère pas à la surface de l'encéphale. Celui-ci se laisse facilement décortiquer.

· La substance cérébrale est saine, pas de foyer d'hémorrhagie ou de ramollissement.

Les artères ne sont pas athéromateuses.

La cavité thoracique contient les poumons, non adhérents, excessivement congestionnés. Placés sur leur base ils se tiennent debout. Il n'y a pas de foyer hémorrhagique, les fragments des poumons nagent après avoir été jetés dans l'eau.

Le cœur est un peu volumineux. A la coupe ses parois présentent par places une coloration jaunâtre qui témoigne de la dégénérescence graisseuse du muscle cardiaque. Les cavités ne contiennent ni sang, ni caillots. Les valvules sont absolument saines.

Les gros vaisseaux ne renferment pas de caillots.

L'œsophage et l'estomac sont vides. Pas de lésions.

Le foie est un peu dur, hypertrophié, gras par places. Il n'y a pas de calcul hépatique. La rate est volumineuse et dure.

Les reins sont gros, un peu durs, la substance corticale est atrophiée. La décortication se fait facilement.

La vessie est pleine d'urine. Celle-ci ne contient ni albumine, ni sucre.

La veine fémorale ne contient pas de caillot.

L'articulation de la hanche gauche est entourée par un volumineux foyer sanguin, les muscles sont largement déchirés. La tête du fémur occupe la cavité cotyloïde.

Une note jointe, signée de M. le professeur T., m'apprend que G. serait mort après avoir été chloroformisé dans le but de réduire une luxation de la hanche gauche. La mort serait survenue non pendant la chloroformisation, mais environ une minute après cessation de l'emploi de cet agent.

Paris, 2 juin 1893.

J'ai trouvé dans mon service (salle Michon, n° 60) dimanche matin 27 mai, le nommé G. Adolphe, âgé de quarante-sept ans, atteint d'une luxation iliaque gauche. Le malade souffrait atrocement, je dus immédiatement procéder à la réduction. J'eus recours au chloroforme, et la réduction fut opérée sans difficulté. Un moment environ après cessation du chloroforme survint une syncope mortelle, malgré les manœuvres de respiration artificielle prolongées pendant une heure environ.

Signé : T.

Conclusions. — 1° G. était atteint d'une luxation de la hanche gauche ;

2° L'emploi de l'anesthésie était indiqué pour obtenir la réduction de cette luxation ;

3° Aucune lésion viscérale diagnostiquable pendant la vie ne contre-indiquait l'emploi du chloroforme ;

4° La mort a eu pour cause une congestion pulmonaire excessivement intense ;

5° Cette congestion excessive a eu pour cause très probable les lésions de la dure-mère et de la pie-mère résultant ainsi que les lésions du foie et des reins d'habitudes alcooliques anciennes. Ces lésions ne pouvaient être diagnostiquées pendant la vie.

43. Mort par le chloroforme. Responsabilité médicale. — Nous soussignés, Paul Brouardel, Charles Vibert, commis par M. Brégeault, substitut, en vertu d'une ordonnance, en date du 8 avril 1895, ainsi conçue :

« Vu les articles 32 et 43 du Code d'instruction criminelle et le procès-verbal dressé le 6 avril par M. le commissaire de police du quartier des Bassins, constatant l'envoi à la Morgue du corps de la veuve Y., décédée le 6 avril courant au cours d'une opération chirurgicale.

« Commettons M. le Dr Vibert, à l'effet de procéder à l'autopsie du cadavre, de rechercher les causes de la mort et de constater tous indices de crime ou délit. »

Serment préalablement prêté, ai procédé (Dr Vibert) le 9 avril 1895 à l'autopsie.

Aspect du cadavre. — Le cadavre est celui d'une femme bien constituée, d'assez forte corpulence. Il n'y a pas de marques de violences sur les diverses parties du corps. La putréfaction est commencée, et se manifeste par la teinte verte de l'abdomen, ainsi que par le peu d'adhérence de l'épiderme.

Les membres inférieurs et supérieurs sont infiltrés d'une quantité notable de sérosité, ainsi que les parois de l'abdomen.

Ouverture du cadavre. — Il existe environ 200 grammes de sérosité épanchée dans le péritoine. Celui-ci ne présente d'ailleurs aucun signe d'inflammation.

Toute la partie inférieure de l'utérus est convertie en un tissu cancéreux qui a envahi les parois utérines sur toute leur épaisseur, et qui infiltre aussi une partie de la paroi du rectum.

Le gros intestin renferme sur toute son étendue des matières fécales solides ; celles-ci deviennent de plus en plus abondantes à mesure qu'on s'éloigne du commencement du gros intestin ;

dans le rectum, elles forment une masse dont le volume dépasse de beaucoup celui du poing.

L'intestin grêle ne présente pas de lésions appréciables, non plus que l'estomac qui est vide.

Le foie est pâle, mais sans autres altérations notables.

Les reins sont volumineux, décolorés, mous et flasques; leur surface est parfaitement lisse. La vessie ne contient pas d'urine.

Les poumons sont libres d'adhérences. Ils ne sont pas congestionnés. Ils ne présentent pas de tubercules ni d'autres lésions. Les bronches contiennent une petite quantité d'écume. La cavité pleurale droite renferme 600 grammes de sérosité, et la cavité pleurale gauche 150 grammes.

Le cœur contient quelques caillots cruoriques peu consistants. Ses valvules sont saines, ainsi que l'aorte et les artères coronaires. Le myocarde n'offre pas de lésion appréciable à l'œil nu.

Le cuir chevelu est intact. Au-dessous de lui il n'existe pas d'ecchymoses. Les os du crâne ne sont pas fracturés. Les méninges et le cerveau sont infiltrés de sérosité, mais n'offrent pas d'autres lésions.

Examen histologique des reins. — Les reins présentent sur tous les échantillons qui ont été examinés, un épaississement très notable de la charpente fibreuse de ces organes. Les fibres de tissu conjonctif sont beaucoup plus volumineuses qu'à l'état normal et séparées les unes des autres par des interstices qui représentent sans doute les traces d'une infiltration œdémateuse. Les glomérules de Malpighi ne sont pas atrophiés, et les cellules épithéliales des tubes urinifères ne présentent pas d'autres altérations que celles qui sont attribuables à la putréfaction.

Il résulte de ce qui précède que la dame Y. était atteinte de cancer de l'utérus, parvenu à une période très avancée. Cette affection devait fatalement amener la mort. On peut ajouter, qu'à la date du 6 avril, la dame Y. ne pouvait plus survivre longtemps. En effet, elle présentait un œdème généralisé; elle avait des épanchements séreux abondants dans le péritoine et dans les plèvres; les reins ne fonctionnaient plus que d'une manière très incomplète; enfin la rétention des matières fécales, qui durait depuis plus de quinze jours, aggravait encore la situation. Dans ces conditions, la mort était imminente.

Pour la retarder quelque peu, il était parfaitement logique de chercher à débarrasser le rectum de la quantité énorme de matières fécales qu'il contenait. Le curage du rectum, que les médecins traitants ont voulu pratiquer, était donc bien indiqué.

Cette opération était rendue assez délicate par la crainte que devaient avoir les médecins traitants que la paroi du rectum fût envahie en un certain point par le tissu cancéreux. Elle l'était en effet, ainsi que nous l'avons constaté à l'autopsie. Le curage devait donc être pratiqué avec beaucoup de ménagements pour éviter de perforer le rectum, au point où la paroi était rendue très friable par la présence du tissu cancéreux. Il est certain que ce grave accident aurait pu se produire beaucoup plus facilement si la malade avait souffert de l'opération, et si elle avait opposé, par suite, une résistance plus ou moins vive aux manœuvres des médecins. En anesthésiant la malade avec le chloroforme, on supprimait la douleur et les mouvements de défense de l'opérée, on diminuait la résistance du sphincter anal, et on rendait ainsi l'opération beaucoup moins dangereuse.

La dame Y. est morte dès le début de l'anesthésie. Dans l'état si grave où elle se trouvait, cette éventualité était à craindre. Mais on peut dire que si l'opération avait été pratiquée sans anesthésie, il y avait au moins autant de chances pour que la douleur et la résistance de la malade provoquassent la mort subite. Entre ces deux dangers, les médecins traitants ont pensé que le moindre était celui que présentait l'anesthésie chloroformique. La décision qu'ils ont prise ne saurait être considérée, à notre avis, comme une faute professionnelle, témoignant d'une grave ignorance ou de négligence.

Conclusions. — 1° La dame Y. était atteinte de cancer de l'utérus, affection qui avait entraîné de telles complications qu'à la date du 6 avril la mort de la malade était imminente ;

2° L'opération tentée ce jour-là par les médecins traitants était indiquée pour tâcher de soulager la malade et de prolonger quelque peu sa vie ;

3° En employant l'anesthésie chloroformique pour pratiquer l'opération, les médecins pouvaient légitimement croire qu'ils rendraient celle-ci moins dangereuse. Ils n'ont donc pas commis, à notre avis, de faute professionnelle.

44. Mort par le chloroforme. Cancer annulaire du rectum. — Je soussigné, Paul Brouardel, commis par M. Adolphe Guillot, juge d'instruction, en vertu d'une ordonnance, en date du 30 janvier 1890, ainsi conçue :

« Vu la procédure suivie contre X. ;

« Attendu qu'une femme Françoise F., née G., en traitement à la salle Gerdy, hôpital de la Pitié, est décédée au cours d'une opération ;

« Attendu qu'il importe de rechercher si cette mort n'a pas été due à un emploi imprudent du chloroforme ;

« Commettons M. le Dr Brouardel à l'effet de procéder à l'autopsie, et à toutes autres constatations et examen des appareils de nature à établir s'il y a eu ou non imprudence de l'opérateur. »

Serment préalablement prêté avons procédé aux opérations qui nous étaient confiées.

L'interne du service m'a remis l'observation de la malade qu'il avait entre les mains :

I. *Histoire de la maladie.* — La nommée G., femme F., âgée de 43 ans, profession de blanchisseuse, entrée le 17 janvier 1890, salle Gerdy, lit n° 7.

La malade est amenée de Choisy-le-Roi. Elle se présente avec de graves phénomènes d'obstruction intestinale. Elle vomit depuis une dizaine de jours tout ce qu'elle prend, ses vomissements sont noirâtres et de très mauvaise odeur depuis deux jours. Elle est extrêmement faible, ne peut rien prendre. Elle n'a pas d'hypothermie.

A l'examen local, ventre ballonné, tendu, mais peu douloureux. Aucune trace de hernie dans les régions habituelles.

Au toucher rectal, le doigt rencontre, à environ six centimètres de l'anus, un anneau dur et extrêmement serré qui est évidemment constitué par un épithélioma rectal.

Le petit doigt peut passer avec beaucoup de peine.

La malade raconte qu'elle souffre depuis cinq mois du rectum, constipation opiniâtre, douleurs vives, spontanées et s'exaspérant pendant la défécation ou pendant la position assise. La malade dit qu'elle n'a pas perdu de sang par le rectum.

Appétit nul, vomissements fréquents, constipation extrême, cachexie progressive jusqu'au moment où sa constipation est devenue telle qu'elle a provoqué les phénomènes dont elle souffre aujourd'hui.

18 janvier. — Dilatation progressive de l'anneau cancéreux avec une canule creuse de la grosseur du pouce. La canule est laissée à demeure et la malade rend quelques matières.

19-25. — Purgations répétées les jours suivants à l'huile de ricin. La malade va assez bien à la selle, son état s'est amélioré : elle ne vomit plus et son ventre s'est très détendu. Elle peut un peu se nourrir. Mais une opération pour son rétrécissement est nécessaire. Rien aux poumons, au cœur et au foie.

30. — Purgation, lavements.

Anesthésie chloroformique avec le chloroforme méthylique de Villejean, par le procédé de la compresse.

La chloroformisation commence à 10 heures 13. La malade ne

présente pas de phénomènes d'excitation bien accentués et paraît s'endormir.

Une incision sur la face postérieure du coccyx est faite et l'os dénudé. A ce moment la malade a été prise d'une contraction des mains assez marquée, le pouls s'est arrêté et la respiration en même temps.

La chloroformisation avait duré 11 minutes et la malade avait absorbé 10 grammes de chloroforme méthylique.

Respiration artificielle, longtemps prolongée.

Piqûres d'éther. Trachéotomie et insufflation d'oxygène.

Pointes de feu à la région du cœur.

Aucun de ces moyens n'a eu de résultat et la malade n'est pas revenue de la syncope mortelle.

II. *Autopsie* faite le 31 janvier 1890, en présence de M. le Dr Polaillon et des internes du service. — Le corps a un aspect cachectique, il est en raideur cadavérique, à la région antérieure du cou on voit une incision résultant de la trachéotomie pratiquée *post mortem*.

Sur la poitrine, une quarantaine de petites brûlures produites par l'application de pointes de feu.

Rien dans les plèvres. Adhérences pleurales complètes, sans importance dans la plèvre droite.

Rien au sommet des poumons, pas de tubercules.

Le *cœur* est petit, rétracté, rempli de sang liquide assez rouge. Pas de caillots dans les cavités. Les valvules aortiques et la valvule mitrale sont saines.

L'*œsophage* est normal.

Larynx et *trachée* : Incision de trachéotomie sur les 3e, 4e, 5e et 6e anneaux de la trachée.

Rien dans l'*utérus* qui est sain ainsi que ses annexes.

L'*estomac* est absolument vide.

Le *foie* est sain.

Les *reins* sont sains et se décortiquent bien.

Cerveau. Un peu de liquide dans la cavité arachnoïdienne.

Bulbe, cervelet, quatrième ventricule sains.

Cerveau sain. — Les circonvolutions sont un peu diminuées d'épaisseur.

Sur la partie postérieure du corps on voit une incision de 6 centimètres de long, au niveau de la ligne médiane, s'étendant depuis le sacrum jusqu'à l'extrémité du coccyx.

Le toucher rectal dénote à 6 centimètres de l'anus, un cancer circulaire, en virole, rétrécissant le calibre du rectum, et ne laissant qu'un orifice arrondi, petit, admettant à peine la pulpe de l'index, et envahissant en avant la cloison recto-vaginale.

Conclusions. — 1° La femme G. était atteinte d'un cancer annulaire du rectum qui mettait un obstacle à peu près absolu à l'évacuation naturelle des matières fécales ;

2° La mort de cette femme était donc certaine dans un espace de temps très limité, quinze jours, trois semaines au plus, si on ne pratiquait pas un orifice pour permettre aux matières de s'écouler par une issue artificielle.

Cette opération ne pouvait amener une guérison définitive, mais pouvait permettre une survie de six mois, un an, parfois plus ;

3° Cette opération longue et délicate ne pouvait se pratiquer sans que la malade fût anesthésiée. Sa faiblesse ne lui eût pas permis de supporter les douleurs de l'opération ;

4° Aucune lésion du cœur, des poumons ou du cerveau ne contre-indiquait l'emploi du chloroforme ;

5° La quantité de ce liquide inhalée n'a pas été excessive. Bien souvent cette quantité (10 grammes) a été dépassée sans entraîner aucun inconvénient ;

6° Ni dans le choix de l'anesthésique, ni dans son mode d'emploi il n'est possible de découvrir une imprudence de l'opérateur ;

7° La mort de la femme G. est due à une syncope que l'on ne peut attribuer qu'à son état de faiblesse.

45. Mort pendant l'anesthésie chloroformique. Luxation du pied droit.

I. *Observation.* — *Note remise par* **M.** *le* **D**ʳ **B.** — Mercredi 26 février 1890, dans la journée, on vint me prier de donner mes soins à Mme B.... Je ne connaissais pas cette dame. Ma première visite eut lieu le même jour à 4 heures du soir.

Mme B... me dit avoir fait, deux jours auparavant, une chute qui amena la luxation du pied droit. Je voulus procéder à l'examen de la lésion, Mme B... s'y refusa énergiquement. Sur mes instances, elle consentit à laisser découvrir son pied et je pus constater, à la vue seulement, une forte déviation du pied en dedans, avec œdème assez notable autour de la région tibiotarsienne et légère ecchymose sur le tiers inférieur de la face externe de la jambe.

Mme B... ne me permettant pas de poursuivre mon examen par la palpation de la région malade, le diagnostic exact ne put être porté. Elle me dit qu'avant toute intervention « elle voulait être endormie ». Je lui objectai que sa lésion étant probablement légère, je ne pouvais pas lui faire courir les risques d'une anesthésie chloroformique; je lui parlai des nombreux décès causés par le chloroforme. Elle me répondit : « Quand je devrais en mourir, personne ne touchera mon pied avant de m'avoir endormie. »

A la suite de nouvelles objections et même de menaces de ne pas la soigner, elle persista dans son désir et me dit : « Je resterai plutôt six mois au lit ou estropiée pour toute ma vie... Je ne veux pas que l'on me touche ; je veux être endormie auparavant. »

Une dame qui soignait Mme B... depuis sa chute, me dit : « Docteur, vous ne pourrez pas la soigner sans l'endormir. Je ne puis arriver à lui faire des onctions de pommade, malgré toutes mes précautions, sans qu'elle ne se trouve mal aussitôt. Depuis deux jours et deux nuits, elle crie sans arrêter comme une femme en couches. Elle n'a pas dormi une seconde depuis sa chute. »

On me dit aussi qu'elle n'avait aucun parent et qu'elle était divorcée depuis cinq ou six ans.

En présence de la volonté inébranlable de la malade, de ses souffrances continuelles si vives, soupçonnant une fracture de la malléole externe ajoutée à la luxation du pied, je fus obligé d'accéder au désir de Mme B... Je lui dis alors : « Il m'est impossible de vous endormir ce soir, il me faut un docteur pour m'assister; je viendrai avec lui demain matin entre 9 heures et demie et 10 heures; d'ici là vous changerez peut-être d'avis et nous n'aurons pas besoin de vous chloroformiser. »

Avant de quitter la malade, j'examinai le cœur, les artères, les poumons; rien d'anormal. Je l'interrogeai sur ses antécédents, ses habitudes. Cette femme, âgée de trente-deux ans, n'a jamais été malade; n'a aucune tare physiologique; a eu sept enfants (trois avant terme); elle est de constitution très robuste; remarquablement sobre, elle ne boit aux repas que de la bière coupée d'eau; jamais d'eau-de-vie ni de liqueurs.

Les conditions requises pour procéder, suivant les principes, à une chloroformisation se trouvant réunies chez Mme B..., je fis mes recommandations pour le lendemain matin (défense de manger, etc.) et je partis en laissant l'ordonnance suivante : Chloroforme pour anesthésie 60 grammes, éther sulfurique rectifié, bande de toile, ouate à pansement, silicate de potasse.

Le même soir, je fis prier M. le Dr M.-W. de venir me rejoindre le lendemain matin à 9 heures afin de m'assister dans les soins que je devais donner à Mme B...

Le lendemain, jeudi 27 février, à 9 heures du matin, M. le Dr M.-W. était rendu chez moi. Je le mis au courant de la situation et j'ajoutai : « Nous pratiquerons seulement une anesthésie incomplète, limitée au moment où la volonté de la malade sera annihilée. »

Je voulais, en effet, vaincre exclusivement la résistance de la malade par une demi-anesthésie et mettre à profit ce moment pour réduire la luxation, faire le diagnostic, dans le cas où il y aurait fracture de la malléole, et appliquer un bandage ouaté. Puis la malade étant réveillée, j'aurais appliqué le bandage silicaté.

A 9 heures et demie nous étions chez Mme B... Je l'interroge de nouveau ; j'examine encore le cœur ; la malade n'a pas mangé ; rien ne s'oppose à la chloroformisation. La malade n'a pas changé d'idée : elle maintient énergiquement sa volonté d'être anesthésiée avant toute intervention sur son pied.

Deux personnes sont présentes et soignent Mme B...

J'avais emporté avec moi un appareil d'induction fonctionnant bien, une seringue de Pravaz, une pince pour la langue, etc., une grande trousse complète. Après avoir disposé, sous ma main, tout mon appareil instrumental prêt à fonctionner en cas de besoin, je fis allonger la malade complètement dans son lit, sans oreiller, la poitrine découverte, sans aucun lien. Je verse une petite dose de chloroforme sur un mouchoir que j'approche du visage de la malade, le tenant assez éloigné pour ne pas toucher le visage et empêcher l'air de pénétrer dans les voies respiratoires en même temps que les vapeurs chloroformiques. Je recommande à la malade de respirer normalement, sans précipitation, comme pour aspirer un parfum. Le Dr M.-W. surveille le pouls. Après une ou deux minutes d'aspiration, il survient une excitation légère : Mme B... se débat un peu, tente de se placer dans la position assise sur son lit et d'écarter le mouchoir avec ses mains. Pour abréger la période d'excitation, et le mouchoir commençant à être sec, je verse pour la deuxième fois une petite dose de chloroforme, j'en fais aspirer les vapeurs et dis en même temps à la malade de se tenir tranquillement couchée et de bien respirer. Elle exécute aussitôt ces recommandations. La période d'excitation se trouve terminée ; la résolution n'est pas encore complète, la respiration est calme avec ronflement, le pouls régulier et plein.

A ce moment, je confie le mouchoir au Dr M.-W. et je lui dis : « L'anesthésie est incomplète, mais la malade est suffisamment endormie pour que j'aie le temps de réduire la luxation ;

tenez le mouchoir éloigné du visage afin de maintenir la malade pendant quelques minutes dans cet état. »

Le Dr M.-W. se trouve alors chargé de l'anesthésie; il tient le mouchoir et continue à surveiller le pouls et la respiration.

Je prends le pied. En voyant mon intention, la garde qui était restée avec nous pendant tous ces préliminaires me dit : « Je m'en vais, car elle va crier, elle n'est pas bien endormie. »

Le Dr M.-W. prend alors le flacon de chloroforme, en verse une nouvelle dose sur le mouchoir et l'approche de la malade. A ce moment précis débutent les accidents : je n'entends plus le ronflement de la respiration, mais un sifflement aigu; le Dr M.-W. ne perçoit plus le pouls.

Je m'écrie : « Qu'est-ce que c'est? » et quittant le pied, je me porte instantanément à la tête de la malade : je constate qu'il n'y a plus ni respiration, ni battement du cœur.

Je fais alors ouvrir toute grande la fenêtre; je penche la tête de la malade en dehors du lit et renverse, pendant ces mouvements, le flacon de chloroforme non bouché; j'ouvre la bouche de la malade, la langue n'est pas refoulée en arrière, ni collée au palais; il n'y a pas de mucosités dans l'arrière-gorge. Sans perdre une minute j'emploie tour à tour : la flagellation de la poitrine et du visage avec une serviette mouillée d'eau froide; la respiration artificielle; l'électrisation; les injections sous-cutanées d'éther. L'électrisation a semblé produire sept ou huit mouvements respiratoires; on entendait l'entrée de l'air à travers les mucosités de la trachée.

Tous ces procédés, tous ces efforts ont été inutiles; le cœur n'a pas eu un battement. J'ai persisté longtemps dans mes tentatives pour rappeler la vie, je n'y ai pas réussi.

Je reviens au flacon de chloroforme renversé par moi : il se trouvait sur la table de nuit. Au mouvement que je fis en entendant quelque chose tomber, l'amie de Mme B... me dit : « Ce n'est rien, c'est le chloroforme qui est tombé. » Je répondis en le ramassant aussitôt : « Il nous donnerait des vapeurs anesthésiques. »

J'estime la quantité de chloroforme versée sur le mouchoir à 10 ou 12 grammes; les accidents étant survenus brusquement avant que la troisième dose versée sur le mouchoir n'ait été inhalée, la dose totale employée pour l'anesthésie a été de 7 à 8 grammes, inhalés en plusieurs fois et à distance. Le mouchoir plié grand comme la main, a été tenu pendant toute la durée de l'anesthésie à plat, parallèlement au visage et à 6 centimètres environ.

Après que le décès eut été bien constaté, j'envoyai la femme

de ménage prévenir diverses personnes en relation avec Mme B...
La présence du D⁻ M.-W. étant désormais inutile, il quitta la maison. Sur la prière de l'amie de Mme B... j'attendis, avant de partir à mon tour, l'arrivée des personnes que l'on allait chercher.

Enfin une personne arrive. Je la mets au courant de la situation ; puis je lui laisse ma carte en disant que je me tenais à sa disposition si l'on avait besoin de moi. Avant mon départ, je fis mettre en évidence sur une table tout ce qui avait servi à pratiquer l'anesthésie et recommandai de montrer ces objets au médecin chargé du constat du décès, et je me rendis au domicile de celui-ci pour lui signaler l'accident.

Je me résume. J'ai été obligé de pratiquer l'anesthésie par une volonté énergique et soutenue que rien n'a pu fléchir, par les souffrances si vives de la malade et pour assurer le diagnostic de la lésion ; toutes les règles de l'anesthésie ont été observées, j'étais assisté par un médecin, la quantité de chloroforme inhalée a été excessivement minime, les accidents sont survenus brusquement au début de la chloroformisation, avant l'anesthésie complète, sans que rien ait pu les faire prévoir ; aidé par le D⁻ M.-W., j'ai lutté de toutes mes forces et avec persévérance contre ces accidents, j'ai employé, sans exception, tous les moyens recommandés généralement, j'ai de suite signalé l'accident survenu.

Je crois avoir fait mon devoir de médecin en toute conscience et dans les limites possibles.

Signé : B.

II. *Autopsie.* — Je soussigné, Paul Brouardel, commis par M. Adolphe Guillot, juge d'instruction, en vertu d'une ordonnance, en date du 27 février 1890, ainsi conçue :

« Au sujet de la mort de la femme B., attendu que le décès a eu lieu pendant que la malade était sous l'action du chloroforme ;

« Commettons M. le D⁻ Brouardel, à l'effet de constater s'il y a eu imprudence ayant déterminé la mort, dans l'emploi de l'anesthésique. »

Serment préalablement prêté ai procédé à l'autopsie du cadavre de la femme B., le 1ᵉʳ mars 1890, en présence de M. le D⁻ B., M. M.-W., M. le D⁻ Loye et M. le D⁻ Socquet.

Le cadavre est celui d'une femme de taille moyenne, paraissant vigoureuse et âgée de trente-deux ans environ. La rigidité cadavérique a complètement disparu, la putréfaction n'est pas commencée.

Le pied droit est devié en avant et en dedans ; à la partie inférieure et extérieure de la jambe droite, autour de la malléole, on voit une ecchymose mesurant 15 centimètres environ de hauteur, doublée d'un épanchement sanguin. La région malléolaire est le siège d'un gonflement très notable ; à l'ouverture de l'articulation du pied on constate une luxation de l'astragale en avant et en dehors avec fracture de l'extrémité inférieure du péroné, cette fracture siège à 4 centimètres au-dessus de la malléole externe.

Il n'y a pas d'épanchement sanguin sous le cuir chevelu. Les os du crâne ne sont pas fracturés. Les méninges ne sont pas très congestionnées. Le cerveau, le bulbe et le cervelet sont sains.

La trachée et les grosses bronches renferment un peu de spume légèrement rosée. Il n'y a pas d'adhérences pleurales ni d'épanchement dans les plèvres. A la surface des poumons, et principalement au bord inférieur, se trouvent de petites ecchymoses sous-pleurales ; quelques-unes de ces ecchymoses sont réunies et donnent à la région des poumons sur laquelle elles siègent l'aspect de petits foyers apoplectiques. Les poumons sont très congestionnés, leur coupe est hérissée de petites saillies rouges, comme si les alvéoles contenaient du sang, mais les fragments jetés dans l'eau surnagent. Il n'y a pas de tubercules.

Le cœur est distendu par les gaz de la putréfaction. Après l'issue de ceux-ci, il reprend son volume normal. Il n'y a pas d'ecchymoses sous-péricardiques, le muscle cardiaque est un peu chargé de graisse ; le ventricule droit contient quelques grammes de sang noirâtre, coagulé. Il n'y a pas de caillot dans l'artère pulmonaire. Les valvules sont saines.

Le foie présente quelques adhérences avec la face inférieure du diaphragme (périhépatite ancienne) ; il est volumineux et pèse 1 k. 960, il est un peu gras. La vésicule biliaire ne contient pas de calculs.

La rate est volumineuse.

L'estomac contient 20 grammes environ d'un liquide grisâtre.

Les reins se décortiquent mal. La substance corticale est atrophiée et la substance médullaire est envahie par la graisse.

Les intestins sont sains.

La vessie est vide.

L'utérus est vide, il paraît sain.

Conclusions.

1° La mort de madame B. doit être attribuée à une congestion apoplectiforme des poumons survenue pendant la chloroformisation ;

2° Les autres organes sont sains. Aucun ne présente de lésion organique ancienne pouvant être considérée comme une contre-indication de l'emploi des anesthésiques.

La question posée par M. le juge est celle-ci : Y a-t-il eu impru-dence, ayant déterminé la mort, dans l'emploi de l'anesthésique ?

Pour répondre à cette question j'ai prié M. le Dr B. de me résu-mer dans une note écrite, les circonstances dans lesquelles cet accident est survenu. Je joins cette note au rapport.

De cette note il résulte que M. B. a donné le chloroforme avec l'assistance d'un aide, M. M.-W., qui, bien que n'ayant pas le droit d'exercer en France, aurait un diplôme étranger témoignant qu'il a dû faire des études médicales.

L'emploi du chloroforme était justifié par la nature de la lésion. Alors même que madame B. n'aurait pas réclamé l'emploi du chloroforme, il est douteux pour moi que la réduction de la luxation aurait pu être obtenue sans lui ou sans l'aide d'appa-reils, de cordes, de moufles, etc. Sur le cadavre alors que la ré-traction des muscles provoquée par la douleur n'existait plus, nous n'avons pu, malgré des tractions assez fortes, réduire la luxation.

Le procédé employé dit de la demi-anesthésie par opposition à l'anesthésie brusque est celui adopté par presque tous les chi-rurgiens de Paris, il paraît moins dangereux que le second.

Les mouvements du cœur et de la respiration se sont arrêtés brusquement après la période d'excitation, il y a eu syncope simultanée du cœur et de la respiration. Cet accident se produit rarement à cette période. Il y a donc lieu d'éliminer la syncope primitive par excitation réflexe et l'*apnée* toxique qui ne survient qu'après l'inhalation prolongée de doses considérables de chloro-forme, 60, 80 grammes, parfois plus, pendant une demi-heure, une heure d'anesthésie.

Les lésions des poumons, la présence de taches ecchymotiques des plèvres, la spume rosée de la trachée et des bronches sont celles que l'on rencontre lorsque dans des expériences de physio-logie on provoque soit par action directe, soit par intoxication, une excitation très violente du bulbe ou des noyaux d'origine des pneumogastriques, ou bien encore quand on provoque une exci-tation modérée chez des animaux épuisés.

Il semble probable que les douleurs que madame B. avait éprouvées depuis plus de quarante-huit heures, l'avaient épuisée et ont permis à une syncope cardio-pulmonaire de se produire dans des conditions impossibles à prévoir à l'avance, et sans que l'anesthésie ait été ou trop profonde ou trop prolongée.

Une fois l'accident survenu, M. B. semble avoir fait ce qu'il y avait lieu de faire pour réveiller les fonctions cardiaques et respiratoires, ouverture de la fenêtre, flagellation, abaissement de la tête, examen de la gorge, respiration artificielle, électrisation, injections d'éther. Ce sont là les procédés conseillés par les chirurgiens et les physiologistes, et ce sont tous les procédés conseillés.

Dans ces conditions il ne me semble pas qu'il y ait lieu d'attribuer la mort de madame B. à une imprudence commise par M. le Dr B. pendant la chloroformisation.

46. Mort pendant l'anesthésie chloroformique. Abcès froid de la face dorsale du pied gauche. — Carie des os du pied.

F..., Louis, âgé de 45 ans, entré à l'hôpital de la Pitié le 10 mars 1890, dans le service de M. le professeur Léon Le Fort.

I. *Observation recueillie par* M. BEURNIER, chef de clinique du professeur Le Fort. — Entorse du pied gauche il y a deux ans. Depuis ce moment le malade, quoique marchant bien, souffrait de temps en temps au niveau du pied lors des changements de temps ou après des fatigues exagérées.

Au mois de novembre 1889 apparut sur la face dorsale du pied gauche une tuméfaction d'abord peu considérable, un peu douloureuse, allongée dans le sens de la longueur du pied et suivant la direction du premier métatarsien. Les téguments conservèrent leur coloration normale. — Bientôt douleurs assez vives et grande gêne pour la marche, qui décidèrent le malade à entrer à l'hôpital.

A son entrée, on trouve une tumeur molle, rénitente, puis bientôt fluctuante et devenant de plus en plus superficielle. Peau normale, sans rougeur.

Sur le bord externe du pied se trouve une autre tumeur plus petite, séparée de la première par une légère dépression et ne paraissant pas communiquer avec elle.

Le 31 mars, le malade, conduit à l'amphithéâtre du pavillon, est endormi au chloroforme, sans aucun accident. Le cœur, ausculté préalablement, fut trouvé sain. Le malade ne présenta aucune phase de réaction pendant qu'on l'endormait, et pendant le sommeil il n'y eut aucun embarras de la respiration. Le réveil fut normal.

Incision de 6 centimètres, d'avant en arrière, sur le point culminant de l'abcès interne; écoulement d'un demi-verre de pus environ. Au-dessous les os sont trouvés dénudés et cariés; on évide le plus possible les parties malades et on enlève ainsi la partie postérieure du premier métatarsien, le premier cunéiforme et la partie interne du scaphoïde. Suture et drain.

Du côté externe, l'intervention se borne à une ponction de l'abcès au moyen d'un trocart avec l'appareil aspirateur ; on retire environ 20 grammes de pus.

Le drain de la plaie interne est retiré le deuxième jour. Les pansements humides sont faits tous les deux jours ; mais, la plaie ne se cicatrisant pas et le stylet arrivant sur des parties dénudées et cariées, de plus le malade s'affaiblissant par suite de l'abondance de la suppuration, une nouvelle intervention, devant consister en l'ablation de toutes les parties malades (portion antérieure du pied), est jugée nécessaire.

Le 23 avril le malade, dont préalablement on avait consulté de nouveau le cœur qui fut trouvé sain, est porté à l'amphithéâtre sur un brancard. On le couche sur un lit d'opérations, puis on procède au nettoyage de la partie sur laquelle va porter l'opération. Le chloroforme est administré par M. Bonneau, interne, sur une compresse, d'après le procédé ordinaire, sous la surveillance de M. le professeur Léon Le Fort, chef de service, et de M. le Dr Beurnier, chef de clinique. Aucun phénomène anormal ne se produit ; nul embarras de la respiration, pas de quintes de toux, pas de mucosités dans la gorge. Le malade, comme lors de son premier sommeil anesthésique, ne présente aucune période d'excitation. Au moment où, le malade étant endormi, on se préparait à appliquer la bande d'Esmarch, la respiration semble se ralentir en même temps que la face devenait pâle.

Au même instant l'interne chargé du pouls fait remarquer qu'il venait de cesser de battre, ce que constate aussitôt le professeur Le Fort. A ce moment la respiration continuait encore ; on fait avaler au malade quelques gouttes de cognac, et on abaisse la tête. Quelques secondes plus tard la respiration cesse brusquement. Immédiatement on pratique la respiration artificielle, on met en marche la machine électrique et on fait la faradisation. Sous cette influence on obtient quelques mouvements respiratoires, d'abord assez profonds et se succédant à intervalles assez rapprochés ; mais peu à peu, malgré ces manœuvres, les inspirations deviennent plus espacées et moins profondes et, au bout de peu d'instants, cessent complètement. La face est de plus en plus pâle ; aucun réflexe cornéen. Aucun murmure cardiaque à l'auscultation. Malgré cette absence de réaction, les tentatives furent continuées pendant au moins trois quarts d'heure.

II. *Autopsie.* — Je soussigné, Paul Brouardel, commis par M. A. Guillot, juge d'instruction en vertu d'une ordonnance, en date du 21 avril 1890, ainsi conçue :

« Commettons M. le Dr Brouardel à l'effet de rechercher la

cause de la mort du nommé Louis F. (hôpital de la Pitié, salle Michon) et de chercher notamment si cette mort peut être attribuée soit à un emploi imprudent du chloroforme, soit à sa mauvaise qualité. »

Serment préalablement prêté ai procédé le 24 avril à 10 heures du matin à l'autopsie du cadavre de F. en présence de M. le professeur Lefort, chef du service, et de M. Bonneau, interne des hôpitaux.

Le cadavre est celui d'un homme âgé de 45 ans.

La rigidité a disparu, la putréfaction n'est pas commencée.

On note sur le corps l'absence de plaie ou contusion. Seul un des pieds présente une lésion notable.

Le pied gauche est fortement tuméfié par infiltration séropurulente des parties molles, il présente au niveau du premier espace intermétatarsien, une fistule de la largeur d'une pièce de 50 centimes entourée de fongosités. Cette fistule donne issue par la moindre pression à une certaine quantité de pus. En incisant les parties molles, on constate les lésions suivantes :

L'articulation des métatarsiens avec les deux derniers cunéiformes (le premier ayant été enlevé lors de la première opération) est remplie de fongosités infiltrées de pus. Les cartilages articulaires ont disparu, le tissu osseux à découvert est ramolli, friable, et en voie de destruction tuberculeuse.

L'articulation des quatrième et cinquième métatarsiens avec le cuboïde présente les mêmes lésions, ainsi que l'articulation de l'astragale avec le calcanéum : toutefois, les lésions sont moins avancées dans cette dernière articulation. Les os de la rangée moyenne du tarse présentent un ramollissement notable faisant prévoir une destruction prochaine par la tuberculose.

L'articulation tibio-tarsienne est saine.

Les veines du membre inférieur sont saines et ne contiennent pas de caillot.

Cavité thoracique. — Le poumon droit est réuni à la plèvre pariétale par des adhérences anciennes et résistantes, il est impossible de les détruire sans déchirer le poumon. Ces adhérences n'existent pas sur le poumon gauche.

Le poumon droit réduit de volume présente à sa surface des amas tuberculeux que l'on retrouve également dans son intérieur : à sa partie supérieure existe une caverne produite par la fonte de tubercules. Le poumon gauche à sa surface présente à peu près l'aspect normal. A la coupe, il contient une infiltration de sérosité mélangée de bulles gazeuses en assez grande proportion. En arrière il présente la congestion hypostatique ordinaire chez le cadavre. Dans son épaisseur, et en des points divers, on trouve des amas de tubercules à différents degrés d'évolution.

La trachée et les bronches contiennent une grande quantité de spume bronchique.

Le péricarde incisé laisse apercevoir le cœur avec son aspect normal. Il n'existe pas d'adhérences.

Le cœur est flasque, non hypertrophié ; en l'incisant de manière à ouvrir sa cavité, on constate l'absence de caillots dans les ventricules et les oreillettes. Toutes les valvules du cœur sont saines, et ne présentent aucune altération, ni de couleur, ni de consistance.

En ouvrant la cavité abdominale, on constate l'existence de granulations tuberculeuses sur presque toute la surface du péritoine.

Le foie, la rate, l'estomac et les intestins ne présentent rien de particulier.

Le rein droit, placé dans sa situation normale, est couvert de granulations tuberculeuses siégeant sur sa capsule. Il présente à la coupe les caractères de la néphrite caractérisée par le nom de gros rein blanc.

Le rein gauche n'occupe pas sa position normale : on le trouve déplacé d'une façon tout à fait anormale et fixé dans le bassin au niveau du détroit supérieur : la moitié inférieure de cet organe se trouvant dans le petit bassin.

Il ne présentait pas les mêmes altérations que le rein droit, mais seulement un changement de forme tenant à sa situation tout à fait anormale et qu'on peut supposer congénitale.

Les testicules ne sont pas tuberculeux.

En dehors des altérations signalées sur les reins, les organes urinaires ne présentent rien de particulier.

La boîte crânienne étant ouverte, et le cerveau mis à nu, on ne trouve rien d'anormal à la surface de cet organe.

La pie-mère ne présente aucune adhérence et paraît anémiée ainsi que le cerveau : on n'y constate pas la présence de tubercules.

Les coupes pratiquées sur tous les points du cerveau ne montrent rien d'anormal.

III. *Discussion*. — Il résulte de l'observation et de l'autopsie que F. était atteint d'une tumeur blanche de nature tuberculeuse du pied gauche, que cette affection le mettait dans l'impossibilité de marcher, qu'elle ne pouvait guérir sans intervention chirurgicale.

Le malade avait déjà le 31 mars subi une première opération, il avait été endormi par le chloroforme ; rien pendant son sommeil anesthésique n'avait provoqué la moindre inquiétude, tout avait été normal.

En même temps qu'il avait une lésion du pied, F. avait une tuberculisation des poumons et du péritoine, une altération d'un des reins qui l'avaient profondément anémié. Ces affections l'exposaient à une mort probablement prochaine. On pouvait espérer par une opération prolonger son existence, sinon obtenir une guérison radicale.

L'anesthésie a été pratiquée sous la direction et en présence de M. le professeur Léon Le Fort et de M. le Dr Beurnier, son chef de clinique, par un des internes de service, depuis longtemps habitué à pratiquer la chloroformisation. Pas plus que dans la première anesthésie, rien dans les premières minutes n'a pu éveiller l'attention des opérateurs.

La mort a eu pour cause une syncope cardio-pulmonaire, due probablement à la faiblesse du malade.

Les moyens propres à faire cesser cette syncope ont été immédiatement et énergiquement employés. Ils ont été continués pendant un temps suffisamment long.

La durée de la chloroformisation n'a pas dépassé 7 à 8 minutes. La quantité de chloroforme employée a été assez faible.

Conclusions. — 1° La mort de F. survenue pendant l'anesthésie chloroformique a eu pour cause une syncope cardio-pulmonaire ;

2° Celle-ci a probablement été provoquée par la faiblesse du malade ;

3° Aucune imprudence n'a été commise qui puisse être invoquée pour expliquer cette mort ;

4° J'ai pris une fiole de chloroforme que l'on m'a remise comme étant celle qui avait servi à endormir F. Le chloroforme qu'elle contient est pris dans un flacon dont on se sert pour endormir, chaque matin, les malades soumis à cette opération ; il n'est donc pas probable qu'innocent pour les autres, il contienne quelque impureté qui explique l'accident auquel a succombé F.

47. Mort par le chloroforme. — Je soussigné, Paul Brouardel, commis par M. le procureur de la République par une ordonnance en date du 23 avril 1892 ainsi conçue :

« Vu le procès-verbal dressé le 22 avril 1892 par M. le commissaire de police du quartier de la Porte-Saint-Denis, constatant le transport à la Morgue du cadavre de la dame veuve B... qui s'était blessée au genou le 6 avril dernier en tombant devant la porte de sa maison, et qui est décédée le 20 du même mois à l'hôpital Saint-Louis après avoir été chloroformisée pour subir une opération;

« Commettons M. le Dr Brouardel à l'effet de procéder à l'autopsie du cadavre, de rechercher les causes de la mort et de constater tous indices de crime ou délit. »

Serment préalablement prêté, ai procédé à cette autopsie le 24 avril 1892.

Le cadavre est celui d'une femme de trente-quatre ans, très grasse. La putréfaction n'est pas commencée.

Sur le corps on voit des rougeurs et des plaques disséminées produites par l'application des moyens révulsifs, et deux plaies rectilignes réunies par des sutures faites avec des crins de Florence.

L'une de ces plaies siège à la région antérieure du cou; elle est verticale, ouverte; elle permet d'arriver jusqu'à la trachée sectionnée au niveau du deuxième cartilage par une coupure perpendiculaire à son axe vertical, et comprenant les deux tiers antérieurs de la trachée.

La seconde de ces plaies occupe la région antérieure du genou gauche. Elle a la forme d'un croissant à concavité supérieure. En enlevant les points de suture, on arrive sur la rotule qui est fracturée transversalement. Les fragments sont réunis par des points de suture faits avec des fils d'argent. Il y a un peu de sang dans l'articulation du genou.

Les méninges cérébrales sont congestionnées, les mailles de la pie-mère un peu œdémateuses. Les méninges se décortiquent facilement. Le cerveau, le cervelet et le bulbe sont de consistance normale, il n'y a pas de tumeur ni de foyer d'hémorrhagie ou de ramollissement.

La plèvre droite est soudée dans toute son étendue par des adhérences anciennes. Le poumon gauche est très congestionné. Par places on trouve de petits foyers noirâtres du volume d'une pistache, ayant l'apparence de petits foyers d'apoplexie. Toutefois ces petits noyaux détachés et projetés dans l'eau surnagent.

Il n'y a pas de spume dans les bronches, ni dans la trachée, pas d'ecchymoses sous-pleurales.

Le cœur est un peu volumineux, il n'y a pas d'ecchymoses sous-péricardiques. Il est chargé de graisse. Les fibres musculaires ont une couleur jaunâtre. Elles sont, elles aussi, en dégénérescence. Les valvules du cœur droit et du cœur gauche sont saines. Il n'y a pas de caillot dans les ventricules, les oreillettes, l'artère pulmonaire. Dans l'aorte on trouve un petit caillot noirâtre du volume d'une plume de corbeau.

L'estomac est petit, vide, sans trace d'inflammation.

Le foie est volumineux, en dégénérescence graisseuse. Il n'y a pas de calcul hépatique.

La rate est normale.

Les reins sont volumineux, la substance corticale présente des plaques blanches, elle est œdémateuse. Les reins se décortiquent mal.

Il n'y a pas d'urine dans la vessie.

L'utérus est vide. Sa surface externe porte deux fibromes du volume d'une noix.

Conclusions. — 1° La dame B... avait une lésion des reins ancienne avec dégénérescence graisseuse du foie et des fibres musculaires du cœur;

2° Elle avait une fracture de la rotule récente; c'est pour guérir cette fracture par un procédé chirurgical très légitimement choisi que le chirurgien a dû chloroformiser la dame B...;

3° La mort survenue pendant la chloroformisation doit être attribuée à une congestion pulmonaire avec syncope cardiaque provoquée par la dégénérescence des fibres musculaires du cœur;

4° La lésion du cœur ne pouvait pas être diagnostiquée pendant la vie;

5° En admettant que la lésion rénale pût être reconnue pendant la vie, cette constatation n'aurait pas contre-indiqué l'emploi du chloroforme. La chloroformisation suivie pendant vingt-quatre ou trente-six heures a été préconisée et est restée longtemps le seul traitement utile pendant les attaques d'éclampsie provoquées précisément par une lésion des reins analogue;

6° L'autopsie du cadavre de la dame B... ne permet de reconnaître aucune lésion qui aurait pu être considérée comme une contre-indication à l'emploi du chloroforme. Elle ne révèle aucune faute qui puisse être imputée au chirurgien.

48. Mort par le chloroforme. — Synovite fongueuse du dos de la main. — I. *Observation* par M. le D' POLAILLON (1). — Un homme âgé de trente-huit ans seulement, mais paraissant beaucoup plus vieux, atteint de sénilité précoce, charretier de son état, entre à la Pitié porteur d'une synovite fongueuse assez grave, s'étendant du dos de la main à la partie moyenne de l'avant-bras. Il venait à l'hôpital pour se faire opérer.

Après six jours d'observation et d'examen, je me décide, avec l'assentiment de la famille, à intervenir, à pratiquer un raclage

(1) Polaillon, *Bulletin de la Société de médecine légale de France*, séance du 8 avril 1895 et *Annales d'hyg. publ. et de méd. lég.*, 3° série, t. XXXIV, n° 1.

de la synovite. On voit donc qu'il n'y a pas eu, comme l'ont dit les journaux, une opération imposée, mais intervention sollicitée par le malade, consentie par la famille ; premier point.

Un matin, le malade est amené dans la salle d'opérations où sont présents plusieurs docteurs en médecine, notamment le Dr Martel, de Saint-Malo, les internes, externes et élèves du service. J'insiste sur ce second point.

Le malade est étendu sur la table d'opération, et mon interne, M. Lamothe, lui donne du chloroforme ; dès les premières inhalations, j'arrive et j'applique la bande d'Esmarch pour produire l'ischémie. A ce moment se produit la phase d'excitation chloroformique, le patient cherche à se lever, puis tout d'un coup il retombe, il est bleu, il ne respire plus, il est mort.

On pratique la respiration artificielle comme pour les noyés (on ne connaissait pas encore à cette époque le procédé des tractions rythmées de la langue), les flagellations, les frictions. On donne de l'oxygène ; le pouls restant absent, les mouvements respiratoires spontanés ne se produisant pas, j'ai alors recours à la trachéotomie et par la canule on pratique des inhalations d'oxygène ; rien n'y fait, on n'est pas plus heureux avec l'électrisation : le malade était mort dès le premier moment.

J'ai présenté cette observation à l'Académie de médecine et à cette occasion plusieurs faits analogues ont été relatés. M. Perrin a émis l'avis que dans ces cas la mort était due à une syncope par arrêt du cœur, c'est-à-dire à quelque chose d'impossible à prévoir et aussi à combattre.

Le patron de mon malade porta plainte et voulut mettre en cause mes internes en raison de ce qu'ils avaient administré le chloroforme bien que n'étant pas pourvus du diplôme de docteur. Or, c'est l'usage dans les hôpitaux de confier aux internes l'anesthésie ; ils sont très habitués à cette pratique. Au surplus, au début de la chloroformisation il y avait auprès du patient des docteurs qui par leur présence couvraient les internes, une minute plus tard j'étais là.

Appelé chez le juge d'instruction, je lui exposai les faits tels que je viens de les faire connaître. L'affaire se termina par un non-lieu au point de vue de la possibilité de réclamer une indemnité au médecin.

Les parents attaquèrent l'Assistance publique au civil, réclamant des dommages et intérêts. L'Assistance publique, défendue par Me Waldeck-Rousseau, fut déclarée non responsable et les plaignants se virent condamnés aux dépens.

II. *Jugement du Tribunal civil de la Seine* (prem. chambre) (1). Présidence de M. Baudoin. Audience du 27 décembre 1894. Rejet de la demande de la veuve Driot.

Les médecins et chirurgiens des hôpitaux de Paris ne sont pas les préposés de l'administration de l'Assistance publique, qui ne les choisit pas, et dont ils n'ont ni ordres ni instructions à recevoir pour le traitement des malades.
L'administration ne saurait donc être responsable, par l'application de l'art. 1384, *C. c.*, des fautes qu'ils pourraient commettre dans ce traitement.

Malgré la plaidoirie de Mᵉ Jouet, avocat de la demanderesse, et contrairement aux conclusions de M. Cabat, substitut de M. le procureur de la République, le Tribunal a consacré en fait et en droit la thèse soutenue au nom de l'administration de l'Assistance publique par Mᵉ Waldeck-Rousseau.

Le jugement est conçu ainsi qu'il suit :

« Le tribunal,

« Attendu que Louis-Joseph Driot est entré le 20 mars 1889 à l'hôpital de la Pitié pour se faire opérer d'une tumeur fongueuse qu'il avait à la main ; qu'il y est décédé le 26 mars, au moment où l'on cherchait à l'endormir à l'aide du chloroforme ; que sa veuve prétend que l'état de santé de son mari lui permettait de subir l'opération sans recourir à l'emploi des anesthésiques ; qu'elle soutient en outre que la chloroformisation a été pratiquée en violation des prescriptions légales par les internes agissant seuls, en dehors de la présence du docteur, et sans les précautions que commandait la situation ;

« Qu'elle en conclut que l'administration de l'Assistance publique doit être condamnée à réparer envers elle les conséquences dommageables de l'opération, soit, aux termes de l'article 1384 C. civ., comme responsable des fautes de ses préposés, soit aux termes de l'article 1382, comme n'ayant pas pris par elle-même toutes les précautions nécessaires pour prévenir ce douloureux accident ;

« En fait :

« Attendu qu'il résulte des documents de la cause, et notamment de l'information suivie contre l'interne Lamothe, et terminée le 21 août 1889 par une ordonnance de non-lieu, que Driot est entré à la Pitié le 20 mars précédent, atteint d'un lipome de la main gauche ; qu'il a été placé dans le service du Dʳ Polaillon, à qui il avait été spécialement recommandé ; qu'après un examen

(1) *Le Droit*, du vendredi 28 décembre 1894, n° 302.

attentif qui s'est prolongé pendant plusieurs jours une opération
fut jugée nécessaire, et qu'il fut reconnu qu'à raison de la disposition de la tumeur, de la longueur de l'extraction et de la douleur
qui devait en résulter, il était impossible de pratiquer l'opération
sans le secours de l'anesthésie chloroformique ;

« Que Driot fut ausculté avec soin ; que rien dans sa constitution n'a contre-indiqué l'emploi du chloroforme ; que l'autopsie a,
sur ce point comme sur le précédent, pleinement confirmé les
données de l'auscultation, et démontré que Driot n'était atteint
d'aucune des affections du cœur, des gros vaisseaux, des voies
respiratoires et du cerveau qui s'opposent à l'emploi du chloroforme ; que, si l'on avait remarqué la couleur grisonnante de ses
cheveux et de sa barbe, ainsi qu'une certaine surcharge graisseuse
dont il était atteint et qui était anormale pour son âge, et si,
d'autre part, il avait reconnu lui-même qu'il buvait de temps en
temps, il n'était pas permis d'en induire qu'il fût alcoolique ; car
tous les renseignements recueillis sur lui et fournis par sa veuve,
sa nièce, ses amis les plus intimes, le représentent comme très sobre
et très rangé, ne buvant jamais ni eau-de-vie, ni absinthe, et n'étant
jamais pris de boisson ; que seul un sieur Rousselle a déclaré
qu'il semblait être assez souvent entre deux vins, surtout dans les
derniers temps ; mais que cette indication recueillie seulement
par l'information et qui reste d'ailleurs isolée, ne pouvait être
connue des médecins ;

« Qu'il n'y a donc eu aucune imprudence à chloroformiser
Driot ;

« Qu'aucune faute n'est, d'autre part, relevée à la charge de
ceux qui ont concouru à la chloroformisation pratiquée à l'aide
des procédés classiques ; que la substance employée était excellente, la dose normale ; que l'opération a été faite, il est vrai,
par l'interne Lamothe, assisté de l'interne Philippe et d'un externe ;
que ce fait, tout conforme qu'il soit à la pratique constante des
hôpitaux de Paris, pourrait peut-être et à la rigueur constituer
une violation de la loi, aux termes de laquelle toute opération
grave doit être faite par un docteur, si ces jeunes praticiens
avaient agi seuls ;

« Mais qu'il est péremptoirement établi que, si conformément
aux instructions qui leur ont été données, ils ont commencé la
chloroformisation alors que le D Polaillon était dans une pièce
voisine où il donnait quelques signatures, celui-ci s'est rendu auprès du malade deux ou trois minutes après les premières inhalations ; que non seulement Driot n'était pas, à ce moment, encore
endormi, mais qu'il n'était pas entré dans la période d'excitation

qui précède l'anesthésie; que par suite c'est bien en la présence
et sous la direction du Dr Polaillon que l'opération a été faite
dans des conditions qu'il avait seul qualité pour déterminer;

« Qu'il est impossible d'admettre dans ces circonstances à la charge
du Dr Polaillon et de ses auxiliaires l'existence d'une faute quelconque, imprudence, négligence, maladresse ou impéritie, que la
mort de Driot ne peut être attribuée qu'à l'un de ces cas fortuits
ou de force majeure, qui se produisent parfois à de très rares intervalles dans les opérations de ce genre, et qui déconcertent
toutes les prévisions de la science la plus consommée;

« Qu'en fût-il même autrement, l'action de la veuve Driot ne
saurait procéder contre l'administration de l'Assistance publique,
qui, seule, a été appelée en cause; que cette administration ne
saurait, en effet, être déclarée responsable du fait des médecins et
chirurgiens qui sont chargés du service des hôpitaux;

« Que la responsabilité, que l'article 1384 C. civ. fait peser sur le
commettant, suppose tout à la fois qu'il a choisi ses préposés et
qu'il a le droit de leur donner des instructions et des ordres sur
la manière de remplir les fonctions auxquelles il les emploie; que
ce sont là les conditions essentielles qui fondent l'autorité et la
subordination sans laquelle il n'y a pas de véritables commettants
et de vrais préposés;

« Attendu que l'administration de l'Assistance publique ne
choisit pas les médecins et chirurgiens des hospices et hôpitaux
de Paris; qu'aux termes de l'article 6 de la loi de 1849, ceux-ci sont
nommés au concours, sous l'approbation du ministre de l'intérieur,
qui seul peut les révoquer sur l'avis du conseil de surveillance et
sur la proposition du préfet de la Seine; que, si, d'autre part, le
directeur de l'Assistance publique a sous ses ordres le personnel
de l'administration centrale, de l'inspection et des établissements,
conformément à l'article 6 du règlement d'administration publique du 24 août 1849, cette disposition ne s'applique pas aux médecins et chirurgiens des hôpitaux, qui sont, chacun dans leur
sphère, les véritables chefs de leur service, agissant pour le traitement de leurs malades avec la plus entière indépendance, et n'ont
à recevoir à ce point de vue ni ordres, ni instructions de l'administration de l'Assistance publique;

« Qu'ils ne sont point dès lors les préposés de celle-ci, qui ne
peut par suite, à titre de commettant, être déclarée responsable
de leurs actes; qu'on ne peut davantage lui reprocher de ne pas
avoir pris par elle-même les précautions que commandait la
situation;

« Que dans ces conditions, quelle que soit la pitié qu'inspire à trop juste titre la veuve Driot, son action manque de base juridique ;

« Par ces motifs,

« Déclare la veuve Driot mal fondée dans sa demande, l'en déboute, et la condamne aux dépens. »

49. Intoxication par le chloroforme. Suicides, par le Dr Hofmann (1). — On a observé plusieurs fois, et moi-même j'ai eu l'occasion de le constater à trois reprises, des suicides soit par inhalation soit par absorption de chloroforme.

Dans l'un de mes cas, on trouva une femme morte dans son lit. Une éponge, sentant le chloroforme, était placée devant sa bouche ; l'éponge était recouverte d'un morceau de taffetas gommé et d'un linge dont les chefs étaient noués derrière le cou. Il a été prétendu qu'un médecin avait ordonné à cette femme des inhalations de chloroforme. Mais il paraissait bien plus vraisemblable, en tenant compte aussi bien de la façon dont cette femme avait respiré le chloroforme, et qui certainement ne lui avait pas été indiquée par le médecin, que des circonstances concomitantes, qu'elle s'était suicidée.

Le suicide ne peut être mis en doute pour un médecin d'hôpital trouvé mort dans sa chambre en 1851. Ce médecin avait fixé à sa bouche un ballon de chloroforme à l'aide de bandes de sparadrap et de caoutchouc, il s'était de plus obturé les narines avec de la charpie et des morceaux de diachylum.

Enfin en 1877, j'ai fait l'autopsie d'une jeune fille aveugle, de 30 ans, qui après une scène de famille violente se retira dans sa chambre. On l'y retrouva, 6 à 10 minutes après, râlant dans son lit ; on constata qu'elle avait avalé 35 à 40 grammes de chloroforme.

50. Protoxyde d'azote. Un cas de mort dans l'anesthésie par le protoxyde d'azote. Note communiquée par M. G. E. Watson (2). — Lady Milne vint consulter M. G. E. Watson le 28 septembre et lui présenta une notice du Dr Mac Bride qu'elle était allée voir pour un écoulement de pus par la narine gauche remontant à un an. Après examen, le médecin avait conclu à une affection du sinus maxillaire et il avait conseillé de s'adresser à moi pour le traitement.

(1) Hofmann, *Lehrbuch der gerichtlichen Medizin.* Wien und Leipzig, 1885, p. 600.

(2) Watson, *The journal of the B. D. A. (Paris médical*, 15e année, 21 juin 1890).

Je constatai l'existence d'un abcès autour de la seconde molaire supérieure gauche ; cette dent était très sensible à la pression, et la paroi alvéolaire externe, au-dessus des racines de l'organe, était tuméfiée et douloureuse. Je dis à cette dame qu'il fallait enlever cette dent, ainsi que la troisième molaire voisine, qui n'était pas non plus en bon état, et que je profiterais de ces deux extractions pour ouvrir le sinus par l'une des deux alvéoles.

Je proposai à Lady Milne de l'anesthésier par le protoxyde d'azote, agent que j'ai toujours employé. Elle y consentit et me demanda si elle devait se faire accompagner par son médecin. « Certainement, lui répondis-je, bien que cela ne soit pas absolument nécessaire. » Cette dame ajouta qu'elle avait le cœur faible, mais je n'y attachai guère d'importance, tout le monde en disant autant par pusillanimité. Je pris rendez-vous pour le 1er octobre, à midi. Elle fut très exacte et vint avec son mari et sa fille. C'était une personne forte, un peu pâle, paraissant d'après son genre de costume avoir environ 60 ans, qui en avait en réalité 71. Comme elle s'asseyait dans le fauteuil, je lui demandai à quelle heure elle avait déjeuné : « A neuf heures, » me dit-elle. Après lui avoir fait dégrafer le haut de sa robe, je procédai avec le secours d'un aide à l'administration du gaz. Ayant observé que sa respiration était faible et superficielle, je lui conseillai de faire des inspirations plus profondes, mais elle continua à peu près comme auparavant.

Je continuai l'administration jusqu'à ce que je jugeasse qu'elle était complètement anesthésiée ; je retirai l'embouchure, j'enlevai les deux dents et fis, dans le sinus, un large orifice qui donna issue à un flot de pus ; comme j'étais en train d'éponger ce liquide, je constatai que le facies prenait un aspect très alarmant et que la respiration devenait presque imperceptible. J'envoyai aussitôt mon aide chercher un médecin, plaçai la malade dans la position couchée, attirai la langue au dehors et débarrassai le fond de la gorge du sang et des mucosités, soulevai le larynx et comprimai les parois thoraciques pour essayer de provoquer des mouvements respiratoires. J'appliquai aussi du nitrite d'amyle sous les narines, mais il n'eut aucun effet. Trois minutes après, arrivait le Dr J. Murdoch Brown ; il injecta de l'éther d'abord dans la paroi thoracique, puis directement dans le cœur ; nous recourûmes également à la respiration artificielle pendant un temps considérable, mais tout fut inutile.

Au moment même où je m'étais alarmé, la face était devenue blanche comme de la cire : une minute environ ensuite elle prit une teinte bleuâtre, qui s'atténuait et disparaissait graduellement par places, pour se transformer en une couleur jaunâtre uniforme, mais avec une expression très calme.

Depuis ce fatal accident, j'ai appris de son médecin que Lady Milne était atteinte d'une dégénérescence graisseuse du cœur, de sorte que sa mort résulte probablement d'une syncope. Un fait que j'ai eu le tort de négliger, c'est que le corset de cette dame était tellement serré qu'on dut le fendre avec un instrument tranchant. Miss Milne m'informa aussi que sa mère avait le pressentiment qu'elle ne survivrait pas à l'opération, circonstance qui l'avait tellement troublée que la digestion ne s'était pas faite et qu'elle vomit beaucoup d'aliments pendant que nous faisions la respiration artificielle.

51. Anesthésie par le protoxyde d'azote. Homicide par imprudence. I. *Autopsie médico-légale.* — Je soussigné, Paul Brouardel, commis par M. Ad. Guillot, juge d'instruction, en vertu d'une ordonnance, en date du 26 novembre 1884, ainsi conçue :

« Vu la procédure suivie au sujet de la mort de M. L. ;

« Attendu qu'il importe de rechercher si la mort du sieur L. doit être attribuée à une imprudence commise dans l'opération pratiquée pour déterminer l'anesthésie ;

« Commettons M. le Dr Brouardel à l'effet de procéder à toutes recherches anatomiques, vérifications et constatations de nature à établir s'il y a eu une faute de la part du dentiste. »

Serment préalablement prêté ai procédé à l'examen du sieur L. le 27 novembre 1884.

Le cadavre est celui d'un homme grand, paraissant vigoureux, âgé de 54 ans environ. La rigidité cadavérique a complètement disparu et la putréfaction n'est pas commencée.

La peau des régions déclives du thorax, des épaules et du pourtour du menton est criblée de petites taches rouges formant un large piqueté hémorrhagique, il en est de même du tissu cellulaire sous-cutané. Les conjonctives oculaires et palpébrales sont légèrement injectées. On ne constate aucune trace de violences sur les différentes parties du corps.

Il n'y a pas d'épanchement sanguin sous le cuir chevelu. Les os du crâne ne sont pas fracturés. Les mailles de la pie-mère contiennent une certaine quantité de sérosité. Le cerveau n'est pas très congestionné et se décortique facilement. Les artères cérébrales, les sylviennes en particulier, ne sont pas athéromateuses. La substance cérébrale présente un piqueté hémorrhagique, mais l'on ne trouve aucune lésion en foyer ou tumeur ; le cervelet, le bulbe et le 4e ventricule sont sains.

L'œsophage et la trachée sont sains.

Il n'y a ni adhérences pleurales, ni épanchement liquide dans les plèvres, ni ecchymoses sous-pleurales. Les poumons sont extrèmement congestionnés, ils ne sont le siège d'aucun tubercule.

Le péricarde est vide. Il n'y a pas d'ecchymoses sous-péricardiques. Le cœur est un peu gros, il existe un peu de graisse dans le sillon antérieur, mais le muscle cardiaque est sain. A la coupe, les fibres musculaires ont leur couleur normale. Les cavités du cœur contiennent une grande quantité de liquide foncé, un peu violacé. On recueille 40 à 50 centimètres cubes de sang liquide qui est immédiatement enfermé dans un flacon hermétiquement bouché. La valvule mitrale est normale, elle admet exactement deux doigts. L'orifice aortique est sain; l'aorte est absolument imbibée par la matière colorante du sang. L'aorte et les artères ne sont pas athéromateuses.

L'estomac contient environ 100 grammes de matière liquide rougeâtre. La muqueuse stomacale est saine.

Le foie est volumineux, très congestionné et un peu dur à la coupe. La vésicule biliaire ne contient pas de calculs.

La rate est grosse et n'est pas diffluente.

Les reins sont également volumineux et présentent à leur surface un abondant piqueté hémorrhagique. Ils se décortiquent facilement.

Les intestins paraissent sains.

La vessie est vide.

Conclusions. — 1° On ne constate aucune lésion des viscères.

2° Le cadavre ne présente aucune trace de violences.

3° L'analyse chimique des viscères et du sang est indispensable pour permettre de déterminer les causes de la mort de M. L..

II. *Expertise médico-légale.* — Nous soussignés : Paul Brouardel, A.-Gabriel Pouchet, professeur agrégé de la Faculté de médecine, commis par une ordonnance de M. Adolphe Guillot, juge d'instruction près le tribunal de première instance du département de la Seine, en date du 29 novembre 1884, ainsi conçue :

« Nous, Adolphe Guillot, etc.,

« Commettons MM. Brouardel et Pouchet, à l'effet de procéder aux analyses chimiques de nature à établir les causes de la mort du sieur L. ; d'examiner les substances et appareils employés par le sieur Duchesne pour la production du protoxyde d'azote et pour son usage;

« De rechercher si la mort du sieur L. ne devrait pas être attribuée, soit à une mauvaise fabrication, soit à un emploi du protoxyde contraire aux données de la science;

« De déterminer dans quelle catégorie d'opérations doit être rangé l'usage du protoxyde d'azote. »

Serment préalablement prêté entre les mains de ce magistrat, avons procédé, ainsi qu'il est dit dans la suite de ce rapport, aux constatations qui ont été demandées.

1º *Analyse du sang de L.* — A l'autopsie pratiquée 48 heures après la mort, par M. le professeur Brouardel, il put être retiré du cœur et des gros vaisseaux 142 centimètres cubes de sang qui furent renfermés dans un flacon bien bouché et exactement rempli par ce volume de liquide. Ce sang était de couleur rouge violacé foncé, liquide, poisseux, et ne possédait qu'une très faible tendance à la coagulation.

Disons tout de suite pour n'y plus revenir (ce caractère n'offrant pas une certitude absolue), que l'examen spectroscopique de ce sang, pratiqué au moment de son extraction du cœur, nous montra, fort accentuées, les deux bandes d'absorption caractéristiques de l'hémoglobine oxygénée, et que ces deux bandes ne disparaissaient que très difficilement et au bout d'un temps assez long sous l'influence du cyanure de potassium ajouté en notable quantité. Preyer, dans son étude sur les diverses combinaisons de l'hémoglobine, a signalé cette particularité comme caractéristique de la combinaison de l'hémoglobine avec le protoxyde d'azote. Les réducteurs énergiques tels que le protochlorure d'étain, le sulfure d'ammonium, produisaient presque instantanément la disparition du spectre précédent, qui se trouvait remplacé par celui de l'hémoglobine réduite. Les physiologistes n'admettent pas tous l'existence de cette combinaison définie de l'hémoglobine avec le protoxyde d'azote; nous avons cependant pu vérifier, dans les expériences que nous avons faites en sacrifiant des animaux avec du protoxyde d'azote, la constance de cette réaction remarquable du cyanure de potassium, et la persistance du spectre de l'oxy-hémoglobine, alors que l'hémoglobine du sang normal est rapidement réduite par ce réactif.

Nous avons procédé de la façon suivante à l'extraction et à l'analyse des gaz contenus dans le sang de L. :

Un ballon en verre fort de 250 centimètres cubes environ de capacité servait de récipient pour le sang. Ce ballon était fermé par un bouchon de caoutchouc percé de deux trous. Dans l'un des trous passait la douille d'une sorte d'entonnoir formé par une boule de verre portant à un de ses pôles un orifice pouvant se fermer par un bouchon à l'émeri, et, du côté opposé, soudé sur la boule, un robinet de verre rodé, terminé par un tube de 20 centimètres de long. Cet appareil, d'une contenance de 100 centi-

mètres cubes environ, porte dans les laboratoires le nom de
« tube à brome ».

Le second trou du bouchon de caoutchouc obturant le ballon
livrait passage à un tube de verre courbé à angle droit et relié
par un caoutchouc à vide à une machine pneumatique à mercure
d'Alvergniat.

Après nous être assuré que tout l'appareil tenait parfaitement
le vide nous avons introduit le sang goutte à goutte par l'intermédiaire du tube à brome et en évitant autant que possible le
contact du sang avec l'air ambiant.

La majeure partie des gaz contenus dans le sang se séparèrent
ainsi par la seule action du vide ; et leur dégagement total fut obtenu en plongeant pendant quelques minutes le ballon dans un
bain-marie chauffé à 70 degrés.

Nous recueillîmes de cette façon avec les 142 centimètres cubes
de sang 122 centimètres cubes d'un mélange de gaz qui furent
séparés et dosés par les méthodes habituelles usitées en pareil cas.

Le volume considérable de ces gaz par rapport au volume du
sang tenait à un commencement de putréfaction fort sensible,
d'ailleurs, d'après l'odeur exhalée par ce liquide.

L'analyse nous démontra que ces gaz possédaient la composition suivante pour 100 volumes du mélange :

Acide carbonique................................. 63,0
Oxygène... 6,6
Protoxyde d'azote mélangé à de l'hydrogène
     carboné...................................... 26,6
Azote et non dosé................................ 3.8
Hydrogène sulfuré............................... traces.
Hydrogène carboné........................ traces notables.

L'état de putréfaction doit nous avoir conduit pour l'évaluation
du protoxyde d'azote à un chiffre un peu plus fort que le chiffre
réel, mais qui ne doit pas s'écarter beaucoup du nombre indiqué.

L'existence du protoxyde d'azote fut caractérisée par la solu-
bilité de ce gaz dans l'alcool absolu et par sa propriété de
rallumer une allumette présentant encore quelques points en
ignition.

La présence du protoxyde d'azote en notable proportion dans
les gaz extraits du sang de L. est donc absolument certaine.

L'autopsie n'ayant révélé aucune lésion susceptible de faire
connaître la cause à laquelle était due la mort subite de L., nous
avons cherché à nous éclairer à ce sujet par la voie de l'expérimentation sur des animaux.

Le 7 décembre, nous avons soumis deux chiens à l'action, l'un du protoxyde, l'autre du bioxyde d'azote, jusqu'à déterminer une asphyxie complète.

Le chien soumis à l'action du protoxyde d'azote pur inhalait ce gaz au moyen d'une embouchure s'appliquant exactement sur la gueule de l'animal et munie d'une soupape pour l'évacuation des gaz expirés. La durée nécessaire pour obtenir non seulement l'insensibilisation, mais l'asphyxie complète de l'animal, fut de six minutes.

L'appareil enlevé, l'animal fut abandonné à lui-même, il fit quelques rares efforts d'inspiration et ne tarda pas à rendre le dernier soupir. Le chien soumis à l'action du bioxyde d'azote pur inhala ce gaz au moyen du même appareil permettant l'occlusion complète pour l'air extérieur des orifices nasal et buccal. La mort survint au bout de trois minutes.

Voulant nous placer autant que possible dans des conditions semblables à celles dans lesquelles avaient été pratiquées l'autopsie et l'analyse des gaz du sang de L., nous abandonnâmes les cadavres des chiens pendant quarante-huit heures avant d'en faire l'autopsie. En même temps, et pour servir de terme de comparaison dans l'analyse des gaz du sang, un troisième chien, de même taille que les précédents, avait été tué d'un coup de marteau sur le crâne et son autopsie fut faite au même moment que celle des deux premiers.

L'autopsie des deux chiens intoxiqués par le protoxyde et le bioxyde d'azote ne révéla rien de particulièrement remarquable ; le cœur contenait quelques caillots, le sang avait une couleur violet rouge sombre se rapprochant beaucoup de la teinte que nous avait présentée le sang de L., quelques ecchymoses sous-pleurales furent observées notamment sur le chien tué avec le bioxyde d'azote.

Un accident arrivé à notre machine pneumatique à mercure nous obligea à remettre l'extraction des gaz du sang, qui ne put être effectuée que le vendredi 12 décembre : à ce moment les échantillons de sang prélevés sur chacun des chiens n'offraient aucun phénomène de fermentation putride.

Aussi avons-nous cru nécessaire de répéter ces expériences une seconde fois. Comme on le verra ci-après, les résultats ont été sensiblement les mêmes, quoique dans cette expérience les animaux fussent asphyxiés par le séjour sous des cloches remplies l'une de protoxyde, l'autre de bioxyde d'azote. Le manuel opératoire pour l'extraction et l'analyse des gaz fut exactement le même que celui décrit précédemment et employé pour le sang de L.

Les résultats obtenus par cette analyse furent les suivants :

Volume de gaz pour 100 volumes de sang.

	I	II
A. Asphyxie par le protoxyde d'azote....	76	74
B. Asphyxie par le bioxyde d'azote.......	44	40
C. Chien tué à coups de marteau.........	52	

Composition de 100 volumes de gaz.

A. — ASPHYXIE PAR LE PROTOXYDE D'AZOTE.

	I	II
Acide carbonique......................	52,6	49,4
Oxygène............................	6,7	4,2
Protoxyde d'azote.....................	37,5	45,3
Azote et non dosé.....................	3,2	1,1

B. — ASPHYXIE PAR LE BIOXYDE D'AZOTE.

	I	II
Acide carbonique......................	71,2	68,9
Oxygène.............................	25,3	27,2
Azote et non dosé.....................	4,2	3,8

Dans aucun cas, il ne fut possible de constater la présence d'une trace soit de bioxyde, soit de protoxyde d'azote dans les gaz extraits du sang des animaux tués avec le bioxyde d'azote.

C. — CHIEN TUÉ A COUPS DE MARTEAU.

(Analyse exécutée en même temps et comparativement à celles de la série I.)

Acide carbonique...............................	68,5
Oxygène......................................	24,9
Azote et non dosé.............................	5,4

Il résulte de ces analyses comparatives que l'on peut extraire une proportion notable de protoxyde d'azote du sang des animaux tués avec ce gaz, tandis que l'on ne retrouve pas trace de bioxyde d'azote, après qu'il s'est écoulé un intervalle de soixante heures entre le moment de la mort et celui de l'extraction des gaz.

2° *Examen des substances et appareils employés pour la production du protoxyde d'azote et pour son usage.* — Le mercredi 10 décembre 1884, nous nous sommes rendus, accompagnés de M. Ad. Guillot, chez M. Duchesne à l'effet d'examiner les substances servant à produire le protoxyde d'azote, ainsi que les appareils employés pour la préparation, la conservation et l'utilisation de ce gaz.

Nous avons reconnu que la préparation et le mode d'emploi du protoxyde d'azote étaient exactement conformes à la description détaillée donnée par M. Duchesne dans sa déposition chez M. le juge d'instruction et nous croyons en conséquence inutile d'y insister ici. Les soins les plus minutieux sont apportés à la préparation de l'anesthésique, et les dispositions adoptées pour son emmagasinement et son administration sont en tous points conformes aux données de la science.

3° La mort de L. doit-elle être attribuée soit à une mauvaise fabrication, soit à un emploi du protoxyde contraire aux données de la science? — La réponse à la première partie de cette question est déjà faite dans le paragraphe précédent : nous venons de voir en effet que rien, soit dans la fabrication, soit dans le mode de conservation, soit dans le mode d'emploi du protoxyde d'azote, ne peut être incriminé.

Pour ce qui regarde la seconde partie, il est nécessaire de donner une analyse succincte des opinions différentes exprimées par les savants qui se sont occupés jusqu'à ce jour de l'anesthésie au moyen du protoxyde d'azote. En effet, tandis que certains auteurs envisagent le protoxyde d'azote comme une substance absolument inoffensive, d'autres le considèrent sinon comme fort dangereux et infidèle dans ses résultats, du moins comme un anesthésique exigeant de la part de celui qui l'emploie une grande habileté, jointe à une profonde connaissance de ses effets thérapeutiques ; d'autres enfin, et nous nous rangerons à l'avis de ces derniers, estiment que cet agent doit toujours être employé avec une grande circonspection et qu'il ne faut jamais se départir dans son administration des précautions et des règles qui sont applicables à la conduite d'une anesthésie quelconque (chloroforme, éther).

Nous emprunterons la majeure partie des renseignements suivants au Dr J.-B. Rottenstein (1).

Lors des premières expériences qui furent effectuées avec le protoxyde d'azote, Humphry Davy et Beddoes ne constatèrent aucun accident grave : il est bon de dire qu'à cette époque le gaz était employé avec une certaine retenue, ce qui n'a pas empêché Davy de faire remarquer qu'il existait certains organismes sur lesquels le protoxyde d'azote avait une action fort énergique et qui ne pouvaient supporter l'inhalation de ce gaz. D'autre part, Proust, Vauquelin, Thénard, Orfila, parmi les chimistes français, n'en obtinrent pas d'aussi bons effets et signalèrent les accidents graves d'asphyxie dont ils avaient été menacés.

(1) Rottenstein, *Traité théorique et pratique d'anesthésie chirurgicale*, Paris, 1880.

C'est seulement en 1844 que Horace Wells tenta avec un réel succès l'emploi du protoxyde d'azote comme anesthésique. A partir de cette époque, les essais se multiplient, et la pratique de l'anesthésie protoazotée entre dans une véritable période d'engouement.

Un grand nombre de chirurgiens éminents de New-York, parmi lesquels nous pouvons citer MM. William Parker, Marion Sims, Stephen Smith, Hammond, Austin Flint, etc., ont signé un certificat attestant que le protoxyde d'azote procure une insensibilité complète et n'a jamais déterminé d'accidents. M. Colton dit que sur plus de cent mille anesthésies, il n'a jamais observé un accident mortel. Le Dr Marion Sims a pratiqué à l'aide du protoxyde d'azote des opérations qui ont duré plus d'une heure.

Parmi les savants français, M. Paul Bert (1) est également d'avis que l'anesthésie par le protoxyde d'azote est d'une innocuité complète, ce qui paraît démontré tout au moins lorsqu'on emploie le protoxyde d'azote sous pression et mélangé à de l'air de façon à entretenir l'hématose selon la méthode imaginée par cet éminent physiologiste.

Nous trouvons d'autre part des opinions diamétralement opposées et exprimées avec la plus entière conviction. Hermann (2), dans ses expériences pratiquées en 1864 sur l'homme et dans lesquelles l'inhalation du gaz ne durait qu'une minute et demie à deux minutes, a observé que la dyspnée ne tardait pas à se produire par suite du manque d'oxygène.

« Je ne sais ce qu'il arriverait, dit-il, si l'on continuait longtemps les inhalations avec la soupape de Muller. »

Pour cet observateur, l'administration du gaz pur et sans mélange d'oxygène ou d'air produit rapidement l'asphyxie comme tous les autres gaz, sauf l'oxygène. Préconiser son emploi, dans de telles conditions, c'est, selon Hermann, commettre un crime ; l'employer, c'est se rendre coupable d'un attentat contre la personne que l'on veut opérer.

Le gaz pur enivre et il tue d'autant plus sûrement ; à ce point de vue, il est plus dangereux que les autres gaz inertes, car l'op-

(1) Paul Bert, *Sur le protoxyde d'azote* (*Comptes rendus de la Soc. de biologie*, 2 février 1878. *Comptes rendus de l'Ac. des sc.*, 11 novembre 1878 et 21 juillet 1879).

(2) Hermann, *Ueber die physiologischen Wirkungen des Stickstoffoxydulgases* (*Reichert und Du Bois Reymond's Archiv für Anat. und Physiol.*, 1864, p. 521), et *Note sur les dangers que présente le protoxyde d'azote employé comme anesthésique* (*Comptes rendus de l'Acad. des sc.*, 1867, t. XLIV, p. 227).

pression respiratoire que ceux-ci produisent force à rechercher l'oxygène.

Krishaber en 1867 (1) conclut de ses expériences que le protoxyde d'azote amène l'anesthésie et la mort au même titre que le chloroforme : le caractère essentiel du protoxyde d'azote est de troubler le rythme du cœur et de produire l'irrégularité dans ses fonctions; il ralentit en outre les battements du cœur comme le chloroforme, mais, tandis que ce dernier agent a une action progressive et régulière, le gaz hilariant amène une succession imprévue des symptômes, *son emploi est par conséquent bien plus difficile à surveiller ;* l'action du protoxyde d'azote sur la respiration est également irrégulière, tandis que le chloroforme diminue progressivement le nombre des inspirations.

Krishaber fait en outre observer que, sauf une seule fois, tous les animaux sur lesquels il avait opéré ne purent être rappelés à la vie par la respiration artificielle après la complète cessation des battements du cœur.

Jolyet et Blanche (2) reprirent cette étude en 1873, ils constatèrent que le protoxyde d'azote pur ne peut pas plus chez les végétaux que chez les animaux, servir à la respiration, et qu'il détermine rapidement l'asphyxie qui se montre avec tous les caractères généraux de l'asphyxie par strangulation ou par respiration de gaz inertes (azote ou hydrogène) et à peu près dans le même temps. Ils concluent en disant que : le protoxyde d'azote étant un gaz irrespirable et ne possédant pas les propriétés anesthésiques qu'on lui a attribuées, son emploi ne peut être que dangereux et doit, à ce titre, être proscrit de la pratique médicale.

M. Goltstein (3), reprenant encore en 1876 l'étude de l'anesthésie protoazotée, arrive à conclure qu'*une narcose complète ne peut être produite et entretenue que lorsque l'action du protoxyde d'azote est accompagnée d'absence d'oxygène, c'est-à-dire d'asphyxie.* La narcose produite par le gaz empêche l'apparition des convulsions provoquées par la suffocation, ainsi que l'avait déjà établi Hermann.

C'est précisément pour éviter cette asphyxie tout en utilisant les propriétés anesthésiques du protoxyde d'azote que M. Paul

(1) Krishaber, *Expériences sur l'action du protoxyde d'azote comparativement à l'action du chloroforme et aux phénomènes de l'asphyxie simple (Comptes rendus des travaux de la Soc. méd. de l'Élysée,* 1867).

(2) Jolyet et Blanche, *Nouv. recherches sur le protoxyde d'azote (Arch. de physiologie,* 1873, t. V, p. 364).

(3) Golstein, *Ueber die physiologischen Wirkungen des Stickoxydulgases (Pfluger's Archiv für Physiologie,* 1876, t. XVII, p. 331).

Bert proposa de remplacer l'emploi du gaz pur par celui d'un mélange de protoxyde d'azote et d'air, comprimé de telle sorte que la tension du gaz anesthésiant fût égale à une atmosphère, condition indispensable pour produire une insensibilité complète : l'asphyxie paraît impossible dans ces conditions, l'hématose pouvant se faire aux dépens de l'oxygène contenu dans le mélange. Mais nous n'avons pas à nous occuper ici de ce mode d'emploi du protoxyde d'azote, l'anesthésie étant pratiquée chez M. Duchesne par l'inhalation du gaz pur.

Un travail très récent de M. Stanislas Klikowitsch (1883) se termine par les conclusions suivantes :

L'anesthésie par le protoxyde d'azote pur est si intimement liée à l'oxydation insuffisante du sang, qu'elle ne doit pas être considérée comme totalement inoffensive, surtout lorsqu'il existe des lésions du cœur, des poumons et des vaisseaux.

En ajoutant au protoxyde d'azote 20 p. 100 d'oxygène, on écarte complètement toute possibilité d'asphyxie et l'on provoque dans l'organisme toute une série de manifestations qui peuvent être d'une grande utilité au point de vue thérapeutique.

Lorsque l'action du cœur est affaiblie, le mélange en question n'exerce pas d'influence nocive sur l'action du cœur.

On trouve relatées dans les nombreuses publications auxquelles a donné lieu l'étude des propriétés anesthésiques du protoxyde d'azote (1) un certain nombre d'observations de mort provoquée par cet agent.

Des accidents mortels se sont produits en Angleterre, aux États-Unis, en France même, où un décès eut lieu dans le laboratoire de Vauquelin.

Maurice Perrin (2) signale plusieurs cas de mort par le protoxyde d'azote.

M. Magitot (3) cite trois cas de mort survenus à cette époque (1875) en Angleterre, et tous trois suivis d'autopsie établissant que la mort était le résultat de l'asphyxie.

A ces cas, il faut ajouter les suivants :

Un cas de mort par asphyxie survenu au Dental hospital de Londres, le 15 septembre 1883.

Un cas de mort survenu chez un dentiste d'Exeter en 1884.

Nous voyons encore un cas de mort (4) dans lequel l'autopsie n'a

(1) Raphaël Blanchard, article PROTOXYDE D'AZOTE, *Dictionnaire de médecine* de Jaccoud, 1880, **t. XXIX**, p. 766.
(2) Maurice Perrin, Discussion à la Société de chirurgie, le 3 mars 1875.
(3) Magitot, Société de chirurgie, 1875.
(4) *British medical Journal*, 1ᵉʳ février 1873, I, p. 126.

pas été faite et il reste un certain doute sur la part réelle qui peut incomber au protoxyde d'azote.

M. le Dr Bordier (1) rapporte une observation curieuse d'accidents tardifs survenus après l'anesthésie par le protoxyde d'azote. Dans le cours de cette observation, le Dr Bordier cite encore trois décès attribuables, selon lui, à l'emploi du protoxyde d'azote.

Pour le Dr Rottenstein, il n'existerait que deux cas de mort bien certainement attribuables à l'anesthésie protoazotée.

Maintenant que nous avons rapidement exposé les opinions extrèmes qui ont été émises relativement à l'action du protoxyde d'azote, mentionnons le jugement porté sur cet anesthésique par le Dr Aubeau (2). Ce praticien, fort habile dans le maniement de cet anesthésique et auquel ses travaux en collaboration sur ce sujet avec Paul Bert confèrent une compétence indiscutable, s'exprime ainsi :

« Bien que l'on ait beaucoup écrit sur le protoxyde d'azote, ce gaz n'est pas connu comme il mériterait de l'être. Tous les auteurs ont vanté sa bénignité, tous l'ont proclamé inoffensif, tous ont, par conséquent, encouragé les anesthésistes de rencontre.

« Certes, il est moins dangereux que les autres agents anesthésiques, *mais il n'est pas absolument inoffensif*, et il est regrettable qu'on l'emploie à tort et à travers avec aussi peu de méthode que possible.

« Nos observations personnelles nous ont appris que, pour éviter tout accident, il ne faut pas se départir dans son administration des précautions et des règles qui sont applicables à la conduite de l'anesthésie chloroformique ou éthérique.

« Si l'on songe au nombre incalculable de malades soumis à l'action de ce gaz, à l'inhabileté et à l'incompétence d'un grand nombre d'anesthésistes, et que l'on envisage, d'autre part, le peu d'accidents signalés, on est porté à voir dans le protoxyde d'azote un anesthésique dépourvu de tout danger.

« C'est une erreur. Nous le répétons : le protoxyde d'azote est moins dangereux que le chloroforme et l'éther, il n'est pas inoffensif.

« Les accidents immédiats et mortels sont exceptionnels ; on cache avec soin les accidents graves qui ont pu se produire au cours de l'anesthésie : on ignore les accidents consécutifs. Mais tout cela n'empêche pas le danger d'exister, et il importe d'autant plus de signaler ces faits, que les accidents sont dus à l'ignorance, à l'imprévoyance ou à l'imprudence de l'anesthésiste et que le

(1) Bordier, *Journal de thérapeutique*, décembre 1876.
(2) Aubeau, *Anesthésie* in *Aide-mémoire du chirurgien-dentiste*.

danger peut être évité en observant certaines précautions et certaines règles.

« Depuis plus de quatre ans que nous faisons quotidiennement usage du protoxyde d'azote, nous avons pu tirer soit des faits de notre pratique, soit des révélations qui nous ont été faites par des malades antérieurement soumis à des anesthésies imprudentes, soit des indications que nous ont fournies nos confrères, des renseignements dont il faut tenir compte.

« Nous n'avons jamais observé de cas de mort subite au cours de l'anesthésie protoazotée, mais nous avons appris par les recueils scientifiques et les publications périodiques qu'il en existe des faits indéniables. Nous éliminons, bien entendu, les cas dans lesquels la mort pouvait être attribuée à une autre cause que l'anesthésie (déglutition d'un écarteur des mâchoires par exemple).

« Nous sommes d'autant plus porté à admettre l'authenticité de ces faits, qu'il s'est produit, entre nos mains, un accident qui aurait pu devenir fatal, sans une intervention rapide et méthodique. Le cas est assez intéressant pour que nous le rapportions succinctement :

« C'était tout à fait au début de notre pratique, et bien que nous eussions une grande habitude du chloroforme et de l'éther, nous n'avions fait que quelques anesthésies au protoxyde d'azote. Ne connaissant pas encore un procédé infaillible pour reconnaître le début précis de l'anesthésie confirmée, nous n'employions ce gaz qu'avec beaucoup de prudence et une certaine appréhension. Un jour nous fûmes appelé auprès d'une malade à laquelle nous avions administré déjà, avec succès et à plusieurs reprises, le gaz hilariant. Il s'agissait d'une femme de vingt-huit ans, petite, faible, émaciée, anémique, d'un nervosisme extrême et qui avait subi, un mois auparavant (nous ne l'apprîmes que plus tard), une opération sur le rectum. Le dentiste devait extraire une racine exostosée et complètement enfoncée dans le tissu gingival. Nous fîmes inhaler, une première fois, le gaz pendant 110 secondes et après nous être assuré que la sensibilité était complètement abolie, nous priâmes l'opérateur de procéder à l'extraction. Malgré son habileté et la promptitude de ses manœuvres, la malade se réveilla avant que la racine fût seulement luxée. En apprenant cet insuccès, la patiente nous pria de l'anesthésier une seconde fois, et cela avec tant d'insistance, que, malgré notre hésitation, nous nous décidâmes à lui présenter de nouveau l'inhalateur, trois minutes environ après son réveil. Cette seconde anesthésie marcha d'abord très régulièrement. Pendant 80 secondes les mouvements respiratoires s'exécutèrent normalement ; à ce moment,

ayant constaté que l'insensibilité était complète, nous enlevâmes
le masque. Mais pendant que l'opérateur se disposait à appliquer
son instrument, nous vîmes la malade pâlir, en même temps que
les paupières devenaient bleuâtres, les lèvres violettes et les
ongles noirs ; la respiration s'était suspendue, le cœur avait cessé
de battre. En présence de cette syncope respiratoire, nous éten-
dîmes rapidement la malade dans le décubitus dorsal, la tête plus
basse que le tronc, et pendant que nous ordonnions au dentiste
de chercher à provoquer des mouvements réflexes du pharynx,
nous pratiquâmes énergiquement la respiration artificielle. Ce fut
seulement au bout de deux minutes que nous entendîmes une première inspiration. Nous pûmes replacer la malade sur le fauteuil
et réparer le désordre de ses vêtements, avant qu'elle se fût rendu
compte de ce qui venait de se passer, et nous eûmes ultérieurement
le bonheur d'apprendre qu'il n'était survenu aucune complication.

« Nous avons eu tort, dans ce cas, de céder aux sollicitations de
la malade et de lui administrer une seconde fois le gaz. Son état
de faiblesse et de nervosisme n'autorisait point deux anesthésies
consécutives. D'autre part nous avions, faute d'une méthode ra-
tionnelle, continué les inhalations au delà de la période d'anesthésie confirmée.

« La pâleur du visage, la teinte bleuâtre des paupières, la coloration violette des lèvres et la couleur noire des ongles sont des
signes d'asphyxie imminente. Pousser les inhalations jusqu'à ce
que ces phénomènes se produisent, c'est évidemment dépasser les
limites de la prudence et pourtant certains opérateurs vont toujours jusque-là.

« C'est lorsqu'ils voient leur malade *virer de couleur*, pour rappeler l'expression imagée employée par le professeur P. Bert,
dans une leçon qu'il fit en février 1880 à l'hôpital Saint-Louis (1),
c'est, disons-nous, lorsqu'ils voient leur malade *virer*, qu'ils font
cesser les inhalations. C'est là leur moyen de reconnaître que
l'anesthésie est complète.

« Nous voulons bien croire que ces praticiens sont assez subtils
pour ne jamais dépasser la mesure, et éviter tout accident immédiat, ce qui, pourtant, reste à démontrer. Mais de toute façon,
ce qu'ils n'évitent pas, en suivant ce procédé, ce sont les accidents consécutifs.

« Nous ne pouvons ici appuyer par des noms les faits que nous
signalons et chacun comprendra notre réserve.

(1) Paul Bert, *De l'emploi du protoxyde d'azote dans les opérations
chirurgicales de longue durée*, Conférence faite le 21 février 1880 à l'hôpital Saint-Louis (*Progrès médical*, 1880, nº 9).

« Mais bien des malades nous ont affirmé qu'on les avait tirés de l'anesthésie par des soufflets ou des coups de poing dans le dos. Ils étaient noirs au réveil, et comprenaient à l'effarement de l'opérateur qu'ils venaient de courir un grand danger.

« Combien d'autres ont dû être reportés chez eux en voiture, à la suite de ces anesthésies aventureuses, et rester au lit pendant plusieurs jours !

« La visite que leur faisait alors l'anesthésiste indiquait largement sa responsabilité.

« Combien de médecins ont été appelés à soigner des *lypothymies prolongées* et des attaques d'*asystolie* qui ne reconnaissaient pas d'autres causes ! Que de cœurs forcés, que d'existences compromises ! Nous n'avançons ces faits que preuves en main et dans le seul but de montrer les dangers du protoxyde d'azote.

« Ces divers accidents sont du domaine de l'*asphyxie;* ils peuvent être évités, car ils sont dus soit à l'impureté du gaz employé, soit à un mode vicieux d'administration, soit à l'état morbide du patient, et la responsabilité, dans tous les cas, retombe sur l'anesthésiste.

« C'est à lui de savoir et de prévoir.

« Le grand défaut du protoxyde d'azote est qu'on ne peut l'administrer que pur, contrairement au chloroforme, à l'éther et aux autres agents anesthésiques. A la pression normale, on ne peut le faire inhaler en même temps que l'air ou l'oxygène, parce que, mélangé à l'air ou à l'oxygène, il perd en partie ses propriétés anesthésiques. Or, l'homme ne peut vivre sans oxygène, la privation de ce gaz engendre l'asphyxie. Il en résulte que si l'on fait respirer le protoxyde d'azote au delà d'une certaine limite, on provoque infailliblement l'asphyxie. A plus forte raison expose-t-on le malade si l'on emploie du gaz impur, que l'impureté tienne à la présence de produits chimiques engendrés au cours de la préparation ou à la présence de gaz irrespirables, tels que l'acide carbonique ou la vapeur d'eau.

« Mais tout cela est de peu d'importance, à côté des dangers qui peuvent résulter de l'état morbide du sujet. En admettant qu'un homme robuste, doué de poumons puissants et d'un cœur sain, puisse résister à un certain degré d'asphyxie, on ne peut pousser la confiance que l'on a dans la bénignité du protoxyde d'azote, jusqu'à admettre que les gens débiles, les phtisiques, les emphysémateux, les cardiaques, tous ceux qui ont une insuffisance, respiratoire ou circulatoire, supporteront vaillamment l'épreuve.

« Il est donc nécessaire de prendre certaines précautions et d'observer certaines règles dans la conduite de l'anesthésie proto-azotée.

. . . .

« L'anesthésiste devra examiner avec soin le sujet qui réclame l'anesthésie et reconnaître l'état du cœur, des poumons et du système nerveux. S'il constate l'existence de désordres d'une certaine importance, il refusera l'anesthésie.

. . . .

« Nous avons dit que certains praticiens continuent les inhalations jusqu'au moment où ils voient le malade *virer de couleur*. Il est inutile de revenir sur les dangers de cette pratique.

« Il serait tout aussi peu rationnel de se guider sur le temps et sur la quantité de gaz employé ; de croire, par exemple, en se basant sur la moyenne des cas, qu'en faisant respirer le gaz pendant une minute et· demie l'anesthésie sera obtenue méthodiquement. »

Nous avons tenu à reproduire *in extenso* l'opinion du Dʳ Aubeau, à laquelle nous nous rallions en tous points : elle exprime en effet, à propos des propriétés du protoxyde d'azote, une sage appréciation, basée d'ailleurs sur l'expérience personnelle.

L'exposé que nous venons de faire prouve que l'anesthésie par le protoxyde d'azote présente certains dangers. Pour les éviter il faut :

1° Que l'opérateur soit capable de reconnaître que le cœur, les poumons, le système nerveux, sont dans un état d'intégrité absolue ; et de plus, que l'analyse des urines au point de vue de la présence du sucre et de l'albumine ait été soigneusement faite. La présence de ces produits anormaux dans l'urine constitue en effet une contre-indication formelle de toute anesthésie ;

2° Que pendant l'opération elle-même la circulation centrale et périphérique, ainsi que la respiration, soient soumises à une scrupuleuse surveillance ;

3° La dose de l'anesthésique à employer ne peut être précisée, car chacun est anesthésié dans un temps et avec une quantité qui lui sont propres, et les troubles immédiats et consécutifs provoqués par cet anesthésique sont également variables avec les individus.

Pour nous rendre compte de la façon dont M. Duchesne a l'habitude de pratiquer l'anesthésie, nous avons accepté la proposition qu'il nous a faite d'assister à quelques opérations nécessitant l'anesthésie.

Nous devons déclarer de suite que sa longue expérience semble lui fournir des moyens de repère qu'il lui est difficile d'indiquer avec une suffisante précision.

Les personnes endormies devant nous ont été considérées par lui comme anesthésiées quand 50 litres de protoxyde d'azote eurent passé par le compteur et que d'autre part les extrémités des doigts avaient pris une couleur violacée et que les bras retombaient inertes après avoir été soulevés. La seule précaution prise était de relâcher les liens qui entouraient le col et la taille. Mais aucun examen des organes de la poitrine n'a précédé l'emploi de l'agent anesthésique ; les individus ont été endormis assis.

Pour ce qui se rapporte à l'anesthésie spéciale par le protoxyde d'azote, il suffit de se reporter aux passages que nous avons empruntés aux auteurs les plus autorisés, pour constater que la coloration violacée des extrémités est l'annonce d'une asphyxie prochaine.

D'autre part, l'emploi d'un anesthésique quel qu'il soit est toujours un danger. Il nous serait facile de citer des cas de mort provoqués par le chloroforme ou l'éther, survenus entre les mains des chirurgiens les plus prudents et les plus expérimentés. Ils ont tenus eux-mêmes à en publier la relation.

Tous les chirurgiens que nous avons interrogés nous ont déclaré de la façon la plus formelle qu'ils n'oseraient pas pratiquer l'anesthésie sans la présence d'un ou plusieurs aides en qui ils aient confiance. Nous nous rallions à cette opinion et, en pratique, nous considérons la conduite contraire comme une imprudence.

4° *Dans quelle catégorie d'opérations doit être rangé l'usage du protoxyde d'azote?* — Un arrêt rendu le 8 avril 1876, par la cour de Lille, interdit aux dentistes l'anesthésie par le chloroforme.

Il n'est fait nulle part une mention spéciale relative au protoxyde d'azote.

Si quelques poursuites ont été dirigées contre des docteurs qui avaient eu le malheur de perdre leurs malades pendant l'anesthésie, aucune condamnation définitive n'est intervenue, parce que, dans aucun cas, l'imprudence de l'opérateur n'a pu être établie.

Dans une discussion élevée à ce sujet dans le sein de la Société de médecine légale, ce corps savant a cependant admis qu'un médecin qui, sans être assisté d'un confrère et sans avoir examiné les organes thoraciques, administrerait le chloroforme même pour une opération de peu d'importance, commettrait un acte de coupable négligence et engagerait sa responsabilité.

Un travail présenté par M. Lutaud au congrès de médecine
légale de 1878, concluait que l'anesthésie par l'éther, le chloroforme ou le protoxyde d'azote est exclusivement du domaine de
la médecine ou de la chirurgie, qu'elle constitue par elle-même
une véritable opération, et ne peut être pratiquée que par des
médecins légalement reçus (1).

Le président du congrès, M. Devergie (2), a résumé ainsi les opinions qui semblent avoir rallié la majorité :

« On ne doit permettre l'emploi des anesthésiques à aucune
personne qui ne soit diplômée.

« Il faut que les anesthésiques soient employés en présence d'une
autre personne ; il y aurait ainsi deux personnes, l'une qui administrerait le chloroforme, et l'autre qui ferait l'opération. »

L'application de ces règles à l'emploi du protoxyde d'azote
nous paraît pleinement justifiée par la rapidité des phénomènes
que ce gaz détermine, phénomènes qu'il importe de surveiller,
parce qu'ils ne sont pas progressifs, mais presque toujours
instantanés. Une opération qui, même exceptionnellement, peut
amener la mort en quelques minutes appartient sans conteste
à la catégorie des grandes opérations.

Le législateur de l'an XI ne pouvait prévoir ce genre d'opérations au moment où il fixait la compétence des officiers de
santé et des docteurs. La distinction a toujours été très difficile
à établir, surtout parce que l'urgence de pratiquer certaines opérations telles que : la ligature d'une artère, la trachéotomie, l'application du forceps, etc., rendait l'intervention immédiate d'un
médecin, quelque fût son grade, absolument nécessaire.

Il serait difficile de soutenir que l'ablation d'une dent puisse
jamais présenter un tel caractère d'urgence qu'un officier de
santé trouve dans la pratique de l'anesthésie une excuse légitime. Mais, nous ne sommes pas compétents pour interpréter
les textes de loi, et nous rappelons encore que le législateur de
l'an XI n'a pas prévu et ne pouvait pas prévoir le genre d'opérations auquel nous faisons allusion.

Conclusions. — 1° L'autopsie du cadavre de L. n'a permis de
découvrir aucune lésion organique mettant sa vie en danger.

Sa mort est survenue pendant l'inhalation du protoxyde d'a-
zote.

Nous avons retrouvé ce gaz en quantité très notable dans le
sang, 48 heures après la mort.

1 Lutaud, *Considérations médico-légales sur les anesthésiques* (*Ann.
d'hyg. publ. et de méd. lég.*, 1879, 3e série, t. I, p. 77).
2, Devergie, *ibidem*, p. 78.

On doit donc considérer cette anesthésie comme ayant déterminé la mort.

La quantité de protoxyde d'azote retrouvé dans le sang ne peut nous autoriser, dans l'état actuel de la science, à dire si l'inhalation a été trop prolongée ou si toute autre faute a été commise ;

2° Les procédés de préparation et d'utilisation du protoxyde d'azote employés chez M. Duchesne nous ont paru conformes aux données de la science ;

3° Une anesthésie est une grande opération. Il est imprudent, suivant nous, pour tout opérateur, quelle que soit son expérience, de la pratiquer sans être assisté d'un aide compétent.

III. *Questions posées par le juge d'instruction. Réponse de l'expert :*

Monsieur le juge d'instruction,

Par une lettre en date du 21 juillet 1885, vous me posez les trois questions suivantes :

1° La présence du gaz dans le sang de M. L. est-elle la preuve que sa mort a été le résultat de l'inhalation du protoxyde d'azote ?

R. — La présence du protoxyde d'azote dans le sang de M. L. prouve seulement que pendant le temps qui a précédé sa mort, M. L. a respiré un mélange gazeux contenant une certaine proportion de ce gaz, et qu'il est mort avant d'avoir pu rejeter par expiration le gaz qu'il avait absorbé, en un mot qu'il est mort pendant ces inhalations ou dans les quelques secondes qui les ont suivies ; mais la présence de ce gaz dans le sang ne prouve pas d'une façon absolue que la mort soit le résultat de cette inhalation.

2° La mort peut-elle se produire en dehors de toute lésion organique ou de l'action d'une substance toxique ?

R. — Tous les anatomo-pathologistes savent que la mort subite peut survenir sans que, actuellement, on soit capable de découvrir la cause de cette mort, son mécanisme immédiat.

Grâce aux progrès de la science et au perfectionnement des moyens d'investigation, ces cas deviennent de plus en plus rares, mais nous avons été plusieurs fois obligés d'avouer que malgré les recherches les plus attentives nous n'avions pas réussi à déterminer la cause de la mort de certaines personnes.

3° L'obésité fait-elle scientifiquement obstacle à l'usage des anesthésiques ?

R. — D'une façon générale les personnes obèses sont plus exposées que les autres à la mort subite. Cependant aucune règle for-

melle n'est établie ; et l'obésité n'est pas une contradiction absolue à l'emploi des anesthésiques. D'ailleurs il y a là une question
de mesure, et bien que M. L. fût grand et gros, l'épithète d'obèse
ne pouvait lui être appliquée qu'en lui adjoignant un diminutif,
et de dire, par exemple, qu'il était un peu obèse.

Veuillez agréer l'assurance de mes sentiments dévoués.

23 juillet 1885.

IV. *Jugement rendu par le tribunal correctionnel de la Seine.*

Audience du 27 novembre 1885.

A l'audience du 27 novembre 1885, le tribunal correctionnel
de la Seine a rendu, dans cette affaire, le jugement qui suit :

« Le tribunal,

« Attendu qu'il résulte de l'instruction et des débats que, le
25 novembre 1884, le sieur L. s'est rendu chez Duchesne pour se
faire extraire une dent ;

« Que sur la demande du client, le dentiste lui a fait respirer
du protoxyde d'azote pour le rendre insensible à l'opération ;

« Qu'à la suite de ces inhalations le sieur L. est tombé en syncope et a succombé ;

« Attendu que dans cette opération, Duchesne a eu le tort de
ne pas se faire assister par un docteur en médecine ;

« Qu'en effet l'administration du protoxyde d'azote exige chez
l'opérateur des connaissances physiologiques sérieuses, qui lui
permettent d'examiner au préalable et avec soin, l'état des organes du sujet qui réclame l'anesthésie ;

« Que quelle que soit l'expérience du prévenu, expérience qui a
pu suffire, dans la plupart des cas, mais non dans tous, ces connaissances spéciales paraissent faire défaut à Duchesne qui n'est
ni docteur en médecine, ni officier de santé, bien qu'il prenne faus-
sement la qualité de médecin ;

« Qu'un examen médical approfondi du sieur L. était d'autant
plus nécessaire que, d'après son propre médecin, c'était un
homme dont la constitution ne lui permettait pas de lui faire respirer sans danger une substance anesthésique ;

« Attendu que Duchesne a si bien compris sa faute que, pour
se disculper, il s'est hâté d'affirmer contrairement à la vérité,
comme il l'a plus tard avoué, qu'il s'était fait assister d'un docteur
en médecine ;

« Attendu que l'un des experts commis, le Dr Brouardel,
entendu à l'audience, estime que, pour l'application de l'anes-

thésie deux personnes compétentes dont l'une au moins soit docteur en médecine, sont nécessaires, et que c'est une imprudence réelle d'appliquer l'anesthésie comme l'a fait Duchesne, sans observer ces conditions ;

« Que, d'après le même témoin, c'était dans ce cas particulier une imprudence spéciale d'administrer le protoxyde d'azote au sieur L. étant donné le tempérament de ce dernier, qu'il était admissible de pratiquer sur lui ce mode d'anesthésie, s'il se fût agi de l'opérer pour une maladie grave, mais non pas alors qu'il s'agissait d'une pure opération de complaisance, suivant l'expression du témoin lui-même ;

« Attendu, d'un autre côté, que si, parmi les opérations chirurgicales, l'extraction d'une dent doit être considérée comme une opération généralement sans importance et qui, exigeant seulement une certaine habileté de main, peut sans danger être confiée à un dentiste quelconque, même non diplômé, il n'en est pas ainsi quand cette opération est accompagnée d'anesthésie ;

« Que dans ce dernier cas, et d'après l'avis des experts, elle appartient, sans conteste, à la catégorie des grandes opérations ;

« Qu'à ce titre, aux termes de l'article 29 de la loi du 19 ventôse an XI, les officiers de santé, à plus forte raison les dentistes, qui ne possèdent aucun grade, n'ont le droit de la pratiquer que sous la surveillance et l'inspection d'un docteur ;

« Qu'il en résulte encore qu'une telle opération est une contravention à l'article 35 de la même loi qui interdit d'exercer la médecine ou la chirurgie sans diplôme ;

« Qu'une contravention de ce genre, quand elle occasionne la mort ou des blessures, devient l'un des éléments du délit prévu par l'article 319 du code pénal et qui est précisément le délit reproché au prévenu ;

« Attendu, enfin, que le directeur de l'École dentaire de Paris n'hésite pas à reconnaître la nécessité de l'intervention d'un docteur dans l'application faite par les dentistes des procédés anesthésiques ;

« Attendu que, dans les circonstances de la cause, il n'est pas douteux pour le tribunal que la faute de Duchesne ait occasionné la mort de L. ;

« Que telles sont d'ailleurs les conclusions du rapport des experts, lesquelles s'expriment ainsi : « On doit considérer cette anesthésie comme ayant déterminé la mort. »

« Qu'ainsi il ressort de tout ce qui précède que Duchesne a, en novembre 1884, à Paris, par négligence ou inobservation des règlements, commis involontairement un homicide sur la personne de L., délit prévu et puni par l'article 319 du code pénal ;

« Attendu toutefois qu'il existe des circonstances atténuantes, et qu'il y a lieu de diminuer la peine par application de l'article 463.

« En ce qui concerne les dommages-intérets réclamés par la partie civile :

« Attendu qu'à ce point de vue le tribunal ne doit se préoccuper que du dommage matériel résultant pour sa veuve de la mort du sieur L. ;

« Attendu que si cet événement a pu ralentir la marche des affaires de la maison de commerce de L., il faut reconnaître qu'il a été en même temps une source de bénéfice pour sa famille, puisqu'il a fait cesser le paiement annuel des primes d'une assurance sur la vie qu'entretenait L., et qu'il a rendu immédiatement exigible le montant de cette assurance, soit 40.000 francs ;

« Qu'il importe, en outre, de considérer que la mort du sieur L. est due non seulement à la faute de Duchesne, mais aussi à la propre imprudence de la victime, qui a eu le tort, sans consulter son médecin ordinaire, ou sans se faire assister d'aucun docteur, de réclamer sur sa personne l'application de procédés anesthésiques ;

« Que cette imprudence constitue une fin de non-recevoir partielle contre les réclamations de la partie civile ;

« Que, par suite de ces considérations, une somme de 3000 fr. est une réparation suffisante ;

« Condamne Duchesne à 600 francs d'amende et le condamne à payer à la dame veuve L. la somme de 3000 francs à titre de dommages et intérêts, et condamne la partie civile aux dépens, sauf son recours contre Duchesne. »

TABLE DES MATIÈRES

DEUXIÈME PARTIE

OBSERVATIONS ET EXPERTISES MÉDICO-LÉGALES

FIN DE LA TABLE DES MATIÈRES.

450-03. — Corbeil. Imprimerie Ed. Crété.

TRAITÉ DE MÉDECINE

ET DE THÉRAPEUTIQUE

PAR

P. BROUARDEL

Membre de l'Institut
Doyen de la Faculté de médecine de Paris, Médecin de la Charité

A. GILBERT

Professeur agrégé à la Faculté de médecine de Paris,
Médecin de l'hôpital Broussais.

J. GIRODE

Médecin des hôpitaux de Paris,
Auditeur au Comité d'hygiène publique de France.

AVEC LA COLLABORATION, POUR LES SIX PREMIERS VOLUMES, DE MM.

AUCHÉ, BALZER, BARBE, BOINET, BOULLOCHE, CHAUFFARD
COURMONT, DE GENNES, DESCHAMPS, DUPRÉ, GALLIARD, GAUCHER
GOMBAULT, GRANCHER, L. GUINON
HALLOPEAU, HANOT, HAYEM, HUDELO, HUTINEL, JACQUET
LABOULBÈNE, LANCEREAUX, LANDOUZY, LAVERAN
LEGROUX, LETULLE, LION, MARFAN, MENETRIER, MERKLEN
MOSNY, NETTER, PARMENTIER
RICHARDIÈRE, ROGER, ROQUE, SIREDEY, STRAUS, SURMONT, TEISSIER
THOINOT, VAILLARD, FERN, WIDAL, WURTZ

10 volumes in-8 de 750 à 800 pages chacun, illustrés de figures.

Le tome Ier a été mis en vente le 15 avril 1895. Prix : **12** francs.
Le tome II paraîtra en octobre 1895. — Il paraîtra un volume tous les 3 mois.

La rapidité avec laquelle se sont précipitées les découvertes médicales depuis quinze ans ne permet plus au médecin de vivre pendant toute la durée de sa pratique sur les souvenirs accumulés dans la période de ses études, ni de se borner à consulter les traités didactiques dans lesquels il a puisé ses connaissances premières.

Les ouvrages eux-mèmes vieillissent vite.

Aux dictionnaires dans lesquels étaient condensées les sciences médicales et voisines de la médecine ont succédé des ouvrages moins compréhensifs. Bien que la collaboration d'un grand nombre de nos collègues ait permis de les faire paraître en peu d'années, leur plan n'est déjà plus en rapport avec les nécessités actuelles.

Il semble de plus que les découvertes, qui ont mis au jour toute une science nouvelle avec sa terminologie spéciale, déroutent les médecins qui, éloignés des laboratoires, ont peine à concilier leur instruction première avec les progrès récemment accomplis.

Nous avons pensé qu'il serait utile aux médecins et aux étudiants de leur mettre sous les yeux l'état actuel de nos connaissances en plaçant aussi en lumière que possible le rôle que les conceptions étiologiques nouvelles doivent dès maintenant jouer dans la clinique et les modifications qu'elles entraînent dans la thérapeutique.

Nous avons voulu montrer comment la médecine moderne complète les données léguées par la tradition et indiquer ceux des résultats obtenus qui peuvent dès maintenant entrer dans la pratique.

Aussi avons-nous jugé bon de placer à côté de la diphtérie et de la fièvre typhoïde, par exemple, les maladies récemment mises au jour par la bactériologie, telles que la streptococcie, la staphylococcie, la pneumococcie, la coli-bacillose.

Rompant avec l'usage, il nous a paru avantageux de présenter en un Traité unique et la sémiologie et la pathologie qui s'éclairent et se complètent l'une l'autre.

Admirateurs fervents des découvertes auxquelles a conduit la méthode pastorienne, mais admirateurs aussi des découvertes accumulées par les cliniciens et les anatomopathologistes du siècle présent et des temps passés, nous avons voulu offrir au public médical une œuvre éclectique et impartiale, miroir fidèle de nos connaissances et de toutes nos connaissances, où l'image de la médecine ancienne vînt se refléter et se fondre avec l'image de la médecine nouvelle, sans être effacée par elle.

Pour mener à bien la tâche que nous avons assumée, Paris et la province nous ont fourni de précieux collaborateurs, presque tous professeurs, agrégés ou médecins des hôpitaux, les uns parvenus à l'apogée, les autres au début de la carrière, mais connus déjà par d'importants travaux. Presque tous ont bien voulu se charger de traiter des questions qu'ils avaient particulièrement étudiées et sur lesquelles ils avaient acquis une compétence spéciale, si bien que maints chapitres de ce livre, outre le mérite de l'érudition et de la mise au point, offriront l'attrait d'une œuvre vécue et personnelle.

CONDITIONS DE LA SOUSCRIPTION

On peut souscrire au **Traité de médecine et de thérapeutique,** *de MM.* Brouardel, Gilbert *et* Girode, *dont les 10 volumes seront expédiés franco au fur et à mesure de la publication :*

Moyennant la somme de 120 francs, payable, dans le mois qui suivra sa publication, à raison de 12 francs par volume, même dans le cas où le prix des volumes serait ultérieurement augmenté ;

2° Moyennant la somme de 105 francs à forfait.

Les souscriptions à 105 francs ne seront reçues que jusqu'au 30 Xbre 1895, et devront être adressées directement, sans intermédiaire, à MM. J.-B. BAILLIÈRE et FILS.

Malgré cette réduction de prix, les volumes seront envoyés franco, par colis postal. L'envoi par la poste entraîne une augmentation de 50 cent. par volume

Distribution des matières du Traité de Médecine

Tomes I et II. — **Maladies microbiennes et parasitaires.**

Maladies microbiennes en général, par GIRODE. — *Variole*, par AUCHÉ. — *Vaccine*, par SURMONT. — *Varicelle*, par GALLIARD. — *Scarlatine*, par WURTZ. — *Rougeole*, par GRANCHER. — *Rubéole*, par NETTER. — *Suette miliaire*, par THOINOT. — *Grippe*, par NETTER. — *Dengue*, par NETTER. — *Coqueluche*, par LEGROUX et HUDELO. — *Diphtérie*, par GRANCHER et BOULLOCHE. — *Oreillons*, par LEGROUX et HUDELO. — *Erysipèle et Streptococcie*, par WIDAL. *Pneumococcie*, par LANDOUZY. — *Staphylococcie*, par COURMONT. — *Coli-bacillose*, par GILBERT. — *Fièvre typhoïde*, par BROUARDEL et THOINOT.

Typhus exanthématique et typhus à rechute, par NETTER, — *Peste*, par DESCHAMPS. — *Fièvre jaune*, par MOSNY. — *Choléra asiatique*, par THOINOT. — *Dysenterie*, par WAILLARD. — *Rhumatisme articulaire aigu et Pseudorhumatismes*, par WIDAL. — *Tuberculose et pseudo-tuberculoses*, par STRAUS. — *Lèpre*, par HALLOPEAU. — *Syphilis, Chancre mou, Végétations vénériennes, Blennorrhagie*, par BALZER — *Morve, Charbon, Rage*, par MENETRIER. — *Tétanos*, par VAILLARD. — *Béribéri, Lathyrisme*, par DESCHAMPS. — *Actinomycose*, par MENETRIER. — *Filariose*, par LANCEREAUX. — *Trichinose*, par BROUARDEL. — *Ladrerie*, par DESCHAMPS. — *Paludisme*, par LAVERAN.

Tome III. — **Intoxications. — Affections constitutionnelles. — Affections de la peau.**

Considérations générales sur les intoxications, saturnisme, hydrargyrisme, par LETULLE. — *Alcoolisme*, par LANCEREAUX. — *Empoisonnements par l'arsenic, le phosphore, l'opium, la cocaïne, le tabac, l'oxyde de carbone, les champignons, etc.*, par WURTZ. — *Obésité, goutte, diabète*, par RICHARDIÈRE. — *Cancer*, par GOMBAULT. — *Rhumatismes chroniques*, par TEISSIER et ROQUE — *Rachitis et ostéomalacie*, par MARFAN. — *Scrofule*, par DE GENNES. — *Maladie d'Addison, myxœdème, acromégalie*, par JACQUET. — *Pellagre*, par GAUCHER et BARBE. — *Scorbut*, par RICHARDIÈRE. — *Hémophilie*, par LION. — *Affections de la peau*, par GAUCHER et BARBE.

Tome IV. — **Affections du tube digestif, du péritoine et des organes génitaux de la femme.**

Affections de la bouche et du pharynx, par J. TESSIER et ROQUE. — *Affections de l'œsophage*, par GALLIARD. — *Affections de l'estomac*, par HAYEM et LION. — *Affections de l'intestin*, par GIRODE. — *Vers intestinaux*, par LABOULBÈNE. — *Entérites infantiles*, par HUTINEL. — *Affections du péritoine*, par MENETRIER. — *Affections des organes génitaux de la femme*, par SIREDEY.

Tome V. — **Affections du foie, de la rate, du pancréas, des reins, de la vessie et des organes génitaux de l'homme.**

Affections du foie, par HANOT, GILBERT, DUPRÉ. — *Affections de la rate*. — *Affections du pancréas*, par RICHARDIÈRE. — *Affections des reins*, par CHAUFFARD. — *Affections de la vessie et des organes génitaux de l'homme*, par L. GUINON.

Tome VI. — **Affections de l'appareil circulatoire.**

Affections du cœur, par MERKLEN. — *Affections des artères*, par ROGER. — *Anévrysmes de l'aorte*, par BOINET. — *Affections des veines*, par WIDAL. — *Affections du sang*, par PARMENTIER.

Tome VII et VIII. — **Affections de l'appareil circulatoire.**

Tome IX et X. — **Affections du système nerveux.**

Dictionnaire de médecine

de chirurgie, de pharmacie, de l'art vétérinaire

ET DES SCIENCES QUI S'Y RAPPORTENT

Par É. LITTRÉ

de l'Académie française et de l'Académie de médecine.

1 volume gr. in-8 de 1904 pages à 2 colonnes
ILLUSTRÉ DE 600 FIGURES

Cartonné.. **20 fr.** | Relié...... **25 fr.**

17ᵉ Édition

mise au courant
DES PROGRÈS DES SCIENCES MÉDICALES ET BIOLOGIQUES
et de la pratique journalière.

Le *Dictionnaire de médecine* de LITTRÉ, contenant la synonymie *grecque, latine, allemande, anglaise, italienne et espagnole*, donne le moyen de comprendre toutes les locutions usuelles dans les sciences médicales; il permet, par la multiplicité de ses articles, d'éviter des recherches dont l'érudition la plus vaste ne saurait aujourd'hui se dispenser; il forme en même temps une encyclopédie complète, présentant un tableau exact de nos connaissances.

Cette *dix-septième édition* contient beaucoup d'articles nouveaux, qui n'existaient pas dans les éditions antérieures, que l'on chercherait vainement dans les dictionnaires les plus récents.

La Médecine et la Chirurgie, tant sous le rapport théorique que sous le rapport pratique, les maladies récemment décrites, les médicaments nouveaux, les opérations nouvelles, les microbes nouvellement déterminés, l'hygiène publique, la prophylaxie des maladies contagieuses, les procédés de désinfection, de stérilisation, d'antisepsie, ont été l'objet d'articles importants. Ce dictionnaire comprend en outre la Physique et la Chimie, l'Histoire naturelle, l'Anatomie humaine et comparée, la Physiologie, l'Art vétérinaire, dans leurs relations avec la médecine.

Aide-Mémoire de médecine

DE CHIRURGIE ET D'ACCOUCHEMENTS

Par le D' A. CORLIEU
Bibliothécaire de la Faculté de médecine de Paris.

Et le D' H. GILLET
Ancien interne des hôpitaux de Paris.

5ᵉ édition (1895)
MISE AU COURANT
DES MÉDICATIONS ET OPÉRATIONS
Nouvelles

1 volume in-18 jésus de 725 pages avec 473 figures, cartonné....... 7 fr.

Nouveaux Éléments
de Pathologie médicale

Par A. Laveran
Professeur à l'École du Val-de-Grâce,
Membre de l'Académie de médecine.

Et J. Teissier
Professeur à la Faculté de médecine de Lyon,
Médecin des hôpitaux.

QUATRIÈME ÉDITION : DEUX VOLUMES IN-8 *(1866 pages — 125 figures)*..... **22 fr.**

Des modifications nombreuses ont été apportées à cette nouvelle édition. L'étude des microbes et des parasites a pris une place plus grande. De nouveaux chapitres ont été consacrés à la neurasthénie, à la syringomyélie, à l'acromégalie, à la tachycardie, au pouls lent permanent, etc. La pathogénie et la prophylaxie de la phtisie pulmonaire ont profité des nouvelles découvertes microbiologiques. Les maladies du tube digestif ont dû subir un remaniement complet. En un mot on trouvera toutes les acquisitions nouvelles de la science réunies et condensées dans cet ouvrage.

TRAITÉ ÉLÉMENTAIRE DE Thérapeutique
de matière médicale et de pharmacologie

Par A. MANQUAT
Professeur agrégé à l'École du Val-de-Grâce.

DEUXIÈME ÉDITION
2 volumes in-8, 1800 pages. **20 fr.**

Cet ouvrage est divisé en trois parties. La première est un exposé de la *thérapeutique générale*; la deuxième partie comprend sous le nom de *modificateurs* l'étude de tous les agents thérapeutiques : ces agents sont classés d'après les modifications utilisables qu'ils impriment à telle ou telle fonction. L'auteur a insisté sur les données relatives à l'*infection*, à l'*antisepsie* et l'*atténuation des virus*.

La troisième partie est un résumé des *connaissances pharmacologiques* nécessaires au médecin.

L'auteur a donné une place considérable aux *indications* des *remèdes* et à leur *mode d'administration*. Les *médicaments nouveaux*, si nombreux depuis quelques années, sont tous passés en revue.

NOUVEAUX ÉLÉMENTS
d'Hygiène

Par J. ARNOULD
Médecin-inspecteur de l'armée,
Professeur à la Faculté de médecine de Lille.

Troisième édition. 1 vol. gr. in-8 de 1400 p., avec 300 fig., cart. **20 fr.**

Hygiène générale. — I. Sol. — II. Eau. — III. Atmosphère. — IV. Microbes. — V. Alimentation et boissons. — VI. Exercice et repos. — VII. Vêtement. — VIII. Soins corporels. — *Hygiène spéciale.* — I. Hygiène sociale. — II. Habitation.— III. Eloignement des immondices. — IV. Groupe rural. — V. Enfance. — VI. Groupe scolaire. — VII. Groupe industriel. — VIII. Groupe urbain. — IX. Groupe militaire et marin. — X. Groupe des détenus. — XI. Les malades à domicile et à l'hôpital, les maladies et la désinfection. — *Organisation de l'hygiène publique.* — France, Europe, États-Unis.

LEÇONS CLINIQUES SUR LES MALADIES des VOIES URINAIRES

Troisième édition revue et augmentée

PAR
J.-C.-Félix GUYON
Professeur à la Faculté de médecine de Paris,
Chirurgien de l'hôpital Necker,
Membre de l'Institut (Académie des sciences)
et de l'Académie de médecine.

Professées à l'hôpital Necker

SÉMIOLOGIE — DIAGNOSTIC
PATHOLOGIE ET THÉRAPEUTIQUE GÉNÉRALES

2 vol. gr. in-8 de 1400 pages, avec figures et planches. **25 fr.**

Manuel du

Par le professeur **Paul LEFERT**

Doctorat en médecine

COLLECTION NOUVELLE EN 20 VOLUMES IN-18 CARTONNÉS A 3 FR. LE VOLUME

Premier examen

Aide-mémoire de physique médicale. 1 vol. in-18, cart............ **3 fr.**
Aide-mémoire de chimie médicale. 1 vol. in-18, cart............. **3 fr.**
Aide-mémoire d'histoire naturelle médicale. 1 vol. in-18, cart.... **3 fr.**

Deuxième examen

Aide-mémoire d'anatomie à l'amphithéâtre. 1 vol. in-18, cart.... **3 fr.**
Aide-mémoire d'histologie et d'embryologie. 1 vol. in-18, cart... **3 fr.**
Aide-mémoire de physiologie. 1 vol. in-18, cart................... **3 fr.**

Troisième examen

Aide-mémoire de pathologie générale. 1 vol. in-18, cart.......... **3 fr.**
Aide-mémoire de pathologie interne. 1 vol. in-18, cart........... **3 fr.**
Aide-mémoire de pathologie externe. 1 vol. in-18, cart........... **3 fr.**
Aide-mémoire de chirurgie des régions. 2 vol. in-18, cart........ **6 fr.**
Aide-mémoire de médecine opératoire. 1 vol. in-18, cart.......... **3 fr.**
Aide-mémoire d'anatomie topographique. 1 vol. in-18, cart....... **3 fr.**

Quatrième examen

Aide-mémoire de thérapeutique. 1 vol. in-18, cart.................. **3 fr.**
Aide-mémoire de pharmacologie et de matière médicale. 1 vol. in-18. **3 fr.**
Aide-mémoire d'hygiène et de médecine légale. 1 vol. in-18, cart. **3 fr.**

Cinquième examen

Aide-mémoire de clinique médicale et de diagnostic. 1 vol. in-18 cart. **3 fr.**
Aide-mémoire de clinique chirurgicale. 1 vol. in-18, cart......... **3 fr.**
Aide-mémoire d'anatomie et d'histologie pathologiques. 1 vol.
  in-18, cart.... .... **3 fr.**
Aide-mémoire d'accouchements. 1 vol. in-18, cart................. **3 fr.**

Manuel de l'externat des hôpitaux

Aide-mémoire de médecine hospitalière. 1 vol. in-18, cart........ **3 fr.**

Manuel du

Par le professeur **Paul LEFERT**

Médecin praticien

COLLECTION NOUVELLE EN 12 VOLUMES IN-18 CARTONNÉS A 3 FR. LE VOLUME

La pratique journalière de la médecine dans les hôpitaux de Paris (Maladies microbiennes et parasitaires. — Intoxications. — Affections constitutionnelles). 1 vol. in-18, 288 pages, cartonné.................... **3 fr.**
La pratique journalière de la chirurgie dans les hôpitaux de Paris. 1 vol. in-18, 324 pages, cartonné..................... **3 fr.**
La pratique gynécologique et obstétricale dans les hôpitaux de Paris. 1 vol. in-18, 308 pages, cartonné.................... **3 fr.**
La pratique dermatologique et syphiligraphique dans les hôpitaux de Paris. 1 vol. in-18, 288 pages, cartonné.................... **3 fr.**
La pratique des maladies des enfants dans les hôpitaux de Paris. 1 vol. in-18, 285 pages, cartonné.................... **3 fr.**
La pratique des maladies du système nerveux dans les hôpitaux de Paris. 1 vol. in-18, 285 pages, cartonné.................... **3 fr.**
La pratique des maladies de l'estomac et de l'appareil digestif dans les hôpitaux de Paris. 1 vol. in-18, 288 pages, cartonné.................... **3 fr.**
La pratique des maladies des poumons et de l'appareil respiratoire dans les hôpitaux de Paris. 1 vol. in-18, 288 pages, cartonné.......... **3 fr.**
La pratique des maladies du cœur et de l'appareil circulatoire dans les hôpitaux de Paris. 1 vol. in-18, 288 pages, cartonné.................... **3 fr.**
La pratique des maladies des voies urinaires dans les hôpitaux de Paris. 1 vol. in-18, 288 pages, cartonné.................... **3 fr.**
La pratique des maladies des yeux et des oreilles dans les hôpitaux de Paris. 1 vol. in-18, 288 pages, cart.................... **3 fr.**
La pratique des maladies du larynx, du nez et de la bouche dans les hôpitaux de Paris. 1 vol. in-18, 288 pages, cart.................... **3 fr.**